介入诊疗护理常规

主 编　何朝珠　曾小红　李玉梅

科学出版社

北 京

内 容 简 介

本书分为三篇，涵盖了介入诊疗护理的关键内容。第一篇为总论，内容包括数字减影血管造影护理发展简史、数字减影血管造影技术所需设备等；第二篇为临床常见介入手术的护理常规，介绍了数字减影血管造影成像的一般护理常规、心血管内科治疗的护理常规等；第三篇为影像辅助下介入护理常规，介绍了 CT 辅助下介入护理常规、MR 辅助下介入护理常规等。本书将临床护理行为规范与新技术、新理念有机结合，融入护理评估、护理关键点、护理措施及健康指导各环节，加强介入护理诊疗技术的规范化和标准化。

本书可为放射介入护理人员提供参考，也可作为放射介入规范化培训用书。

图书在版编目（CIP）数据

介入诊疗护理常规 / 何朝珠，曾小红，李玉梅主编. -- 北京：科学出版社，2024. 6. -- ISBN 978-7-03-078914-3

Ⅰ. R473

中国国家版本馆CIP数据核字第20244U0B91号

责任编辑：高玉婷 / 责任校对：张 娟
责任印制：师艳茹 / 封面设计：龙 岩

科 学 出 版 社 出版
北京东黄城根北街 16 号
邮政编码：100717
http://www.sciencep.com

保定市中画美凯印刷有限公司印刷
科学出版社发行 各地新华书店经销
*
2024 年 6 月第 一 版 开本：787×1092 1/16
2024 年 6 月第一次印刷 印张：25 1/2
字数：604 000
定价：188.00 元
（如有印装质量问题，我社负责调换）

编者名单

主　审　张　素　彭　飞

主　编　何朝珠　曾小红　李玉梅

副主编　李　智　吴燕燕　王小琳　何晓华　梁俊丽　何红梅

编　委　（按姓氏汉语拼音排序）

崔馨元　哈尔滨医科大学附属第二医院

陈　英　重庆医科大学附属第二医院

程　琳　陆军军医大学第一附属医院

冯　望　重庆医科大学附属第二医院

甘　娜　南昌大学第一附属医院

古　桑　四川大学华西医院

郝大洁　山西白求恩医院

郝晓芸　太原市中心医院

何朝珠　南昌大学护理学院

何红梅　重庆医科大学附属第二医院

何晓华　南昌大学第一附属医院

胡　伟　南昌大学第一附属医院

李　鹏　山西白求恩医院

李　然　重庆医科大学附属第二医院

李　智　重庆医科大学附属第二医院

李思洁　重庆医科大学附属第二医院

李伟航　哈尔滨医科大学附属肿瘤医院

李言琦　山东省立医院

李玉梅　中国医学科学院北京协和医院

梁俊丽　广西大学第一附属医院

刘　艳　中南大学湘雅三医院

刘文燕　重庆医科大学附属第二医院

刘雪莲　中山大学附属第三医院

刘元情　山东省立医院

吕凤洁　重庆医科大学护理学院

马秀秀　南昌大学护理学院

彭会珍　河南省人民医院

孙大治　重庆医科大学附属第二医院

唐　萍　重庆医科大学附属第一医院

万艳娜　南昌大学第一附属医院

王　嵘　山西医科大学第一医院

王姝丽　山东省立医院

王小琳　重庆医科大学附属第二医院

魏　臻　山西医科大学第二医院

吴燕燕　海军军医大学第二附属医院

夏青霜　南昌大学第一附属医院

肖书萍　华中科技大学同济医学院附属协和医院

许冰吟　重庆医科大学附属第二医院

谢可平　赣州市人民医院

徐晓丹　海军军医大学第二附属医院

杨　杰　重庆医科大学附属第一医院

杨　艺　南昌大学第一附属医院

杨丽芹　华中科技大学同济医学院附属协和医院

于　静　山东省立医院

左　艳　南昌大学第一附属医院

曾　红　南昌大学第一附属医院

曾小红　南昌大学第一附属医院

张　璨　南昌大学护理学院

张　琪　南昌大学第一附属医院

张洪芝　中国医学科学院北京协和医院

赵　雷　昆明医科大学第一附属医院

周世群　重庆医科大学附属第二医院

周云英　江西省人民医院

序

随着介入诊疗技术的临床应用和患者需求的多样化，介入诊疗护理人员的服务内涵和技术素养有了迫切提升的需求。介入诊疗通过医疗器械和技术手段，对疾病或创伤进行精准诊断和治疗。在介入手术中，护理人员需要做好术前准备、协助手术操作及监测患者术中生命体征，在诊疗过程中应严格遵守规章制度和规范护理操作行为，确保患者的安全和手术质量。

在临床实践中，护理人员与患者最为密切，因此需要掌握扎实的理论知识、过硬的专业技术和规范的操作技能。通过建立标准的介入诊疗护理操作体系，以规范护理人员服务行为的连贯性和一致性，减少不同护理人员操作行为之间的差异，保障护理质量的安全性，从而确保患者手术安全顺利进行。

《介入诊疗护理常规》编写人员长期从事介入护理的临床工作，有着丰富的介入护理工作经验，编写该书旨在为统一规范介入诊疗护士的操作行为提供参考依据。全书聚焦了国内各大医院的介入护理新技术、临床实践经验和最新科研成果，编写过程坚持"三基五性"的原则，强调理论与实践相结合，推进融合创新。该书的出版将对培养高质量的综合型介入诊疗护理人才，使其在介入诊疗护理领域中发挥专业特长，为患者提供优质、高效和及时的护理服务产生一定的影响。

该书可使介入诊疗护理人员在临床实践中做到有章可循，护理操作行为标准化，进一步提高护理工作质量，推动介入诊疗护理学科领域高质量发展，为提升我国介入诊疗护理服务质量和患者就诊体验做出更多贡献。

中国医学科学院北京协和医院

2024 年 3 月

前　言

近年来，介入诊疗技术蓬勃发展，在临床诊疗中的应用越来越广泛，介入诊疗护理也成了护理领域的重要组成部分。规范化的介入诊疗护理有助于促进护理领域的发展，进而推动介入诊疗护理质量的持续改进、保障患者安全、提高患者就医体验，使介入护理质量、效率、服务与患者诊疗安全得到有效保障。

《介入诊疗护理常规》分为三篇，第一篇为总论，共五章，内容包括国内外数字减影血管造影护理发展史和数字减影造影技术所需设备、器材、术中所需药物、栓塞物质及相关技术等。第二篇为临床常见介入手术的护理常规，共六章，介绍了数字减影血管造影成像一般护理常规、心血管内科治疗护理常规、神经外科介入治疗护理常规、血管外科介入治疗护理常规、介入诊疗科护理常规、疼痛介入治疗护理常规。第三篇为影像辅助下介入护理常规，共三章，介绍了CT辅助下介入护理常规、MR辅助下介入护理常规、超声辅助下介入护理常规。本书主编汇集了国内众多知名影像诊断专家及护理专家和护理骨干，在编写前经过充分讨论、反复打磨修改，并查阅大量国内外介入诊疗护理方面指南、文献、专业书籍，吸取前沿信息进行撰写，以培养介入护理人员综合运用多种技术、多个知识点来评判分析患者的需求，确保患者在接受介入诊疗过程中得到安全、有效的护理，降低并发症和医疗事故的发生。本书可供广大介入护理工作者及临床护理工作者阅读参考，同时也可作为介入护理教学的理想用书。

首先衷心感谢每一位参与本书编写的介入护理专家及护理骨干。本书尽管在筹备编写前经过几次讨论、修订和多方面审核，但由于编者水平和能力有限，且各地区医学影像护理管理经验及知识层面等不尽相同，书中若有不妥之处，恳请各位介入护理工作者在应用中发现问题时给予批评指正，使本书不断完善，期盼同仁们的宝贵建议！

何朝珠　曾小红　李玉梅

2024 年 3 月

目　录

第一篇　总　　论

第二篇　临床常见介入手术的护理常规

第三篇　影像辅助下介入护理常规

第一篇　总　　论

第1章

数字减影血管造影护理发展简史

第一节　国际数字减影造影技术护理发展简史

介入医学是现代医学领域发展最快的学科之一，目前已发展成为各大中型医疗机构普遍设置的临床专业学科，也是继内科治疗和外科治疗之后的第三大临床治疗手段。1928 年 Santos 完成第一例经皮直接穿刺主动脉造影，1931 年 Dos Stants 首先用针穿刺腹主动脉完成了最早的动脉造影，1940 年古巴放射学家 Farinas 采用股动脉切开的方法，将导管送入主动脉。20 世纪 40 年代后期，瑞典学者 Jonsson 用同轴针经穿刺颈总动脉，将细针芯抽出后通过外套管送入细银线，再通过细银线作为引导将外套针向下送到主动脉弓行血管造影。

1940 年在美国波士顿 Dana-Farber 癌症研究所出现了最早的介入护士。20 世纪 70 年代末 80 年代初，随着介入放射学的蓬勃发展，介入放射学专家逐渐意识到介入治疗后的疗效与护理人员的参与密切相关，认为在发展介入放射学的同时需同步发展介入护理。1981 年美国放射护士协会（American Radiological Nurses Association，ARNA）[现放射与影像护理协会（Association for Radiologic & Imaging Nursing，ARIN）的前身] 成立，这是从事影像诊断（含超声、计算机断层扫描、核医学、磁共振等）、神经及心血管介入和放射肿瘤学护理的专业组织，该组织推行的循证护理实践为护士教育、标准制订和实践发展奠定了基础。此时的放射学护士包含从事放射、影像等相关工作者，各部门工作与具体职能尚未细分。

1991 年美国的放射护理专科得到认可，护理范畴包括影像学诊断、神经介入、心脏介入、超声、CT、MRI、核医学、肿瘤化疗等，并于 1999 年开始对放射护士进行认证。2004 年美国放射学院联合神经介入协会、介入治疗协会共同颁布了《临床介入治疗实践指南》，指南中明确阐述了护士在介入放射治疗中的角色功能。2007 年 ARIN 与放射护理认证委员会（Radiology Nursing Certification Board，RNCB）合作制订了放射护理实践指导，确定了放射护理的主要执业领域，并列出了每项实践活动及实践活动中所需的知识和技能。之后，ARIN 与美国护理学会（American Nurses Association，ANA）联合发表了《放射护理：工作范围和实践标准》一书，并于 2013 年进行了更新。对于放射护士的准入，美国护士教育考试中心（Center for Nursing Education and Testing，CNET）和 RNCB 于 2010 年联合发表的《放射护理实践分析》一文中，初步拟定了放射护士认证考试的框架，对放射护士执业时的实践活动内容及其所需的知识技能和其他能力做了详细的要求，并于 2013 年正式出台了《放射护士认证与再认证指南》，并于 2019 年进行了更新，以进一步规范介入放射学护理队伍的管理。

第二节　国内数字减影造影技术护理发展简史

我国介入医学起步于 20 世纪 70 年代末，推广于 80 年代，发展于 90 年代，介入医学在国内发展迅猛。50 多年来，介入医学在我国生根发芽，与国际同步发展，有些项目已成为国际领先水平，与欧美国家水平几乎齐肩。

随着介入放射学在我国的快速发展，介入护理从无到有，从弱学科到强学科。介入护理作为一门独立的知识体系，作为一门新兴的护理学科，经过 30 多年的发展而形成。介入护士按医院管理可分为两类：手术室护士和病房护士。

为落实《中国护理事业发展规划纲要（2005—2010 年）》的目标和要求，积极推进介入专科护士工作的开展，2007 年，湖南省率先在全国范围内成立了第一个介入护理专业委员会，希望能在介入护理理论、护理技能及护理管理等方面有所突破，实现介入护理的专科化发展。2008 年，湖南省介入治疗护理领域专科护士培训计划正式提出并得到发展。2009 年，湖南省介入专科护士培训基地正式挂靠于湖南省人民医院 / 湖南师范大学附属第一医院，采用理论知识授课与临床实践相结合的方式启动了首次湖南省介入专科护士的培训工作。

在中华医学会放射学分会的鼎力支持与介入放射学同仁们的共同期盼下，成立了 20 多个介入护理学组。2015 年 9 月，中华医学会放射学分会放射护理专业委员会成立筹备会在哈尔滨举行，会议上推荐选举了来自全国各省市的 44 名委员，下设放射诊断护理、介入病房护理、介入手术室护理、青年委员 4 个亚学组，成员扩展到 129 名。同年 12 月，在长沙举办了第一届放射护理学术大会，来自国内 28 个省、自治区的 2000 多名代表参会，是国内第一次参与省份最广、涉及学科最全、规模大的介入放射护理学术大会。随后，在全国放射护理专业委员会的推动下，国内介入护理进入快速发展阶段，中国医师协会介入医师分会、中国抗癌协会肿瘤微创治疗专业委员会及中国研究型医院学会等均逐步建立与介入护理相关的学术组织。2023 年 5 月，成立了中华护理学会放射介入护理专业委员会，并于同年 8 月在昆明召开了专委会第一次学术大会，2024 年 3 月开展中华护理学会放射介入专科护士培训，为我国介入护理工作的规范开展奠定了坚实基础，更有效地促进了介入护理学科的高质量发展。

与此同时，介入护理相关的专著也相继出版，最早于 2005 年出版了《介入治疗与护理》，后续不同版本的介入护理学书籍更新迭代，内容更加全面丰富，且在介入护理领域细分的专科护理方面（如静脉介入诊疗、外周血管疾病护理等）的书籍也相继出炉，促进了介入护理的规范化发展。

在《中国介入医学白皮书（2021 版）》中，分析了 1345 份调查结果。其中，63.18% 的医院具有独立介入科 / 介入治疗科 / 介入血管科，其余分别隶属于放射科、肿瘤科、外科等，其中放射科具有独立介入学组的占 57.35%。

同时调查显示，医院存在多个科室开展介入治疗的情况，包括急诊医学部、消化内科、心血管内科、神经内外科、血管外科、妇科、产科、呼吸科等。

在开展的介入亚专科中，肿瘤介入开展医院数量最多，其余依次为综合介入、血管介入、神经介入、儿科介入、心血管介入等。

1345 家医院中，从事介入护士 10 895 人，平均每家医院 8.1 名；护士学历构成方面，42% 的护士为大专学历。896 家医院（66.62%）有介入病房，共有 36 033 张床位，平均每家医院的介入病床位数为 40.21 张；238 家医院没有介入病房；211 家医院正在筹建介入病房。

随着我国介入医学事业的发展和普及，介入护理正逐渐形成护理学的一个新的分支。介入护理工作者通过积极学习，在临床实践中不断摸索和总结经验，显现了与介入诊疗工作相适应的护理理论、护理干预、护理研究。但与其他临床学科相比，介入人才队伍总体水平和数量仍有很大差距。同时，现有介入护理队伍的科研意识和科研能力水平也有待提升。鼓励临床护理与科研并重，除了要有较高的临床护理水平外，还必须具备较强的科研意识和科研能力。作为一门不断发展完善的新兴学科，标准化、专业化和规范化是介入护理发展的必经之路。

第2章

数字减影血管造影技术所需设备、器材的护理常规

第一节　X线机与数字减影血管造影机的护理常规

一、概述

X线透视是早期开展介入诊疗工作的主要影像学手段，具有简单方便、实时和动态显像等优点。但X线透视辐射剂量大，成像层次重叠、图像质量低，并且不能存储。目前在介入诊疗工作中普通X线机已基本被数字减影血管造影技术所取代。数字减影血管造影（digital subtraction angiography，DSA）机，通过数字化处理把骨骼及软组织影像删除掉，只保留注入对比剂的心血管影像。DSA技术是判断血管性病变的金标准，也是目前心血管系统介入放射学首选的影像学监视方法。

二、护理评估

1. 术前

（1）评估患者的年龄、性别、病情与手术部位。

（2）评估患者是否佩戴或携带影响X线穿透力的物质，如发卡、金属饰物、膏药和敷料等。

（3）评估防护设备、相关急救设施及屏风等保护隐私的设备和无菌保护套是否准备齐全。

（4）评估环境温湿度是否适宜，适宜的温度是18～22℃，适宜的湿度为50%～60%。

（5）评估影像设备是否备用完好状态。

2. 术中

（1）评估C形臂的转动是否会影响其他仪器设备正常运行。

（2）评估无菌区域是否被污染。

（3）评估术中C形臂转动是否正常。

3. 术后

（1）评估DSA机是否受患者的体液或血液污染。

（2）评估患者影像学资料是否妥善保存与打印。

三、护理关键点

1. 术前　确保患者信息查对清楚，DSA 机开机性能正常。
2. 术中　确保 DSA 机运行正常，满足术中医生的图像需求。
3. 术后　确保患者影像学资料妥善保存与打印。

四、护理措施

1. 术前

(1) 认真核对患者的姓名、住院号、性别、年龄、手术名称。

(2) 告知患者手术过程及注意事项，缓解患者紧张情绪。

(3) 评估患者病情，密切观察，对于传染性疾病采取相应措施进行防护，且在情况允许的条件下，建议该患者最后手术。

(4) 更换病员服，取下所有影响 X 线穿透力的物质，交给家属保管。

(5) 防护设备、急救设施及屏风等保护隐私的设备处于完好备用状态，患者非手术部位已做好射线防护。

2. 术中　密切观察病情，耐心帮助患者进行体位更换。

3. 术后

(1) 完成患者影像学资料并妥善保存与打印。

(2) 根据情况进行环境仪器等用物的消毒灭菌。

五、健康指导

1. 术前

(1) 向患者及其家属讲解手术及术后相关注意事项，消除患者紧张、恐惧心理，积极配合行术前准备。

(2) 对经股动脉入路行介入手术者，指导患者练习在床上排尿和排便。

2. 术中　主动询问患者有无特殊不适，指导患者积极配合手术。

3. 术后

(1) 饮食指导：根据患者手术类型并结合疾病情况，指导患者术后进食。

(2) 活动指导：根据患者手术类型并结合疾病情况，指导患者术后早期参与活动，避免血栓形成，促进康复。

(3) 用药指导：根据患者手术类型并结合疾病情况，遵医嘱指导患者术后用药。

(4) 随访指导：根据患者手术类型并结合疾病情况，指导患者定期到医院复诊。

第二节　生命体征监测设备的护理常规

一、概述

生命体征监测设备用于监测人体的生命体征，包括测量血压（包括无创血压和有创血压）、脉搏和血氧饱和度，监测心率和心电图波形，监测呼吸频率和呼吸深度及测量体温等。该设备可以通过传感器实时监测患者的生命体征，并将数据传输给医生或护士，以便进行进一步的诊治和治疗。

二、护理评估

1. 术前

（1）评估生命体征监护设备开机是否正常，操作间显示屏是否与手术间生命体征监护设备正常连接。

（2）评估导联线、血氧探头、血压袖带、体温探头等附属配件是否外形完整且与生命体征监护主机妥善连接。

（3）评估患者的手术部位、手术类别，根据不同部位与类别选择不同的心电导联连接方式。

（4）评估患者心电电极粘贴处的皮肤黏膜是否完整。

（5）评估血压自动监测间隔时间、生命体征警示数值是否已妥善设置。

（6）评估体温探头是否妥善安置。

2. 术中

（1）评估各项生命体征是否正常，心电图的波形是否正常。

（2）评估血氧监测很长一段时间后，患者手指是否感到不适，考虑更换另一个手指进行监测。

（3）评估患者绑血压袖带侧肢体是否感到不适。

3. 术后

（1）评估患者各项生命体征是否正常。

（2）评估血氧探头、血压袖带、导联线、体温探头是否进行妥善的终末消毒处置。

三、护理关键点

1. 术前　备齐生命体征监护设备主机及附属配件，并确保处于正常功能状态。

2. 术中　监测并记录患者生命体征是否异常并及时对症处理。

3. 术后　做好生命体征监护设备的终末消毒处理与 6S 整理（整理、整顿、清扫、清洁、素养、安全）。

四、护理措施

1. 术前

（1）根据患者手术方式，协助患者安置合适的手术体位。

（2）安置心电导联

1）将导联线的插头凸面对准主机前面板上的"ECG"插孔的凹槽插入。

2）心电导联线带有电极头的另一端与患者进行连接，正确连接的步骤：①用 75% 乙醇溶液进行电极片粘贴部位皮肤表面清洁，清除皮肤上的角质层和汗渍，防止电极片接触不良。②将心电导联线的电极头与电极片上电极扣扣好。③乙醇挥发干净后，将电极片贴到清洁后的皮肤上使其接触可靠，不致脱落。

3）5 个电极安放位置

右上（RA）：胸骨右缘锁骨中线第 1 肋间。

右下（RL）：右锁骨中线剑突水平处。

中间（C）：胸骨左缘第 4 肋间。

左上（LA）：胸骨左缘锁骨中线第 1 肋间。

左下（LL）：左锁骨中线剑突水平处。

4）3 个电极安放位置：左锁骨中线第 1 肋间、右锁骨中线第 1 肋间、左锁骨中线第 6 肋间。

（3）安置血压袖带

1）袖带展开后应挤压袖带内残余气体，缠绕在患者肘关节上 1～2cm 处，松紧程度应以能够插入 1～2 指为宜。过松可能会导致测压偏高；过紧可能会导致测压偏低，同时会使患者不舒适，影响患者手臂血流恢复。袖带的导管应放在肱动脉处，且导管应在中指的延长线上。

2）避免在静脉输液或有创伤侧肢体绑袖带，否则会造成血液回流或伤口出血。

3）手臂应和人的心脏保持平齐，血压袖带充气时应嘱患者不要讲话或乱动。

4）测压手臂不宜同时用来测量体温，会影响体温数值的准确。

（4）安置血氧饱和度探头

1）血氧探头的插头和主机面板"血氧"插孔要插接到位，否则有可能造成无法采集血氧信息，不能显示血氧值及脉搏值。

2）要求患者指甲不能过长，不能有任何染色物、污垢或是灰指甲。

3）血氧探头放置位置应与测血压手臂分开，因为在测血压时，阻断血流，而此时测不出血氧，且屏幕显示"血氧探头脱落"字样。

2. 术中

（1）密切关注并记录患者生命体征。

（2）每 2 小时更换一次手指检测血氧饱和度。

（3）生命体征提示异常时，立即报告手术医生并及时对症处理。

3. 术后

（1）做好生命体征监护设备的终末消毒处置：用 75% 乙醇湿巾对主机表面、导联线、血氧探头进行擦拭消毒。

（2）消毒处置后对设备进行 6S 整理：将电极线、血氧探头连接线、血压充气管分别打圈缠绕放置，避免相互缠绕影响二次使用。

五、健康指导

1. 术前　指导患者沐浴，清除体表汗渍及角质，指导患者修剪指甲或卸掉指甲油。

2. 术中　指导患者进行血压监测时避免肢体活动或说话，避免影响血压数值的准确性。

3. 术后　指导患者及其家属，术后需常规监测 24h 生命体征，生命体征稳定后再拆除设备。

第三节 数字减影造影技术器材的护理常规

一、概述

介入放射学器材的种类繁多，且随着新技术的发明和医疗器械工业的发展，不断有新的器材被开发并应用到临床。下面介绍的是介入放射学最基本的器材。

1. 穿刺针 主要目的在于建立通道后，通过导丝导入各种导管进行下一步操作，或直接经建立的通道，采集病理组织、抽吸内容物、注入药物等。

2. 导管 根据使用目的可分为造影导管、引流导管、球囊扩张导管等，分别用于造影、引流、扩张狭窄管腔。

3. 导丝 是通过穿刺针的外套管利用交换法送入导管，或经导管利用其导向性能，将导管选择性插入的重要器材。

4. 导管鞘 是为了避免导管反复出入组织或管壁对局部造成的损伤，它由带反流阀的外鞘和能够通过导丝的中空内芯组成，用硅胶制成的反流阀在防止血液外溢的同时，可以反复通过相应口径的导管，而血管壁不会受损伤。

5. 支架 用于支撑狭窄管腔以达到恢复管腔流通功能，金属支架既可用于血管系统，也可用于非血管系统。

6. 其他 上述 5 种是在介入放射学中最基本的器材，也是应用最广泛的。介入放射学使用的器材种类繁多，随着介入放射学和医疗器械工业的发展，不断有新的器材被开发，并在临床得到应用和推广。

二、护理评估

1. 术前

（1）评估患者基本信息：了解患者的姓名、性别、年龄、体重、身高等基本信息，为后续的手术和护理工作提供参考。

（2）评估病史：详细了解患者的疾病史，如发病时间、症状表现、治疗过程等。

（3）评估实验室检查结果：包括心肺功能、肝肾功能、血常规、凝血功能等检查，以评估患者的身体状况是否适合手术。

（4）心理状况评估：了解患者的心理状况，对手术的期待值和焦虑程度，为后续的心理干预提供依据。

2. 术中

（1）评估术中所需耗材的型号和数量。

（2）动态评估患者的生命体征，发现异常及时处理。

3. 术后

（1）评估凝血功能，包括血小板计数、凝血功能等检查，以防止血栓形成。

（2）评估患者生命体征，以确保患者的安全。

三、护理关键点

1. 术前　做好患者基本信息核查，以及患者实验室结果评估。

2. 术中　做好耗材的双人核对与患者生命体征监测。

3. 术后　做好患者术后交接与患者健康指导。

四、护理措施

1. 术前

（1）术前评估：对患者的身体状况进行全面的评估，包括心、肺、肝、肾等重要器官的功能，以及患者的血压、血糖、凝血功能等。

（2）术前准备：指导患者进行术区备皮，练习床上排尿，以适应术后需要。同时提醒患者注意保暖，预防感冒。

（3）术前心理护理：术前向患者及其家属详细解释手术的必要性、手术过程和可能的风险，以及术后的恢复过程，帮助患者保持良好的心态，减轻紧张和焦虑。

（4）术前环境准备：保证手术室的无菌环境，严格消毒手术器械和手术室空气。医护人员须严格执行无菌操作规程。

（5）术前患者准备：患者进入手术室前需更换清洁的病员服，除去身上的饰物及手表等物品。进入手术室后，需遵循医生的指导进行术前准备。

2. 术中

（1）生命体征监测：在手术过程中，密切监测患者的生命体征，包括心率、血压、呼吸、体温等。如有异常情况，及时报告医生进行处理。

（2）做好术中护理记录，记录使用耗材的型号与数量。

3. 术后

（1）术后观察：术后密切观察患者的生命体征及病情变化，包括意识状态、呼吸情况、尿量等。如有异常情况，及时报告医生进行处理。

（2）术后护理：根据患者的具体情况，进行术后的护理工作。如保持伤口干燥、预防感染等。同时指导患者进行正确的功能锻炼和康复训练，包括正确的体位、饮食、运动等。指导患者进行术后的功能锻炼，预防并发症的发生。

（3）随访与跟进：在患者出院后，进行定期的随访和跟进，了解患者的恢复情况，提供必要的指导和帮助。

五、健康指导

1. 术前

（1）心理准备：患者应了解手术的必要性、手术过程和可能的风险，保持良好的心态，减轻紧张和焦虑。

（2）身体准备：患者需要配合医生进行相关的检查，如心电图、血常规、凝血功能等，以评估患者的身体状况是否适合手术。

（3）饮食指导：患者应遵循医生的饮食建议，避免食用刺激性食物，如辛辣、油腻等。

（4）休息与活动：患者应保证充足的睡眠，避免过度劳累，同时可以进行适当的活动，以增强身体素质。

（5）预防感染：患者需要预防感冒和其他感染性疾病，以避免影响手术的进行和术后恢复。

（6）准备相关物品：患者需要准备一些必要的物品，如卫生用品、舒适的衣物等。

（7）遵循医生的建议：患者需要严格遵循医生的建议，按时服药，做好术前准备，以确保手术顺利进行。

2. 术中

（1）保持平静：患者需要保持平静，不要过度紧张或焦虑，配合医生进行手术操作。

（2）配合医生指令：患者需要听从医生的指令，配合医生进行手术操作。

（3）深呼吸放松：患者可以通过深呼吸等方式放松身体，缓解紧张情绪。

（4）注意身体反应：患者需要密切关注自己的身体反应，如有异常应及时告知医生。

（5）保持正确姿势：患者需要保持正确的手术姿势，避免影响手术操作和患者的舒适度。

3. 术后

（1）术后短期内，患者应避免剧烈运动，尽量休息，保持良好的生活习惯。

（2）定期复查凝血功能，如有需要，可给予抗凝药物治疗。

（3）患者如有头痛、恶心、呕吐等不适症状，应及时就医。

（4）患者应控制血压和血脂，以降低血栓形成的风险。

（5）建议患者在饮食上保持低盐、低脂、高纤维的饮食习惯。

第3章

数字减影血管造影技术所需药物的护理常规

第一节　血管活性药物的护理常规

一、概述

血管活性药物是通过调节血管舒缩状态，改善血管功能，维持稳定的血流动力学，保证重要器官血流灌注的一类药物，包括血管扩张药物或血管收缩药物。在介入诊疗过程中，血管扩张与收缩药物主要用于经导管血管造影或经导管介入治疗中，以达到良好的血管造影效果和介入治疗目的。血管扩张药物是指作用于血管平滑肌，引起血管扩张的药物，包括罂粟碱、前列腺素及硝酸甘油，介入诊疗中使用血管扩张药物，主要目的是用于血管造影时增加造影血管的血流量，使目标血管或出血部位显示更加清晰。血管收缩药物是指能改变动脉的血流动力学状态，使血管收缩的血管活性药物，包括肾上腺素、血管升压素。

二、护理评估

1. 术前

（1）评估血管活性药物的种类、数量是否备齐，药品是否在有效期内，药品质量是否合格。

（2）记录患者基本信息（姓名、性别、年龄、住院号、手术名称等），评估患者生命体征（心率、心律、血压、呼吸、意识状态）。

（3）评估血管通路是否建立且是否通畅。

（4）评估注射泵、输液泵是否备用状态。

（5）评估药物的药物输注方式与输注速度。

（6）评估患者是否存在药物过敏史或禁忌证。

（7）评估输注管路（输液器或延长管）头端和尾端是否都粘贴了药物标识。

2. 术中

（1）动态评估患者生命体征：心率、心律、血压、呼吸、意识状态。

（2）评估关注剩余药物量。

（3）评估输液部位是否外渗，评估患者末梢循环情况，评估是否发生静脉炎。

3. 术后

（1）评估患者生命体征：心率、心律、血压、呼吸、意识状态。

（2）评估患者输液部位是否外渗，评估患者末梢循环情况，评估是否发生静脉炎。

（3）评估是否停用血管活性药物。

（4）评估输注管路（输液器或延长管）头端和尾端是否都粘贴药物标识。

三、护理关键点

1. 术前　确保药物在有效期内，充分评估患者生命体征后，遵医嘱正确给药。

2. 术中　动态评估患者生命体征及输液通路情况，避免发生药物输注并发症。

3. 术后　粘贴药物标识，与病房护士对药物输注及输注通路情况进行交接。

四、护理措施

1. 术前

（1）严格查对制度，配制药物双人核对并签名。

（2）遵医嘱准确给药：确保药物浓度、剂量正确，某些药物必须由中心静脉输注，具体见血管活性药物使用说明，用药及调整药物剂量后 5min 观察血压心率无改善，汇报医生调整剂量。

（3）血管活性药物使用流程

1）连接泵管，排气键排气。

2）设置微量泵参数，两人核对，按启动键。

3）选择中心静脉（侧腔）或大静脉单独泵入，输液泵匀速送泵不可与 CVP 监测及其他静脉输液混用。

4）将泵管连接患者，并确认通路畅通。

5）更换药液流程：关闭待更换药物三通开关，按停止键后更换注射器，准备新药液并排气，连接三通后接输液通路，输注药物及调整速度、打开三通后按开始键。

2. 术中　动态观察用药反应及副作用：生命体征，输液通路，有无药液外渗。

3. 术后

（1）详细记录患者用药情况，包括药名、用法、用量。

（2）详细记录患者生命体征变化。

（3）与医生沟通患者用药是否终止，是否调整用量。

（4）与临床护士交接患者用药情况。

五、健康指导

1. 术前　告知患者根据病情需要而即将使用的药物，告知药物的名称，药物的作用，药物的不良反应、预防和处理措施及注意事项。

2. 术中　鼓励患者说出用药中的感受，及时处理不良反应。

3. 术后　告知患者或其家属目前患者病情，告知是否需要继续使用、停用或更换药物，以及再次叮嘱用药注意事项，不可随意调整速度，有任何不适立即呼叫医护人员。

第二节　抗凝、溶栓与止血药物的护理常规

一、概述

1. 抗凝药物　通过阻止血液凝固过程中的不同环节，阻止血栓的形成，可用于各类动脉、静脉血栓形成及栓塞的预防和治疗，还可用于心脏瓣膜植入术后、血管内支架植入术后及体外循环的抗凝治疗。抗凝药物包括维生素 K 拮抗剂、凝血酶间接抑制剂、凝血酶直接抑制剂及 Xa 因子抑制剂。

2. 溶栓药物　促进纤维蛋白溶解而溶解血栓。主要用于血栓栓塞性疾病，如深静脉栓塞、周围动脉栓塞、急性心肌梗死、急性肺栓塞及急性缺血性脑卒中等，还可用于支架内、导管内及血管通路内急性血栓形成等治疗。代表药物有链激酶、尿激酶和阿替普酶。

3. 止血药　可通过收缩小动脉及毛细血管，或增强血小板功能，或加速、加强血液凝固过程，或抑制血块溶解过程而产生止血作用。介入术中，主要用于外伤性出血、咯血、呕血及便血等情况，根据作用于凝血机制的不同环节，主要分为 4 大类：作用于血管的止血药、抗纤维蛋白溶解药、凝血酶类及促进凝血因子活化药。

二、护理评估

1. 术前

（1）评估患者姓名、年龄、性别、住院号、手术名称、体重指数等基本信息。

（2）评估患者的病史，如心脏病、肺栓塞、卒中等。

（3）评估患者生命体征、全身皮肤黏膜情况。

（4）评估患者实验室检查结果：凝血酶原时间、肝功能、肾功能情况。

（5）评估患者是否有用药绝对禁忌证：近期有活动性出血及凝血障碍，骨筋膜室综合征，严重颅脑外伤，血小板计数低于 2×10^{10}/L，是否处于妊娠期。

（6）评估患者术前抗凝药物服用史。

（7）评估患者是否已建立至少两条静脉通道。

2. 术中

（1）动态评估患者生命体征与皮肤黏膜情况。

（2）评估患者意识状态及是否有头痛不适等症状。

（3）评估患者的凝血试验结果，包括凝血酶原时间（PT）、活化部分凝血活酶时间（APTT）。

3. 术后

（1）评估患者生命体征。

（2）评估患者口腔与皮肤黏膜情况。

三、护理关键点

1. 术前　做好患者基本信息核查、双静脉通道建立、患者实验室结果评估。

2. 术中 动态评估患者生命体征与主诉。

3. 术后 评估患者是否有出血倾向，做好情况交接。

四、护理措施

1. 术前

（1）核对患者信息，包括姓名、年龄、性别、手术部位及方式等。

（2）规范流程进行留置针穿刺，建立两条静脉通路，保证静脉通路在位通畅。

（3）备妥输液微量泵。

（4）评估患者是否有出血倾向或凝血功能障碍等危险因素。

（5）根据医嘱单正确执行医嘱。

（6）向患者详细介绍抗凝药物的作用、用法、剂量、注意事项及可能出现的不良反应。

2. 术中

（1）严密监测患者生命体征。

（2）鼓励患者说出术中感受，观察患者是否有恶心、呕吐的症状。

（3）观察患者有无出血征象。

1）皮肤及黏膜：有无皮下出血、牙龈出血、鼻出血、注射部位有无渗血等。

2）消化系统：有无胃出血、便血等。

3）泌尿系统：有无血尿

4）颅内出血（脑实质血肿、出血性脑梗死）：意识障碍加深、瞳孔改变、血压升高、头痛、恶心、呕吐、肌无力加重等，行头颅 CT 检查（用药 24h 后复查）。

5）并发症观察：有无再灌注损伤（脑水肿）、血管再闭塞等。

6）其他：有无药物过敏、腹痛、四肢疼痛肿胀等。

3. 术后

（1）观察药物注射部位有无发红、疼痛，如有异常，及时处理。

（2）做好患者用药记录与完善护理记录。

（3）与临床护士做好患者的交接。

五、健康指导

1. 术前

（1）指导患者配合医护人员执行操作前的核对身份信息：如科室、床号、姓名等。

（2）指导患者术前有任何不适请及时呼叫，医护人员也会经常巡视并满足需求，如需排尿排便，请告知医护人员。

2. 术中

（1）指导患者根据医护人员指令做好相应的术中配合，如有任何不适及时告知。

（2）术中嘱患者不能随意活动四肢，如有任何需求与不适，请及时告知医护人员协助。

3. 术后

（1）指导患者进行出血倾向的自我监测：包括皮肤、黏膜、尿液等。

（2）指导患者卧床休息，保证足够的休息与睡眠。

（3）教会患者及其家属功能锻炼的方法。

（4）指导患者保持排便通畅，勿用力排便，必要时应用缓泻剂或开塞露。

（5）指导患者合理饮食：低盐低脂、易消化、高蛋白、高维生素饮食。

第三节　抗肿瘤药物的护理常规

一、概述

恶性肿瘤的介入治疗是介入放射学的重要内容，在介入治疗过程中，介入医生采用导管技术将抗肿瘤药物通过肿瘤供血动脉输送到肿瘤的局部来杀灭肿瘤细胞。通过动脉灌注的方法一方面可以明显提高抗肿瘤药物的局部浓度，增强杀灭肿瘤细胞的作用，同时可以减少药物引起的全身毒副反应。除了局部灌注外，抗肿瘤药物也可与碘化油混合成乳剂或制成载药微球等方式注入肿瘤局部，使药物能够在局部缓慢释放，延长药物的作用时间。

二、护理评估

1. 术前

（1）了解患者的信息（姓名、性别、年龄、住院号、手术名称等），评估患者的意识状态及生命体征和心理状况。

（2）评估患者各项检查及血检验等相关化验指标，重点是肝肾功能和凝血功能等项目。

（3）评估患者的心理状况，包括焦虑和抑郁程度，对疾病的认知和理解程度，对治疗方式和结果的期望和接受度。

（4）评估患者社会支持系统评估：了解患者的社会支持系统，包括家庭成员和朋友的支持情况，以及患者的经济状况和社会地位等。

（5）评估患者是否已做好术前准备。

2. 术中

（1）评估患者生命体征：在介入治疗过程中，需持续监测患者的生命体征，包括心率、血压、呼吸频率、体温等。密切关注患者的面色、意识及疼痛程度，以便及时发现并处理可能出现的不良反应。

（2）评估术中用药及药物反应情况，确保用药安全。

（3）评估患者配合度及心理状态：在介入治疗过程中，患者的配合度及心理状态对治疗效果有着重要影响。需关注患者的情绪变化，鼓励其表达感受，并采取有效措施缓解其紧张、焦虑情绪。

3. 术后

（1）术后需密切监测患者的生命体征，包括心率、血压、呼吸频率、体温等。观察患者的面色、意识及疼痛程度，及时发现并处理可能出现的不良反应。

（2）术后肝功能、肾功能评估：介入治疗过程中使用化疗药物术后需密切监测患者的肝功能。定期进行肝功能、肾功能检查，了解肝肾功能状况，防止肝衰竭、肾衰竭等严重并发症的发生。

三、护理关键点

1. 术前 做好患者基本信息核查，以及患者实验室结果评估。
2. 术中 做好化疗药物的核对与患者生命体征监测。
3. 术后 做好患者术后交接与患者健康指导。

四、护理措施

1. 术前

（1）患者准备：术前全面了解患者病情及心理状况，解释手术目的、过程、需配合的环节和注意事项，术前对患者进行全面检查，包括心电图、血常规、肝肾功能等。

（2）用物准备：术前准备好手术所需的药品、器械、设备等，确保手术顺利进行。

2. 术中

（1）术中观察：术中密切观察患者的生命体征变化，特别是血压、心率、呼吸等指标，确保患者生命体征稳定，发现异常及时处理。

（2）药物护理：根据医生指示，正确使用抗肿瘤药物，注意用药安全及药物反应的观察。

3. 术后

（1）伤口护理：术后密切观察穿刺部位有无出血、渗血等情况，保持伤口干燥、清洁。

（2）疼痛护理：根据患者疼痛程度，给予适当的镇痛处理，减轻患者痛苦。

（3）饮食护理：术后根据患者身体状况，指导其合理饮食，保证营养供给。

（4）化疗药物不良反应观察

1）恶心呕吐：观察患者呕吐次数、呕吐物性状，给予止吐药物治疗，如格拉司琼等。严重者需补液治疗，防止脱水。

2）骨髓抑制：定期监测血常规，白细胞、血小板减少者需给予升白细胞、升血小板药物治疗，如重组人粒细胞刺激因子、重组人血小板生成素等。严重者需输注全血或成分血。

3）肝肾功能损害：定期监测肝功能、肾功能，给予保肝、保肾药物治疗，如多烯磷脂酰胆碱、金水宝等。严重者需暂停化疗。

4）心脏毒性：定期监测心电图，如有心肌损害迹象，应减量或暂停化疗，给予营养心肌药物治疗，如辅酶 Q10 等。

5）过敏反应：观察患者有无过敏症状，如皮疹、呼吸困难等。轻者给予抗过敏药物治疗，如氯雷他定片等，重者需立即停药并给予紧急处理。

五、健康指导

1. 术前

（1）指导患者调整心态：患者应积极调整心态，做好心理准备。化疗药物应用过程中出现的恶心、呕吐、脱发等副作用可能会让患者感到焦虑和恐惧。对此，患者应了解这些副作用是正常现象，不是治疗的失败。同时，患者可以寻求医生、家人和朋友的帮助和支持，以减轻心理压力。

（2）指导患者做好个人卫生，如洗头、洗澡等。

2. 术中

（1）指导患者术中如有任何不适，应立即告知医生。

（2）指导患者在术中应避免移动身体，以免影响手术效果。

3. 术后

（1）饮食指导：术后患者应逐渐恢复饮食，先从流质食物开始，逐渐过渡到半流质食物和普通食物。患者应避免食用过于油腻和刺激性的食物，以免加重胃肠负担。

（2）活动指导：术后患者应逐渐增加活动量，先从床上活动开始，逐渐过渡到床边活动和室内活动。患者应避免剧烈运动和劳累，以免影响身体恢复。

（3）药物指导：术后患者可能需要继续服用药物，如抗生素、镇痛药等。患者应按照医生的建议使用药物，如有任何不适或疑问，应及时告知医生。

（4）并发症预防：介入治疗后可能出现一些并发症，如发热、出血、感染等。患者应密切观察自己的身体状况，如出现发热、出血等症状，应及时告知医生处理。

（5）定期随访：患者应在医生的指导下定期进行随访检查，以评估治疗效果和身体状况。如有任何异常症状或疑问，应及时就诊。

第4章

数字减影血管造影技术中栓塞物质的护理常规

第一节 弹 簧 圈 类

一、概述

弹簧圈根据材质不同，可分为不锈钢圈（steel coil）和微型铂金丝圈（microcol）。

不锈钢圈是一种局部的永久性栓塞，其主要特点：①永久性栓塞。②栓塞定位准确。③能通过较细的导管完成较大直径的血管栓塞。④能由 X 线片长期随访观察。

微型铂金丝圈是由铂金丝先缠成 0.013in 或 0.014in（1in=2.54cm），长 0.5 ～ 1.5cm，再卷曲成直径 1 ～ 2mm 的圈，在酒精灯上加热后立即在冷水中冷却，即成钢圈，将其装入特制的平头针头内，消毒备用，这种微型圈可通过 2.2F 微导管，用于治疗创伤性和自发性颈动脉海绵窦瘘，也可用于治疗硬膜动静脉瘘，近来也有把微型钢圈放入动脉瘤栓塞。

二、护理评估

1. 术前

（1）评估患者基本信息：了解患者的姓名、性别、年龄、体重、身高等基本信息，为后续的手术和护理工作提供参考。

（2）评估病史：详细了解患者的疾病史，特别是颅内动脉瘤的相关信息，如发病时间、症状表现、治疗过程等。

（3）评估实验室检查结果：包括心肺功能、肝肾功能、血常规、凝血功能等检查，以评估患者的身体状况是否适合手术。

（4）心理状况评估：了解患者的心理状况，对手术的期待值和焦虑程度，为后续的心理干预提供依据。

2. 术中

（1）评估术中所需弹簧圈的型号、数量。

（2）动态评估患者的生命体征，发现异常及时处理。

3. 术后

（1）评估患者神经功能，包括意识状态、神经系统检查等，以判断手术对神经系统的影响。

（2）评估凝血功能，包括血小板计数、凝血功能等检查，以防止血栓形成。

（3）评估患者生命体征，以确保患者的安全。

三、护理关键点

1. 术前　做好患者基本信息核查，以及患者实验室结果评估。
2. 术中　做好化疗药物的核对与患者生命体征监测。
3. 术后　做好患者术后交接与患者健康指导。

四、护理措施

1. 术前

（1）术前评估：对患者的身体状况进行全面的评估，包括心、肺、肝、肾等重要器官的功能，以及患者的血压、血糖、凝血功能等。

（2）术前准备：指导患者进行术区备皮，练习床上排尿，以适应术后需要。同时，提醒患者注意保暖，预防感冒。

（3）术前心理护理：术前向患者及其家属详细解释手术的必要性、手术过程和可能的风险，以及术后的恢复过程，帮助患者保持良好的心态，减轻紧张和焦虑。

（4）术前环境准备：保证手术室的无菌环境，严格消毒手术器械和手术室空气。医护人员须严格执行无菌操作规程。

（5）术前患者准备：患者进入手术室前需更换清洁的病员服，除去身上的饰物及手表等物品。进入手术室后，需遵循医生的指导进行术前准备。

2. 术中

（1）生命体征监测：在手术过程中，密切监测患者的生命体征，包括心率、血压、呼吸、体温等，如有异常情况，及时报告医生进行处理。

（2）做好术中护理记录，记录使用弹簧圈的规格与数量。

3. 术后

（1）术后观察：术后密切观察患者的生命体征及病情变化，包括意识状态、呼吸情况、尿量等。如有异常情况，及时报告医生进行处理。

（2）术后护理：根据患者的具体情况，进行术后的护理工作，如保持伤口干燥、预防感染等。同时指导患者进行正确的功能锻炼和康复训练，包括正确的体位、饮食、运动等。指导患者进行术后的功能锻炼，预防并发症的发生。

（3）随访与跟进：在患者出院后，进行定期的随访和跟进，了解患者的恢复情况，提供必要的指导和帮助。

五、健康指导

1. 术前

（1）心理准备：患者应了解手术的必要性、手术过程和可能的风险，保持良好的心态，减轻紧张和焦虑。

（2）身体准备：患者需要配合医生进行相关的检查，如心电图、血常规、凝血功能等，以评估患者的身体状况是否适合手术。

（3）饮食指导：患者应遵循医生的饮食建议，避免食用刺激性食物，如辛辣、油腻等。

（4）休息与活动：患者应保证充足的睡眠，避免过度劳累，同时可以进行适当的活动，以增强身体素质。

（5）预防感染：患者需要预防感冒和其他感染性疾病，以避免影响手术的进行和术后恢复。

（6）准备相关物品：患者需要准备一些必要的物品，如卫生用品、舒适的衣物等。

（7）遵循医生的建议：患者需要严格遵循医生的建议，按时服药，做好术前准备，以确保手术顺利进行。

2. 术中

（1）保持平静：患者需要保持平静，不要过度紧张或焦虑，配合医生进行手术操作。

（2）配合医生指令：患者需要听从医生的指令，配合医生进行手术操作。

（3）深呼吸放松：患者可以通过深呼吸等方式放松身体，缓解紧张情绪。

（4）注意身体反应：患者需要密切关注自己的身体反应，如有异常应及时告知医生。

（5）保持正确姿势：患者需要保持正确的手术姿势，避免影响手术操作和患者的舒适度。

3. 术后

（1）术后短期内，患者应避免剧烈运动，尽量休息，保持良好的生活习惯。

（2）定期复查凝血功能，如有需要，可给予抗凝药物治疗。

（3）如有头痛、恶心、呕吐等不适症状，应及时就医。

（4）患者应控制血压和血脂，以降低血栓形成的风险。

（5）建议患者在饮食上保持低盐、低脂、高纤维的饮食习惯。

第二节 碘 油 类

一、概述

1979 年 Nakamura 从肝动脉注入碘油（lipiodol），发现其选择性地长时间滞留于肝癌组织内，从而可用于小肝癌及肝癌子灶的诊断。Konno 进一步将一种分子脂溶性抗癌药聚苯乙烯马来酸新制癌菌素（SMANCS）溶于碘油后注入肝动脉，抗癌药在肿瘤内部可长时间保持较高浓度，取得了一定疗效。自此以后，各种碘油抗癌药化疗栓塞剂被广泛应用于肝癌的诊断和治疗。碘油经肝动脉注射后长期滞留于肝癌组织内，时间可达数月甚至 1 年以上，而正常肝组织内数天后就消失，这一特征是栓塞治疗的基础。肝动脉内注入碘油抗癌药化疗栓塞剂已作为治疗肝癌的常用方法。其疗效亦已得到公认，明显优于全身性化疗及一般肝动脉栓塞或其他化疗栓塞。

二、护理评估

1. 术前　参考本章第一节弹簧圈类护理评估术前相关内容。

2. 术中

（1）评估术中所需碘油的数量。

（2）动态评估患者的生命体征，发现异常及时处理。

3. 术后

（1）评估凝血功能，包括血小板计数、凝血功能等检查，以防止血栓形成。

（2）评估患者生命体征，以确保患者的安全。

三、护理关键点

1. 术前　做好患者基本信息核查，以及评估患者实验室结果。

2. 术中　做好碘油的核对与患者生命体征监测。

3. 术后　做好患者术后交接与患者健康指导。

四、护理措施

1. 术前　参考本章第一节弹簧圈类护理措施术前相关内容。

2. 术中

（1）生命体征监测：在手术过程中，密切监测患者的生命体征，包括心率、血压、呼吸、体温等，如有异常情况，及时报告医生进行处理。

（2）做好术中护理记录，记录使用碘油数量。

3. 术后　参考本章第一节弹簧圈类护理措施术后相关内容。

五、健康指导

参考本章第一节弹簧圈类健康指导相关内容。

第三节　海　绵　类

一、概述

1. 明胶海绵（gelfoam）　是一种无毒、无抗原性的蛋白胶类物质，为外科常用的止血剂，可以根据需要切割成任意大小的碎块，是最有价值的栓塞材料；而且制备方便、价格低廉、栓塞可靠、安全有效、有优良的可压缩性和遇水再膨胀性。明胶海绵属中期栓塞物质。血管栓塞后 14 ~ 19d 开始吸收，3 个月后组织的病理学检查可见完全吸收。

2. 聚乙烯醇（polyvinyl alcohol，PVA）颗粒　是一种高分子材料，呈白色或微黄色质轻而软的多孔海绵颗粒状物，具有良好的生物安全性，不溶于水，因此在体内不降解，可机械栓塞病变部位血管，血液在 PVA 颗粒间隙中凝结、机化，使血管永久栓塞，属于永久栓塞物质。

二、护理评估

1. 术前　参考本章第一节弹簧圈类护理评估术前相关内容。

2. 术中

（1）评估术中所需海绵的规格、数量。

（2）动态评估患者的生命体征，发现异常及时处理。

3. 术后 参考本章第一节弹簧圈类护理评估术后相关内容。

三、护理关键点

1. 术前 做好患者基本信息核查，以及评估患者实验室结果。

2. 术中 做好海绵的核对与患者生命体征监测。

3. 术后 做好患者术后交接与患者健康指导。

四、护理措施

参考本章第一节弹簧圈类护理措施相关内容。

五、健康指导

参考本章第一节弹簧圈类健康指导相关内容。

第四节 微 球 类

一、概述

微球指直径在 50～200μm 大小的颗粒状栓塞剂，用于栓塞毛细血管床或前小动脉。硅球是最早应用的微球（microspheres），1960 年 Luessenhop 与 Spence 将它用于脑血管内，他们所用的硅球较粗大，直径为 0.5～3mm，是不可吸收的，具有良好生物相容性，与硫酸钡混合而不透 X 线。至 1968 年 Doppman 与 Dichir 提出应用钢球，1970 年 Boulos 与 Krichef 提出用聚四氟乙烯球，治疗颅内血管畸形，现已少用。1978 年 Kato 制成含抗肿瘤药物的乙基纤维素微球，这一方法将化疗与栓塞结合在一起，首次提出化疗性栓塞的概念。所制微球能栓塞微小动脉，克服了中枢性栓塞剂栓塞后易在短期形成侧支循环的缺点，又弥补单纯药物灌注时，药物一冲即过的不足。

二、护理评估

1. 术前

（1）评估患者基本信息：了解患者的姓名、性别、年龄、体重、身高等基本信息，为后续的手术和护理工作提供参考。

（2）评估病史：详细了解患者的疾病史，如发病时间、症状表现、治疗过程等。

（3）评估实验室检查结果：包括心肺功能、肝肾功能、血常规、凝血功能等检查，以评估患者的身体状况是否适合手术。

（4）心理状况评估：了解患者的心理状况，对手术的期待值和焦虑程度，为后续的心理干预提供依据。

2. 术中

（1）评估术中所需微球的规格、数量。

（2）动态评估患者的生命体征，发现异常及时处理。

3. 术后

（1）评估凝血功能，包括血小板计数、凝血功能等检查，以防止血栓形成。

（2）评估患者生命体征，以确保患者的安全。

三、护理关键点

1. 术前　做好患者基本信息核查，以及评估患者实验室结果。

2. 术中　做好微球的核对与患者生命体征监测。

3. 术后　做好患者术后交接与患者健康指导。

四、护理措施

1. 术前　参考本章第一节弹簧圈类护理措施术前相关内容。

2. 术中

（1）生命体征监测：在手术过程中，密切监测患者的生命体征，包括心率、血压、呼吸、体温等，如有异常情况，及时报告医生进行处理。

（2）做好术中护理记录，记录使用微球的规格与数量。

3. 术后　参考本章第一节弹簧圈类护理措施术后相关内容。

五、健康指导

参考本章第一节弹簧圈类健康指导相关内容。

第五节　组织坏死剂

一、概述

无水乙醇（ethanol）又称无水酒精，具有强烈的局部作用而没有严重的全身性反应，栓塞后侧支循环不易建立，因而被广泛应用。组织坏死剂有无水乙醇和鱼肝油酸钠，无水乙醇具有强烈的蛋白凝固作用，能造成局部血管的内皮和血管周围组织坏死，破坏与其接触的血液有形成分及蛋白质，使之成为泥浆样，阻塞毛细血管床。无水乙醇是良好的永久性栓塞剂。

鱼肝油酸钠主要用于曲张静脉、血管瘤的治疗。该药可使小血管血流变慢，血液淤滞，还可使血管内皮细胞损伤、脱落。具有较强的溶血、诱导血小板聚集作用，引起静脉内血栓形成的机制可能为静脉内皮细胞损伤、脱落，血管内皮下的胶原暴露，激活内源凝血系统，使聚集的血小板黏附于内皮细胞使其损伤，终致管腔内混合血栓的形成，为永久栓塞物质。

二、护理评估

1. 术前　参考本章第一节弹簧圈类护理评估术前相关内容。

2. 术中

（1）评估术中所需微球的规格、数量。

（2）动态评估患者的生命体征，发现异常及时处理。

3. 术后　参考本章第二节碘油类护理评估术后相关内容。

三、护理关键点

1. 术前　做好患者基本信息核查，以及评估患者实验室结果。

2. 术中　做好微球的核对与患者生命体征监测。

3. 术后　做好患者术后交接与患者健康指导。

四、护理措施

1. 术前　参考本章第一节弹簧圈类护理措施术前相关内容。

2. 术中

（1）生命体征监测：在手术过程中，密切监测患者的生命体征，包括心率、血压、呼吸、体温等。如有异常情况，及时报告医生进行处理。

（2）做好术中护理记录，记录使用微球的规格与数量。

3. 术后　参考本章第一节弹簧圈类护理措施术后相关内容。

五、健康指导

参考本章第一节弹簧圈类健康指导相关内容。

第六节 其 他 类

一、概述

除前 5 类栓塞物质还有其他类型的栓塞物质用于特定的医学治疗。

1. 生物栓塞物质　这类栓塞物质通常来源于生物组织或者经过特殊处理的生物材料，例如脱细胞真皮、胶原蛋白或其他生物可降解材料。

2. 可脱落球囊　这种栓塞技术涉及使用一种带有可释放微粒或药物的球囊，将其送至目标血管部位后充气膨胀，然后释放内容物以达到栓塞效果。

3. 黏胶类　多用于包括氰基丙烯酸异丁酯（isobutyl-2-cyanoacrylate）、乙基阻塞胶（ethyl occlusion gel）、蓝色组织胶（Histoacryl® Blue，NBCA）、乙烯 - 乙烯基醇共聚物（EVAL）等。

4. 热对比剂　将对比剂加热到 100℃，通过导管注入静脉内，从而使局部血管内膜坏死，引起管腔闭塞。

二、护理评估

参考本章第四节微球类的护理评估相关内容。

三、护理关键点

参考本章第四节微球类护理关键点相关内容。

四、护理措施

参考本章第一节弹簧圈类护理措施相关内容。

五、健康指导

参考本章第一节弹簧圈类健康指导相关内容。

第 5 章

数字减影血管造影技术的护理常规

第一节　经皮穿刺引流术的护理常规

一、概述

经皮穿刺引流术（percutaneous drainage，PD）是一种在影像学引导下，通过皮肤穿刺进入体内病灶或积液区域，放置引流管以排出液体、气体或脓液的介入性治疗方法。这种手术通常用于治疗如肝脓肿、胆道梗阻、肺部感染、腹水等疾病。

二、护理评估

1. 术前

（1）病史评估：了解患者的既往病史，本次疾病的发生、发展过程及治疗情况。

（2）身体状况评估：全面评估患者的生理功能状态，如心肺功能、肾功能、血液系统等。

（3）心理和社会支持评估：了解患者的心理状态，是否存在焦虑、恐惧等情绪；评估患者的家庭支持和社会资源。

（4）合作程度评估：向患者解释手术目的、方法、可能的风险和并发症。

2. 术中

（1）评估血压、心率、呼吸频率等生命体征，患者是否感到疼痛及疼痛评分。

（2）评估配合度：观察患者是否能按照医生指示进行深呼吸、屏气等操作。

（3）评估心理状态：给予患者必要的心理安慰，减少其焦虑和恐惧感。

3. 术后

（1）评估心率、血压、体温和呼吸频率等生命体征是否稳定。

（2）疼痛评估：对患者的疼痛程度进行评估，必要时给予镇痛药物。

（3）穿刺部位评估：评估穿刺部位有无出血、红肿、渗液或感染迹象、检查穿刺点周围皮肤的完整性，避免发生皮肤损伤。

（4）评估引流管管理：评估引流管固定是否良好，避免移位或脱出；评估引流液的颜色、量和性状，记录并报告异常情况。

（5）评估活动与体位：根据医生的建议指导患者采取适当的体位，如对于腹部手术，可能需要采取半卧位，以利于引流；鼓励患者在恢复后适当活动，预防深静脉血栓形成。

（6）评估患者是否发生并发症：监测患者是否有发热、寒战、腹痛等感染症状，及时处理可能出现的并发症。

三、护理关键点

1. 术前

（1）做好生命体征、疾病相关、心理社会支持系统的评估，并给予相应的护理干预与支持。

（2）做好术前的皮肤准备、术前饮食指导与肠道准备。

（3）做好术前环境、器械与药品准备。

（4）做好患者的转运与交接工作，确保安全送达手术室。

2. 术中

（1）监测患者生命体征，确保患者术中安全。

（2）配合医生完成手术。

（3）做好术中的观察与记录。

3. 术后

（1）做好引流管的固定和维护，防止移位和阻塞。

（2）做好患者术后并发症的观察。

四、护理措施

1. 术前

（1）心理护理

1）向患者详细介绍手术过程和目的，帮助他们理解手术的必要性。

2）缓解患者的紧张和焦虑情绪，增强他们对手术成功的信心。

3）告知患者在穿刺过程中可能会有疼痛感，但医生会酌情使用镇痛药来缓解。

（2）知识教育

1）向患者解释介入术的知识，让他们了解可能的风险和并发症。

2）嘱咐患者在穿刺时保持放松，进行浅而慢地呼吸，以减少因呼吸幅度过大导致的肝损伤。

（3）检查准备

1）在术前 1d 进行凝血时间和凝血酶原时间测定，评估患者的出血风险。

2）做局部皮肤准备，确保穿刺部位清洁无菌。

（4）饮食指导

1）建议患者术前饮食清淡，以易消化吸收的食物为主，如菜粥、面条汤等。

2）鼓励患者多食用新鲜的水果和蔬菜，保证维生素的摄入。

3）根据手术要求，通常需要患者在术前 4 ～ 6h 禁食，以防止麻醉或手术过程中呕吐和误吸。

（5）物品准备

1）准备好穿刺包，包括引流管、穿刺针、导丝、扩张系统、导引器、皮肤固定器等手术器械。

2）一次性引流袋、B超机、局部麻醉药物（如2%利多卡因）、生理盐水、刀片和一次性三通等辅助设备。

（6）监测与评估：对患者进行全面的健康评估，包括心肺功能、肝肾功能等。

2. 术中

（1）体位管理：根据手术部位和医生的要求，帮助患者调整到合适的手术体位，确保手术操作的便利性和安全性。

（2）无菌操作：手术区域应严格遵守无菌原则，包括消毒、铺巾等，防止感染。

（3）监测生命体征：在手术过程中持续监测患者的心率、血压、氧饱和度等生命体征，及时发现并处理异常情况。

（4）麻醉观察：如果使用了局部麻醉或全身麻醉，需要密切观察麻醉效果和患者的反应。

（5）疼痛管理：密切关注患者疼痛程度，必要时遵医嘱给予镇痛药并评估药效。

（6）穿刺引导：根据手术需要，可能需要超声、CT或其他影像学引导，护士应配合医生进行设备的操作和调整。

（7）器械准备：确保所有手术器械和材料都已经准备好，包括穿刺针、导丝、扩张器、引流管等。

（8）出血管理：术中可能出现出血，护士应准备好止血材料和设备，根据医生指示进行止血操作。

（9）引流管放置：在医生放置引流管时，护士应协助固定和调整引流管的位置，确保其正确放置在目标区域，并进行妥善固定，贴好引流管标识。

（10）术后准备：在手术即将结束时，护士应提前准备好术后所需的护理用品和设备，如引流袋、固定材料、清洁用品等。

3. 术后

（1）观察和监测

1）密切观察患者的病情变化，包括生命体征、疼痛程度、局部红肿和渗液等。

2）定时测量和记录引流液的颜色、量和性状，如胆汁引流量、颜色是否正常等。

（2）引流管护理

1）确保引流管固定良好，避免移位或脱出。

2）保持引流管的通畅，如有堵塞应及时处理，可能需冲洗或调整位置。

（3）伤口护理

1）维持穿刺部位的清洁和干燥，定期更换敷料。

2）观察穿刺口有无出血、红肿、分泌物等感染迹象，如有异常应及时报告医生。

（4）活动和体位

1）指导患者适当活动，但要避免剧烈运动或牵拉引流管。

2）根据手术类型和医生建议，可能需要患者保持特定的体位，如经皮肝穿刺胆管引流术后通常要求患者平卧位。

（5）疼痛管理：对于术后疼痛，应根据医生的处方给予适当的镇痛药物，并观察镇痛效果。

（6）饮食护理：根据手术类型和患者情况，提供合适的饮食指导，如低脂、高蛋白、易消化的食物。

（7）心理护理：关注患者的心理状态，提供必要的心理支持和安慰。

（8）预防感染

1）严格执行无菌操作技术，定期更换引流装置和敷料。

2）如有感染迹象，应及时进行病原学检查和抗生素治疗。

五、健康指导

1. 术前

（1）向患者和其家属详细解释手术目的、过程、可能的风险和收益，确保他们理解并同意手术。

（2）禁食和饮水指导：根据手术时间和麻醉方式的要求，指导患者在术前进行适当的禁食和限制饮水。

（3）身体准备：指导患者保持良好的个人卫生，如洗澡、配合医务人员备皮等，按照医嘱进行皮肤准备。

（4）心理准备：提供心理支持，帮助患者缓解对手术的恐惧和焦虑，建立对手术成功的信心。

（5）吸烟和饮酒：如患者有吸烟或饮酒的习惯，建议他们在术前停止，以降低手术风险和促进术后恢复。

2. 术中

（1）体位指导：帮助患者调整到合适的手术体位，确保手术操作的便利性和安全性，并尽量减少患者的不适。

（2）呼吸指导：如果手术涉及胸部或腹部，可能需要患者进行特殊的呼吸配合，如深呼吸、屏气等，医护人员应给予清晰的指导。

（3）放松和焦虑管理：提供心理支持，鼓励患者保持放松和冷静，可以使用深呼吸、音乐疗法、放松训练等方法帮助缓解焦虑。

3. 术后

（1）休息与活动

1）指导患者术后初期应保持充足的休息，避免剧烈运动或提重物。

2）根据手术部位和医生建议，逐步恢复日常活动，但要避免过度劳累。

（2）疼痛管理：指导教育患者如何正确使用镇痛药物，并告知他们如果疼痛无法控制应及时联系医护人员。

（3）引流管护理

1）向患者和其家属详细解释引流管的护理方法，包括如何固定、清洁、观察和记录引流液的颜色、量和性状。

2）提醒患者避免牵拉、扭曲或折叠引流管，以及防止引流管受压。

（4）伤口护理

1）指导患者保持穿刺部位的清洁和干燥，按照医嘱更换敷料。

2）观察伤口有无红肿、疼痛、渗液等感染迹象，如有异常应及时就医。

（5）饮食指导

1）根据手术类型和患者情况，提供合适的饮食建议，如低脂、高蛋白、易消化的食物。

2）对于胆道引流的患者，可能需要暂时限制脂肪摄入。

（6）体位管理：根据手术要求，可能需要患者在术后保持特定的体位，如平卧位、半卧位等。

（7）复查与随访：告知患者术后复查和随访的重要性，按照医生的建议定期回医院进行检查。

（8）出院指导：在患者出院前，详细说明居家护理的注意事项，包括伤口护理、引流管护理、药物使用、复诊时间等。

（9）紧急情况处理：指导患者和其家属识别可能的紧急情况，如引流管脱落、大量出血、严重疼痛、发热等，并熟知如何寻求医疗帮助。

第二节 经导管血管栓塞与灌注术的护理常规

一、概述

经导管血管栓塞与灌注术（transcatheter arterial embolization and infusion，TAEI）是一种介入放射学的治疗技术。该手术主要包括两个部分：经导管血管栓塞术（transcatheter arterial embolization，TAE）和经导管血管灌注术（transcatheter arterial infusion，TAI）。TAE 是在 X 线电视透视或数字减影血管造影（DSA）的引导下，通过皮肤穿刺将导管插入目标动脉，然后将栓塞物质通过导管精确送到病变部位的血管中阻断血流，从而达到治疗目的。TAI 同样在影像引导下，导管被精确放置到目标血管附近或病灶内部，然后将高浓度的化疗药物、抗生素、止血药物或其他治疗药物直接注入病变区域。这种方法可以提高药物在病变部位的浓度，同时减少对全身其他组织的毒性影响。

二、护理评估

1. 术前

（1）健康史评估：了解患者的全身健康状况，包括既往病史、手术史、药物过敏史等。

（2）病理状况评估：详细了解患者的当前疾病状况，如病变部位、病变程度、疼痛情况等。

（3）心理状态评估：评估患者对手术的理解和接受程度，是否存在焦虑、恐惧等负面情绪，必要时提供心理疏导。

（4）生命体征评估：监测患者的血压、心率、呼吸频率、体温等生命体征，确保其在正常范围内。

（5）凝血功能评估：由于手术涉及血管，需评估患者的凝血功能，以防术中或术后出血。

（6）肾功能评估：某些对比剂可能会对肾产生影响，因此需评估患者的肾功能。

（7）皮肤和血管通路评估：评估手术部位的皮肤状况和血管条件，选择合适的穿刺部位和血管通路。

（8）饮食和排泄评估：了解患者的饮食习惯和排泄情况，为术前准备和术后恢复提供参考。

（9）家属支持评估：了解患者的家庭和社会支持情况，以确保术后能够得到适当的照顾和帮助。

2. 术中

（1）生命体征监测：持续观察并记录患者的血压、心率、呼吸频率、血氧饱和度等生命体征。

（2）意识状态评估：注意观察患者的意识水平，确保其在手术过程中保持清醒或按照麻醉计划进行。

（3）疼痛评估：定期评估患者的疼痛程度，并根据需要提供镇痛措施。

（4）过敏反应监测：观察患者是否对对比剂或其他药物产生过敏反应。

（5）出血监测：观察手术区域是否有出血情况，评估出血量并及时采取止血措施。

（6）手术器械消毒：监控手术器械的消毒情况，确保其在使用前已经充分消毒。

（7）心理状态评估：在手术过程中，给予患者必要的心理支持和安抚，减轻其紧张和焦虑情绪。

3. 术后

（1）患者的一般状况评估

1）监测生命体征：包括心率、血压、呼吸频率、体温和血氧饱和度，确保它们在正常范围内。

2）疼痛管理：定期评估患者的疼痛程度，并根据需要调整镇痛方案。

3）意识状态和神经系统评估：观察患者是否清醒，是否存在神经系统并发症的迹象，如肢体麻木、无力或语言障碍。

（2）营养评估：评估患者的饮食和液体摄入，保证充足的营养支持和水分补充。

（3）心理和社会支持：关注患者的心理状态，提供必要的心理疏导和支持。

（4）定期随访和评估：根据随访结果调整治疗方案和护理计划。

三、护理关键点

1. 术前

（1）做好生命体征、疾病相关、心理社会支持系统的评估，并给予相应的护理干预与支持。

（2）做好术前的皮肤准备、术前饮食指导、肠道准备及静脉通道的准备。

（3）做好术前环境、器械与药品准备。

（4）做好患者的转运与交接工作，确保安全送达手术室。

2. 术中

（1）监测生命体征，确保患者术中安全。

（2）配合医生完成手术。

（3）做好术中的观察与记录。

3. 术后

（1）监测生命体征：定期监测患者的血压、心率、呼吸频率、体温和血氧饱和度，及时发现并处理可能的异常。

（2）并发症观察

1）观察穿刺部位是否有出血、肿胀、疼痛、感染或动静脉瘘的迹象。

2）观察是否出现肢体缺血症状，如苍白、冷感、麻木或疼痛；观察尿量、颜色和排尿困难，评估肾功能是否受到影响。

3）对于接受化疗药物灌注的患者，应密切监测化疗相关副作用，如恶心、呕吐、脱发、口腔炎等，并给予相应的对症处理。

4）观察是否出现栓塞物质误栓导致的器官功能损伤，应及时识别并采取相应治疗措施。

（3）伤口护理和出院指导

1）根据穿刺部位的状况，提供恰当的伤口护理指导。

2）在出院前，教育患者及其家属关于术后居家护理的注意事项，包括伤口护理、活动限制、药物使用和复诊安排等。

四、护理措施

1. 术前

（1）患者评估

1）进行全面的病史采集和体格检查，了解患者的既往病史、药物过敏情况、当前健康状况和手术耐受性。

2）评估患者的心、肺、肝、肾等重要器官功能，确保其能够承受手术。

（2）心理护理

1）向患者详细介绍手术的目的、过程、预期效果及可能的风险和并发症，帮助他们理解并接受治疗。

2）提供心理支持，缓解患者的焦虑和恐惧情绪，增强其对手术的信心。

（3）健康教育

1）指导患者关于手术前的准备工作，包括禁食、禁水的时间规定，以及手术当天的流程。

2）解释术后恢复期间的注意事项，如活动限制、饮食要求、伤口护理和复诊安排等。

（4）手术区域准备

1）清洁和准备手术部位的皮肤，减少感染风险。

2）根据需要剃除手术部位的毛发。

（5）管道和设备准备

1）根据手术需要，准备和放置静脉通路，如外周静脉导管或中心静脉导管，以便在手术中输液和给药。

2）配合医生准备手术所需的各种器械和材料，如导管、栓塞物质、对比剂和灌注药物等。

（6）麻醉评估和准备

1）与麻醉医生合作，评估患者的麻醉风险和选择合适的麻醉方式。

2）根据麻醉计划，做好相应的准备工作，如禁食、禁水和麻醉前用药。

（7）手术日护理

1）确保患者在手术当天的身体状况稳定，如控制血糖、血压等。

2）根据医嘱给予必要的术前用药，如抗生素预防感染。

2. 术中

（1）患者监测

1）监测患者的生命体征，如心率、血压、血氧饱和度和呼吸频率，确保其在手术过程中保持稳定。

2）观察患者的意识状态和疼痛反应，及时报告给手术团队。

（2）麻醉监测：与麻醉医生密切合作，监测麻醉效果和患者的生命体征。

（3）手术配合

1）准备并协助医生使用所需的手术器械和材料，如导管、栓塞物质、对比剂和灌注药物等。

2）在 DSA 或其他影像引导下，协助医生定位病变部位和操作导管。

（4）感染控制

1）严格执行无菌操作技术，防止手术部位感染。

2）监督手术室的消毒和清洁工作，确保手术环境的安全。

（5）心理支持

1）关注患者的心理状态，提供必要的心理安抚和支持。

2）在手术过程中与患者保持沟通，减轻其紧张和恐惧感。

（6）应急准备

1）对可能出现的并发症和紧急情况有所预见，准备好相应的应急处理措施。

2）如发生意外事件，如过敏反应、出血或心律失常，应立即通知手术团队并协助进行急救。

（7）记录和沟通：记录手术过程中的重要事件和数据，如生命体征变化、药物使用情况。

3. 术后

（1）监测生命体征

1）继续监测患者的心率、血压、血氧饱和度和呼吸频率，确保其在术后恢复期间保持稳定。

2）观察患者的意识状态和疼痛反应，及时给予必要的干预。

（2）穿刺部位护理

1）观察穿刺部位是否有出血、肿胀、感染或动静脉瘘的迹象，并及时采取相应措施。

2）根据需要更换无菌敷料，保持穿刺部位的清洁和干燥。

3）对于股动脉穿刺的患者，应鼓励早期活动以预防深静脉血栓形成。

（3）循环系统评估

1）监测患肢的血液供应，观察皮肤颜色、温度、脉搏强度和毛细血管再充盈时间。

2）如出现肢体缺血症状，如苍白、冷感、麻木或疼痛，应及时通知医生。

（4）镇痛管理

1）评估患者的疼痛程度，并根据需要提供适当的镇痛药物。

2）指导患者正确使用疼痛评分系统，并定期评估镇痛效果。

（5）活动和体位

1）根据手术部位和医生的建议，指导患者采取合适的体位和活动方式。

2）鼓励早期活动，如翻身、踝泵运动等，以促进血液循环和预防深静脉血栓。

（6）心理和社会支持

1）关注患者的心理状态，提供必要的心理疏导和支持。

2）帮助患者及其家属了解术后康复的过程和预期结果，增强其信心。

（7）营养支持

1）根据患者的情况，提供适当的饮食建议和营养支持。

2）确保患者足够的水分摄入，防止脱水。

（8）泌尿系统监测：观察尿量、颜色和排尿困难，评估肾功能是否受到影响。

（9）特殊情况的处理

1）对于接受化疗药物灌注的患者，应密切监测化疗相关副作用，如恶心、呕吐、脱发、口腔炎等，并给予相应的对症处理。

2）对于出现栓塞物质误栓导致的器官功能损伤，应及时识别并采取相应治疗措施。

（10）伤口护理和出院指导

1）根据穿刺部位的状况，提供恰当的伤口护理指导。

2）在出院前，教育患者及其家属关于术后居家护理的注意事项，包括伤口护理、活动限制、药物使用和复诊安排等。

（11）定期随访和评估：安排患者进行定期的临床和影像学随访，监测治疗效果和可能出现的并发症。

五、健康指导

1. 术前

（1）手术准备指导

1）向患者解释手术的目的、过程、预期效果及可能的风险和并发症。

2）提供详细的手术前准备工作，包括禁食、禁水的时间规定，以及手术当天的流程。

3）提供术后恢复期间的活动限制、饮食要求和伤口护理等指导。

（2）心理指导

1）关注患者的焦虑和恐惧情绪，提供必要的心理支持和疏导。

2）鼓励患者提问并解答其关于手术的疑虑，增强其对手术的信心。

（3）生活方式调整指导

1）建议患者在术前保持良好的生活习惯，如规律作息、均衡饮食和适量运动。

2）对于吸烟患者，鼓励其戒烟以减少手术风险和术后并发症。

（4）药物使用指导

1）根据医生的指示，指导患者在术前停止或调整某些药物的使用，如抗凝药、抗血小板药或非甾体抗炎药等。

2）确保患者理解药物调整的原因和重要性。

（5）家属沟通

1）邀请患者家属参与术前讨论和教育，以便他们在术后能够提供适当的支持和照顾。

2）解答家属对手术和术后护理的疑问。

2. 术中

（1）体位指导：帮助患者调整到合适的手术体位，确保手术操作的便利性和安全性，并尽量减少患者的不适。

（2）呼吸指导：如果手术涉及胸部或腹部，可能需要患者进行特殊的呼吸配合，如深呼吸、屏气等，医护人员应给予清晰的指导。

（3）放松和焦虑管理：提供心理支持，鼓励患者保持放松和冷静，可以使用深呼吸、音乐疗法、放松训练等方法帮助缓解焦虑。

3. 术后

（1）休息与活动：术后应保持充足的休息，避免剧烈运动或提重物。根据医生的建议，逐渐恢复日常活动。

（2）注意伤口护理：手术部位应保持清洁干燥，避免感染。按照医生的指示更换敷料，并观察伤口是否有红肿、疼痛、分泌物等异常情况。

（3）饮食调整：术后应保持均衡饮食，增加富含蛋白质和维生素的食物，以促进伤口愈合和身体恢复。避免高脂、高糖、高盐的食物，以防血管疾病复发。

（4）药物使用：按医生的处方规定服用药物，包括抗凝药、抗血小板药等，以防止血栓形成和血管狭窄。不要随意更改药物剂量或停药。

（5）定期复查：术后应定期到医院进行复查，包括血液检查、影像学检查等，以监测病情变化和治疗效果。

（6）注意身体状况：术后应注意身体状况的变化，如出现发热、恶心、呕吐、胸痛、呼吸困难等症状，应及时就医。

（7）心理调适：手术后可能会有一些心理压力和焦虑，可以寻求专业的心理咨询和支持，帮助自己调整心态，积极面对生活。

第三节　经皮腔内血管成形术的护理常规

一、概述

经皮腔内血管成形术（percutaneous transluminal angioplasty，PTA）是一种介入性治疗方法，主要用于治疗各种原因引起的血管狭窄或阻塞。这种技术通过皮肤上的一个小切口（通常是腹股沟、手臂或颈部的动脉）插入导管，然后在 X 线引导下将导管导航至病变的血管部位，当导管到达病变区域后，通过导管放入一个未充气的球囊，球囊在狭窄或阻塞部位被充气，通过机械压力使斑块压缩并拉伸血管壁，从而扩大血管内径，或者通过植入支架，最终改善血流。

二、护理评估

1. 术前

（1）病史评估

1）既往病史，特别是心血管疾病、糖尿病、高血压、肾功能不全等。

2）了解患者是否有过敏史，特别是对比剂、麻醉药物或其他可能在手术中使用的物质的过敏反应。

（2）身体状况评估

1）心肺功能评估：包括心率、血压、呼吸状况和氧饱和度等。

2）血液系统评估：血常规、凝血功能和血小板计数等检查，以评估出血和血栓形成的风险。

3）肾功能评估：由于对比剂可能对肾造成负担，需要评估患者的肾功能。

（3）心理社会评估

1）患者的心理状态和情绪稳定性，包括对手术的焦虑、恐惧或抑郁情绪。

2）家庭和社会支持情况，以及患者对术后恢复和生活方式改变的准备情况。

（4）知识和理解评估：确保患者理解手术的目的、过程、可能的风险和并发症，以及术后护理和康复计划。

（5）生活行为评估

1）吸烟和饮酒习惯：这些行为可能影响手术效果和术后恢复。

2）饮食和运动习惯：建议患者在术前调整饮食和增加适当的运动，以改善整体健康状况。

2. 术中 参考本章第二节经导管血管栓塞与灌注术的护理常规护理评估的术中相关内容。

3 术后

（1）患者的一般状况评估

1）监测生命体征：包括心率、血压、呼吸频率、体温和血氧饱和度，确保它们在正常范围内。

2）疼痛管理：定期评估患者的疼痛程度，并根据需要调整镇痛方案。

3）意识状态和神经系统评估：观察患者是否清醒，是否存在神经系统并发症的迹象，如肢体麻木、无力或语言障碍。

（2）并发症评估

1）穿刺部位观察：检查穿刺部位是否有出血、肿胀、感染、血肿或动静脉瘘的迹象。

2）血管通路评估：确认导管已安全撤除，观察穿刺部位是否有血肿形成或假性动脉瘤；观察手术涉及的肢体皮肤颜色、温度、脉搏强度和毛细血管再充盈时间，以评估血液循环情况。

3）深静脉血栓预防：评估患肢的活动能力，鼓励早期活动并实施物理预防措施，如使用弹力袜。

4）观察尿量、颜色和排尿困难，评估肾功能是否受到影响，特别是对于接受了对比剂注射的患者。

（3）营养评估：评估患者的饮食和液体摄入，保证充足的营养支持和水分补充。

（4）心理和社会支持：关注患者的心理状态，提供必要的心理疏导和支持。

（5）定期随访和评估：根据随访结果调整治疗方案和护理计划。

三、护理关键点

参考本章第二节经导管栓塞与灌注术的护理常规的护理关键点相关内容。

四、护理措施

参考本章第二节经导管栓塞与灌注术后的护理常规的护理措施相关内容。

五、健康指导

参考本章第二节经导管栓塞与灌注术后的护理常规的健康指导相关内容。

第四节　非血管腔成形术的护理常规

一、概述

非血管腔成形术是一种介入性医疗操作，主要用于治疗非血管管腔（如食管、气管、胆管、肠道、输尿管等）的狭窄或阻塞。手术的主要目的是恢复受影响管腔的正常直径和功能，改善患者的症状并维持正常的生理通路。

二、护理评估

1. 术前

（1）健康史评估

1）完整的医疗史，包括当前和过去的疾病、手术、过敏反应和药物使用情况。

2）评估患者的心肺功能、肾功能、肝功能等全身状况，以确定手术耐受性。

（2）症状评估：详细询问和记录患者的症状，如吞咽困难、呼吸困难、疼痛、恶心、呕吐、体重变化等，以了解狭窄或阻塞对患者生活质量的影响。

（3）心理和社会支持评估

1）评估患者对手术的理解和期望，提供必要的心理支持和教育。

2）了解患者的家庭和社会支持情况，确保术后有适当的照顾和康复环境。

（4）营养评估：评估患者的营养状况，包括体重、饮食习惯和营养摄入情况，为可能需要的术前营养支持或调整饮食计划提供依据。

（5）影像学评估：分析相关的影像学检查结果（如 X 线、CT、MRI、内镜等），明确狭窄或阻塞的位置、程度和性质。

（6）气道和呼吸评估：对于涉及气道的非血管腔成形术，评估患者的呼吸道状况，包括咳嗽能力、痰液情况和肺部疾病史。

（7）麻醉评估：与麻醉医师合作，评估患者的麻醉风险和需求，选择合适的麻醉方式。

（8）准备手术区域：清洁和准备手术部位的皮肤，减少感染风险。

（9）签署知情同意书：向患者和其家属解释手术过程、风险、并发症和预期结果，确保他们理解并签署手术知情同意书。

2. 术中

（1）手术准备与麻醉评估

1）确认患者是否按照医嘱进行了适当的术前准备，如禁食、清肠等。

2）评估患者的麻醉方式和麻醉反应，包括监测心率、血压、血氧饱和度等生命体征。

（2）手术过程观察与评估

1）监测手术过程中患者的生理变化，如心率、血压、血氧饱和度等，及时报告异常情况。

2）观察手术操作，包括导管插入、导丝引导、球囊扩张或支架植入等步骤，以确保手术顺利进行。

（3）器械与设备监控：确保手术使用的器械和设备功能正常，包括 X 线设备、导管、球囊、支架等。

（4）患者舒适度与疼痛管理评估

1）定期询问患者的感觉和疼痛程度，根据需要给予镇痛药物。

2）调整手术台和患者体位，以减少不适和预防压力性损伤。

3. 术后

（1）患者的一般状况评估

1）监测生命体征：包括心率、血压、呼吸频率、体温和血氧饱和度，确保它们在正常范围内。

2）疼痛管理：定期评估患者的疼痛程度，并根据需要调整镇痛方案。

3）意识状态和神经系统评估：观察患者是否清醒，是否存在神经系统并发症的迹象，如肢体麻木、无力或语言障碍。

（2）并发症评估

1）穿刺部位观察：检查穿刺部位是否有出血、肿胀、感染、血肿或动静脉瘘的迹象。

2）支架植入部位的并发症：①气道成形术。喉头水肿，气管黏膜出血。②消化道成形术。出血、胃肠道穿孔、支架移位脱落、食管反流、胰腺炎及阻塞性黄疸。③胆道成形术。出血、胆道穿孔、胆管十二指肠瘘及支架的阻塞、断裂和脱落。④尿道成形术。尿路刺激征、血尿、排尿困难、尿失禁、脓尿、支架移位、膀胱内结石、黏膜过度增生。⑤输卵管成形术。输卵管穿孔、静脉逆流和感染。

（3）营养评估：评估患者的饮食和液体摄入，保证充足的营养支持和水分补充。

（4）心理和社会支持：关注患者的心理状态，提供必要的心理疏导和支持。

（5）定期随访和评估：根据随访结果调整治疗方案和护理计划。

三、护理关键点

参考本章第二节经导管栓塞与灌注术后的护理常规的护理关键点相关内容。

四、护理措施

1. 术前

（1）患者准备

1）向患者解释手术过程、预期结果和可能的风险，以减少焦虑和增强配合度。

2）禁食、禁饮：通常要求患者在术前 4h 停止进食固体食物，以防术中呕吐和吸入性肺炎的风险。

3）皮肤准备：根据手术部位，可能需要在术前 1d 剃除手术区周围 15 ～ 20cm 的毛发，以减少感染风险。

（2）特殊手术准备

1）饮食调整：对于某些非血管成形术，如胆道狭窄扩张成形术，可能需要术前 3d 改为流质饮食。

2）手术模型准备：在某些情况下，如阴道成形术，可能需要术前选择并准备适当的阴道模型，进行消毒备用。

（3）生理状态监测

1）体温监测：如果患者术前出现体温升高，应及时通知医生，可能需要考虑延期手术。

2）女性患者月经期：女性患者在月经来潮时应告知医师，因为这可能影响手术计划。

（4）泌尿系统准备：在进入手术室前，通常会指导患者排尽尿液，以减少手术期间的不适和潜在的泌尿系统损伤风险。

（5）心理护理：提供心理支持，帮助患者应对手术相关的紧张和恐惧，确保他们理解手术过程和预期的康复过程。

（6）医疗设备和器械准备：根据手术的具体类型，如胆道狭窄扩张成形术，护士需要协助准备相应的器材，如穿刺针、导管、导丝、扩张导管和球囊导管等。

2. 术中

（1）患者监测

1）生命体征监测：持续监测患者的心率、血压、血氧饱和度等生命体征，及时发现并处理异常情况。

2）疼痛管理：根据手术过程和患者的疼痛反应，适时给予镇痛药物。

（2）无菌操作

1）保持手术区域的无菌环境：确保手术台、手术器械和医护人员的手套、口罩、帽子等都符合无菌要求，防止感染。

2）手术野的显露与维护：协助医生调整患者体位，确保手术部位充分显露，同时保护好非手术区域。

（3）配合手术操作

1）辅助器械准备：根据手术进程，及时提供所需的手术器械和材料。

2）观察和记录：注意观察手术过程中患者的反应和手术进展情况，并做好记录。

（4）液体管理和电解质平衡：根据手术时间和患者的失血、失液情况，调整输液速度和类型，维持液体和电解质平衡。

（5）特殊操作配合：在进行内支架植入术时，可能需要协助医生通过导丝和导管将支架送至指定位置，并确认支架的位置和扩张效果。

（6）紧急情况处理

1）准备急救设备和药品：手术室应配备必要的急救设备和药品，以便在出现紧急情况时迅速采取措施。

2）熟悉应急预案：护士应熟悉各种可能的手术并发症及其处理预案，如出血、气胸、穿孔等。

3. 术后

（1）监测生命体征：继续监测患者的心率、血压、血氧饱和度等生命体征，及时发现并处理异常情况。

（2）疼痛管理：根据患者的疼痛评估结果，并报告医生，遵医嘱适时给予镇痛药物，确保患者舒适。

（3）手术部位护理

1）观察手术部位有无出血、肿胀、感染等并发症。

2）如有放置引流管，应妥善固定，定期观察和记录引流液的颜色、液量和性状，并保持引流通畅。

3）指导患者如何自我观察伤口，识别感染迹象。

（4）活动和体位：根据手术类型和医生的指导，指导患者进行适当的早期活动，如深呼吸、咳嗽、翻身等，以预防肺部感染和深静脉血栓形成。

（5）饮食指导：根据手术和患者的具体情况，提供饮食指导，通常建议术后初期给予清淡、易消化的食物，逐步过渡到正常饮食。

（6）伤口护理

1）保持伤口清洁干燥，按照医生指示更换敷料。

2）教育患者如何自我观察伤口，识别感染迹象。

（7）心理支持：提供心理支持，帮助患者应对术后恢复过程中的焦虑、恐惧和抑郁情绪。

（8）康复指导：根据手术类型，提供相应的康复指导，如物理治疗、功能锻炼等。

（9）出院教育：在患者出院前，提供详细的居家护理指导，包括伤口护理、药物使用、复查安排等。

五、健康指导

1. 术前

（1）向患者详细解释手术的目的、过程、预期效果及可能的风险和并发症，确保患者充分理解和同意手术。

（2）生活方式调整指导

1）健康饮食：建议患者在术前采取均衡饮食，增加蛋白质和维生素的摄入，以增强身体抵抗力。

2）戒烟限酒：烟草和酒精可能影响手术愈合和麻醉效果，建议患者在术前停止吸烟和限制饮酒。

3）适当运动：根据患者的具体情况，推荐进行适当的轻度运动，如散步，以改善心肺功能和身体状况。

（3）药物指导

1）告知患者术前需要停用哪些药物，如抗血小板药物、抗凝药等，以减少手术出血风险。

2）根据医生指示，可能需要患者在术前开始或继续使用某些药物，如抗生素预防感染。

（4）提供心理支持，帮助患者应对手术相关的紧张和焦虑，可以通过心理咨询、放松训练等方式进行。鼓励患者与家人和朋友分享自己的感受，获取他们的支持和鼓励。

（5）确认手术安排：与患者确认手术日期、时间、地点和所需的准备工作，如办理住院手续、支付费用等。

2. 术中 参考本章第二节经导管栓塞与灌注术后的护理常规的健康指导术中相关内容。

3. 术后 参考本章第二节经导管栓塞与灌注术后的护理常规的健康指导术后相关内容。

第五节 其他介入技术的护理常规

一、概述

其他介入技术是指在医学领域中，除常规手术和药物治疗之外，通过利用先进的影像引导技术和微创方法进行诊断和治疗的一系列操作。如经皮穿刺活检术，是通过皮肤穿刺到达体内目标组织，获取样本进行病理学检查；经皮腔内异物取出术，是在影像设备监视下，通过皮肤穿刺引入导管、导丝和特殊取异物装置，用于取出体内的异物；疼痛管理介入术，如神经阻滞、射频消融等技术，用于缓解慢性疼痛，特别是对背部疼痛、关节疼痛和癌痛的患者；内镜介入是通过胃镜、肠镜、膀胱镜等内镜设备进行诊断和治疗，如息肉切除、结石碎石、肿瘤切除等；输液通路管理植入术，如中心静脉置管、外周中心静脉导管（peripherally inserted central venous catheter，PICC）放置等，为需要长期静脉输液或化疗的患者提供安全、有效的给药途径。

二、护理评估

1. 术前

（1）病史评估

1）了解患者的既往病史，包括慢性疾病、过敏史、手术史等。

2）了解本次疾病的发生、发展过程及治疗情况。

（2）身体状况评估

1）全面评估患者的生理功能状态，如心肺功能、肾功能、血液系统等。

2）检查患者有无发热、黄疸、腹胀等症状。

3）评估患者的整体营养状况和体重变化。

（3）心理和社会支持评估

1）了解患者的心理状态，是否存在焦虑、恐惧等情绪。

2）评估患者的家庭支持和社会资源。

（4）感染风险评估

1）确认患者是否已使用抗生素预防感染。

2）评估患者是否有感染症状或体征。

（5）操作部位评估

1）对操作部位进行检查，确认皮肤完整性。

2）根据影像学检查结果，确定最佳穿刺点。

（6）合作程度评估

1）向患者解释手术目的、方法、可能的风险和并发症。

2）确保患者理解并签署知情同意书。

2. 术中

（1）评估患者的血压、心率、呼吸频率等生命体征。

（2）评估患者是否感到疼痛及疼痛评分。

（3）评估镇痛药物的效果，评估是否需要调整剂量或更换药物。

（4）评估患者配合度：观察患者是否能按照医生指示进行深呼吸、屏气等操作；观察患者是否有紧张、恐惧等情绪反应。

（5）评估感染防控是否存在隐患：确保手术区域的无菌操作，防止感染发生。

（6）穿刺过程中评估：观察穿刺针的位置和走向，及时反馈穿刺过程中的异常情况给医生。

（7）评估出血量：观察有无出血现象，配合医生做好止血工作，必要时使用止血药物或器械。

（8）评估液体平衡管理：记录并计算术中的液体出入量，保持患者水、电解质平衡。

（9）评估患者心理状态：给予患者必要的心理安慰，减少其焦虑和恐惧感。

3. 术后

（1）评估患者心率、血压、体温和呼吸频率等生命体征是否稳定。

（2）疼痛评估：对患者的疼痛程度进行评估，必要时给予镇痛药物。

（3）穿刺部位评估：评估穿刺部位有无出血、红肿、渗液或感染迹象、检查穿刺点周围皮肤的完整性，避免发生皮肤损伤。

（4）评估活动与体位：根据医生的建议指导患者采取适当的体位，如对于腹部手术，可能需要采取半卧位，以利于引流；鼓励患者在恢复后适当活动，预防深静脉血栓形成。

（5）评估患者的营养状况：根据需要提供合适的饮食或补充营养制剂。

（6）评估患者心理社会支持情况：观察患者的心理反应，提供必要的心理疏导和支持。

（7）评估患者是否发生并发症：监测患者是否有发热、寒战、腹痛等感染症状，及时处理可能出现的并发症。

三、护理关键点

参考本章第二节经导管血管栓塞与灌注术的护理常规的护理关键点相关内容。

四、护理措施

参考本章第一节经皮穿刺引流术的护理常规的护理措施相关内容。

五、健康指导

参考本章第一节经皮穿刺引流术的护理常规的健康指导相关内容。

第二篇 临床常见介入手术的护理常规

第6章
数字减影血管造影成像的一般护理常规

第一节 平诊介入手术的护理常规

一、概述

平诊是指患者没有急性发病的症状，临床判断无须急诊治疗。平诊介入手术指可按照择期手术流程进行手术预约与完善术前检查，选择适当时机实施的介入手术，手术时机的把握不致影响治疗效果，容许术前充分准备或观察，再选择最有利的时机施行手术，如对良性病变进行的手术（常见的有血管瘤介入栓塞术、良性肿瘤栓塞术）等。

二、护理评估

1. 术前

（1）评估患者一般资料及病史：了解患者一般情况、既往健康状况，包括性别、年龄、过敏史、家族史、既往史、生育史、目前用药状况、手术史及相关情况等。尤其注意本次发病的诱因、主诉、病情摘要、症状和体征（生命体征和专科体征）等，以及伴随的其他系统疾病如心血管疾病、内分泌疾病等，初步判断其手术的耐受性。

（2）评估营养状况：患者的营养状况与其对手术的耐受性直接相关。根据患者身高、体重、三头肌皮褶厚度、上臂肌肉周径及食欲、精神面貌、劳动能力等，结合病情和实验室检查结果，如血浆蛋白含量及氮平衡等，全面评估患者的营养状况。

（3）评估手术耐受性。

（4）评估术前检查是否完善：影像学检查包括超声心动图、胸部 X 线等，实验室检查包括心肌酶测定、血常规、肝肾功能、电解质测定、凝血功能、传染病指标等检查。

（5）评估患者病变的情况：包括病变位置、严重程度等。

（6）评估患者动脉情况：双侧桡动脉、足背动脉、股动脉搏动情况，并在搏动明显处做标记以判断术后肢体的血供情况；桡动脉入路的患者，提醒医生进行 Allen 试验，以评估患者桡动脉与尺动脉之间的侧支循环是否良好，检查手部血液供应情况。

（7）评估患者意识形态，是否可以配合手术进行，是否签订了手术知情同意书。

（8）评估患者社会心理支持系统是否完备，能否正向应对手术及术后并发症的发生。

（9）评估床旁心电监护、电除颤器、抗心律失常药、升压药等抢救药是否准备就绪。

（10）评估患者信息是否准确：包括疾病诊断、手术方式、手术时间。

（11）评估患者手术区域备皮情况，现已采取不剃毛备皮方式。不剃毛备皮是指除彻底清洁手术区域皮肤外不剃除毛发，或仅对手术切口区域可能影响手术操作的毛发如较长的汗毛、阴毛、腋毛等予以剃除或剪除。当必须剃毛时应尽量缩短备皮与手术之间隔时间，目前常规要求在术前 2h 内备皮。

（12）评估介入手术环境准备情况：保持手术间室温 22 ～ 23℃，湿度 45%～ 55%，手术间环境清洁整齐。

（13）评估胃肠道准备情况：介入治疗前 1d 给予易消化饮食，术前 4h 禁饮食，如果是全身麻醉，需从术前一日 20：00 后禁食、禁水，以防止在麻醉或手术过程中呕吐发生误吸。

2. 术中

（1）评估患者生命体征情况：包括患者的呼吸、血压、心率、血氧饱和度、疼痛及患者的反应等。

（2）评估患者意识是否可以配合手术。

（3）评估术中患者可能出现的不良反应并做好预案：对比剂不良反应处理、恶心呕吐护理、疼痛护理、迷走反射护理、放射防护。

（4）评估术中可能的特殊护理：心搏骤停预案，休克、窒息预案等。

（5）评估术中的物资、耗材、药品使用情况。

（6）评估患者术中风险：跌倒、坠床、异物遗留患者体内等风险。

3. 术后

（1）评估患者生命体征是否平稳。

（2）评估穿刺部位伤口情况：查看穿刺部位，评估穿刺点是否有出血、血肿等情况，穿刺侧肢体情况（皮温、颜色、动脉搏动）；穿刺处压迫止血器是否固定妥善。

（3）查看手术记录：了解术中是否进行介入治疗、术中用药、对比剂用量等，术中是否安置仪器、术中患者的心理与配合情况，术中是否出现并发症等。

（4）评估心电监护、电除颤器、抗心律失常药、升压药等抢救设备是否准备就绪。评估手术常见穿刺血管并发症：局部血肿、动静脉瘘、假性动脉瘤、气胸、血胸、穿刺局部神经损伤等。

（5）评估患者术后留置导管：固定情况、是否通畅、是否被污染等情况。

（6）评估患者饮食是否按要求进食或禁食。

三、护理关键点

1. 术前

（1）知情同意：手术知情同意书、手术审批书。

（2）术前准备：皮肤准备、饮食护理、疼痛护理、术前用药护理等。

（3）心理准备：接受手术、家属支持、积极面对。

2. 术中

（1）做好手术预案需要的相关仪器设备及药品、耗材等。

（2）做好不良反应的护理、并发症的护理。

（3）做好术中护理记录。

（4）隐私保护，环境舒适护理。

（5）放射防护护理：包括做好手术医护人员与患者的辐射防护。

3. 术后

（1）生命体征的评估：严密观察患者体温、脉搏、血压、疼痛、呼吸等。

（2）穿刺部位护理：密切观察穿刺部位。

（3）管路护理，及时发现并发症并积极处理。

（4）休息与活动。

（5）术后用药与饮食护理。

（6）术后放射防护护理。

四、护理措施

1. 术前

（1）向患者及其家属说明手术的目的、步骤和注意事项，做好患者的心理护理，消除患者紧张和恐惧心理，以更容易配合手术。

（2）协助患者做好术前准备

1）麻醉准备：介入患者一般采用局部麻醉，某些手术需全身麻醉应与麻醉科室联系，评估能否对患者实施麻醉。

2）术前饮食：为了防止因麻醉或手术过程中呕吐而引起窒息或吸入性肺炎，手术前4h禁食。

3）膀胱准备：进手术室前，应排空膀胱。手术时间较长者，尤其盆腔手术，术前应留置导尿管，以免含碘对比剂的尿液影响透视下观察，防止术中排尿及术后尿潴留。

4）手术区皮肤准备：如病情允许，手术前1d洗澡、剪指甲、更换清洁病员服；病情较重者，应给予床上擦浴。清洁皮肤仅能清除皮肤表面的暂住菌而难以清除皮肤深层的常驻菌，后者可随汗腺、皮脂腺的分泌，成为皮肤表面新的暂住菌，其数量与距皮肤准备的时间成正比。因此，皮肤准备时间应越接近手术开始时间越好。介入入路区需要剃除毛发（近来认为剃除毛发可能损伤皮肤，会增加感染概率，而不主张剃除毛发，即剪去穿刺点附近的毛发），以免影响操作，并用温肥皂水洗净后以75%乙醇溶液涂擦。

5）过敏试验：非离子型对比剂可以不行过敏试验；术前有感染者行抗生素过敏试验。

6）呼吸道准备：根据患者不同的术式，教会患者深呼吸及有效排痰方法。具体方法：患者先轻咳数次，使痰液松动，再深吸气后用力咳嗽，吸烟者术前应禁烟2周以上，停止吸烟可以减少呼吸道分泌物及敏感性，促进黏膜纤毛运动，促进纤毛功能恢复，使痰量减少，肺活量改善，以提高血红蛋白携氧能力，改善组织氧和能力。已有肺部感染者，术前3～5d起应用抗生素；痰液黏稠的患者，术前给予稀释痰液的药物，患者可多饮水，必要时给予叩背或行体位引流术，协助排痰。

7）床上排尿排便练习：术后患者因创伤、麻醉或排尿方式的改变，易引起尿潴留，尤其是老年男性患者，故术前应练习床上排尿；带导管的患者，因术后须长时间卧床，导致肠蠕动减慢，所以术前需练习床上排便。

8）配血与补液：根据病情需要，术前进行血型鉴定和交叉配血试验，准备一定量的全血。

（3）做好环境与仪器的准备

1）设定合理的 DSA 室内温度和相对湿度。DSA 室内温度应保持在 22 ～ 24℃，相对湿度保持在 55% ～ 65%，< 50% 应纠正，以免影响手术患者的散热和静电蓄积。

2）检查各种医疗仪器的放置情况，充足的电源插座板，除颤器有单独的插座板，避免仪器、电缆、导线扭曲、打结或重物挤压而发生漏电事故。

3）抢救设备连接完善，如除颤器、吸引器、氧气管道等。

4）药物准备：对比剂、肝素、急救车准备等。

5）器械准备：造影用消毒包一套、相应型号的穿刺针、导丝、导管、血管鞘等常规器械。

2. 术中

（1）妥善安置患者体位：原则是方便手术操作、缩短手术时间、对患者的生理产生的影响及危险性减少到最低程度。

1）体位舒适：床单要平整、干燥、柔软，在满足手术需求的条件下，达到手术患者安全舒适的目的。

2）保持功能：应考虑对呼吸循环生理功能及皮肤的影响，保持机体功能。

3）固定牢固：在安全、舒适的前提下，用约束带或固定架将患者固定稳妥，避免手术时因体位不稳造成的操作不便。

4）显露充分：手术中应充分显露于术野，使视野清晰，操作方便。

5）体位安全：手术中安置肢体要适当，手臂不可过度外展，骨隆突处、血管、神经无挤压。

6）便于麻醉：麻醉医生必须能随时观察患者，便于实施抢救。

7）满足个人需要：应充分考虑到患者的个体差异，如患者过胖，手臂应置于支臂板上；风湿病患者，要注意关节受损、活动受限的程度。

（2）患者安全管理

1）巡回护士与医生、放射技术人员（或者麻醉医生）做好三方核查并记录。

2）做好防跌倒、坠床的风险。

3）严格标本、隔离措施等的管理等。

（3）监督并管理手术间，严格无菌操作，及时准确传递手术所需器材，及时张贴耗材溯源码。

（4）密切观察病情变化，及时预防和处理并发症

1）监测患者生命体征、尿量、神志的变化：使用心电监护（注意电极一般选择贴在前额、肩和臀部，以免影响透视影像），注意心率、心律、血压的变化，观察患者有无胸闷、憋气、呼吸困难，警惕心血管并发症的发生。由于导管和高压注射对比剂对心脏的机械刺激，易发生一过性心律失常、严重的心律失常及对比剂渗透性利尿而致低血压。因此，应加强监护，一旦发生应对症处理，解除机械性刺激后心律失常仍未恢复正常者，应及时应用抗

心律失常药物和开放静脉通道输液、输血区应用升压药，术中急救患者需填写介入治疗抢救记录单。

2）低氧血症的观察与护理：对全身麻醉、肺部疾病患者，术中应注意保持呼吸道通畅，预防舌后坠及分泌物、呕吐物堵塞呼吸道而影响肺通气量，给予面罩吸氧，加强血氧饱和度的监测，预防低氧血症的发生。

3）下肢血液循环的观察与护理：术中由于导管、导丝的刺激及患者精神紧张等，易发生血管痉挛，处于高凝状态及未达到肝素化的患者易发生血栓形成或栓子脱落。因此，术中护士应定时触摸患者的足背动脉搏动是否良好，观察穿刺侧肢体的皮肤颜色、温度、感觉、运动等，发现异常及时报告医生进行处理。

4）做好对比剂不良反应的观察与护理。

5）做好呕吐的观察及护理。

6）疼痛的观察和护理：术中当栓塞剂和（或）化疗药到达靶血管时，刺激血管内膜，引起血管强烈收缩，随着靶血管逐渐被栓塞，引起血管供应区缺血，出现组织缺血性疼痛。对轻微疼痛者护士可给予安慰、鼓励，对估计可能疼痛程度较重的患者，可在术前或术中按医嘱注射哌替啶等药物，以减轻患者的痛苦。

7）皮肤护理：大血管和神经介入治疗通常需要 4～5h，其间患者处于全身麻醉状态，长时间不能变换体位，皮肤易压红或发生压疮。术前应用软垫，术后仔细检查皮肤情况，与病房护士做好床边交接班。

（5）做好患者保暖措施、隐私保护，环境舒适护理。

（6）做好术中手术护理记录：物品清点、标本的管理、耗材的使用记录等。

（7）做好放射防护护理：包括手术医护人员与患者的防护。患者非手术部位用铅裙遮挡保护，重点保护腺体等高度敏感组织。

（8）做好术中对比剂不良反应、穿刺部位血肿、动脉痉挛、恶心呕吐的常规护理。

（9）做好术中特殊情况的预案与护理：休克的护理、心搏骤停护理、迷走神经反射、大出血等的护理。

（10）做好手术间管理：严格限制进入手术间的人员，进入人员戴口罩、戴帽子、换鞋、更衣；减少不必要的人员流动和家属谈话，外出必须换外出鞋、外出衣。

3. 术后

（1）做好穿刺部位的护理

1）血管性介入放射治疗结束后，予以动脉穿刺处压迫包扎后回病房观察，拟观察部位是否出血，表现为伤口有血液外流，或局部肿胀，表现为血液在皮下淤积。注意观察伤口有无出血、渗血、渗液、敷料脱落及感染的征象。若伤口有渗血、渗液或被尿便污染，应遵循无菌技术操作原则及时更换切口敷料，切口渗血可加压包扎止血；若四肢伤口大出血时，应立即按压穿刺处敷料止血，并立即通知医生处理。

2）注意包扎不宜过紧，过紧时患者会感到疼痛、下肢麻木。这时应观察下肢皮肤颜色及温度，如果皮肤发紫或发白，提示静脉或动脉受压；如果患者皮肤温度降低、血管搏动变弱，提示动脉受压严重，应重新包扎，需注意放松后可能出现再次出血。还应注意是否由此导致血栓形成。

3) 胸部穿刺后，除观察是否出血外，着重观察是否有气胸形成，严重者会引起呼吸困难。

4) 胆道介入治疗后，除观察引流口是否出血外，还需注意观察引流管是否移位、脱管，同时观察引流液的性状与液量。

（2）患者的搬动：手术完毕，患者生命体征平稳后，采用3人搬运法将患者移至平车上，并由护士或护理员送回病房，同样采用3人搬运法将患者移到病床上。为防止穿刺处出血，搬运时均采用平托原则，保持颈、胸、腰椎及下肢在同一水平线上，并保证穿刺侧肢体平直。也可使用"过床易"搬运患者。

（3）做好溶栓导管的护理：导管应妥善固定，导管外露部分用无菌纱布包好，并用2～3条胶布固定于大腿前侧，导管避免打折、受压、扭曲造成堵塞。导管穿刺处敷料如出现渗血应及时更换，防止局部感染或菌血症的发生。使用导管溶栓过程中，注意无菌操作，导管接头处应用酒精彻底消毒两遍，避免造成逆行感染。溶栓时避免使用移动式输液架，导致导管滑脱。一旦出现导管部分或完全脱出，应立即通知医生，在无菌操作下将导管送回或将患者送入导管室处理。

（4）做好患者术后体位与活动的指导：介入手术路径、方式各有不同，术后的体位不尽相同。

1) 全身麻醉患者：目前的医疗水平，全身麻醉患者术毕返回病房多已清醒，护士可根据患者意识是否清醒、生命体征是否恢复到术前状态、血氧饱和度≥95%等指标，可指导患者取舒适体位，不必去枕平卧，头偏向一侧。

2) 非血管介入：留置引流管的患者，如血压平稳后可由平卧位改为半卧位，穿刺术后16～20h患者应床上活动，每2小时翻身一次，防止受压处皮肤破损，24h后可下床活动。

（5）生命体征的监测

1) 体温：术后患者返回病房，应立即测量体温，之后按常规测体温时间4次/天，连续测量3d，若体温均在37.5℃以下，可改为2次/天。同时需观察患者的面色、脉搏、呼吸、血压及出汗等体征。若体温高达39℃持续不退，应给予降温，一般采用物理降温；若体温超过39℃，可用冰袋冷敷头部；若体温超过39.5℃，可用酒精擦浴或在身体大动脉处冷敷。介入术后体温升高一般是由于肿瘤吸收热、胆系感染、滤器或支架植入的刺激、咯血或长期卧床造成的肺内感染等。

2) 脉搏：随体温变化而变化。根据病情的需要，每次测量体温时测量脉搏一次。如术后脉搏增快常提示出血、失液导致循环容量不足；手术刺激导致的心律失常、心力衰竭、心肌梗死；低蛋白血症引起的腹水各种原因引起的贫血，肺栓塞导致的乏氧均会导致脉搏增快。

3) 呼吸：随体温变化而变化。根据病情的需要，应每次测量脉搏时测量呼吸一次。呼吸加快提示是否有呼吸困难或疼痛造成的浅表呼吸；呼吸减慢提示病情危重。如胆道穿刺后患者出现呼吸费力，应首先检查绷带包扎情况，是否因绷带包扎过紧而引起呼吸困难，应通知医生给予适当调整。如考虑由疼痛引起的，及时通知医生进行处理。

4) 血压：术后血压的变化尤为重要。术后6h内应严密监测血压的变化，应每小时测量一次，并与患者基础血压进行对比，分析患者的实际情况。如患者血压下降，常提示有出血的危险；如血压升高，应排除是否有脑血管意外的发生，如出现上述情况，及时通知医生进行处理。

（6）做好患者术后饮食指导

1）肿瘤介入治疗后的饮食：肝病患者在介入治疗后的饮食上通常表现为食欲缺乏，所以在护理过程中，要着重注意改善介入治疗后的饮食，提高患者的食欲，鼓励进食，应给予患者进软食，食物要易于消化，便于咀嚼，因此一切食物烹调时都要切碎、炖烂、煮烂。

2）非血管介入治疗后的饮食：胆道支架的患者术后禁食 2h，不禁水，观察有无恶心呕吐、腹痛等症状，判断有无胰腺炎及胆道出血等并发症的发生。进食宜从清淡流食逐渐过渡到半流食，最后至软食，饮食原则宜食高蛋白、高糖类、高维生素、易消化食物，加强营养。忌食肥肉、油煎、油炸的高脂类食物及浓茶、咖啡、辛辣刺激性食物，避免食用高纤维素食物，以防支架管腔堵塞，宜少食多餐。

3）消化道狭窄的患者术后当日遵医嘱禁饮食或禁食不禁饮，第 1～2 天进流食，第 3～7 天进半流食，1 周后进软食。由于支架的材质为镍钛合金，其可随温度变化而发生硬度变化，热胀冷缩，故禁食冷饮。为防止反流，进食时应取坐位，进食时宜小口、细嚼，食物宜切碎后再嚼碎，禁食大团黏食，以免把支架黏着后随吞咽移位，餐后应饮水，防止食物残留在支架上，造成堵塞。同时要观察有无倾倒综合征的发生。

（7）做好患者术后的疼痛护理

1）疼痛评估：评估患者疼痛的部位、性质、程度、发生及持续的时间，疼痛的诱发因素、伴随症状、既往史及患者的心理反应。应用疼痛评估量表评估疼痛的严重程度。

2）密切观察疼痛伴随症状，生命体征变化，及早发现并发症，给予对症护理。

3）心理护理：护理人员应以同情、安慰和鼓励的态度支持患者，与患者建立相互信赖的友好关系。护理人员应鼓励患者表达疼痛的感受及其对适应疼痛所做的努力，尊重患者对疼痛的行为反应，并帮助患者及其家属接受其行为反应。

4）药物镇痛护理：护理人员应掌握相关的药理知识，了解患者的身体状况和有关疼痛治疗的情况，正确使用镇痛药。应根据疼痛程度由弱到强阶梯式用药，在用药过程中，护士应注意观察病情，严格掌握用药的时间和剂量，观察药物的副作用，耐药性及成瘾性。在疼痛原因未明确诊断前，不能随意使用任何镇痛药物，以免掩盖症状，延误病情。

5）分散注意力：患者对疼痛的注意力减少可减轻疼痛的感受强度。组织患者参加其感兴趣的活动，鼓励患者适当散步，能有效地转移其对疼痛的注意力；听喜爱的歌曲及舒缓音乐，运用音乐分散患者对疼痛的注意力；嘱患者双眼凝视一个顶点，引导患者想象物体的大小、形状、颜色，同时在患者疼痛部位或身体某一部位做环形按摩；指导患者进行有节律的深呼吸，用鼻吸气，然后慢慢从口中呼气，反复进行。

（8）做好术后交接：术后患者回病房安置妥当后，病房护士应根据介入治疗术后护理交接表确认患者相关信息，同时与导管室护士、麻醉护士/医生、手术医生完成交接，包括手术与麻醉实施情况、术中出血量、输液输血量、尿量、术中意外及特殊用药、引流管留置及术后注意事项、皮肤情况、观察与护理要点等。

五、健康指导

1. 术前

（1）向患者及其家属讲解手术室的环境、主要仪器及相关注意事项，消除患者紧张、恐惧心理，积极配合行术前准备。

（2）介绍手术的目的，手术过程中使用器械的目的及临床意义。

（3）介绍麻醉方式及配合事项，麻醉后可能出现的反应及配合方法。

（4）介绍术前准备、术中配合和术后注意事项。

2. 术中　主动询问患者有无特殊不适，指导患者积极配合手术：呼吸配合、咳嗽配合等。

3. 术后

（1）饮食指导：根据患者手术类型结合患者疾病情况，指导患者术后进食。

（2）活动指导：根据患者手术类型结合患者疾病情况，指导患者术后早期参与活动，避免血栓形成，促进康复。

（3）用药指导：根据患者手术类型结合患者疾病情况，遵医嘱指导患者术后用药。

（4）随访指导：根据患者手术类型结合患者疾病情况，指导患者定期到医院复诊。

第二节　急症介入手术的护理常规

一、概述

急症通常指急症治疗，症急势重，时间紧迫，要求医务人员在诊治过程中应全力以赴，抓紧时机，严重患者要边诊断边抢救。急症介入手术是指病情紧迫，经医生评估后认为需要在最短的时间内手术，否则面临生命危险的手术。急症介入手术多见于胸痛、卒中、大出血、急性感染等。

二、护理评估

1. 术前

（1）紧急评估患者的生命体征，快速完成术前准备。

（2）紧急联系手术室，快速完成术前评估及准备，建立静脉通路，备好急救药品。

（3）评估疾病史：评估患者既往患病史。

（4）评估手术史：有无介入手术、其他手术史。

（5）评估用药史：患者是否使用肾毒性药物，是否服用其他抗凝药物。

（6）评估术前检查是否完善：影像学检查包括心电图、超声心动图、胸部 X 线等，实验室检查指标包括心肌酶、血常规、肝肾功能、电解质、凝血功能、传染病指标等检测结果。

（7）评估患者病变的情况：包括病变位置、严重程度等。

（8）评估患者动脉情况：双侧桡动脉、足背动脉、股动脉搏动情况，并在搏动明显处做标记以判断术后肢体的血供情况；提醒医生进行 Allen 试验，以评估患者桡动脉与尺动脉之间的侧支循环是否良好，检查手部血液供应。

（9）评估患者意识形态与心理压力，是否可以配合进行手术。

（10）评估患者社会心理支持系统是否完备，能否正向应对手术及术后并发症的发生。

（11）评估转运过程中心电监护、电除颤器、抗心律失常药、升压药等抢救药是否准备就绪。

（12）评估患者信息是否准确：包括疾病诊断、手术方式、手术时间。

2. 术中

（1）评估手术间吸氧、吸引装置，除颤仪、监护仪、特殊手术设备仪器的性能良好状态。

（2）随时评估患者静脉通路的通畅情况。

（3）评估患者生命体征情况：包括患者的呼吸、血压、心率、血氧饱和度及疼痛、患者的反应等。

（4）评估患者意识：评估患者是否可以配合手术，做好患者体位安置，防跌倒、坠床的风险。

（5）做好患者安全管理：与手术医生、放射技术人员（或麻醉医生）做好三方核查并记录，做好术中物品清点，防止异物遗留体腔。

（6）评估术中手术预案，及时备好术中用药、耗材准备情况。

（7）评估术中可能的不良反应并做好急救处理：对比剂不良反应处理、恶心呕吐护理、疼痛护理、迷走反射护理、放射防护。

（8）评估术中可能的特殊护理：心搏骤停、休克、窒息预案等。

（9）评估术中物资、耗材、药品备用情况。

3. 术后

（1）评估患者生命体征是否平稳。

（2）评估穿刺部位伤口情况：查看穿刺部位，评估穿刺点是否有出血、血肿等情况，穿刺侧肢体情况（皮温、颜色、动脉搏动）；穿刺处压迫止血器是否固定妥善。

（3）查看手术记录：了解术中是否进行介入治疗、术中用药、对比剂用量等，术中是否安置仪器、术中患者的心理与配合情况，术中是否出现并发症等。

（4）评估心电监护、电除颤器、抗心律失常药、升压药等抢救设备是否准备就绪。评估手术常见穿刺血管并发症：局部血肿、动静脉瘘、假性动脉瘤、气胸、血胸、穿刺局部神经损伤等。

（5）评估患者术后留置各种管道。

三、护理关键点

1. 术前

（1）紧急联系手术室做好急症准备。

（2）手术方式快速完成术前准备。

（3）知情同意：手术知情同意书、手术审批书。

（4）术前准备：皮肤准备、饮食护理、疼痛护理、术前用药护理等。

（5）心理准备：接受手术、家属支持、积极面对。

2.术中

（1）打开急救设备、设施使之处于备用状态。

（2）备好手术需要的物品、药品、耗材，迎接患者入手术间。

（3）快速开通介入手术通道。

（4）不良反应的护理、并发症的护理。

（5）特殊并发症的护理。

（6）做好术中护理记录。

（7）隐私保护，环境舒适护理。

（8）放射防护护理：包括手术医护人员与患者。

（9）备好相关仪器设备及药品、耗材、做好术中护理记录。

3.术后

（1）患者生命体征的评估：严密观察患者体温、脉搏、血压、疼痛、呼吸等。

（2）穿刺部位护理：密切观察穿刺部位。

（3）管路护理，及时发现并发症并积极处理。

（4）指导患者休息与活动。

（5）术后用药与饮食护理。

四、护理措施

1.术前

（1）向患者及其家属说明手术的目的、步骤和注意事项，做好患者的心理护理，消除患者紧张和恐惧心理，以更容易配合手术。

（2）协助做好患者的术前准备。

2.术中

（1）做好手术急救抢救准备，按照手术预案备好术中所需的物品、药品、耗材。

（2）严格无菌操作，做到忙而不乱传递手术所需器材及药品并记录。

（3）密切监测患者生命体征，随时评估患者意识状况，气道是否通畅，以及随时观察患者有无并发症发生，及时与术者沟通患者监护情况，随时做好使用急救设备准备。

（4）做好术中急救护理准确记录。

3.术后

（1）协助进行穿刺点加压包扎，动脉穿刺点按压20min后加压包扎，静脉穿刺点按压10min，并加压包扎24h。

（2）密切监测生命体征变化，心电监测24～48h，每1～2小时监测血压、脉搏情况并记录。

（3）复查出凝血时间与凝血酶原时间。

（4）密切关注穿刺部位有无渗血、血肿形成，有无迟发性过敏反应。评估肢体远端血液循环情况，如有无动脉搏动、皮肤温度、颜色及感觉情况，注意有无神经损伤、血肿形成或栓塞。发现异常及时报告与处理。

（5）鼓励患者多饮水、利于碘对比剂排泄。

五、健康指导

1. 术前

(1) 向患者及其家属讲解手术及术后相关注意事项，消除患者紧张、恐惧心理，积极配合行术前准备。

(2) 指导患者术中护理配合：如呼吸，如何屏气、咳嗽等。

2. 术中 主动询问患者有无特殊不适，指导患者积极配合手术。

3. 术后

(1) 饮食指导：根据患者手术类型结合患者疾病情况，指导患者术后进食。

(2) 活动指导：根据患者手术类型结合患者疾病情况，指导患者术后早期参与活动，避免血栓形成，促进康复。

(3) 用药指导：根据患者手术类型结合患者疾病情况，遵医嘱指导患者术后用药。

(4) 随访指导：根据患者手术类型结合患者疾病情况，指导患者定期到医院复诊。

第三节 急危重症介入手术的护理常规

一、概述

急危重症通常指患者的器官功能衰竭，包括"六衰"，即脑功能衰竭、呼吸衰竭、心力衰竭、肝衰竭、肾衰竭、循环功能衰竭；衰竭的器官数目越多，说明病情越危重，两个器官以上称"多器官功能衰竭"。

急危重症具有突发性、不可预测，病情难辨且多变的特点；救命第一，先稳定病情再弄清病因；时限紧迫，病情进展快、预后差，应争分夺秒、强化时间观念，赶在"时间窗"内尽快实施目标治疗；注重器官功能，防治多器官功能障碍，必须全身综合分析和支持治疗。

二、护理评估

1. 术前

(1) 评估患者急诊检验项目是否完善：血型检测，血常规、出凝血时间、肝肾功能、血清电解质、心肌损伤标志物检测等。

(2) 评估患者急诊检查项目是否完善：心电图检查、CT 检查、超声检查、MRI 检查等。

(3) 评估患者生命体征是否平稳。

(4) 评估疾病史：评估患者既往患病史。

(5) 评估手术史：有无介入手术、其他手术史。

(6) 评估患者病变的情况：包括位置、严重程度等。

(7) 评估患者动脉情况：双侧桡动脉、足背动脉、股动脉搏动情况，并在搏动明显处做标记以判断术后肢体的血供情况；桡动脉入路的患者，提醒医生进行 Allen 试验，以评估患者桡动脉与尺动脉之间的侧支循环是否良好，检查手部血液供应。

（8）评估患者意识形态，是否可以配合手术进行。

（9）评估患者社会心理支持系统是否完备，能否正向应对手术及术后并发症的发生；

（10）评估床旁心电监护、电除颤器、抗心律失常药、升压药等抢救药是否准备就绪。

（11）评估患者信息是否准确：包括疾病诊断、手术方式、手术时间。

（12）评估患者术前转运路途是否安全、各协作部门是否已做好妥善准备。

2. 术中

（1）评估患者生命体征是否平稳：术中患者的反应、心率、心律、血压、有无并发症发生等。

（2）评估患者意识及心理情况，是否可以配合手术。

（3）评估术中用药情况并做好记录。

3. 术后

（1）评估患者生命体征是否平稳。

（2）评估穿刺部位伤口情况：查看穿刺部位，评估穿刺点是否有出血、血肿等情况，穿刺侧肢体情况（皮温、颜色、动脉搏动）；穿刺处压迫止血器是否固定妥善。

（3）查看手术记录：了解术中是否进行介入治疗、术中用药、对比剂用量等，术中是否安置仪器、术中患者的心理与配合情况，术中是否出现并发症等。

（4）评估心电监护、电除颤器、抗心律失常药、升压药等抢救设备是否准备就绪。评估手术常见穿刺血管并发症：局部血肿、动静脉瘘、假性动脉瘤、气胸、血胸、穿刺局部神经损伤等。

（5）评估患者术后是否留置引流管。

（6）评估患者术后转运环境是否安全：接收科室是否做好充分准备。

三、护理关键点

参考本章第二节急症介入手术的护理常规的护理关键点相关内容。

四、护理措施

1. 术前

（1）向患者及其家属说明手术的目的、步骤和注意事项，做好患者的心理护理，消除患者紧张和恐惧心理，以更容易配合手术。

（2）协助做好患者的术前准备。

2. 术中

（1）严格无菌操作传递手术所需器材。

（2）密切监测患者生命体征及观察患者有无并发症发生。

（3）完善术中护理记录。

3. 术后

（1）协助进行穿刺点加压包扎，动脉穿刺点按压20min后加压包扎，静脉穿刺点按压10min，并加压包扎24h。

（2）密切监测生命体征变化，心电监测24～48h，每1～2小时监测血压、脉搏情况并记录。

（3）复查出凝血时间与凝血酶原时间。

（4）密切关注穿刺部位有无渗血、血肿形成，有无迟发性过敏反应。评估肢体远端血液循环情况，如有无动脉搏动、皮肤温度、颜色及感觉情况，注意有无神经损伤、血肿形成或栓塞，发现异常及时报告与处理。

（5）鼓励患者多饮水、利于碘对比剂排泄。

五、健康指导

1. 术前

（1）向患者及其家属讲解手术及术后相关注意事项，消除患者紧张、恐惧心理，积极配合行术前准备。

（2）对经股动脉入路行介入手术者，指导患者练习在床上排尿、排便。

2. 术中　主动询问患者有无特殊不适，指导患者积极配合手术。

3. 术后

（1）饮食指导：根据患者手术类型结合患者疾病情况，指导患者术后进食。

（2）活动指导：根据患者手术类型结合患者疾病情况，指导患者术后早期参与活动，避免血栓形成，促进康复。

（3）用药指导：根据患者手术类型结合患者疾病情况，遵医嘱指导患者术后用药。

（4）随访指导：根据患者手术类型结合患者疾病情况，指导患者定期到医院复诊。

第7章

心血管内科治疗的护理常规

第一节 冠状动脉造影术的护理常规

一、概述

冠状动脉造影术（coronary arterial angiography，CAG）是临床诊断冠心病的"金标准"，是一种较为安全可靠的有创诊断技术，通常选择右侧桡动脉穿刺，从而将导管送至心脏表面的冠状动脉，并注入对比剂。医生可根据冠状动脉造影情况明确动脉血管的数量、形态，进而有效评价冠状动脉病变的严重程度和范围，为治疗方案的制订提供可靠依据。

二、护理评估

1. 术前

（1）疾病史：评估患者有无心律失常、心肌梗死等其他心血管疾病史，有无消化道出血史等。

（2）手术史：有无血管重建史或其他手术史。

（3）用药史：抗血小板药物使用是否充分，是否按负荷剂量服用，是否服用其他抗凝药物。

（4）术前检查是否完善：影像学检查包括心电图等，实验室检查指标包括心肌酶、血常规、肝肾功能等检测结果。

（5）评估患者冠状动脉血管病变的钙化情况：择期冠状动脉造影术前通常依赖冠状动脉CT血管造影（CTA）、血管内超声（IVUS）或光学相干断层成像（OCT）等。

（6）评估患者动脉情况：双侧桡动脉、足背动脉、股动脉搏动情况，进行Allen试验，以评估患者桡动脉与尺动脉之间的侧支循环是否良好，检查手部血液供应。

2. 术中

（1）评估患者生命体征是否平稳：术中患者的反应、心率、心律、血压、心电图的ST-T改变、有无并发症发生等。

（2）评估患者意识及心理情况，是否可以配合手术。

（3）评估术中用药情况：①冠状动脉造影术需全程肝素化，导管室护士应正确评估患者术中抗凝药剂量是否准确，长时间手术时，每小时提醒医生是否追加抗凝药物，直至手术结束；在抗凝药物使用过程中，随时监测ACT值的变化，保证ACT值在合理范围内，使肝素用量准确化、个体化，防止术中血栓的形成。②扩张血管药物：如术中冠状动脉内注射扩张血管药物，护士应关注患者的主诉，评估胸痛症状是否缓解。

3. 术后

（1）评估患者生命体征是否平稳。

（2）评估穿刺部位伤口情况：查看穿刺部位，评估穿刺点是否有出血、血肿等情况，穿刺侧肢体情况（皮温、颜色、动脉搏动）；穿刺处压迫止血器是否固定妥善。

（3）查看手术记录：了解术中是否进行介入治疗、术中用药、对比剂用量等，术中是否安置仪器（主动脉球囊反搏泵或临时起搏器等）、术中患者的心理与配合情况，术中是否出现并发症等。

（4）评估心电监护、电除颤器、抗心律失常药、升压药等抢救药物及设备是否准备就绪。

三、护理关键点

1. 术前

（1）通过文字、图片及视频等方式向患者讲解冠心病、冠状动脉造影及冠状动脉支架植入术等相关知识，并让其了解手术流程、预期效果、必要性及注意事项等；同时，向患者讲解术前准备与术后可能出现的不良反应，并传授其配合要点，从而提高患者的配合度。

（2）充分评估患者术前既往史、现病史、手术史、用药史。

（3）指导患者完成必要的实验室检查（血尿常规、血型、凝血功能、电解质、肝肾功能）、胸部 X 线、超声心动图等，确保患者术前相关检查已完善。

（4）务必进行动脉情况的评估，查看桡动脉、股动脉及足背动脉搏动情况，拟穿刺桡动脉者要提醒医生进行 Allen 试验，判断手部血液循环情况，排除桡动脉穿刺相关禁忌证。日常护理中禁止桡动脉穿刺点 20cm 以内区域及路径表面皮肤的任何针刺、输液或置管等操作，以有效维护血管及皮肤的完整性。

（5）根据需要行双侧腹股沟及会阴部或上肢、锁骨下静脉穿刺术区备皮及清洁皮肤。穿刺股动脉者训练患者术前进行床上排尿。指导患者衣着舒适，术前排空膀胱。确保术前准备完善：静脉通道建立在左侧肢体、手术区域皮肤清洁干燥、贴身穿着病员服、术后用品准备齐全。

（6）穿刺股动脉者检查两侧足背动脉搏动情况并标记，以便于术中、术后对照观察。

（7）介入导管室物理环境符合要求、手术相关器械用品及医护人员已配备完善。

（8）术前无须禁食，术前一餐饮食以六成饱为宜，可进食米饭、面条等，不宜喝牛奶、吃海鲜和油腻食物，以免术后卧床出现腹胀或腹泻。

（9）心理干预：积极与患者沟通，通过鼓励自述的方法了解其心理状态，然后进行针对性地心理疏导和安抚，从而缓解其紧张、焦虑等不良情绪，必要时手术前晚遵医嘱给予口服镇静药，保证充足的睡眠。

2. 术中

（1）持续监测心电图及心率、心律、血压、呼吸、血氧饱和度各项生命体征。

（2）关注术中抗凝药及扩张血管药物的使用剂量，监测患者 ACT 值及胸痛情况，如有异常及时告知术者。

（3）指导患者穿刺术中肢体严格制动。

（4）关注患者意识及心理情况，加强与患者交流，减轻其紧张情绪，保证手术正常进行。

（5）严密监测有无并发症出现：慢血流／无复流，心律失常，冠状动脉痉挛，冠状动脉夹层、内膜撕裂、穿孔等。

（6）急救设备需准备完善：除颤器、负压吸引装置、主动脉内球囊反搏泵、心包穿刺用物、临时起搏器、呼吸机、抢救车、机械循环支持系统等。

3. 术后

（1）用药指导：护士嘱咐患者按照医嘱服药，在患者用药期间密切观察药物的治疗效果及有无药物不良反应的发生。

（2）康复指导：术后护士对患者的术侧肢体略抬高，进行握拳和放松的交替训练，频率为 3 ～ 5 次／分。同时护士嘱咐患者术后 24h 内不可腕关节用力或弯曲、术后 3d 内禁止用术侧肢体提取重物或进行输液；术后 7d 内禁止用术侧提取重物；保持患者穿刺点的干燥。

（3）体位护理：根据患者的具体情况对患者进行体位护理，若患者可采取卧位，则保持卧位；若不可采取卧位，则采取半卧位。根据患者的实际情况决定让患者进行下床活动的最早时间，最早不可超过术后 1h。

（4）病情观察：术后对患者的临床症状进行及时监测，术后严密观察患者穿刺点有无水肿、渗血点等异常表现，若出现则给予对应的处理。对合并高血压、糖尿病的患者，或年龄较大的患者应重视个性化指导。对合并有高血压的患者可适当延长对患者的观察时间。

（5）观察指标：在护理前后对患者进行疼痛评分评估；观察患者术后并发症的出现情况。

四、护理措施

1. 术前

（1）术前指导：向患者说明冠状动脉造影的必要性、重要性及手术过程，帮助患者保持稳定的情绪，增强信心，消除其紧张和恐惧。对患者进行床上排尿、排便训练，避免术后因卧床不习惯而引起排便困难。

（2）建立静脉通道（常规建立在患者左侧肢体，应避免在术侧肢体）。

（3）清洁手术区域皮肤，更换病员服。拟穿刺股动脉者需进行备皮：肚脐以下至大腿上 1/3，包括会阴部。

（4）完善术前辅助检查：尿常规、粪常规、血常规检查、凝血功能、肝肾功能、肌钙蛋白及 BNP，乙型肝炎病毒、丙型肝炎病毒、胸部 X 线片、心脏超声等检查。

（5）术前遵医嘱口服抗血小板聚集的药物：嚼服肠溶阿司匹林 300mg 和氯吡格雷 300mg（或替格瑞洛 180mg）。

（6）拟行桡动脉穿刺者，术前行 Allen 试验，拟行股动脉穿刺者，术前评估对比双侧足背动脉搏动。

（7）水化治疗：糖尿病、心肾功能不全的肾病高危人群术前遵医嘱进行静脉水化治疗。使用对比剂注射前 6 ～ 12h 静脉内补充 0.9% 生理盐水，或 5% 葡萄糖加 154mEq/L 碳酸氢钠溶液，不少于 100ml/h；注射对比剂后应连续静脉补液，不少于 100ml/h，持续 24h。

（8）护送患者入心导管介入室，给予心理支持。

2. 术中

（1）严密监测患者生命体征变化：密切观察术中患者的反应、心率、心律、血压、心电图的 ST-T 改变，监测血氧饱和度并记录，按需给予吸氧，如有生命体征异常情况立即告知术者。

（2）倾听患者主诉：关注患者意识及心理情况，及时与患者沟通，减少患者紧张恐惧情绪，使其可以配合手术。

（3）关注手术设备工作情况，如有异常及时进行处理。

（4）聆听术者指令，遵医嘱术中用药或配合医生进行其他操作。①抗凝药：冠状动脉造影者需全程静脉肝素化，护士应遵医嘱正确使用抗凝药物；长时间手术时，每小时提醒医生是否追加抗凝药物，直至手术结束；在抗凝药物使用过程中，动态监测 ACT 值的变化，保证 ACT 值在合理范围内，使肝素用量准确化、个体化，防止术中血栓的形成。②扩张血管药物：如术中注射扩张血管药物，需关注患者的胸痛症状是否缓解。

（5）加强术中相关并发症的观察与护理，如冠状动脉夹层、内膜撕裂、冠状动脉穿孔、心脏压塞等。

3. 术后

（1）病情观察，加强抗凝治疗：①术后，患者住进 CCU 病房进行 24h 的专人监护，密切监测患者血压、心率等生命体征变化，如发现异常，应及时汇报医生并协助医生做好处理；②即刻做 12 导联心电图，与术前对比，有症状再复查；③术肢制动：经桡动脉穿刺的患者术肢动脉压迫止血器压迫 8～10h，经股动脉穿刺的患者动脉压迫止血器压迫 10～12h，如果是绷带卷加压包扎者制动 24h；④除了要进行对心电图的严密监护外，还要时刻留心患者的心绞痛有无再次的发作、有无出现伤口出血的情况等；⑤穿刺口护理：常规应用无菌敷料包扎穿刺部位，定时更换敷料，严格遵守无菌操作技术。保持敷料干燥、清洁，避免污染。密切观察穿刺部位有无血肿、出血、水疱及桡动脉搏动情况。观察术侧手部皮肤温度、湿度、颜色，以及有否肿胀、麻木、疼痛情况。

（2）术后合理的抗凝治疗至关重要：在向术后的患者及其家属进行健康教育的时候，一定要着重讲解在进行抗凝治疗时会出现的状况，同时要告知患者在服药期间禁饮酒、禁服用维生素类药物，以免发生药敏反应影响药物吸收。

（3）严格监测凝血酶原时间：在患者服用此药的期间，需严密监测凝血酶原的时间。将测定标准划分为以下两点：①在需要提高抗凝剂用量时，表明抗凝剂量缺乏，此时的凝血指标在正常指标的 2 倍以下。而在凝血酶原时间小于正常指标的 1.5 倍时，表示会有血栓发生的风险，此时应严密观察患者足背动脉搏动，是否减弱或消失，并且密切观察患者是否发生胸闷胸痛的状况及心电图的情况。②在降低抗凝剂用量时，此时的凝血指标在正常指标的 2.5 倍以上。应着重观察患者的皮肤黏膜、如出现紫斑、出血点，应避免进行穿刺、肌内注射等会引发出血。

（4）术后并发症预防及护理：①观察有无心绞痛复发，需时刻关注患者有无异常，与患者交流，询问是否出现了胸闷、胸痛、出汗、心悸等症状的发生，在感到不适时要及时通知医生，采取溶栓治疗等的抢救措施。②观察有无尿潴留，所采取的护理方法，有以下几点：a. 采取热按摩的方式，在腹部，进行画圈式的按摩；b. 在实施热按摩已经不能起到作用的时候，进行导尿，提前告知患者是因为尿潴留的原因，导尿可以缓解膀胱的压力；c. 医护人员要告知患者在床上进行排便的重要性，指导其适应床上排便，以避免尿潴留的发生。③观察有无碘对比剂不良反应：在应用碘对比剂之后，对患者的不良反应需要严密监控。若发现患者出现相关的过敏症状，要及时进行抗过敏治疗。④观察有无穿刺点血肿、渗血：注意患者的穿刺点有无血肿、渗液的发生，而这通常与患者的血管脆性大、凝血功能下降、皮肤等部位的多次穿刺有关。⑤出血的评估：a. 穿刺部位出血的评估，即护士密切观察穿刺点有无红肿、出血等，穿刺侧肢体远端皮肤的颜色、温度、动脉搏动情况等。解除压迫后需要观察伤口有无渗血、颜色及肿胀情况等，监测患者生命体征变化。b. 消化道出血的观察，即观察患者生命体征，血压、血红蛋白、面色、神志、有无呕血、便血、腹部不适或腹痛症状，以及粪便隐血试验。如出现异常，及时汇报医生处理；协助医生采血并密切监测血小板的变化，如出现异常，通知医生及时处理，以预防肝素诱导性血小板减少。⑥观察有无心律失常：若患者发生心律失常，需实施抢救方案。若患者出现了心室颤动，则行除颤仪使患者的心率恢复正常。若患者的心率出现了减慢的征兆，要帮助患者恢复正常的心率，给予患者吸氧。

（5）水化治疗：术后鼓励患者多饮水，以加速对比剂的排泄，必要时可静脉水化治疗。

口服水化：①肾功能、心功能正常或轻度异常患者术后 24h 至少饮水 2000ml。②术后 3h 内强化饮水，400～500ml/h（术后 3h 饮水 800～1000ml 可预防老年冠状动脉介入患者术后对比剂肾病的发生）。③术后 3h 饮水亦可根据碘对比剂用量指导饮水，使用 30～100ml 碘对比剂者术后 3h 内饮水 1000ml，使用 101～200ml 者术后 3h 内饮水 1500ml。④记录患者的饮水量及尿量，尽量使术后 4h 尿量达 800ml 以上。

静脉水化治疗：使用对比剂注射前 6～12h 静脉内补充 0.9% 生理盐水，或 5% 葡萄糖加 154mEq/L 碳酸氢钠溶液，不少于 100ml/h；注射对比剂后亦应连续静脉补液，不少于 100ml/h，持续 24h。

（6）指导患者合理饮食，少食多餐，避免过饱；保持排便通畅；卧床期间加强生活护理，满足患者生活需要。

（7）活动：指导患者术肢行踝泵运动，必要时行肢体气压治疗。术后 24h 逐渐增加活动量，起床、下蹲时动作应缓慢，不可突然用力。如无特殊病情变化，不强调严格卧床时间。

五、健康指导

1. 术前

（1）提供给患者舒适、安全的休息环境。给予患者术前宣教，讲解疾病相关知识，术前指导咳嗽及进行深呼吸锻炼。

（2）向患者介绍冠状动脉造影的目的、手术过程，让患者对手术情况有所了解，做好心理准备，缓解患者紧张、恐惧心态。

（3）告知患者术中可能会出现令其不适的情况及术中可能出现的并发症，消除患者紧张和恐惧的情绪。

（4）向患者讲解术前建立静脉通道、更换病员服及术后用物准备的必要性，使其配合完善术前相关准备。

2. 术中

（1）冠状动脉粥样硬化性心脏病（CHD）是老年群体死亡的常见病症，其治疗原则是延缓疾病进展，避免引发严重并发症。CAG 是其常规疗法，可改善预后，并认为是该病临床诊断中的金标准。作为微创技术，CAG 的安全性高，痛苦度低，但患者对于其操作流程和预期效果的认知度低，常合并负面情绪，进而影响疗效。

（2）向患者讲解术中可能出现令其不适的情况，争取患者的理解与配合。

（3）告知患者术中保持冷静、平稳呼吸，勿随意移动术肢。

（4）安抚患者紧张恐惧情绪，指导患者放松的方法，如腹式呼吸、渐进性肌肉放松、听音乐等方法。

（5）由医护人员送至 DSA 室，并安抚患者不要紧张，向患者及其家属介绍 DSA 室环境及手术时长，告知患者有任何不适可随时告知身边的医护人员，增强其安全感。

3. 术后

（1）由医护人员接患者出 DSA 室，回病房过程中，用愉快的语气告知并祝贺其手术成功，搬运过程轻柔，语气亲切。

（2）回病房后严密监测生命体征，做心电图，每隔 15min 测量一次血压，待病情平稳后 2 ～ 4h 测量一次。严密查看桡动脉搏动；术侧肢体放置应高于心脏水平，加压包扎的伤口在 4h 后每隔 1h 逐渐进行放松，每次放松时都应观察术侧肢体的皮肤颜色、温度及是否出现血肿、出血等情况。

（3）术后告知患者多饮水，8h 内饮水 2000ml 左右，以利于对比剂的排出，减轻肾负担，并注重观察患者尿量变化。

（4）多巡视患者，家属时刻陪伴在患者身边，患者有任何需求尽量满足，让其感受到医护人员及家属的关心和责任心，让患者放心。

（5）嘱术后患者卧床休息，鼓励多饮水。

（6）指导患者低盐低脂饮食。

（7）指导患者坚持遵医嘱服抗血小板药物，调脂稳定斑块等药物。嘱其观察有无出血征象，如发现出血、胸闷、胸痛等及时通知医护人员。

（8）术肢术后 1 周避免剧烈运动，提重物等。

（9）出院后定期随访，至少 6 个月一次。

第二节　经皮冠状动脉腔内成形术的护理常规

一、概述

经皮冠状动脉腔内成形术（percutaneous transluminal coronary angioplasty，PTCA）是经皮穿刺周围动脉将球囊扩张导管沿导丝轨道送达冠状动脉的靶向病变处，利用球囊加压充盈后产生膨胀力解除其狭窄将带球囊的导管送入冠状动脉到达狭窄节段，扩张球囊使狭窄管腔扩大，以扩张狭窄的冠状动脉内径使血流畅通，相应心肌供血增加，缓解症状，改善心功能的一种非外科手术方法；以 PTCA 为基础的 PCI 技术和器械快速发展，至今已经成为治疗冠心病的重要方法之一，是冠状动脉介入诊疗的最基本方法和治疗冠状动脉粥样硬化性管腔狭窄最基本最主要的介入性技术。

二、护理评估

参考本章第一节冠状动脉造影术的护理常规相关内容。

三、护理关键点

1. 术前　参考本章第一节冠状动脉造影术的护理常规相关内容。

2. 术中　参考本章第一节冠状动脉造影术的护理常规相关内容。

3. 术后

（1）心电监护严密监测患者生命体征。

（2）查看手术部位，穿刺处局部情况：有无携带鞘管、压迫止血器是否固定妥善、局部有无出血和血肿情况，术侧肢体颜色、皮温、动脉搏动等是否正常。

（3）查看手术记录，了解术中情况。

（4）视患者病情进行口服水化或静脉水化治疗。

（5）电除颤器、抗心律失常药、升压药等抢救设备需准备就绪。

（6）心理护理：手术治疗结束后及时将患者送回病房，72h 内开展各项生命体征实时监测，做好不良反应预防措施。根据患者的饮食习惯指导患者合理饮食，术后应当做到少食多餐，且清淡饮食，减少盐量的摄入，禁烟酒。并根据患者情况指导患者合理开展运动，在患者病情稳定后，从下床活动开始，逐渐增加运动量，促进患者病情恢复。

四、护理措施

1. 术前　参考本章第一节冠状动脉造影术的护理常规相关内容。

2. 术中

（1）严密监测患者生命体征变化：患者心电变化快，术中必须严密观察；行冠状动脉造影时，由于导管及对比剂刺激可引起心率减慢、房室传导阻滞、室性期前收缩、室性心动过速等，故应根据具体情况及时对症处理；当心率 < 60 次 / 分，立即嘱患者咳嗽，以提高心率。必要时给予阿托品 0.5 ～ 1mg 静脉注射或用临时起搏直至心率恢复。PTCA 时由于球囊充盈堵塞冠状动脉可能出现监护导联 ST-T 的改变，需仔细观察并记录。冠状动脉再通时可出现再灌注心律失常，如频发室性期前收缩、室性心动过速，甚至心室颤动。术中要严密进行心电监护。若发现心律失常，迅速报告术者及时处理并确保除颤器及临时起搏器处于紧急备用状态。

（2）倾听患者主诉：关注患者意识及心理情况，及时与患者沟通，减少患者紧张恐惧情绪，使其可以配合手术；告知患者在术中应保持安静，避免剧烈咳嗽或肢体活动，鼓励患者配合手术，必要时可遵医嘱给予吗啡等药物进行镇痛治疗。

（3）手术中所需各种常规药品、器材、急救药品及设备均配备齐全，功能完好。

（4）冠状动脉内压力变化的监测：PTCA 时球囊导管对冠状动脉的堵塞扩张可引起冠

状动脉内压力的降低，若压力明显下降或曲线不正常，应及时提醒术者。扩张完毕在植入冠状动脉内支架后用高压力球囊再扩张时，支架与血管交接部位或血管远端易发生痉挛。在冠状动脉内注射硝酸甘油治疗时，更应注意压力变化。动脉压力图形改变常在严重心律失常之前出现。因此，密切观察压力变化并及时处理，可避免严重心律失常的发生。

（5）心前区疼痛的观察及处理：患者心前区疼痛明显者给予吸氧，舌下含服硝酸甘油0.5 ～ 1mg。球囊扩张时，疼痛通常会加剧，术中应随时询问患者疼痛的性质、持续的时间，并向患者解释引起疼痛的原因，必要时冠状动脉内注入硝酸甘油0.1 ～ 0.2mg。

（6）对比剂及肝素的应用：对比剂用量稍大时，个别患者可出现恶心、呕吐，应嘱患者头偏向一侧，及时清除口腔内呕吐物，静脉注射地塞米松5mg，并随时提醒术者注意控制对比剂用量。

（7）肝素的应用：PTCA术中患者必须处于全身肝素化。股动脉穿刺成功，静脉应用肝素2500U，送导引导管时再追加7500U，并注意液体输入的速度、液量，以后手术每持续1h追加肝素2000U。准确记录每次给肝素的时间并注意观察有无出血倾向。在抗凝药物使用过程中，动态监测ACT值的变化，保证ACT值在合理范围内，使肝素用量准确化、个体化，防止术中血栓的形成。

（8）加强术中相关并发症的观察与护理：冠状动脉夹层、内膜撕裂、冠状动脉穿孔、心脏压塞等。

3. 术后

（1）术后心电监护24h，PTCA术后15 ～ 30min定时监测生命体征1次，密切观察胸痛变化、性质及起止时间，密切关注患者神志、心率、心律、血压等变化，并做好记录。若患者出现神志障碍、面色苍白、出冷汗、四肢湿冷、心率增快、血压下降则提示心源性休克；若出现呼吸困难、发绀、咳嗽、吐泡沫痰则提示左心衰竭，应及时报告医生，积极配合抢救。观察患侧肢体足背动脉搏动、皮肤颜色、皮肤温度、发现异常及时通知医生。

（2）心电监护：PTCA术前即行心电监护，以便随时发现心律失常。护士掌握心电图改变意义。PTCA术后30min心电图描记1次，4h后改为60min描记1次，此后每日描记心电图1 ～ 2次，直至ST段降至正常。

（3）即刻做12导联心电图，与术前对比，有症状再复查。

（4）术肢制动：留置鞘管者术后用无菌纱布覆盖并加压包扎穿刺鞘管部位，3 ～ 4h后测定ACT，若ACT < 180s，观察无出血，可拔除动脉内鞘管后予以压迫止血器压迫止血；经桡动脉穿刺的患者术肢动脉需压迫8 ～ 10h，经股动脉穿刺的患者动脉需压迫10 ～ 12h，如果是绷带卷加压包扎者制动24h；患者腰背疼痛时可适当协助患者向患侧翻身40°，如女性及老年患者排尿困难时给导尿，避免放置便盆肢体用力而诱发穿刺部位出血。12h后患者可进行床上下肢活动，能有效防止下肢静脉血栓形成又不出出血。24h可下床活动，患者卧床期间护士做好生活护理。

（5）出血的评估：①穿刺部位出血的评估：护士密切观察穿刺点有无红肿、出血等，穿刺侧肢体远端皮肤的颜色、温度、动脉搏动情况等。解除压迫后需要观察伤口有无渗血、颜色及肿胀情况等，监测心电监护上患者生命体征变化。②消化道出血的观察：观察患者生命体征，血压、血红蛋白、面色、神志、有无呕血、便血、腹部不适或腹痛症状，以及进行粪隐血试验。如出现异常，及时汇报医生处理；协助医生抽血并密切监测血小板的变化，如出现异常，通知医生及时处理，以预防肝素诱导性血小板减少。

（6）抗凝治疗的护理：根据手术过程，术中有无高凝状态，是否出现夹层或血栓栓塞情况，决定术后抗凝治疗方案。术后常规口服阿司匹林 100mg+ 替格瑞洛 180mg/d，术后皮下注射低分子量肝素 4000U Q12h，定期检查血常规及出凝血时间，如出凝血时间延长，停止抗凝。

（7）水化治疗：术后鼓励患者多饮水，以加速对比剂的排泄，必要时可静脉水化治疗（参考本章第一节冠状动脉造影术的护理常规相关内容）。

（8）术后并发症预防及护理：参考本章第一节冠状动脉造影术的护理常规相关内容。

五、健康指导

1. 术前　参考本章第一节冠状动脉造影术的护理常规相关内容。

2. 术中　参考本章第一节冠状动脉造影术的护理常规相关内容。

3. 术后

（1）嘱术后患者卧床休息，鼓励多饮水。

（2）指导患者低盐低脂饮食。

（3）指导患者坚持遵医嘱服抗血小板药物，调脂稳定斑块等药物。嘱其观察有无出血征象，如发现出血、胸闷、胸痛等及时通知医护人员。

（4）术肢术后 1 周避免剧烈运动，提重物等。

（5）出院后定期随访，嘱患者术后 1、3、6、12 个月门诊复查心电图、血常规、心脏彩超等，不适随诊。

（6）强化戒烟宣传：加强与吸烟患者沟通交流，取得其信任，对患者吸烟状况进行全面评估，记录吸烟时间、每日吸烟量，为患者讲解吸烟与疾病发生的关系，帮助患者树立戒烟信心。掌握患者戒烟的心理变化，组织成功戒烟患者分享经验和方法，不断对患者强化吸烟对冠心病的危害和戒烟的好处，坚定患者戒烟信心。限制患者每日吸烟次数和支数并监督其每日减少吸烟量，避免吸入二手烟，且不在吸烟场所停留。

（7）强化用药宣传：根据科室患者病情状况，制成 PTCA 患者术后用药相关知识手册发放给患者，要求患者每日在手册中记录用药情况，嘱家属做好监督和指导。鼓励患者多和恢复较好的病友交流，彼此督促，提高用药依从性。嘱患者按照医嘱定期随访，护理人员定期评估患者用药情况，做好监督和指导，并帮助其树立术后保健意识。

第三节　冠状动脉内支架植入术的护理常规

一、概述

冠状动脉支架植入术是一种机械性的介入治疗手段，支架植入术是处理 PTCA 急性血管闭塞最有效的手段，它是将金属支架永久性地置放于冠状动脉病变处，经球囊扩张释放或自膨胀方式支撑住血管壁，以保持冠状动脉管腔的开放，降低急性心肌梗死死亡率。

二、护理评估

1. 术前

(1) 参考本章第一节冠状动脉造影术的护理常规相关内容。

(2) 评估患者冠状动脉血管病变的情况

1) 择期冠状动脉内支架植入术前通常依赖冠状动脉 CT 血管造影（CTA）、IVUS 或 OCT 评估靶血管病变狭窄情况，包括位置、钙化、狭窄、成角及长度等。

2) 急性 ST 段抬高型心肌梗死（ST elevated myocardial infarction，STEMI）

第一，直接 PCI 治疗：发病 12h 内的 STEMI 患者；院外心搏骤停复苏成功的 STEMI 患者；存在提示心肌梗死的进行性心肌缺血症状，但无 ST 段抬高，出现以下一种情况（血流动力学不稳定或心源性休克；反复或进行性胸痛，非手术治疗无效；致命性心律失常或心搏骤停；机械并发症；急性心力衰竭；ST 段或 T 波反复动态改变，尤其是间断性 ST 段抬高）的患者；STEMI 发病超过 12h，但有临床和（或）心电图进行性缺血证据；伴持续性心肌缺血症状、血流动力学不稳定或致命性心律失常。

第二，急诊或早期冠状动脉造影：院外不明原因心搏骤停心肺复苏成功，但未确诊为 STEMI 的患者，如高度怀疑有进行性心肌缺血，宜行急诊冠状动脉造影；胸痛自发性或含服硝酸甘油后完全缓解，抬高的 ST 段恢复正常，尽管无症状再发或 ST 段再度抬高，建议早期（＜ 12h）行冠状动脉造影。

第三，溶栓后 PCI：溶栓失败的患者应立即行紧急补救 PCI；溶栓成功的患者应在溶栓后 2 ～ 24h 行 PCI。

3) 非 ST 段抬高型急性冠状动脉综合征：根据患者的病史、症状、体征、血流动力学、心电图、肌钙蛋白、GRACE 评分进行风险分层，建议极高危者、高危和低危者分别行紧急（2h 以内）、早期（24h 以内）和择期血运重建。参照慢性稳定型冠心病支架植入的标准，如冠状动脉病变解剖结构适合植入支架，可行冠状动脉支架植入术。

4) 慢性稳定型冠心病：病变直径狭窄≥ 90%；病变直径狭窄＜ 90% 伴有相应缺血证据或血流储备分数≤ 0.8，如左主干直径狭窄＞ 50%；前降支近段直径狭窄＞ 70%；2 支或 3 支冠状动脉直径狭窄＞ 70% 且左心室功能受损（左心室射血分数＜ 40%）；大面积缺血（缺血面积＞左心室 10%）；单支通畅冠状动脉直径狭窄＞ 50%；任一冠状动脉直径狭窄＞ 70%，表现为活动诱发的心绞痛或等同症状，并对药物治疗反应欠佳。

(3) 评估患者动脉情况：双侧桡动脉、足背动脉、股动脉搏动情况，并在搏动明显处做标记以判断术后肢体的血供情况；提醒医生进行 Allen 试验，以评估患者桡动脉与尺动脉之间的侧支循环是否良好，检查手部血液供应。

(4) 评估患者意识形态，是否可以配合手术进行。

(5) 评估床旁心电监护、电除颤器、抗心律失常药、升压药等抢救药是否准备就绪。

2. 术中

(1) 评估患者生命体征是否平稳：重点监测导管定位时、造影时、支架放置时极有可能出现再灌注心律失常时心电和血压的变化，术中患者的反应、心率、心律、血压、心电图的 ST-T 改变、有无并发症发生，术中一旦出现病情变化，发现异常，及时报告医生并配合医生采取有效措施。

（2）评估患者意识及心理情况，评估患者是否意识清醒，是否对自身疾病及手术方式有一定的了解，能够配合完成手术。

（3）评估术中用药情况：①冠状动脉内支架植入术需全程肝素化，导管室护士应正确评估患者术中抗凝药剂量是否准确，长时间手术时，每小时提醒医生是否追加抗凝药物，直至手术结束；在抗凝药物使用过程中，随时监测 ACT 值的变化，保证 ACT 值在合理范围内，使肝素用量准确化、个体化，防止术中血栓的形成。②扩张血管药物：如术中冠状动脉内注射扩张血管药物，护士应关注患者的主诉，评估患者胸痛症状是否缓解。

3. 术后

（1）评估患者生命体征是否平稳。

（2）评估穿刺部位伤口情况：查看穿刺部位，评估穿刺点是否有出血、血肿等情况，穿刺侧肢体情况（皮温、颜色、动脉搏动）；穿刺处是否留置鞘管，留置鞘管者是否固定妥善；如为压迫止血器压迫止血者，评估压迫止血器是否固定妥善。

（3）查看手术记录：了解术中植入支架的血管部位及支架数量、术中用药、对比剂用量等，术中是否安置仪器（主动脉球囊反搏泵或临时起搏器等）、术中患者的心理与配合情况，术中是否出现并发症等。

（4）评估心电监护、电除颤器、抗心律失常药、升压药等抢救设备是否准备就绪。

三、护理关键点

1. 术前　参考本章第一节冠状动脉造影术的护理常规相关内容。
2. 术中　参考本章第一节冠状动脉造影术的护理常规相关内容。
3. 术后　参考本章第一节冠状动脉造影术的护理常规相关内容。

四、护理措施

1. 术前

（1）术前指导：向患者说明冠状动脉内支架植入术的必要性、重要性及手术过程，帮助患者保持稳定的情绪，增强信心，消除其紧张和恐惧。进行呼吸、闭气、咳嗽训练以便术中顺利配合手术。对患者进行床上排尿、排便训练，避免术后因卧床不习惯而引起排便困难。

（2）建立静脉通道（常规建立在患者左侧肢体，应避免在术侧肢体）。

（3）清洁手术区域皮肤，更换病员服。拟穿刺股动脉者需进行备皮：肚脐以下至大腿上 1/3，包括会阴部。

（4）完善术前辅助检查：尿常规、粪常规、血常规检查、凝血功能、肝肾功能、肌钙蛋白及 BNP，乙型肝炎病毒、丙型肝炎病毒，胸部 X 线片、心脏超声等检查。

（5）术前遵医嘱口服抗血小板聚集的药物：①择期 PCI 者术前口服阿司匹林和氯吡格雷或替格瑞洛；②对于行急诊 PCI 或术前 6h 内给药者，遵医嘱服用负荷剂量的阿司匹林和氯吡格雷或替格瑞洛（嚼服肠溶阿司匹林 300mg 和氯吡格雷 300mg 或替格瑞洛 180mg）。

（6）对于已经服用华法林的患者，术前通常无须停用华法林，但需要检查 INR 值。使用新型口服抗凝药（利伐沙班、达比加群酯）的患者，急诊 PCI 无须中断用药。而择期 PCI 可考虑术前停药，停药时间取决于使用的药物和肾功能（通常术前停药 12～24h，达比加群酯经肾清除率较高，肾功能不全患者需要考虑延长停药时间），均无须桥接治疗。

（7）水化治疗：糖尿病、心肾功能不全的对比剂肾病的高危人群术前遵医嘱静脉水化治疗。使用对比剂注射前 6～12h 静脉内补充 0.9% 氯化钠，或 5% 葡萄糖加碳酸氢钠溶液，不少于 100ml/h；注射对比剂后亦应连续静脉补液，不少于 100ml/h，持续 24h。

（8）拟行桡动脉穿刺者，术前行 Allen 试验。

（9）饮食指导：患者术前无须禁食，术前一餐饮食以六成饱为宜，可进食米饭、面条等，不宜喝牛奶、吃海鲜和油腻食物，以免术后卧床出现腹胀或腹泻。糖尿病、心肾功能不全的对比剂肾病高危人群术前遵医嘱静脉水化治疗：使用对比剂注射前 6～12h 静脉内补充 0.9% 氯化钠，或 5% 葡萄糖不少于 100ml/h。

（10）护送患者入心导管介入室，给予心理支持。

2. 术中

（1）严密监测患者生命体征变化：密切观察术中患者的反应、心率、心律、血压、心电图的 ST-T 改变，监测血氧饱和度并记录，按需给予吸氧，如有生命体征异常情况立即告知术者。

（2）倾听患者主诉：关注患者意识及心理情况，及时与患者沟通，减少患者紧张恐惧情绪，使其可以配合手术；告知患者在术中应保持安静，避免剧烈咳嗽或肢体活动，鼓励患者配合手术，必要时可遵医嘱给予吗啡等药物进行镇痛治疗。

（3）手术中所需各种常规药品、器材、急救药品及设备均配备齐全，功能完好。

（4）聆听术者指令，遵医嘱术中用药或配合医生进行其他操作。①抗凝药：冠状动脉内支架植入术需全程静脉肝素化，护士应遵医嘱正确使用抗凝药物；长时间手术时，每小时提醒医生是否追加抗凝药物，直至手术结束；在抗凝药物使用过程中，动态监测 ACT 值的变化，保证 ACT 值在合理范围内，使肝素用量准确化、个体化，防止术中血栓的形成。②扩张血管药物：如术中注射扩张血管药物，需关注患者的胸痛症状是否缓解。

（5）加强术中相关并发症的观察与护理：冠状动脉夹层、内膜撕裂、冠状动脉穿孔、心脏压塞等。

3. 术后

（1）妥善安置患者至病床，查看静脉输液、伤口、末梢循环状况等，了解患者术中情况，如病变血管情况、植入支架的个数、病变是否全部得到处理、术中有无异常、抗凝血药用量等。

（2）对于复杂病变或基础疾病严重的患者行心电、血压监护至少 24h。严密观察有无心律失常、心肌缺血、心肌梗死等急性期并发症。对血压不稳定者应每 15～30 分钟测量 1 次，直至血压稳定后改为每 1 小时测量 1 次。

（3）即刻做 12 导联心电图，与术前对比，有症状时再复查，如发现异常，应及时汇报医生并协助医生做好处理。

（4）术肢制动：留置鞘管者术后用无菌纱布覆盖并加压包扎穿刺鞘管部位，3～4h 后测定 ACT 值，若 ACT 值＜ 180s，观察无出血，可拔除动脉内鞘管后予以压迫止血器压迫止血；经桡动脉穿刺的患者术肢动脉需压迫 8 ～ 10h，经股动脉穿刺的患者动脉需压迫 10 ～ 12h，如果是绷带卷加压包扎者制动 24h。

（5）出血的评估：①穿刺部位出血的评估：护士密切观察穿刺点有无红肿、出血等。②消化道出血的观察：观察患者生命体征，血压、血红蛋白、面色、神志、有无呕血、便血、腹部不适或腹痛症状，以及粪隐血试验。如出现异常，及时汇报医生处理；协助医生抽血并密切监测血小板的变化。

（6）不同穿刺部位的观察与护理：①经桡动脉穿刺：术后可立即拔除鞘管，对穿刺点局部压迫 4 ～ 6h 后，可去除加压弹性绷带。使用桡动脉压迫装置进行止血，一般术后使用压迫器压迫 2 ～ 4h 后开始减压，气囊充气式压迫器每 2 小时缓慢抽气 1 ～ 2ml，螺旋式压迫器每 2 小时旋转按钮放松一圈，注意边减压边观察，若发现渗血，及时适当还原压力，直至止血，必要时报告手术医生，给予重新压迫。经桡动脉穿刺者除急诊外，如无特殊病情变化，不强调严格卧床休息，但仍需注意病情观察。②经股动脉穿刺：进行冠状动脉造影术后，可即刻拔除鞘管；接受 PCI 治疗的患者因在术中追加肝素，需在拔除鞘管之前常规监测活化部分凝血激酶时间（APTT），APTT 降低至正常值的 1.5 ～ 2.0 倍，可拔除鞘管。使用动脉压迫止血器者，术后使用压迫器压迫 2 ～ 4h 后开始减压，气囊充气式压迫器每 2 小时缓慢抽气 1 ～ 2ml，螺旋式压迫器每 2 小时旋转按钮放松一圈，注意边减压边观察，若发现渗血，及时适当还原压力，直至止血，必要时报告手术医生，给予重新压迫。

（7）水化治疗：参考本章第一节冠状动脉造影术的护理常规相关内容。

（8）指导患者合理饮食，少食多餐，避免过饱；保持排便通畅；卧床期间加强生活护理，满足患者生活需要。

（9）活动：指导患者术肢行踝泵运动，必要时行肢体气压治疗。术后 24h 逐渐增加活动量，起床、下蹲时动作应缓慢，不可突然用力。如无特殊病情变化，不强调严格卧床时间。

（10）术后并发症的观察与护理

1）急性冠状动脉闭塞：多表现为血压下降、心率减慢或心率增快、心室颤动、心室停搏而死亡，应立即报告手术医生，尽快恢复冠状动脉血流。

2）心脏压塞：症状包括胸闷、烦躁不安、窦性心动过速、呼吸困难，甚至休克，出现 Beck 三联征，即低血压、心音遥远、颈静脉怒张，术后可行床旁心脏彩超，判断是否有心脏压塞。术后密切观察生命体征，患者可出现烦躁、面色苍白、血压下降、脉搏细速。紧急处理：高流量吸氧（6 ～ 8L/min），静脉补液、补充血容量，遵医嘱使用吗啡镇静、镇痛，多巴胺维持血压，紧急行心包穿刺，必要时行外科开胸引流。逆转抗凝，使用鱼精蛋白与肝素对抗 1 ∶ 100，术前使用华法林药物的，也可使用维生素 K。

3）血管迷走反射：患者出现打哈欠、恶心呕吐、面色苍白、心率减慢、血压下降、神情淡漠，需立即快速补液，必要时静脉注射升压药物、升心率药物（多巴胺、阿托品），密切监测血压。

4）对比剂肾病：患者血肌酐 24h 内升高，肾功能进行性减退，少尿，肌酐较对比剂前升高 25% 或绝对值升高 44.2μmol/L。需水化及碱化尿液促进排泄，避免使用高渗对比剂，应使用等渗非离子型 X 线对比剂：等渗优维显、等渗碘克沙醇。

等渗优维显——清除半衰期约为 2h，注射后 3h 内清除约 60% 的剂量。

等渗碘克沙醇——24h 内以原状在尿中排出的近乎 100%，尿中碘海醇浓度最高的情况出现在注射后 1h。

这类对比剂均在 4h 内排出大部分代谢产物，故 4h 内保证足够的饮水量和尿量非常重要。

5）尿潴留：多由经股动脉穿刺后患者不习惯床上排尿而引起。

护理措施：①术前训练床上排尿；②做好心理疏导，解除床上排尿时的紧张心理；③诱导排尿，如听流水声、吹口哨、温水冲洗会阴部等；④以上措施均无效时可行导尿术。

6）穿刺血管并发症

A. 桡动脉穿刺主要并发症：①桡动脉闭塞，术中充分抗凝、术后及时减压能有效预防桡动脉闭塞和 PCI 术后手部缺血。②前臂血肿，术后穿刺局部压迫时应注意确定压迫血管穿刺点，观察术侧手臂有无肿胀不适，一旦发生血肿，应标记血肿范围，再次确认有效压迫，防止血肿扩大。③骨筋膜室综合征，为严重的并发症，较少发生。当前臂血肿快速进展引起骨筋膜室压力增高至一定程度时，可导致桡动脉、尺动脉受压，进而引发手部缺血、坏死。出现此种情况时，应尽快行外科手术治疗。

B. 股动脉穿刺主要并发症：①穿刺处出血或血肿，经股动脉穿刺者，采取正确压迫止血方法（压迫动脉不压迫静脉）后，嘱患者术侧下肢保持伸直位，咳嗽及用力排便时压紧穿刺点，观察术区有无出血、渗血或血肿；必要时予以重新包扎并适当延长肢体制动时间。②腹膜后出血或血肿，常表现为低血压、贫血貌、血细胞比容降低 > 5%，腹股沟区疼痛、腹痛、腰痛、穿刺侧腹股沟区张力高和压痛等，一旦诊断应立即输血等处理，否则可导致失血性休克。③假性动脉瘤和动静脉瘘，多在鞘管拔除后 1 ～ 3d 形成，前者表现为穿刺局部出现搏动性肿块和收缩期杂音，后者表现为局部连续性杂音，一旦确诊应立即局部加压包扎，如不能愈合可行外科修补术。④穿刺动脉血栓形成或栓塞，可引起动脉闭塞产生肢体缺血，术后应注意观察双下肢足背动脉搏动情况，皮肤颜色、温度、感觉改变，下床活动后肢体有无疼痛或跛行等，发现异常及时通知医生；静脉血栓形成或栓塞可引起致命性肺栓塞，术后应注意观察患者有无突然咳嗽、呼吸困难、咯血或胸痛，需积极配合给予抗凝或溶栓治疗。若术后动脉止血压迫和包扎过紧，可使动、静脉血流严重受阻而形成血栓。

（11）植入支架的患者遵医嘱口服抗血小板聚集的药物，如替格瑞洛或氯吡格雷和阿司匹林；依据病情需要给予抗凝治疗，如低分子量肝素皮下注射、替罗非班静脉泵入，以预防血栓形成和栓塞而致血管闭塞和急性心肌梗死等并发症。定期监测血小板、出凝血时间的变化。严密观察有无出血倾向，如伤口渗血、牙龈出血、鼻出血、血尿、血便、呕血等。

（12）指导患者出院后根据医嘱继续服用药物，以巩固冠状动脉介入治疗的疗效，应定期门诊随访。

五、健康指导

参考本章第二节经皮冠状动脉腔内成形术的护理常规相关内容。

第四节　高速冠状动脉内膜旋磨术的护理常规

一、概述

高速冠状动脉内膜旋磨术（rotational atherectomy，RA）是指使用带有超高速旋转的转头将冠状动脉内粥样硬化斑块、钙化组织旋磨成细小的微粒，尤其是扩张球囊不能通过的纤维化或钙化的病变，应用冠状动脉内旋磨技术可使手术成功率提高 94% ～ 97%。这项技术应用于复杂血管病变、支架内再狭窄、开口病变等，尤其是对于重度钙化球囊无法扩张的病变是一种极为有效的介入治疗方法。

二、护理评估

1. 术前

（1）参考本章第二节经皮冠状动脉腔内成形术的护理常规相关内容。

（2）评估患者冠状动脉血管病变的钙化情况：计划性 RA 术前通常依赖冠状动脉 CT 血管造影（CTA）、IVUS 或 OCT，评估靶血管病变狭窄情况，包括位置、钙化、狭窄、成角及长度等。

RA 禁忌证：①旋磨导丝无法通过的病变；②明显富含血栓的病变；③静脉桥血管病变；④大于 90°的成角病变；⑤严重螺旋形夹层。

RA 适应证：①血管内膜严重钙化病变，冠状动脉严重纤维化、严重钙化、分叉及开口病变；②球囊无法通过或无法充分扩张病变；③无保护左主干病变，开口病变；④严重左心功能不全（左心室射血分数 < 30%）；⑤弥漫性病变（病变长度 ≥ 25mm）成角病变（< 90°）；⑥慢性完全闭塞性病变，球囊预扩后出现夹层病变。

（3）评估患者动脉情况：双侧桡动脉、足背动脉、股动脉搏动情况，并在搏动明显处做标记以判断术后肢体的血供情况；提醒医生进行 Allen 试验，以评估患者桡动脉与尺动脉之间的侧支循环是否良好，检查手部血液供应。

（4）评估患者意识状态，是否可以配合手术。

（5）评估床旁心电监护、电除颤器、抗心律失常药、升压药等抢救设备是否准备就绪。非计划性 RA 术由导管室护士进行评估。

2. 术中

（1）评估患者生命体征是否平稳：术中患者的反应、心率、心律、血压、心电图的 ST-T 改变、有无并发症发生等。

（2）评估患者意识及心理情况，是否可以配合手术。

（3）评估术中用药情况：① RA 术须全程肝素化，导管室护士应正确评估患者术中抗凝药剂量是否准确，长时间手术时，每小时提醒医生是否追加抗凝药物，直至手术结束；在抗凝药物使用过程中，随时监测 ACT 值的变化，保证 ACT 值在合理范围内，使肝素用量准确化、个体化，防止术中血栓的形成。②扩张血管药物：RA 术中冠状动脉内会预防性注射扩张血管药物，护士应关注患者的主诉，评估胸痛症状是否缓解。

3. 术后

(1) 评估患者生命体征是否平稳。

(2) 评估穿刺部位伤口情况：查看穿刺部位，评估穿刺点是否有出血、血肿等情况，穿刺侧肢体情况（皮温、颜色、动脉搏动）；穿刺处是否留置鞘管，留置鞘管者是否固定妥善；如为压迫止血器压迫止血者，评估压迫止血器是否固定妥善。

(3) 查看手术记录：了解术中是否植入支架、植入支架的血管部位及支架数量、术中用药、对比剂用量等，术中是否安置仪器（主动脉球囊反搏泵或临时起搏器等）、术中患者的心理与配合情况，术中是否出现并发症等。

(4) 评估心电监护、电除颤器、抗心律失常药、升压药等抢救设备是否准备就绪。

三、护理关键点

1. 术前　参考本章第一节冠状动脉造影术的护理常规相关内容。

2. 术中

(1) 严密监测患者生命体征变化。

(2) 关注术中抗凝药及扩张血管药物的使用剂量，监测患者 ACT 值及胸痛情况，如有异常及时告知术者。

(3) 监测 RA 术中旋磨仪器是否正常运转。

(4) 严密监测有无并发症出现：慢血流 / 无复流、心律失常、冠状动脉痉挛、冠状动脉夹层、内膜撕裂、穿孔等。

(5) 关注患者意识及心理情况，及时沟通，保证手术正常进行。

(6) 急救设备需准备完善：包括除颤器、负压吸引装置、主动脉内球囊反搏泵、心包穿刺用物、临时起搏器、呼吸机、抢救车、机械循环支持系统等。

3. 术后　参考本章第二节经皮冠状动脉腔内成形术的护理常规相关内容。

四、护理措施

1. 术前　参考本章第一节冠状动脉造影术的护理常规相关内容。

2. 术中

(1) 严密监测患者生命体征变化：密切观察术中患者的反应、心率、心律、呼吸、血压，同时密切观察并记录心电图的 ST-T 改变，防止恶性心律失常并发症的发生。

(2) 术中配合：①协助患者平卧于 X 线诊断床上，连接心电监护、血压监测，备好对比剂、生理盐水肝素溶液（每 500ml 生理盐水中加入肝素 25～50mg）、生理盐水、硝酸甘油液等。②建立静脉通道以备用药。③记录压力曲线及心电图，并严密观察病情变化。④手术开始后先行冠状动脉造影，当注入对比剂后立即让患者连续用力咳嗽，使胸腔内压力增大，以加速冠状动脉内对比剂的排空。⑤手术过程中密切观察患者反应及血压、心率、心律的变化，尤其在旋磨过程中可能发生血管痉挛或旋磨的粉末小碎块阻塞血管，引起血管闭塞的发生，患者会有胸闷、胸痛情况，密切注意心电图上 ST-T 段变化及患者症状。⑥持续心电监护和血压监测，密切观察心电图和血压的变化，在造影及扩张时，由于导管的机械刺激加上对比剂对血管的抑制作用，会加重心肌缺血，诱发严重心律失常，密切观察心电图。

（3）并发症的预防及护理

1）心律失常：病变较长及狭窄严重者，一次旋磨下的颗粒较多，可能会引起远端毛细血管床的阻塞，致冠状动脉血流减慢，从而诱发心律失常。

2）冠状动脉痉挛：旋磨头的高转速对冠状动脉钙化病变血管的斑块进行旋磨时产生机械性刺激，从而使相应的心肌产生痉挛引起一过性缺血，患者表现出胸闷、心前区疼痛、呼吸困难、心电图 ST-T 段改变。

3）冠状动脉穿孔：旋磨术操作技术难度大，旋磨钻头推进速度不当和钙化病变严重均可导致旋磨术失误。因此术前详细了解病变冠状动脉部位、程度及制订手术方案，熟练掌握旋磨仪器的操作，选择合适的旋磨钻头。

（4）药物护理：旋磨术全程持续给予肝素化，手术开始时肝素用量按每千克体重60～100U 静脉注射，以后每小时追加 1000U，直至手术结束。同时密切监测血 ACT 值的变化，维持血 ACT 250～350s，防止过度抗凝或血栓的形成。

（5）倾听患者主诉：关注患者意识及心理情况，及时与患者沟通，减少患者紧张恐惧情绪，使其可以配合手术。

（6）RA 术中相关并发症的观察与护理

1）慢血流/无复流：密切评估患者的生命体征，尤其是血压和心率的变化及心电图的变化；倾听患者有无胸痛主诉；若出现血压和心率明显下降的表现，应立即提醒术者，是否需要暂停旋磨，检查旋磨冲刷液是否呈打开状态，是否处于高压下冲刷状态，稍停片刻，待血流恢复正常，生命体征平稳以后继续实施 RA；若暂停片刻之后血流仍未恢复，则需遵医嘱于冠状动脉内给予血管扩张药物，必要时护士应提醒术者两次旋磨之间的间隔时间。

2）冠状动脉痉挛：密切监测患者的心电图，有无血压和心率的改变，倾听患者有无胸闷胸痛主诉，如患者出现以上症状，应立即通知术者，暂停旋磨，并遵医嘱应用血管扩张药物；专人动态汇报单次旋磨持续时间。

3）冠状动脉夹层、内膜撕裂、冠状动脉穿孔、心脏压塞等：术中护士应保持高度警惕，密切监测患者生命体征的变化，监测心电图及影像学的变化，及时识别冠状动脉夹层、穿孔及心脏压塞的症状，如血压是否出现进行性下降，是否出现早期休克的临床表现等；配合手术进程、随时准备配合医生进行抢救，并及时记录抢救过程，必要时转至胸外科进一步治疗。

4）心律失常：RA 术中常见的心律失常类型包括房室传导阻滞、心动过缓、室性期前收缩、心室颤动等。密切观察患者心率、心律、血压的变化，询问患者有无头晕、胸闷、出汗、心悸等不适。对于心动过缓的患者，遵医嘱给药，备临时起搏器；频发室性期前收缩的患者遵医嘱给予抗心律失常药物；心室颤动患者，配合医生进行除颤抢救治疗。

5）心绞痛：密切注意患者心率及心律、血压情况及 ST-T 改变和心绞痛症状。辨别心绞痛的发作原因，是否合并其他并发症。遵医嘱给予血管扩张药物，低流量吸氧，扩张冠状动脉，增加心肌血流灌注量。

6）旋磨头嵌顿、导丝相关问题（导丝断裂、导丝嵌入心肌、导丝损坏等）：遵医嘱预备新的旋磨头及旋磨导丝，在更换新的旋磨头时，护士应根据实际情况，判断是否需要根据旋磨头的大小更换鞘管和指引导管（尤其在使用 1.5mm 以上的旋磨头是否更换 7 F 导管鞘和指引导管）。

3. 术后

（1）病情监测：患者返回病房后，责任护士立即安置平卧位，除常规护理外，还特别注意观察血压、心电图、心肌酶及患者的症状变化。连接心电监护和氧气吸入，持续监测生命体征的变化 24h，关注患者主诉，严密监测患者的意识状态及其术侧肢体的温度、颜色和动脉的搏动情况，同时准确记录每小时尿量和 24h 出入量，定期复查血常规、肾功能、电解质及心肌酶，密切观察病情进展，发现异常及时通知医生。

（2）即刻做 12 导联心电图，与术前对比，有症状再复查。

（3）抗凝护理：患者返回病房后应用替罗非班或低分子量肝素继续抗凝，因此术后 6h 监测血小板情况，严防旋磨术中及术后的抗凝治疗导致血小板急剧减少。责任护士加强巡视，严密观察有无出血倾向，如动脉穿刺部位渗血、血肿，牙龈出血，皮肤及黏膜散在出血点、瘀斑、鼻黏膜出血，分泌物中带血，血尿，皮下出血及柏油样便等，同时警惕颅内出血及消化道大出血。

（4）伤口护理：术肢制动留置鞘管者术后用无菌纱布覆盖并加压包扎穿刺鞘管部位，3 ～ 4h 后测定 ACT，若 ACT < 180s，观察无出血，可拔除动脉内鞘管后予以压迫止血器压迫止血；经桡动脉穿刺的患者术肢动脉需压迫 8 ～ 10h，经股动脉穿刺的患者动脉需压迫 10 ～ 12h，如果是绷带卷加压包扎者制动 24h；术侧肢体制动，经股动脉穿刺术侧下肢避免弯曲，经桡动脉穿刺术侧上肢桡动脉处需垫高避免活动，同时告知患者避免增加腹压动作，如咳嗽时按压伤口处，避免出血。

（5）出血的评估：参考本章第三节冠状动脉内支架植入术的护理常规相关内容。

（6）水化治疗：术后鼓励患者多饮水，以加速对比剂的排泄，必要时可静脉水化治疗。

（7）指导患者合理饮食，少食多餐，避免过饱；保持排便通畅；卧床期间加强生活护理，满足患者生活需要。

（8）活动：指导患者术肢行踝泵运动，必要时行肢体气压治疗。术后 24h 逐渐增加活动量，起床、下蹲时动作应缓慢，不可突然用力，如无特殊病情变化，不强调严格卧床时间。

五、健康指导

1. 术前

（1）向患者介绍 RA 目的、手术过程、术中可能会出现令其不适的情况（如旋磨噪声、胸闷胸痛等）、术中可能出现的并发症及手术费用问题，减轻患者紧张、焦虑的情绪。

（2）向患者讲解术前建立静脉通道、更换病员服及术后用物准备的必要性，使其配合完善术前相关准备。

2. 术中

（1）向患者讲解术中可能出现令其不适的情况，如旋磨噪声、胸闷胸痛等，争取患者的理解与配合。

（2）告知患者术中保持冷静、平稳呼吸、勿随意移动术肢。

（3）安抚患者紧张恐惧情绪，指导患者放松的方法，如腹式呼吸、渐进性肌肉放松、听音乐等方法。

3. 术后

（1）嘱术后患者卧床休息，鼓励多饮水。

（2）指导患者进食低盐、低脂、低胆固醇，并且高蛋白、高纤维素、易消化饮食，少食多餐，养成良好的健康饮食习惯，保持排便通畅。

（3）指导患者坚持遵医嘱服抗血小板药物，调脂稳定斑块等药物。严禁自行减量及停药，向患者及其家属讲解药物的服药方法及注意事项。嘱其观察有无出血征象，如发现出血、胸闷、胸痛等及时通知医护人员。

（4）术肢术后1周避免剧烈运动，应循序渐进，逐渐增加活动量，注意劳逸结合，防止经皮冠状动脉内旋磨术（PTCRA）术后心脏不良事件的发生。

（5）责任护士向患者及其家属做好出院指导，嘱患者戒烟、戒酒、保持心情舒畅，减少不良刺激。

第五节　血管内超声的护理常规

一、概述

血管内超声（intravascular ultrasound，IVUS）是通过导管技术将微型超声探头送入血管腔内显示血管横切面，与冠状动脉造影通过碘对比剂填充的管腔轮廓来显示冠状动脉不同，IVUS能提供管腔和管壁的横截面图像。临床应用经验表明该方法具有更直观、准确等优点，被认为是诊断冠心病新的金标准。

二、护理评估

1. 术前

（1）术前充分评估患者有无行IVUS的适应证。

1）冠状动脉造影不能明确诊断的病例。

2）需明确病变形态和斑块性质。

3）评价病变长度，明确支架的选择和放置。

4）评价支架植入术等冠状动脉介入治疗疗效。

5）冠状动脉病变的远期随访性研究。

（2）术前充分评估患者行IVUS的禁忌证。

1）血管钙化严重、细小、扭曲、成角，IVUS导管难以通过。

2）冠状动脉造影已经提供足够的信息，不需要再行IVUS。

（3）病史询问及评估：准确评估患者的现病史、既往史。同时需评估患者相关检查情况，如心肺功能、肝肾功能、凝血功能等。

2. 术中　评估术中所需物品：所需设备的安全性及有效性，评估耗材、药品是否准备齐全，同时随时需要评估患者的主观感受。

3. 术后　术后穿刺血管及其他并发症的评估。

三、护理关键点

1. 术前　心理护理。

2. 术中　在导丝和 IVUS 导管进入体内前使用肝素钠和硝酸甘油，防止血栓和冠状动脉痉挛。手术过程中准确连接、配合操作血管内超声仪。检查过程中注意观察不良反应和并发症。

3. 术后　对穿刺血管和心律失常等并发症的观察和处理。

四、护理措施

1. 术前

(1) 签署知情同意书：检查前向患者及其家属介绍该检查的必要性，以及明确术中、术后可能出现的意外情况及并发症，同意并签署知情同意书。

(2) 完善各项检查：如肝功能、肾功能、心肌酶谱、电解质、凝血酶原、出凝血时间及心脏超声检查等。

(3) 心理干预：主动告知患者手术过程中可能出现的不适，如注射碘对比剂时，可有温热感，使患者有一定的心理准备，指导患者练习吸气屏气动作，便于术中配合。

(4) 完善术前准备：备皮，在患者未穿刺侧肢体置入留置针建立静脉通道。

(5) 药物准备：备齐术中药物，如利多卡因、肝素钠、碘对比剂、各种抗过敏药物及抢救药物等。

(6) 耗材准备：根据检查要求备好 IVUS 所需要的耗材，检查有效期并摆放于无菌操作台上。

2. 术中

(1) 患者进入手术室后，协助其摆好体位，严格执行查对制度，协助患者取下身上带金属的衣物、饰品等，并妥善保管；做好心理护理，缓解患者陌生感及紧张感，使之配合手术。

(2) 熟悉手术过程。

(3) 行 IVUS 检查前协助医生冠状动脉内注射硝酸甘油，以预防冠状动脉痉挛，得到最大的血管扩张，同时准确连接血管内超声仪。

(4) 手术过程中，密切观察患者的生命体征及神志等变化，经常询问患者有无不适感，一旦发现不良反应立即通知医生并协助处理。

(5) 根据手术需要，及时准确地向医生传递各种器械及药物。

(6) 监督手术医生及参观者遵守术中无菌技术操作规范，若有污染立即更换。

3. 术后

(1) 体位与活动：检查后护送患者回病房，桡动脉穿刺患者可采取舒适体位，股动脉穿刺者术后需患侧肢体制动，平卧位休息 12 ～ 24h，随时观察穿刺点有无渗血渗液。

(2) 病情监测：严密观察生命体征的变化，尤其是血压和心率的变化，必要时吸氧和持续心电监护，直至平稳。

（3）并发症的观察和处理

1）冠状动脉痉挛：推送或回撤 IVUS 导管过于粗暴，患者会出现胸闷、胸痛症状。立即停止操作，经导引导管注射扩血管药物（硝酸甘油或维拉帕米）。

2）冠状动脉急性夹层和急性闭塞：暴力操作或导引导丝进入夹层，一旦发生冠状动脉急性夹层和急性闭塞，处理措施与介入治疗中发生的并发症处理措施相同。

3）一过性冠状动脉缺血：检查的血管过细或严重狭窄，操作时轻柔撤出导管，如果是血管严重狭窄，经球囊扩张后再放入 IVUS 导管，减少血管痉挛的发生。

五、健康指导

1. 术前

（1）IVUS 是精密仪器，在操作过程中术者与护士均应动作轻柔。尤其是 IVUS 导管与马达的连接处，非正常、暴力操作均可损坏马达，影响血管内超声的应用。

（2）IVUS 导管尽量保持顺畅，防止打折，超声导管与机器紧密连接。

2. 术中

（1）术中需要在冠状动脉内给予硝酸甘油或维拉帕米，减少血管痉挛引起的并发症。

（2）IVUS 超声导管的排气非常重要，如果体外排气不充分，会导致超声影像模糊，而术者常因为影像不够清晰会向冠状动脉内再次推注碘对比剂，就可能将残留气体推入动脉远端，从而引发严重的气栓并发症。

（3）图像采集时患者不要深呼吸、讲话或移动身体。

3. 术后

（1）应用不间断电源，防止突然断电造成资料损坏、丢失。

（2）定期做系统维护及软件更新。

第六节　光学相干断层成像的护理常规

一、概述

光学相干断层成像（optical coherence tomography，OCT）是继 X 线、CT、MRI 和超声诊断技术之后又一新的医学断层成像方法。它结合先进的光学技术，利用近红外光和超敏感探测技术，记录不同深度生物组织的反射光，结合计算机图像处理技术，可获得血管内微观结构的断层图像。由于光波波长很短，因此图像分辨率高，而且在成像时无须接触靶物质。

二、护理评估

1. 术前

（1）充分评估患者有无行 OCT 的适应证。

1）识别不稳定、易形成血栓和突然破裂而导致急性心血管不良事件的易损斑块。

2）评估急性冠状动脉综合征患者的病变斑块特征，包括自发性冠状动脉夹层和冠状动脉痉挛等。

3）优化和指导冠状动脉支架植入术：帮助术者选择最适宜的支架长度，以及支架释放位置，同时 OCT 可以提供参考血管的管腔及直径大小，根据参考血管的大小选择安全的后扩张球囊，以预防膨胀不全。

4）OCT 能够快速安全地完成对左主干病变（除冠状动脉开口部病变）的扫描，判断病变类型、评价管腔大小及支架植入后贴壁不良、边缘层及组织脱垂等情况，效果明显优于 IVUS。

5）分叉病变是冠状动脉支架植入失败率较高的复杂病变之一，术前行 OCT 检查可准确测量主支及分支开口狭窄程度、病变长度、斑块分布及性质，有助于术者选择合适的介入器械及分支支架治疗策略。

6）OCT 检测钙化病变的敏感度（96% 左右）和特异度（97% 左右）很高，用于术前钙化病变的准确检测。

7）OCT 成像技术特点使得其在可吸收支架领域应用中更具优势。系统扫描速度快，联合腔内影像学技术和实时二维血管重建技术能够准确评价可吸收支架与边支血管的解剖位置，从而优化 PCI 过程指导精确植入可吸收支架。

（2）术前充分评估患者行 OCT 的禁忌证。

1）因检查过程中必须进行碘对比剂灌注，这可能导致术中心肌缺血的发生，所以不能用于冠状动脉开口部位的病变。

2）OCT 的穿透性较差，不能用于显像直径较大（＞ 4.0mm）的血管，或者仅能显像部分管腔面结构。

3）不适用于显像血管壁深层的结构，如深部的钙化、血管的外膜。

（3）术前患者的评估

1）患者的一般情况，精神状态，术前检查指标，如心脏彩超、肝肾功能等，以判断患者是否能顺利配合手术。

2）心理评估：OCT 是一项较新的诊断技术，患者对其知之甚少，因此会产生一定的恐惧心理和抵触感。评估患者的心理状态及对手术的知晓程度。

3）病史评估：是否有出血病史和出血倾向、过敏史等。

4）辅助检查：重点评估心、肝、肾等功能，因为介入治疗过程中要使用大剂量的碘对比剂，心、肝、肾功能较差会导致严重的并发症。凝血功能检查结果：由于术中要全身肝素化，凝血功能的检查尤为重要，如凝血酶原时间、凝血活酶、纤维蛋白原等，了解患者的凝血机制是否正常。

2. 术中　评估患者心理状态，是否有紧张、期待、悲观情绪。密切监测患者的生命体征。

3. 术后

（1）术后评估患者生命体征、心电监护情况，自觉症状是否改善，有无胸闷、胸痛。

（2）评估患者对健康宣教的内容是否理解，并遵照执行，如用药、术肢制动、饮食。

（3）评估伤口局部情况，有无红肿、渗血、皮下出血。观察术肢远端循环、感觉、皮肤颜色、动脉搏动情况。

三、护理关键点

1. 术前 心理护理,有效的沟通提高患者的信任感、满意度及手术成功率。

2. 术中 熟悉 OCT 机器的操作流程和操作要点,准确连接和操作 OCT 机器。观察患者生命体征,心电监护情况,及时发现病情变化。

3. 术后 完成手术交接,交代术后观察要点。

四、护理措施

1. 术前

(1) 心理护理和健康指导,恰当的举例解释,对术中可能出现的不适症状及注意事项提前告知,缓解患者焦虑情绪,积极配合治疗。

(2) 询问患者既往史,了解患者有无高血压、糖尿病等基础病史及有无过敏史、输血史、手术史等。有出血倾向者应暂停手术,高血压者应积极控制血压至正常范围。若患者对碘对比剂过敏,可术前给予地塞米松预处理,防止造影过程中发生意外。重点了解有无室性心律失常发生、心功能的变化、抗凝药应用等情况,对老年及肾功能较差的患者需谨防碘对比剂肾病的发生。

(3) 为避免引起应激反应,常规术前口服阿司匹林和氯吡格雷减少血液中血小板的积聚,降低心脏不良事件的发生率。

(4) 备好常规物品、抢救药品及仪器。

2. 术中

(1) 熟悉手术操作流程。

(2) 熟悉手术关键点

1) 操作成像导管时注意动作轻柔,用力过重容易折断光纤,导引导管打折或过度弯曲会损伤内部光纤影响手术进行。

2) 调整导引导管口的方向,达到理想的血液清除效果。

3) 回撤前进行几次"冒烟"测试。用注射器经过导引导管推注碘对比剂评估血液清除效果,可以在回撤时得到理想的图像。避免多次回撤,减少碘对比剂的用量。

4) 所有的测量结果在左上角显示,点选 2 个点进行长度测量,在长轴上可以测量病变和所需支架长度。

5) 成像导管断开,先按"Unload 键,DOC 上的灯依次熄灭,只剩一个灯亮时,逆时针旋转 1/8 圈取下成像导管,切忌直接硬拔。

6) 由成像系统或其他原因造成的图像畸变或相对真实解剖结构的差异称为 OCT 伪像。常见的 OCT 伪像有血液残留、错层伪像、气泡伪像、切线伪像、饱和伪像和导丝损坏等。

7) 影响成像质量的常见因素:①导引导管未同轴;②推注碘对比剂速度缓慢或推注量不足;③术者推注碘对比剂与图像采集不同步;④成像导管内有血液或气泡残留;⑤推注碘对比剂中渗有血液;⑥碘对比剂浓度过低;⑦导丝或导管过度弯曲或折断;⑧冠状动脉直径过大(直径 > 5.0mm)、开口病变;⑨遇严重弯曲钙化病变成像导丝易损坏。

(3) 心理护理,医护人员要帮助患者建立合理的认知态度,及时分析患者的心理状态,防止患者情绪波动引起负性效应。

（4）协助患者平卧于手术台，右手手心向上置于搁手板上。嘱患者术中不能随意移动或者咳嗽，感觉任何不适症状立即告知医护人员。及时向患者介绍手术过程，告知可能会出现的不适感觉，如注射碘对比剂时会有身体烘热感，属于正常反应，不必紧张。

（5）积极配合手术医生，密切观察患者心电监护，生命体征，同时注意导管压力和碘对比剂前向血流情况。保持静脉通路通畅，详细记录术中用药情况，迅速准确执行医嘱。术中可能出现血流减缓，心率减慢，血压骤降等情况，严重者可突发心源性休克，诱发循环衰竭，注意力高度集中，随时做好抢救准备。可以遵医嘱预防性用药，当术中发生心动过缓静脉注射阿托品，必要时置入临时起搏器，预先告知患者可能有不适感，是使用药物的一过性反应，以减轻焦虑，备好除颤仪等急救仪器和药品。

（6）碘对比剂未充分充盈成像导管，若少量空气注入冠状动脉引起远端血管血流阻断；对比剂排气未充分引起空气栓塞，嘱患者连续咳嗽加速气体和碘对比剂排空。

3. 术后

（1）严格交接患者手术情况，包括术中使用碘对比剂的多少，是否植入支架，是否发生血管相关并发症、用药及注意事项。

（2）密切观察患者生命体征，观察患者有无喘憋、胸闷、呼吸困难等症状。

（3）穿刺处伤口护理：观察穿刺部位有无流血、红肿、异常渗出。桡动脉搏动是否正常、指端感觉、血供及活动是否正常等。行 OCT 检查术后需常规给予桡动脉压迫装置止血，并根据患者的主观感受、局部肿胀程度、指端血供情况及时调整气囊压力。嘱患者术后 4～6h 不得活动术侧腕关节，不能负重。若介入选择的路径为股动脉路径，则术后拔管后给予纱布、弹性绷带加压包扎，嘱患者术侧下肢制动，6h 后可在护士协助指导下进行翻身、屈膝等下肢功能锻炼，注意锻炼的角度和幅度，24h 后去除弹性绷带，若无出血和血肿便可下床活动。

（4）合理进食富含足够热量、蛋白质和维生素的饮食，注意劳逸结合，适量运动，以逐渐恢复体力。告诉患者多饮水有利于碘对比剂的排出。

（5）对术后需继续用药者，向患者及其家属交代按时服药的重要性及药物的作用、副作用及注意事项。

（6）根据病情及疾病状况制订患者的复诊时间。

五、健康指导

1. 术前　OCT 机器属昂贵精密仪器，定时检测保养，地点存放。

2. 术中　术中有冠状动脉慢血流的患者，尤其注意观察有无心绞痛、恶性心律失常、急性冠状动脉综合征、急性左心衰竭的发生；及时给予药物干预，改善患者症状。检查中行碘对比剂冲刷可能造成血管内皮功能下降，术后应严密观察心肾等器官功能状态。

3. 术后

（1）迟发性过敏样反应及变态反应的预防：过敏反应常发生在注射后 20min 内，要快速准确识别，积极救治，最大限度地减少对患者的伤害。迟发性过敏样反应临床较为多见、多数发生于注射后 3～48h，皮肤反应常见，包括皮疹、皮肤黏膜红疹、皮肤斑片样红肿、瘙痒。发生严重变态反应时可表现为面部异常肿胀，四肢及躯干部的弥漫性药疹并伴四肢无力、呼吸困难等。重度变态反应在临床上并不多见，一旦发生极有可能危及生命。

（2）合并有肾功能不全或糖尿病的患者，需在行 OCT 检查后密切监测 24h 尿量及液体出入量，及时复查肾功能、电解质、血糖等指标，一旦发现异常应立即向医生汇报。肾功能不全患者在行 OCT 检查后必须给予水化疗法加速碘对比剂的排泄，减轻其对肾的损伤。临床在术前 6～12h 需常规静脉滴注生理盐水，速度为 1.0ml/（kg·h），术后 12～24h 仍以该速度继续行补液治疗，根据患者尿量、心肾功能等调整静脉补液量、速度，水化过程中加强巡视，监测尿量及有无心力衰竭的症状，并及时给予对症处理。

第七节　冠状动脉内血流储备分数检查术的护理常规

一、概述

冠状动脉内血流储备分数（fractional flow reserve，FFR）是指冠状动脉存在狭窄的情况下，该冠状动脉所供心肌区域能获得的最大血流与同一区域在正常情况下所能获得的最大血流之比。它是一种冠状动脉功能学评价指标用于判断冠脉病变是否导致心肌缺血，从而指导冠心病患者血运重建。这些指标不仅能够反映病变血管的形态学异常，还可用于评估病变血管功能改变的程度。

二、护理评估

1. 术前

（1）充分评估患者有无行 FFR 的适应证

1）临界病变：由于冠状动脉造影的局限性，不能进行心肌供血评价。

2）多支血管病变策略选择：血流储备分数的测定理论上可以更好地进行功能评价，准确定位罪犯血管，为术者提供合理策略选择。

3）冠状动脉单支串联病变、弥漫性病变、左主干病变、分叉病变是否引起心肌缺血，指导策略选择的安全性和有效性。

4）PCI 术后评价：准确评估支架膨胀和贴壁情况以降低主要心脏不良事件的发生。

5）冠状动脉旁路移植术（CABG）：建议 CABG 前造影时测量 FFR，仅对 FFR < 0.80 的冠状动脉行 CABG。

6）慢性完全闭塞病变：FFR 和侧支循环压力指数对开通 CTO（冠状动脉慢性完全闭塞）病变预后有预测价值。

7）非 ST 段抬高型心肌梗死（NSTEMI）：经常伴有多支血管病变，FFR 指导可以明确罪犯血管。

（2）术前充分评估患者有无行 FFR 的禁忌证

1）心搏骤停、持续性室性心动过速、非致命性心肌梗死的病例，急性心肌梗死 5d 内。

2）二度及以上房室传导阻滞，病态窦房结综合征（带有人工起搏器者除外）。

3）已知或估计有支气管狭窄或支气管痉挛的肺部疾病患者（如哮喘）。

4）已知对腺苷有过敏反应的患者。

5）严重的左心室肥厚患者（因其对药物的充血反应欠佳，FFR 被高估）。

6）其他不耐受操作的患者。

（3）充分评估患者的现病史、既往史和过敏史等。

（4）评估辅助检查：肝功能、肾功能、凝血功能等。

2. 术中

（1）评估患者心理状态，是否有紧张、期待、悲观情绪。

（2）评估生命体征监测，心率、心律，是否发生传导阻滞，患者自觉症状等。

3. 术后

（1）评估患者生命体征、心电监护，有无胸闷、胸痛、迟发性心律失常、过敏反应。

（2）评估伤口局部情况，有无红肿、渗血、皮下出血。术肢远端循环、感觉、皮肤颜色、动脉搏动情况。

三、护理关键点

1. 术前　协助患者完成相关术前检查。准备常规和抢救物品、药品。

2. 术中　熟悉 FFR 机器操作流程和操作要点。正确配制和使用腺苷或 ATP。密切观察患者生命体征，心电监护。

3. 术后　完成手术交接，交代术后观察要点。

四、护理措施

1. 术前

（1）健康宣教及心理护理，缓解患者焦虑情绪，提高依从性，积极配合检查和护理工作，提高患者的信任感、满意度及手术成功率。

（2）全面评估患者的一般情况，询问患者既往史，了解患者是否有支气管狭窄或支气管痉挛的肺部疾病，抗凝药应用情况及有无药物过敏史，输血史、手术史等。有出血倾向者应暂停手术。对老年及肾功能较差的患者需谨防碘对比剂肾病的发生。

（3）若患者对碘对比剂过敏，可术前给予地塞米松预处理，防止造影术过程中发生意外。

（4）为保证患者安全顺利地完成整个手术，应备好常规物品、急救药品和仪器，FFR 检查必备物品：FFR 检测仪、压力导丝、腺苷或 ATP、大容量输液泵 999ml/h。

（5）左上肢消毒肘正中静脉放置静脉留置针 18G，以便将 ATP 快速有效地输入静脉。

2. 术中

（1）熟悉 FFR 值的指导意义：压力导丝监测在一定程度上可以弥补冠状动脉造影的不足，通过测量冠状动脉内血流和压力，准确地对心肌供血进行生理评估，便于临床诊断和深入研究。FFR=Pd/Pa（式中，Pd 为冠状动脉狭窄远端压力；Pa 为冠状动脉狭窄近端压力，正常值为 "1"），FFR < 0.75 时提示心肌缺血，宜行血运重建；而 90% 以上 FFR > 0.80 的病变不会诱发心肌缺血，适合药物治疗；FFR 在 0.75 ～ 0.80 为 "灰区"。对于重要供血血管，近端病变、年轻患者和男性患者要采取更积极的治疗手段，以 0.80 作为临界值；对于供血范围小的血管、分支血管和年龄大的患者，可以采用 0.75 作为临界值。

（2）熟悉手术操作流程

1）连接电源和信号线缆。

2）三次校零：①主动脉压力校零。选择"CALAO"按"ENTER"键，压力传感器位置和患者腋中线同一水平，与空气连通（通大气）的多导生理仪校零按"ENTER"键，关闭压力传感器。②压力导丝校零。选择"CALWIRE"，把压力导丝和机器连接，以生理盐水充盈导丝套装，让导丝头端浸泡在生理盐水中，尽量保持与心脏、压力传感器在同一水平，按"ENTER"键。③均衡主动脉压和压力导丝压力：将压力导丝头端显影区送出导管口，压力导丝传感器位于导丝头端显影区近侧（约2cm长，不透X线）。撤出导引针，拧紧Y阀，再次检查压力传感器位置，如果主动脉压和压力导丝压力相差 ±5mmHg，按住"EQUALIZE"键3s，消除差值。使Pd/Pa等于1。若平均压差值超过 ±5mmHg，需要重新调整Pa传感器的位置，Pa > Pd，则Pa传感器往高移动；Pa < Pd，则Pa传感器往低移动，直到Pa和Pd平均压差值在 ±5mmHg 内。

3）给药：将压力感受器放到尽可能远的位置，冠状动脉内注射硝酸甘油，等待基准压力读数稳定后，撤出导引针，拧紧Y阀，按照标准给予腺苷或三磷酸腺苷（ATP），实现最大充血状态。

4）记录FFR：按"REC"键开始记录，达到最大充血状态并完成测压时按"STOP/VIEW"键停止记录，仪器会自动显示FFR最低值。

5）完成测压后验证主动脉压和压力导丝压力是否相等，回撤压力导丝使导丝距头端3cm处压力感受器刚好位于导引导管头端，开口外位置验证主动脉压和压力导丝压力在该位置是否相等，小于5mmHg说明数据准确，没有漂移。

（3）心理护理：在介入实施前再次向患者讲解手术的基本过程，以及在手术过程中可能出现的情况。如在压力导丝测量过程中可能出现头晕、头痛、胸闷、心悸等情况。做好心理护理及健康宣教。

（4）协助患者平卧于手术台，右手手心向上置于搁手板上。嘱患者术中不能随意移动或咳嗽，感觉任何不适症状立即告知医护人员。

（5）冠状动脉造影结束后，确定做FFR检测的患者，需补足肝素钠用量。配制好ATP，根据患者体重设置流速，连接好输液泵管，因泵药速度快需严密观察输液穿刺点基本情况，有无渗出、肿胀。ATP配制方法：ATP（2ml/20mg）加入生理盐水配制成1mg/ml。体重（kg）×8.4= 输注速度（ml/h），最大推注速度180μg/（kg·min）。

（6）积极配合手术医生，传递手术耗材，连接FFR仪器和压力导丝，准确完成校零，用药，记录。

（7）密切观察患者心电监护，生命体征，同时注意导管压力和碘对比剂前向血流情况。已知房室传导阻滞患者应尤为重视。

3. 术后

（1）术后详细交接患者的手术情况，包括术中是否植入支架，是否发生血管相关并发症，用药、使用碘对比剂的多少及注意事项等情况。

（2）根据患者手术情况，是否成功植入支架，术中有无发生并发症等情况，针对性地给患者做好心理护理和解释工作。

（3）密切观察患者有无喘憋、胸闷、呼吸困难等症状，是否出现迷走神经反射，心率减慢，房室传导阻滞。

（4）其余详见本章第六节光学相干断层成像的护理常规相关内容。

五、健康指导

1. 术前　牢记 FFR 的禁忌证，做好术前评估。

2. 术中

（1）选择肘正中静脉，置入 18G 以上的大号留置针，因 ATP 的药物代谢很快，药物必须快速到达冠状动脉，如手背静脉给药，静脉通路过长，无法达到稳定血药浓度，也可以选择中心静脉或冠状动脉给药。

（2）ATP 本身具有迷走神经作用，抑制交感神经兴奋，延长房室结的不应期和减慢传导，使窦房结的自律性下降，故易出现窦性停搏、房室传导阻滞甚至心脏停搏等心律失常。因此在使用药物过程中应密切观察心率的变化，并备好各项急救措施、急救药品等。

3. 术后　观察伤口、心律失常和迟发性的碘对比剂过敏反应等。病情允许的情况下嘱多饮水。

第八节　主动脉内球囊反搏术的护理常规

一、概述

主动脉内球囊反搏术（intra-aortic balloon bump，IABP）是使用比较广泛而有效的左心室辅助治疗方法。其方法是由动脉系统植入一根带气囊的导管至降主动脉内左锁骨下动脉开口远端，进行与心动周期相应的充盈扩张和排空，使血液在主动脉内发生时相性变化，从而达到治疗目的。

二、护理评估

1. 术前

（1）充分评估患者有无行 IABP 的适应证

1）急性心肌梗死伴心源性休克。

2）急性心肌梗死伴机械并发症如急性二尖瓣反流、乳头肌功能不全、室间隔穿孔。

3）药物难以控制的不稳定型心绞痛。

4）难以控制的心律失常。

5）顽固性左心衰竭伴心源性休克。

6）血流动力学不稳定的高危 PCI 患者（如左主干病变、严重多支病变或重度左心室功能不全等）。

7）冠状动脉旁路手术和术后支持治疗。

8）心脏外科术后低心排综合征。

9）心脏移植的支持治疗。

（2）术前充分评估患者有无行 IABP 的禁忌证

1）主动脉瓣病变：主动脉瓣重度关闭不全、主动脉瓣重度狭窄。

2）严重的主动脉血管病变：主动脉夹层动脉瘤或胸主动脉瘤。

3）经股动脉置管禁忌证：严重的髂动脉或主动脉血管病变。

4）脑出血或不可逆的脑损害。

5）凝血功能异常。

（3）评估患者的心理状态，患者及其家属对 IABP 的知晓程度和配合情况。

（4）评估患者的现病史、过敏史和实验室检查的阳性结果。

（5）评估患者的身高、体重，选择合适的球囊导管。

2. 术中　评估术中需要穿刺血管的情况，随时评估球囊反搏仪的工作状态，是否运行正常。

3. 术后　随时评估患者的各种不适表现，警惕各种并发症的发生。

三、护理关键点

1. 术前　根据患者的身高、体重正确选择球囊导管型号。与患者及其家属沟通，对紧张恐惧的患者行心理护理，使其配合手术。

2. 术中　术中主动脉球囊反搏仪的配合使用。观察主动脉球囊反搏仪的运行状态。

3. 术后　管道护理、体位管理、足背动脉搏动监测和抗凝护理。

四、护理措施

1. 术前

（1）根据病情向患者和其家属交代安装 IABP 的必要性和重要性，介绍手术大致的过程和可能会产生的并发症，争取尽早安装，以免错过最佳抢救时机。

（2）检查双侧足背动脉、腘动脉、股动脉搏动情况并做标记，听诊股动脉区有无血管杂音。

（3）完善血常规及血型、尿常规、凝血功能等相关检查，必要时备血。

（4）选择合适的导管规格，球囊过大会造成动脉损伤及血细胞破坏，球囊过小则达不到治疗效果。在理想状态下，球囊充盈应占主动脉直径的 80% 左右；球囊容量应大于每搏量的 50%。根据患者身高选择：身高 ≥ 183cm，选择球囊容积 50ml 的导管；身高 162～182cm，选择球囊容积 40ml 的导管；身高 152～161cm，选择球囊容积 30ml 的导管。

（5）准备主动脉球囊反搏仪，接通电源，检查性能和氦气压力。

（6）股动脉穿刺术区备皮。

（7）术前常规遵医嘱给予抗血小板聚集药物与地西泮等镇静药物。

（8）备齐术中用物、抢救物品、器械和药品。

（9）必要时留置导尿，建立静脉通路，以备术中急用。

2. 术中　术中配合基本同心导管检查术外，还应注意以下几点。

（1）熟悉手术过程。

（2）熟悉术中配合：利用 HEART 原则帮助护士在临床上快速操作。

1）接上电源，检查电源开/关和 IABP 开/关，确保两个开关都已打开。

2）连接患者（HEART）：① H——check Helium，打开氦气瓶，检查氦气量。当氦气量小于 200ml 时需要更换。② E——connect EKG signal，连接心电图导联。③ A——connect AP signal，连接动脉压。④ R——reliability EKG and AP，选择 R 波最明显的心电导联，根据患者血压值调节血压合适的显示波形。⑤ T——Trigger mode and Timing 根据需求选择自动模式或手动模式。

3）对 IABP 导管充气，开始反搏：①按下开始键，观察自动充气信息。②当自动充气信息清除时，开始反搏操作。③如果有需要，微调 IABP 排气相。④根据患者病情，准确设置反搏压报警范围。

（3）评估患者配合度，给予心理护理，使患者安静平卧以配合迅速置管，必要时遵医嘱使用镇静药物。

（4）记录 IABP 前患者生命体征、心率、心律、心排血量、心脏指数等相关指标，以利于术后评价效果。

（5）术中严密监护患者的意识、血压、心率、心律、呼吸等变化，一旦出现紧急情况，积极配合医生进行抢救。

（6）观察反搏波形：IABP 辅助波形至少具备 3 个要素：PDP ＞ PSP，即充气点略高于切迹点；BAEDP ＜ PAEDP，即辅助后的舒张末压比辅助前的舒张末压低；APSP ＜ PSP，即辅助后收缩压比辅助前收缩压低。

（7）关注患者有无不适，突然的后背部疼痛、侧肋部疼痛或男性睾丸疼痛均提示主动脉内膜剥脱，立即停止放置主动脉内球囊反搏导管并且做进一步的检查。

3. 术后

（1）体位管理：患者绝对卧床休息，术肢制动，插管侧大腿弯曲不应超过 30°，床头抬高也不应超过 30°，严禁患者自行翻身，以防导管打折或移位。协助做好生活护理和基础护理，可使用气垫床，定时协助患者翻身，翻身应向术侧为主，防止压疮形成。拍背，减少坠积性肺炎发生。对意识不清患者还应注意做好安全护理。

（2）抗凝护理：患者术后需要达到全身肝素化，为防止血栓形成，维持加压袋压力为 300mmHg，使肝素盐水通过换能器以 2ml/h（匀速）持续冲洗中心腔，保持管腔通畅。严密监测：活化部分凝血激酶时间（APTT）一般控制在正常值的 1.5 ～ 2 倍。术后每 1 小时测一次活化凝血时间（ACT），直至 ACT 达标：160 ～ 200s 三次后改为每 2 小时测一次。逐渐延长至每 3 小时一次，每班查一次 APTT 和 ACT 对比，每天复查血常规。注意伤口出血情况及皮肤、黏膜、尿道等有无出血。

（3）管道护理：各班护士认真交接管道反搏压力等情况，观察各管道连接处有无松动、血液反流现象，穿刺点有无渗血，敷料是否干燥。妥善固定管道，防止脱落和管道对皮肤形成压力性损伤。每小时使用肝素盐水冲洗测压管道。注意无菌操作，防止管道逆行感染。翻身和转运患者时，应有专人负责保护管道，防止管道折叠滑脱。

（4）监测血压和心率，选择合适的触发方式。首选心电图触发，确保心电电极固定良好，避免电极脱落，造成 IABP 中止启动。选择 R 波高尖的最佳导联，确保 QRS 波群 ＞ 0.5mV，低于 0.5mV 不利于触发，也可通过调节心电图增益来提高 QRS 波群的辨识度。当患者为起搏心率时选择起搏触发。首选 IABP 1∶1 辅助，1∶2 时辅助效果明显下降。当心率 > 150 次 / 分时，IABP 辅助效果降低，应控制心率而不是降低辅助频率。当心电图不能触发时，可选用压力触发，此时主动脉收缩压 > 50mmHg。机内触发只适用于严重低心排血量综合征、心搏骤停、严重低血压、无理想动脉波形的患者。

（5）记录患者 24h 出入量，监测血电解质、尿比重，了解水、电解质、酸碱平衡情况；严格控制输液速度和液量，以免增加心脏前负荷，加重病情。

（6）IABP 机器管理：熟悉预警系统，包括触发、漏气、气源不足及系统报警的处理，及时处理机器报警，避免反搏停止时间过长。

（7）仔细观察及发现反搏效果：反搏满意的临床表现为患者神志清醒；皮肤、面色渐红润；鼻尖、额头及肢体末端转暖；尿量增加；中心静脉压和左心房压在正常范围内、升压药物剂量大幅度减少甚至完全撤除；反搏时可见主动脉收缩波降低而舒张波明显上升是反搏辅助有效的最有力根据。

（8）血流动力学稳定后，根据病情逐渐减少主动脉球囊反搏比率，最后停止反搏。每次变换频率间隔应在 1h 左右，停止反搏后留管观察的时间不可超过 30min。

（9）撤机护理：拔管时根据无菌操作原则，手法轻柔，能显著缓解患者阵痛感，同时还能预防血管迷走神经反射情况发生，拔管后指导患者平卧一天，观察患者足背动脉搏动、下肢皮肤温度和颜色、出血问题、血肿问题。

（10）并发症的观察和处理：目前普遍认为 IABP 的并发症多与器具本身和插管技术有关。术前评估及术后严密的监护能够使 IABP 并发症的发生率下降。

1）肢体缺血：是最常发生的并发症。其高危因素包括女性、周围血管疾病、高龄、糖尿病、吸烟及高血压。发生原因包括低血容量、低血压；血管痉挛；球囊导管或鞘管直径较大；股动脉狭窄；球囊导管周围血栓形成；血栓或粥样硬化的斑块脱落，抗凝治疗不恰当等。术后应密切观察术侧下肢的血供并与对侧比较。如果发现患者下肢出现 6P 征（疼痛、苍白、皮温异常、无脉、感觉障碍、麻痹），应考虑下肢缺血发生，必要时采用血管多普勒探测血流，并及时通知医生进行处理。若病情允许尽早拔除 IABP 管，或行对侧穿刺，同时给予抗凝治疗。球囊在撤除的过程中，动脉粥样硬化的斑块或血栓脱落有可能引起动脉栓塞，拔出导管时应允许近端喷射少量鲜血并由远端挤压出一些血液，24h 内仍应观察穿刺点远端血供情况。

2）血管损伤：术中血管损伤多由球囊置入操作粗暴致股动脉撕裂、腹主动脉夹层形成或球囊导管穿透主动脉，故置入过程中动作应轻柔，确保导管位于血管真腔；有条件者尽量于 X 线机透视监测下置入球囊导管。术中一旦发生严重血管损伤，应立即终止主动脉内球囊反搏，撤出 IABP 球囊导管。

3）出血、血肿：术后发生出血原因较多，与体外循环破坏凝血机制导致凝血功能障碍、血小板减少或肝素化及气囊反复充气放气、机械性破坏血细胞和血小板等因素有关，应注意监测 APTT 及血小板计数，必要时及时调整。股动脉插管处出血较常见，可压迫止血后加压包扎。

4）感染：表现为局部发热、红、肿、化脓，严重者出现败血症。严格无菌操作和预防性应用抗生素可控制其发生。

5）球囊破裂：原因可能是在植入球囊导管时，尖锐物刺破球囊；动脉粥样硬化斑块刺破球囊；球囊未完全退出鞘管或通过锁骨下动脉植入形成折曲，折曲部位易破裂。球囊破裂表现为反搏波消失，导管内见血液，一旦发生要立即拔出球囊导管。

6）血小板减少：可能与球囊的机械损伤有关，也可能与使用肝素抗凝相关。一般为轻至中度的降低，不增加大出血的风险及院内的死亡率。必要时给予补充血小板。

7）肾衰竭：若放置气囊位置过低会堵塞左右肾动脉，肾动脉短期缺血会导致急性肾衰竭，因此 IABP 期间应密切观察尿量变化。患者尿量减少时急查尿常规，尿比重低，肾功能下降，则应考虑气囊位置过低，须立即调整气囊位置并对症处理。若能在 X 线透视下置入球囊导管或置入后 X 线确认导管位置可避免该并发症的发生。

五、健康指导

1. 术前　根据病情向患者及其家属交代 IABP 植入的必要性和重要性，介绍手术大致过程及可能出现的并发症，向焦虑恐惧的患者解释置管过程及配合方法，争取尽早实施 IABP 术，以免错过最佳抢救时机。

2. 术中　关注患者术中置管后的主诉，观察有无不适。

3. 术后

（1）指导患者安静平卧，避免咳嗽。

（2）指导患者卧床休息，术肢制动，插管侧大腿弯曲不应超过 30°。

（3）保持病房内安静、清洁、温度适宜，使患者感到舒适，避免强光照射，确保患者休息和睡眠。进行护理操作时，动作轻柔，语言亲切，使患者感到温暖，增加其信任感。

（4）加强患者心理护理，使得患者的不良情绪能够得到缓解，减少由于不良情绪而导致 IABP 术后病情加重；加强患者对疾病康复的信心，提高治疗依从性。

第九节　心脏起搏器植入术的护理常规

一、永久心脏起搏器植入术的护理常规

（一）概述

心脏起搏器(pacemaker)是一种医用电子仪器,它通过发放一定形式的电脉冲刺激心脏,使之激动和收缩,即模拟正常心脏的冲动形成和传导,以治疗由于某些心律失常所致的心脏功能障碍。心脏起搏器由脉冲发生器（pulse generator，PG，即起搏器本身）和起搏电极导线（lead）两部分组成。心脏起搏器植入术是治疗不可逆的心脏起搏传导功能障碍的安全有效方法，特别是治疗重症慢性心律失常。

（二）护理评估

1. 术前

（1）评估患者疾病史：有无晕厥史、心动过缓、心脏传导阻滞等，了解各器官功能检查情况，评估是否具有人工心脏起搏器植入的适应证和禁忌证。

（2）评估术前检查是否完善：影像学检查包括心电图、超声心动图、胸部 X 线等，实

验室检查指标包括心肌酶、血常规、肝肾功能、电解质、凝血功能、传染病指标等检测结果。

（3）评估患者是否做好术前准备：手术部位的常规备皮（植入式起搏备皮范围是左上胸部，包括颈部和腋下，备皮后注意局部皮肤清洁），更换病员服、右上肢植入留置针、术前抗生素准备妥当。

（4）评估患者意识形态及心理状态，是否可以配合手术进行。

（5）检查手术相关用物是否准备齐全、起搏器功能是否完好，抢救车、监护仪、除颤仪等急救用物是否准备妥当。

2. 术中

（1）评估患者生命体征是否平稳：术中患者的反应、心率、心律、血压、呼吸、心电图的改变等。

（2）评估有无并发症发生：如气胸、导线穿孔、心包积液、误穿动脉、囊袋血肿等。

（3）评估患者意识、心理情况及患者主观感受，是否可以配合手术。

（4）通过 X 线下影像和心电图评估起搏器导线植入位置。

（5）术毕评估起搏器囊袋处是否有渗血渗液及局部血肿、伤口包扎是否妥善、起搏器起搏是否感知良好。

3. 术后

（1）评估患者生命体征是否平稳。

（2）查看起搏器囊袋处是否有渗血渗液及局部血肿等情况。

（3）评估患者心率与起搏频率是否一致、起搏器感知功能是否良好，电极是否移位等并发症。

（4）评估患者意识、心理状况及患者主观感受。

（三）护理关键点

1. 术前

（1）充分评估患者术前既往史、现病史、手术史、用药史。

（2）协助并指导患者完善必要的实验室及其他检查，如血常规、尿常规、血型、出凝血时间、胸部 X 线、心电图、动态心电图、超声心动图等。

（3）确保术前准备完善：静脉通道建立在右侧肢体、手术区域皮肤准备（植入式起搏备皮范围是左上胸部，包括颈部和腋下，备皮后注意局部皮肤清洁）、贴身穿着病员服、术后用品准备齐全。

（4）训练患者平卧位床上排尿排便，以免术后由于卧床体位而出现排尿及排便困难。

（5）术前应用抗凝血药者需停用至凝血酶原时间恢复在正常范围内，如不能停用药物者，术前应准备止血药，以备术中使用。

（6）术前建立静脉通道，术前 30min 至 2h 预防性应用抗生素 1 次。

（7）确保介入导管室物理环境要求达标，起搏器、电极导线、起搏器分析仪等物品准备齐全。

（8）心理护理：以解除患者思想顾虑和精神紧张，取得最佳手术配合，必要时手术前应用镇静药，保证充足的睡眠。

2. 术中

(1) 严密监测患者心率、心律、呼吸及血压的变化，发现异常立即通知医生，监测有无并发症发生。

(2) 起搏器参数设置正确、固定妥善、患者心率与起搏频率一致、起搏器感知功能良好。

(3) 关注患者意识、心理变化及患者主观感受，了解患者术中疼痛情况及其他不适主诉，并做好安慰解释工作，帮助患者顺利配合手术，确保手术正常进行。

(4) 手术完毕后，所有患者均应拍摄胸部 X 线片，以排除气胸并记录电极导线的位置。起搏器囊袋处均应使用沙袋、胶带进行压迫，可有效避免血肿。

3. 术后

(1) 术后监测：术后描记 12 导联心电图，严密进行心电监护，监测脉搏、心率、心律、心电变化及患者自觉症状，及时发现有无电极导线移位或起搏器起搏、感知障碍。术后监测体温，观察有无腹壁肌肉抽动、心肌穿孔等表现，及时报告医生并协助处理。出院前常规行胸部 X 线检查和起搏器功能测试。

(2) 伤口护理与观察：植入式起搏者伤口局部以沙袋加压 6h，且每间隔 2h 解除压迫 5min，或局部加压包扎即可。保持切口处皮肤清洁干燥，严格无菌换药，术后 24h 换药 1 次，伤口无异常可 2 ～ 3d 换药 1 次。观察起搏器囊袋有无肿胀，观察伤口有无渗血、红、肿，患者有无局部疼痛、皮肤变暗发紫、波动感等，及时发现出血、感染等并发症。如切口愈合良好，一般术后第 7 天拆线（采用可吸收缝线者多不用拆线）。

(3) 查看手术记录，了解起搏器参数设置，观察患者心率与起搏器频率是否一致，并做好起搏器参数记录。

(4) 休息与活动：术后将患者平移至床上，植入式起搏者须保持平卧位或略向左侧卧位 4 ～ 6h，如患者平卧体位不适，可抬高床头 30°～ 60°。术侧肢体肩关节不宜过度活动，肘关节以下可活动，术侧手掌进行握拳运动以预防血栓形成。勿用力咳嗽，如出现咳嗽症状，尽早应用镇咳药。卧床期间做好生活护理，术后第 1 次下床活动应动作缓慢，防止跌倒。

(5) 植入式心脏起搏器安装术后无须常规应用抗生素预防感染。如患者病情需要时可预防性应用抗生素。禁用活血化瘀药物，防止皮下淤血。

（四）护理措施

1. 术前

(1) 向患者及其家属讲解手术的基本过程，手术的必要性，消除紧张及顾虑，取得配合。

(2) 协助患者完成常规辅助检查，如测定凝血功能、血常规检查、肝肾功能、电解质水平及梅毒螺旋体、人类免疫缺陷病毒（HIV）、乙型肝炎病毒、丙型肝炎病毒等病毒检测，进行血型分析、胸部 X 线、心脏超声、动态心电图检查等。

(3) 术前 3d 训练患者床上排尿、排便，以防术后由于卧床体位导致便秘、尿潴留。

(4) 术前无须禁食，但不宜过饱，尽量食用易消化的食物，如手术需要在全身麻醉下进行，则需要禁食、禁饮 6h。

(5) 进行皮肤准备（置入式起搏备皮范围是左上胸部，包括颈部和腋下，备皮后注意局部皮肤清洁），清洁手术区域（有条件的可沐浴），更换病员服，不穿内衣裤，去除活动义齿及饰品，排空大、小便。

（6）指导患者进行缩唇呼吸、腹式呼吸训练，以便术中配合医生检测电极位置是否合适。

（7）术前遵医嘱停用抗凝药物：如阿司匹林停 3～5d，至凝血酶原时间恢复在正常范围内，如因病情不能停用抗凝药物者须提醒医生提前备好止血药物，以备术中使用。

（8）建立静脉通道（一般应在右侧上肢），术前 30min 遵医嘱使用抗生素 1 次。

（9）查看手术知情同意书是否完善。

（10）医护共同护送患者至介入手术室，给予心理护理。

2. 术中

（1）严密监测患者生命体征变化：密切观察术中患者的反应、心率、心律、血压、呼吸、心电图的改变，监测血氧饱和度并记录，按需给予吸氧，如有生命体征异常情况立即告知术者。

（2）倾听患者主诉：关注患者意识及心理情况，及时与患者沟通，告知患者穿刺时，绝大部分患者会感知穿刺处轻微疼痛或酸胀感，属于正常现象，减少患者紧张恐惧情绪，使其可以配合手术，确保手术正常进行，如术中患者出现胸闷、气短的感觉立即告知术者。

（3）术中严格无菌操作，避免囊袋处发生感染。

（4）术中指导患者进行深呼吸或咳嗽，以便配合医生检测电极位置是否合适。

（5）起搏器参数设置正确，起搏器感知功能良好，患者心率与起搏频率一致。

3. 术后

（1）术后常规入住 CCU，严密心电监护和生命体征监测 24～48h，监测脉搏、心率、心律、心电变化及患者自觉症状，及时发现有无电极导线移位或起搏器起搏、感知功能障碍。术后监测体温，观察有无腹壁肌肉抽动、心肌穿孔等表现，及时报告医生并协助处理，出院前常规行胸部 X 线检查和起搏器功能测试。

（2）活动与休息：起搏器植入术后患者需保持平卧位或略向左侧卧位 4～6h，可抬高床头 15°～30°，24h 后可下床活动。术侧肢体肩关节制动，禁止外展、抬高，以防电极脱位；术后 1 周采用起搏器术后康复操 [手术当天：握拳、松拳，每次 5～10min，每天 2～3次；术后第 1 天：屈肘、伸臂，每次 5～10min，每天 2～3 次；术后第 2 天：握球屈肘、握球伸臂，每次 10～15min，每天 2～3 次；术后第 3 天：前屈（＜30°）、后伸（＜15°），每次 10～15min，每天 2～3 次；术后第 4 天：触摸对侧肩、同侧耳，每次 10～15min，每天 2～3 次；术后第 5 天：站立位、渐后伸，每次 10～15min，每天 2～3 次；术后第 6 天：肩为轴旋前、肩为轴旋后，每次 10～15min，每天 2～3 次；术后第 7 天：术肢伸过头触摸对侧耳，每次 10～15min，每天 2～3 次] 进行康复训练，避免关节制动导致的相关并发症产生。术后勿用力咳嗽以防电极脱位。

（3）伤口护理：伤口局部以沙袋加压 6h，且每间隔 2h 解除压迫 5min，或局部加压包扎即可，观察起搏器囊袋有无肿胀，观察伤口有无渗血、红、肿，患者有无局部疼痛、皮肤变暗发紫、波动感等。保持切口处皮肤清洁干燥，严格无菌换药，术后 24h 换药 1 次，伤口无异常可 2～3d 换药 1 次。若切口愈合良好，一般术后第 7 天拆线（采用可吸收缝线者多不用拆线）。起搏器囊袋处避免外力压迫、冲击。

（4）饮食指导：给予高热量、高蛋白、高维生素、易消化富营养的饮食，以增强机体抵抗力，促进伤口愈合；多吃新鲜的蔬菜和水果等，保持排便通畅。

（5）常见并发症的观察：电极移位、心律失常、心肌穿孔、电极断裂，深静脉血栓形成，气胸、血气胸、感染。

（6）出院前做胸部 X 线检查，评估电极有无移位，同时进行起搏器程控，评估起搏器功能是否良好，必要时行动态心电图。

（五）健康指导

1. 术前

（1）向患者介绍起搏器植入的目的、手术过程，告知患者术中绝大部分患者会感知穿刺处轻微疼痛或酸胀感，属于正常现象，以及术中可能出现的并发症，消除患者紧张和恐惧的情绪。

（2）向患者讲解术前建立静脉通道、皮肤准备、更换病员服及术后用物准备的必要性，使其配合完善术前相关准备。

（3）术前 3d 嘱患者练习床上大小便，以防止由于卧床体位导致便秘、尿潴留。

2. 术中

（1）向患者讲解术中可能出现令其不适的情况，争取患者的理解与配合。

（2）告知患者术中保持冷静、平稳呼吸、勿随意移动术肢。

（3）倾听患者主诉，安抚患者紧张恐惧情绪，指导患者放松的方法，如腹式呼吸、渐进性肌肉放松、听音乐等方法。

3. 术后

（1）起搏器知识指导：告知患者起搏器的设置频率及使用年限，指导其妥善保管好起搏器卡（有起搏器型号、有关参数、安装日期、品牌等），外出时随身携带，若有突发情况可帮助医务人员根据您的资料做出正确的判断。

（2）病情监测指导：教会患者每天自测脉搏两次，出现脉率比设置频率低 10% 或再次出现安装起搏器前驱症状应及时就医，不要随意抚弄起搏器植入部位。自行检查该部位有无红、肿、热、痛等炎症反应或出血现象，出现不适立即就医。

（3）活动指导：早期靠近心脏起搏器的肩关节只能进行轻微活动，避免剧烈运动，术后 1 周采用起搏器术后康复操进行康复训练；术后 1 个月可恢复正常生活和工作但不做剧烈的活动；术后 3 个月内起搏器一侧肢体避免用力过度或幅度过大的动作（如打网球、举重物等，以肩关节外展不超过 90° 为宜），避免提重物，以免影响起搏器功能或使电极脱落。

（4）伤口护理：保持局部皮肤清洁、干燥，两周后如伤口愈合好可以沐浴，沐浴时不要揉搓起搏器部位皮肤，防止起搏器埋藏部位外伤，勿用力抓伤口，以防皮肤破损感染。衣服宽松，尽可能穿全棉质的衣物，防止摩擦，如果肿胀、出血、破损需立即入院检查。

（5）饮食指导：嘱患者进食高热量、高蛋白、高维生素、易消化富营养的饮食，以增强机体抵抗力，促进伤口愈合；多吃新鲜的蔬菜和水果等，保持排便通畅。

（6）避免进入高电压、高磁场的场所（如理疗室、高压电区、发电站、低 / 高频治疗仪等），但家庭生活电器一般不影响起搏器工作。嘱患者一旦接触某种环境或电器后出现胸闷、头晕等不适，应立即离开现场或不再使用该种电器。随着技术的不断更新，目前移动电话对起搏器的干扰作用很小，推荐平时将移动电话放置在远离起搏器至少 15cm 的口袋内，拨打或接听电话时采用对侧。

（7）随访指导：脉搏持续低于起搏频率，出现胸闷、心悸、黑矇、晕厥等安置起搏器前驱症状应及时就诊；无异常时常规门诊定期复查，出院后分别于第 1、3、6 个月各随访 1 次，稳定后每 6 个月复诊 1 次，以便了解起搏器的工作状态。起搏器电池担保使用年限不同，一般为 4～7 年，接近起搏器使用年限时，应缩短随访间隔时间，改为每月 1 次或更短一些，以便及时发现和解决问题，在电池耗尽之前及时更换起搏器。

（8）安装无抗磁功能的起搏器的患者，术后不做磁共振检测。带有抗磁功能的起搏器植入后，至少 6 周后可进行磁共振等检查。检查前需要与植入医生联系，并将起搏器程控为特定模式，MRI 检查完毕，请立即程控为正常模式。

二、临时心脏起搏器植入术的护理常规

（一）概述

临时心脏起搏器（temporary pacemaker，TPM）是一种由电池供电的临时心脏起搏设备，通常使用患者电缆、外科电缆或兼容性电缆连接到双极配置的临时性经静脉心外膜或心肌起搏的电极导线，能产生脉冲电流，以刺激心肌某部分而产生兴奋点并传导到整个心脏，产生收缩与舒张活动，以维持有效的血液循环的装置。

（二）护理评估

参考本章第九节心脏起搏器置入术的护理常规永久心脏起搏器植入术的护理常规的护理评估相关内容。

（三）护理关键点

1. 术前

（1）充分评估患者术前既往史、现病史、手术史和用药史。

（2）确保患者术前相关检查已完善。

（3）确保术前准备完善：静脉通道建立在左侧肢体、清洁手术区域皮肤、贴身穿着病员服、术后用品准备齐全。

（4）心理护理：护理人员应对其家属简明讲述安置临时起搏器的重要性，取得家属的理解。

2. 术中

（1）严密监测患者生命体征变化、监测有无并发症发生。

（2）起搏器参数设置正确、固定妥善、患者心率与起搏频率一致。

（3）关注患者意识及心理变化，确保手术正常进行。

3. 术后

（1）严密进行心电监护，监测患者生命体征、观察有无心律失常、电极移位等并发症。

（2）查看手术部位，穿刺处局部情况：有无渗血渗液、起搏器固定是否妥善。

（3）查看手术记录，了解起搏器参数设置，观察患者心率与起搏器频率是否一致，并做好起搏器参数记录。

（4）体位：术后平卧位、保持术肢伸直、勿弯曲，定时协助患者直线翻身 30°，同时指导患者术肢行踝泵运动或气压治疗，促进术肢血液循环，避免血栓形成。

（四）护理措施

1. 术前

（1）向患者及其家属讲解手术的基本过程，手术的必要性，消除紧张及顾虑情绪，取得配合。

（2）协助患者完成常规辅助检查，如凝血功能、血常规、肝肾功能、电解质水平、梅毒螺旋体、HIV、乙型肝炎病毒、丙型肝炎病毒、胸部 X 线片、心脏超声等。

（3）术前训练患者床上排尿排便，以防术后发生便秘、尿潴留。

（4）备皮：肚脐以下至双大腿上 1/3 包括会阴部的皮肤，保持清洁手术区域，更换病员服。

（5）建立静脉通道（一般应在左侧上肢）。

（6）检查临时起搏器功能是否正常，电池电量是否充足。

2. 术中

（1）严密监测患者生命体征变化：给予持续心电监护，密切观察术中患者的反应、心率、心律、血压、心电图的改变，监测血氧饱和度并记录，按需给予吸氧，如有生命体征异常情况立即告知术者。

（2）倾听患者主诉：关注患者意识及心理情况，及时与患者沟通，减少患者紧张恐惧情绪，使其可以配合手术。

（3）根据患者病情遵医嘱调节临时起搏器参数，监测起搏器功能是否正常。

（4）术中严格无菌操作，避免伤口处发生感染。

3. 术后

（1）术后患者入 CCU 持续进行心电监护，观察心率、心律，起搏器工作情况，经常巡视查看电极连接情况及临时起搏器的位置是否妥当，起搏和感知功能是否正常。

（2）活动与休息：术后患者取平卧位，保持术肢伸直，勿弯曲，以防电极脱位。术肢应进行踝泵运动，行气压治疗，促进术肢血液循环，避免血栓形成。

（3）定时协助患者直线翻身 30°。

（4）严密观察穿刺处有无出血、渗血、感染征象，保持伤口敷料干燥，伤口敷料隔日换药 1 次，潮湿时及时更换，保持局部皮肤清洁干燥，防止感染。

（5）临时起搏器妥善固定，保持各接头连接紧密，电极线勿打折，观察起搏器各参数设置是否准确，电池电量是否充足。

（6）病情观察：观察患者心率、心律，起搏器起搏频率，血压等，观察起搏器功能情况，起搏阈值，起搏频率。观察心律与起搏频率是否一致，密切观察患者患肢皮肤温度，颜色，是否水肿等。

（7）饮食指导：给予高热量、高蛋白、高维生素、易消化富营养的饮食，以增强机体抵抗力，促进伤口愈合；多吃新鲜的蔬菜和水果等，保持排便通畅。

（8）保持排尿、排便的通畅，勿用力排便及剧烈咳嗽。

（9）常见并发症的观察：导管移位、心律失常、心肌穿孔、电极断裂、深静脉血栓形成、气胸、血气胸和感染。

（10）待患者心率恢复后或拟行永久性起搏器植入术，应及时协助医生拔出临时起搏器电极（临时起搏器一般放置 1 ~ 2 周，最长不超过 1 个月），拔电极后患者术肢制动 6h，观察穿刺处有无出血，密切观察患者生命体征。

（11）皮肤：患者处于强迫卧位，骶尾部受压，应给予气垫床，按时翻身叩背，保持床单位平整舒适，对高位皮肤患者应用皮肤保护膜。

（五）健康指导

1. 术前

（1）向患者介绍临时起搏器植入的目的和手术过程。

（2）告知患者术中可能会出现令其不适的情况及术中可能出现的并发症，消除患者紧张和恐惧的情绪。

（3）向患者讲解术前建立静脉通道、更换病员服及术后用物准备的必要性，使其配合完善术前相关准备。

2. 术中

（1）向患者讲解术中可能出现令其不适的情况，争取患者的理解与配合。

（2）告知患者术中保持冷静、平稳呼吸、勿随意移动术肢。

（3）安抚患者紧张恐惧情绪，指导患者放松的方法，如腹式呼吸、渐进性肌肉放松、听音乐等方法。

3. 术后

（1）活动：术肢行踝泵运动，勿弯曲术肢。患者术后取平卧位，右侧髋关节制动，避免髋关节屈伸，以免电极脱出起搏失灵。右下肢每 2 小时给予被动按摩 1 次，预防下肢静脉血栓，并观察右下肢体皮温，皮色变化，以及足背动脉搏动情况。

（2）循环情况：右下肢每 2 小时给予被动按摩 1 次，预防下肢静脉血栓，并观察右下肢体皮温，皮色变化，以及足背动脉搏动情况。

（3）饮食指导：高蛋白、高热量、高维生素、易消化富营养的饮食。

第十节　埋藏式心脏自动复律除颤器植入术的护理常规

一、概述

埋藏式心脏复律除颤器（implantable cardioverter defibrillator，ICD）是心源性猝死（SCD）防治领域具有里程碑意义的发明。ICD 通过植入右心室的电极（双腔 ICD 还具有心房起搏感知电极），感知心律的 RR 间期，通过计算单位时间内心律失常的 RR 间期数目，计算心律失常的频率，可以在室性心律失常发生后较短时间内识别室性心律失常，并根据室性心律失常频率决定是否发放电除颤治疗，以终止快频率室性心动过速或心室颤动，减少快速性室性心律失常导致的心脏猝死发生。

二、护理评估

1. 术前　评估患者的疾病史：评估患者有无晕厥史、心脏传导阻滞等，了解各器官功能检查情况，评估埋藏式心脏自动复律除颤器置入的适应证和禁忌证。

（1）适应证

1）非一过性或可逆性原因所致心室颤动或室性心动过速引起的心搏骤停。

2）自发性持续性室性心动过速。

3）原因不明的晕厥患者，经心脏电生理检查可诱发出血流动力学障碍的持续性室性心动过速或心室颤动，药物治疗无效或不能耐受者。

4）陈旧性心肌梗死伴左心衰竭（左心室射血分数＜35%）所致的非持续性室性心动过速，心脏电生理检查可诱发出持续性室性心动过速或心室颤动，不能被Ⅰ类抗心律失常药物所抑制者。

5）先天性长 QT 综合征或其他家族性遗传性疾病，如致命性心律失常、右心室发育不良、Brugada 综合征等不能使用药物有效控制的恶性心律失常。

6）陈旧性心肌梗死或心肌病合并左心衰竭所致的非持续性室性心动过速，心脏电生理检查可诱发持续性室性心动过速或心室颤动。

（2）禁忌证

1）未能证实是室性心动过速或心室颤动所致的反复发作性晕厥。

2）无休止的室性心动过速或心室颤动。

3）可被外科手术或导管消融治疗的持续性室性心动过速，如特发性室性心动过速，束支折返性室性心动过速等。

4）一过性或可逆性因素所致的快速性心律失常。

5）预计生存期≤6个月的终末性疾病。

6）可能被器械植入术所加重的或不能进行系统性随访的明显精神性疾病。

7）有左心室功能障碍和 QRS 增宽，但无自发性或诱发的持续性或非持续性室性心动过速的患者，准备进行紧急冠状动脉旁路移植术的冠心病患者。

8）心功能Ⅳ级、药物难治性充血性心力衰竭、非心脏移植术候选者。

①评估患者心理状况：根据患者的年龄、文化程度、心理素质等，采用适当的形式向患者及其家属介绍手术的必要性和安全性，手术的过程、方法和注意事项，以解除思想顾虑和精神紧张，取得最佳手术配合。

②评估患者辅助检查是否完善：如血常规、尿常规、血型、凝血功能、肝肾功能、电解质水平、梅毒螺旋体、HIV、乙型肝炎病毒、丙型肝炎病毒、胸部 X 线、心电图、动态心电图、超声心动图等。

③评估患者皮肤准备是否完善：术前皮肤是否清洁干燥，备皮范围是否包括左上胸部，其中包括颈部和腋下及临时起搏器的备皮范围会阴部及双侧腹股沟。

④评估患者术前用药医嘱是否执行：抗生素是否做好皮试，术前药物是否备齐，术前应用抗凝血药者是否已停药及凝血酶原时间是否恢复在正常范围内。

⑤评估患者术前是否完成体位训练：是否能在他人协助下进行平卧位床上排尿。

⑥评估各种急救药品及气管插管器械，保证监护仪、除颤器、呼吸机和临时起搏器等是否处于良好的运转状态，吸痰机、输液泵的电池电量是否充足，药物是否抽吸好。

2. 术中

（1）评估患者术中生命体征是否平稳。

（2）评估患者术中感受，了解患者术中疼痛情况及其他不适主诉，以便及时发现，及时处理。

（3）评估患者术中体位是否正确，是否有利于手术医生操作。

（4）评估手术间环境准备是否符合 ICD 植入的无菌要求。

（5）评估术中器械准备：氧气、心电监护仪、呼吸机、临时起搏器、除颤器及各种导管，检查 X 线机电源、性能，检查 ICD 部件是否完好无缺。

（6）评估术中药物准备：抗心律失常药物、抢救药，如胺碘酮、阿托品、利多卡因、间羟胺、多巴胺等是否按要求标准准备齐全，必要时术前抽好药物，标明药名。

3. 术后

（1）严密进行心电监护监测患者生命体征。

（2）查看手术伤口，观察起搏器囊袋有无肿胀，观察伤口有无渗血、红、肿，患者有无局部疼痛、皮肤变暗发紫、波动感等，及时发现出血、感染等并发症。

（3）查看手术记录，了解术中情况。

（4）评估患者术后活动情况，根据患者的不同年龄、文化程度、接受程度进行术后的活动指导。

（5）评估术后除颤器等抢救药品物品是否备齐及功能是否完好。

（6）评估患者术后心理状况，根据实际情况做好相应的心理健康指导。

三、护理措施

1. 术前

（1）心理护理

1）根据患者的年龄、文化程度、心理素质等，采用适当的形式向患者及其家属介绍手术的必要性和安全性，手术的过程、方法和注意事项，以解除思想顾虑和精神紧张，取得最佳手术配合。

2）必要时手术前应用镇静药，保证充足的睡眠。患者有严重的、危及生命的心律失常，既担心自己的疾病，又对 ICD 治疗不了解，并要负担昂贵的治疗费用，因而产生紧张、恐惧、害怕、不安等异常心理状态，通常顾虑重重。

3）对患者做好细致的解释工作，根据患者的心理状况及社会背景等方面的特点，有针对性地进行术前教育，增强战胜疾病的信心，消除恐惧，以保证患者术前有充足的睡眠。

（2）协助检查指导患者完成必要的实验室及其他检查，如血常规、尿常规、血型、出凝血时间、肝肾功能、电解质水平、梅毒螺旋体、HIV、乙型肝炎病毒、丙型肝炎病毒、胸部 X 线、心电图、动态心电图、超声心动图等。

（3）皮肤准备：术前 1d 为患者备皮，植入式起搏备皮范围是左上胸部，包括颈部和腋下，备皮后注意局部皮肤清洁；临时起搏器通常经股静脉置入，备皮范围是会阴部及双侧腹股沟。

（4）术前用药：提前做好抗生素皮试，建立静脉通道，留置浅静脉留置针（一般在右侧上肢体），术前 30min 至 2h 预防性应用抗生素 1 次。术前应用抗凝血药者需停用至凝血酶原时间恢复在正常范围内，如不能停用药物者，术前应准备止血药，以备术中使用。

（5）体位训练：训练患者平卧位床上排尿，以免术后由于卧床体位而出现排尿困难。

（6）评估：评估患者有无晕厥史、心脏传导阻滞等，了解各器官功能检查情况，评估埋藏式心脏自动复律除颤器置入的适应证和禁忌证。

（7）物品的准备：备好各种急救药品及气管插管器械，保证监护仪、除颤器、呼吸机和临时起搏器等处于良好的运转状态，确保吸痰机、输液泵的电池电量充足，药物抽吸好。

2. 术中

（1）严密监测心率、心律、呼吸及血压的变化，发现异常立即通知医生。手术过程中易发生心律失常，多在电极定位过程中发生，可表现为频发室性期前收缩、室性心动过速，为刺激心内膜引起。故术中应进行心电监护，密切观察和记录生命体征及心电图的变化，迅速准确执行医嘱及抢救用药，询问患者术中的自我感觉，以便及时抢救。

（2）关注患者的感受，了解患者术中疼痛情况及其他不适主诉，并做好安慰解释工作，帮助患者顺利配合手术。

（3）体位：协助患者取平卧位，显露前胸部，头偏向于手术部位的对侧。协助手术医生消毒、铺无菌巾。

（4）埋置的 ICD 术中需诱发心室颤动发作。心室颤动发作至除颤放电至少大于 10s，心室颤动的诱发及放电是否成功，直接关系到患者生命安全。因此在测试前，必须准备好各种抢救仪器和药品，将除颤器、人工呼吸机、吸引装置、气管插管等放于适当位置并处于备用状态，以免延误或丧失抢救机会。若低能量除颤不能转复，必须立即进行体外高能量电击除颤，直至转为窦性心律。

（5）手术间准备：ICD 植入术须在严格无菌的条件下进行，导管室护士应在术前做好手术间环境、设备、空气等的消毒，满足手术的无菌需要。

（6）器械准备：备好氧气、心电监护仪、呼吸机、临时起搏器、除颤器及各种导管，检查 X 线机电源、性能，检查 ICD 部件是否完好无缺。准备安装起搏器器械包、敷料包等，确保一切物品处于应急备用状态。调整好急救器材的各项参数，以防植入的 ICD 不能在心律失常有效治疗时迅速进行急救。

（7）药物准备：备好抗心律失常药物、抢救药，如胺碘酮、阿托品、利多卡因、间羟胺、多巴胺等，必要时术前抽取药物，标明药名。

3. 术后

（1）休息与活动

1）术后将患者平移至床上，植入式起搏者需保持平卧位或略向左侧卧位 4 ～ 6h，如患者平卧体位不适，可抬高床头 30°～ 60°。术侧肢体肩关节不宜过度活动，肘关节以下可活动，术侧手掌进行握拳运动以预防血栓形成。

2）勿用力咳嗽，如出现咳嗽症状，尽早应用镇咳药。经股静脉安置临时起搏器的患者需绝对卧床，患者取平卧或左侧卧位，术侧肢体避免屈曲或活动过度。卧床期间做好生活护理。术后第 1 次下床活动应动作缓慢，防止跌倒。

3）ICD 囊袋处避免外力压迫、冲击，限制术侧上臂向上向后大幅度运动，协助患者做好日常生活护理，减少其活动，避免大幅度活动引起电极脱位而导致 ICD 功能丧失。

4）患者卧床期间，护士给予患者生活护理，以免引起电极导管移位。卧床时间结束后可下床适当活动，但应避免大幅度转体运动及术侧上臂向上向后大幅度运动（梳头、举物过头等）。

5）活动指导小结

活动时间：术后当天至术后第 1 天，每次 5 ～ 10min，每天 2 ～ 3 次；术后第 2 天起，每次 10 ～ 15min，每天 2 ～ 3 次。

术后当天：需 6 h 沙袋间断压迫（每间隔 2h 解除压迫 5min），患者取平卧位（＜ 30°）或略左侧卧位，可半卧位，12h 可下床活动；术后指导患者进行术侧上肢握拳屈肘与伸臂运动。

术后第 1 天：术侧上肢握特制弹力球屈肘与伸臂运动（术后 24h 可用术侧上肢进餐）。

术后第 2 天：术侧上肢肩关节外展运动（外展＜ 30°）。

术后第 3 天：术侧上肢肩关节前屈、后伸运动（前屈小于 30°、后伸小于 30°）。

术后第 4 天：术侧上肢触摸对侧肩膀及同侧耳朵运动，术侧可洗脸、刷牙等。

术后第 5 天：术侧上肢逐渐进行前屈、后伸、外展（30°～ 45°）。

术后第 6 天：术侧上肢旋臂运动，以肩为轴旋前，再旋后。

术后第 7 天：术侧上肢练习手指爬墙运动（术侧手指高度范围不超过术侧头顶部）、术侧梳头（梳同侧头发）。

术后 1 ～ 2 周：术侧上臂缓慢抬臂与下垂动作，并以肩为轴旋转相配合。

术后 2 周后：练习患侧手掌至颈后，开始时低头位，练习患侧手臂越过头顶梳对侧头发、扣及对侧耳朵，逐渐达到抬头挺胸，患肢内收、外展、向上抬高伸展，逐渐上举等活动。

备注：

术后 2 周内：不要高举手术侧手臂。

术后 2 ～ 4 周：可进行简单家务。

术后 6 周内：不要游泳、打高尔夫、网球，不能提 5kg 以上的重物。

术后 6 周后：进行正常活动，但应避免接触性运动（篮球、足球等）和有剧烈震动的运动（骑马、自行车等）；在进行如举重或垒球之类的负重或重复性上半身运动之前，先询问医生进行评估。

完全康复后：可适当地进行体育活动，如散步、跳舞、打太极拳、骑自行车等，应避免重体力劳动和剧烈运动。

活动口诀：下床握拳再外展，前屈后伸旋臂好，再来攀岩和绕头，循序渐进恢复好。

（2）监测

1）患者术后需安置于监护病房，严密监测患者生命体征变化。尤其注意观察有无心律失常的发生，如监护中发现室性心动过速（VT）和（或）心室颤动（VF），护士应守护于患者床旁，观察并记录患者的意识、ICD 的工作状态等，发现异常立即报告主管医生并遵医嘱做好相应的紧急处理措施。

2）监护 ICD 的识别、起搏器的感知、带动情况，发现 P 波和 QRS 波时限突然变宽或自主心率次数少于设定的起搏频率等异常情况，常提示电极脱位或起搏功能不良，应及时汇报医生处理。

3）术后描记 12 导联心电图，进行心电监护，监测脉搏、心率、心律、血氧饱和度

24～48h，心电变化及患者自觉症状，及时发现有无电极导线移位或起搏器起搏、感知障碍。术后监测体温，观察有无腹壁肌肉抽动、心肌穿孔等表现，及时报告医生并协助处理。出院前常规行胸部 X 线检查和起搏器功能测试。

（3）伤口护理与观察

1）植入式起搏者伤口局部以沙袋加压 6h，且每间隔 2h 解除压迫 5min；或局部加压包扎即可。保持切口处皮肤清洁干燥，严格无菌换药，术后 24h 换药 1 次，伤口无异常可 2～3d 换药 1 次。

2）观察起搏器囊袋有无肿胀，观察伤口有无渗血、红、肿，患者有无局部疼痛、皮肤变暗发紫、波动感等，及时发现出血、感染等并发症。若切口愈合良好，一般术后第 7 天拆线（采用可吸收缝线者多不用拆线）。临时起搏者每天换药，防止感染。

3）植入式心脏起搏器安装术后无须常规应用抗生素预防感染。禁用活血化瘀药物，防止皮下淤血。

（4）心理护理：术后伤口疼痛和异物感及当 ICD 工作时心前区冲撞感，使有些患者产生焦虑、易怒、恐惧或抑郁。据有关资料表明，ICD 安置术后有 30%～50% 的患者由于清醒状态下放电而导致心理异常。因此术后应加强患者的心理疏导。

（5）并发症的观察及护理：ICD 安置术后和其他永久性起搏器安置术后一样，还可能出现血气胸、心脏穿孔、心律失常等并发症，这就要求我们在术中锁骨下静脉穿刺准确、正规操作术后密切观察病情，发现问题及时处理。

1）电极脱位：由于右心腔过大、电极张力不足、术侧上肢活动幅度过大等因素，易导致电极脱位。如果发生可通过 X 线检查确定电极脱落的位置并给予及时处理。

2）囊袋感染：术后护士要密切观察患者伤口有无红、肿、热、痛及切口皮肤的张力。伤口隔天换药 1 次，一旦怀疑感染立即静脉应用大量抗生素，早期治疗后可控制感染。若囊袋化脓，出现波动感，需切开囊袋，清创排脓，并将 ICD 消毒处理后在对侧胸部重新放置。

3）ICD 埋藏后心律失常"风暴"：有些患者在术后数日至数月内室性心律失常发作次数较前显著增加，称为 ICD 埋藏后心律失常"风暴"。可能与术后疼痛、紧张、焦虑、心力衰竭及术后停用抗心律失常药物等因素有关。多数患者由于在术中清醒状态下被电击过会感到恐惧不安，护士在术后应向患者进行安慰和解释，告知进行电击的原理是为了调节及修改 ICD 工作参数，使之更好地发挥疗效。同时，遵医嘱给予抗心律失常药物及适当的安神镇静药物进行控制。

4）下肢静脉栓塞：护士对术后患者密切观察其整体状态，如意识、皮肤颜色、温度、足背动脉搏动、呼吸状况等，以判断有血栓形成，如发现有栓塞现象，及时给予相应处理。

四、健康指导

1. 术前

（1）向患者介绍 ICD 手术目的、手术过程，以及术后可能会出现的不适情况、费用问题等。

（2）向患者讲解术前建立静脉通道、更换病员服及术后用物准备的必要性，使其配合完善术前相关准备。

（3）向患者及其家属介绍术前准备的物品：如护理垫、吸管、便盆、尿壶（男患者准备）等。

2. 术中

（1）关注患者的感受，了解患者术中疼痛情况及其他不适主诉，并做好安慰解释工作，帮助患者顺利配合手术。

（2）告知患者术中保持冷静、平稳呼吸、勿随意移动术肢。

3. 术后

（1）起搏器知识指导

1）告知患者起搏器的设置频率及使用年限。指导其妥善保管好起搏器卡（印有起搏器型号、有关参数、安装日期、品牌等），劝告患者不要接近电磁干扰源，如转换器、雷达、热疗仪、带有射线装置的玩具、反盗窃装置和磁安全棒等。

2）告知患者应避免强磁场和高电压的场所（如核磁、激光、变电站等），但家庭生活用电一般不影响起搏器工作。

（2）病情监测指导：教会患者每天自测脉搏两次，出现脉率比设置频率低 10% 或再次出现安装起搏器前的症状应及时就医。不要随意抚弄起搏器植入部位。自行检查该部位有无红、肿、热、痛等炎症反应或出血现象，出现不适立即就医。

（3）活动指导

1）早期靠近心脏起搏器的肩关节只能进行轻微活动，避免剧烈运动，装有起搏器的一侧上肢应避免做用力过度或幅度过大的动作（如打网球、举重物等），以免影响起搏器功能或使电极脱落。

2）术后 1 周采用起搏器术后康复操进行康复训练；术后 1 个月可恢复正常生活和工作，但不做剧烈的活动；术后 3 个月内起搏器一侧肢体避免高举手臂（以肩关节外展不超过 90° 为宜），避免提取重物。

（4）定期随访：植入起搏器后的随访时间与患者临床情况变化、植入的埋藏式自动心脏复律除颤器（ICD）的类型有关，一般要求植入后 1、3、6、12 个月各随访 1 次，以后每 6 个月随访 1 次。接近 ICD 使用年限时，应缩短随访间隔时间，改为每月 1 次或更短一些，在电池耗尽之前及时更换 ICD。

（5）饮食

1）给予高热量、高蛋白、高维生素、易消化富营养的饮食，以增强机体抵抗力，促进伤口愈合；多吃新鲜的蔬菜和水果等，保持排便通畅。

2）ICD 植入手术后限食盐量：起搏器植入术后康复期应适当限制主食、盐、糖及脂肪，每日盐的摄入量应 ≤6g，盐分摄入过多可加重心脏负担。限制水分摄入，在三餐以外，另加少量点心、水果等。

3）ICD 植入手术后禁忌维生素 K：含维生素 K 较高的食物可能影响抗凝药物疗效，包括菠菜、芥菜、西蓝花、青萝卜、海藻、紫菜、海带、绿茶等，平时饮食中上述食物分量应保持固定。

4）ICD 植入手术后荤素均衡：不可一味地光吃蔬菜，荤素搭配才能均衡营养供应。

5）ICD 植入手术后减少脂肪的摄入：起搏器植入手术后尽量少食高脂肪、高胆固醇食品，如肥肉、油炸类食物、动物肝等，多吃豆类食品。

6）戒烟、酒，生活规律，情绪开朗乐观，避免情绪激动、劳累等诱发心律失常的因素，坚持抗心律失常的药物治疗。

（6）伤口护理：保持局部皮肤清洁、干燥，两周后如伤口愈合可以洗澡，洗澡时不要揉搓起搏器部位皮肤，防止起搏器埋藏部位外伤，勿用力抓伤口，以防皮肤破损感染。衣服不可穿得过紧，质地过硬的内衣避免对伤口或心脏起搏器造成压迫。

（7）积极鼓励患者独立生活，为其提供安全舒适的环境，以利于身体康复，提高生活质量。

第十一节　心脏电生理检查的护理常规

一、概述

心脏电生理检查是一种评价心脏电功能的精确方法。在自身心律或起搏心律时，记录心内电活动，分析其表现和特征加以推理，做出综合判断。主要目的是对心律失常进行诊断，或在此基础上对心律失常进行治疗。主要包括经食管电生理检查（无创）及心内电生理检查（有创）两种方法。本节着重介绍有创心腔内电生理检查术。

二、护理评估

1. 术前

（1）术前充分评估患者有无行心脏电生理检查术的适应证：用于窦房结、房室结功能评价，预激综合征房室旁路定位、室上性心动过速、室性心动过速、心房颤动、心房扑动、心室颤动等的研究，确诊复杂心律失常，指导其治疗。

（2）术前充分评估患者有无行心脏电生理检查术的禁忌证：全身感染、腹股沟区局部化脓感染、感染性心内膜炎、严重心功能障碍、出血性疾病和严重出血倾向、严重肝肾功能不全、电解质紊乱、碘对比剂过敏等。

（3）充分评估患者的生命体征、文化程度、心理状态和家庭情况等。

（4）评估患者术前实验室检查和其他辅助检查的完成情况。

（5）术前所有抗心律失常药物使用情况，术前是否停用所有抗心律失常药物。

（6）既往有无碘对比剂过敏史。

2. 术中　手术间及其环境是否消毒。各种术中使用的仪器是否处于功能完好备用状态。是否备齐各类药品的数量、品种，是否均在有效期内。各类耗材型号、数量是否备齐，是否均在有效期内。

3. 术后　对跌倒（坠床）、静脉外渗、疼痛、导管滑脱等安全风险进行评估。术后随时评估是否发生与穿刺部位有关的并发症：血管损伤、局部血肿、动静脉瘘、假性动脉瘤、气胸、血胸、穿刺局部神经损伤等；与导管操作相关的并发症：心脏压塞、心律失常等。

三、护理关键点

1. 术前　完善各项术前检查。停用各种抗心律失常药物，询问药物过敏史。

2. 术中　正确使用碘对比剂、肝素钠、异丙基肾上腺素等，并准确记录。准备充足术中涉及的各种耗材。密切观察病情变化，警惕手术并发症的发生。加强放射防护，尤其是未婚未育的患者。

3. 术后　观察穿刺点是否有渗血渗液及心律失常、心脏压塞等并发症。

四、护理措施

1. 术前

（1）心理护理：向患者及其家属介绍手术的方法和意义及手术的安全性和必要性，解除患者思想顾虑和精神紧张，必要时手术前一晚遵医嘱给予口服镇静药，确保患者以最佳的身心状态接受手术检查。

（2）术前检查：指导患者完成必要的实验室检查：血常规、凝血功能、肝功能、肾功能、血型、输血前全套及感染指标、心脏彩色多普勒、24h 动态心电图。

（3）备皮：根据手术需要行双侧腹股沟及会阴部、锁骨下静脉穿刺区备皮及清洁皮肤，备皮时动作轻柔，勿损伤皮肤。

（4）训练床上排尿、排便：训练患者做深呼吸、屏气等动作，手术需要穿刺股动脉者术前 1 ~ 2d 指导患者练习床上排尿、排便，预防术后尿潴留，术前排空膀胱，指导患者术前更换干净舒适的病员服。

（5）药物准备：术前停用抗心律失常药物 5 个半衰期以上，以减少药物对心肌细胞电生理特性的影响，避免药物导致手术中不能诱发心律失常的可能性。术前详细询问患者有无药物过敏史。

（6）饮食护理：术前无须禁食，宜六成饱，可进食米饭、面条等，不宜饮牛奶、食用辛辣油腻食物，以免术后卧床出现腹胀或腹泻。将食管电生理检查安排在餐后 2h 进行。

（7）建立静脉通路：在患者的左侧肢体置入留置针，以便在术中维持静脉通路和随时抢救患者时注射药物。

2. 术中

（1）核对患者信息：护士和技术员或医生一起核对患者的姓名、性别、年龄、腕带及手术名称，根据手术安全核查表完成核对。

（2）熟悉手术过程

1）电生理检查应用于明确心律失常的起源处及其发生机制。主要由两部分组成：一是将电极导管安放在心脏的任何部位，记录该部位的电极波，记录心内电活动；二是在心腔内不同部位进行电刺激，观察不同部位电活动的反应。

2）电生理检查标测的部位：①高位右心房（HRA）标测电极：4 极标测导管由股静脉经下腔静脉送入高位右心房。记录到高大的心房波 A 而无心室波 V。②希氏束（His）标测电极：4 极标测导管由股静脉经下腔静脉送入房室交界处。近端电极清晰记录位于心房波（A）和心室波（V）之间的希氏束电位（H）。③冠状窦（CS）标测电极：10 极标测导管经锁骨下静脉或颈内静脉或股静脉送入冠状窦内。同时记录到心房波（A）和心室波（V）。对指导定位左侧旁路的消融靶点亦具有不可替代的作用。④右心室（RVA）标测电极：2极或 4 极标测导管由股静脉经下腔静脉送入右心室。记录到高大的心室波（V）。

（3）心理护理：向患者和其家属介绍该检查术的目的，详细说明手术过程和步骤及术中需要配合的关键点、手术时间、麻醉方式，改善患者紧张情绪。

（4）操作间准备：对操作间及其环境空气消毒，有层流消毒条件的，术前房间密闭30min，没有层流消毒条件的要进行紫外线照射 2h。

（5）仪器准备：多导电生理记录仪、程序刺激仪、影像设备（DSA）、多通道心电生理记录仪、三维标测系统（CARTO）、血压 / 血氧监护仪和除颤仪等仪器使用正常。

（6）耗材准备：备齐血管穿刺鞘组、2 极、4 极、10 极标测电极导管、连接线、房间隔穿刺鞘、一次性房间隔穿刺针、三维诊断超声导管等。

（7）药物准备：手术间备齐常用药品，如肝素钠注射液、异丙基肾上腺素注射液、盐酸多巴胺注射液、硫酸阿托品注射液、盐酸利多卡因注射液、胺碘酮注射液、间羟胺注射液、碘对比剂等。

（8）生命体征观察：术中严密观察患者血压、呼吸、心率、心律、血氧饱和度，术中患者的主诉、神志等变化。详细记录术前的生命体征，作为术中参考。在电生理刺激中如果有变化随时通知手术医生并记录。

（9）放射防护术中使用铅围裙、铅围脖随时保护患者的甲状腺、乳腺和性腺等对射线敏感的部位。

（10）高值耗材：术中所用的高值耗材条形码保留下来，进行逐一粘贴，存档在病历内，以备术后核查。巡回护士将术中所用的一次性耗材逐一进行毁形处理，并建立毁形记录本。

（11）护理记录：准确记录患者手术部位、手术步骤、手术开始和结束时间，参与手术的医生，术中使用的耗材，每小时详细准确记录患者术中血压、心率、心律的变化，在进行电生理刺激时严密观察术中心电监护的变化并详细记录。手术结束后在护理记录单上详细记录肝素钠、碘对比剂及其他药物的用量等。

（12）电生理检查的相关资料进行整理并完整妥善保存。

3. 术后

（1）安全交接：导管室术中病情的变化及用药等情况与监护室医护进行详细交接，尤其须交接患者术中是否发生心律失常、心脏压塞、气胸、迷走神经反射等并发症；术中肝素钠、碘对比剂的使用情况；强调术后需要观察的重点。

（2）体位：术后患侧肢体制动，平卧位休息 6 ～ 24h。

（3）病情观察：术后返回监护室，立即行全导联心电图，持续心电监护至少 24h，观察血压、心律、心率的变化及有无胸闷、憋气、呼吸困难等表现，密切观察有无心脏压塞、心脏穿孔、气胸、心律失常、血栓与栓塞、腹膜后出血等并发症。

（4）伤口的护理：根据手术入路的血管决定制动的时间，同时密切观察伤口有无渗血、渗液、血肿等情况，评估术肢功能状态。若穿刺股动脉，需在拔除鞘后下肢制动 6 ～ 8h，24h 后可下床活动。股静脉入路者在拔除鞘管后下肢制动 4 ～ 6h，穿刺点无渗血及血肿的情况下，加压包扎的弹性绷带 4h 松解 1 次，6h 后取下弹性绷带，用普通敷料包扎穿刺点，

6h 后可下床活动。若穿刺处周围出现出血、渗血或血肿，怀疑有相关血管并发症时，应根据情况适当延长压迫止血时间和下床活动时间。锁骨下静脉穿刺处一般无须加压压迫。

（5）饮食护理：术后局部麻醉患者给予高蛋白、高维生素、易消化的清淡饮食。

（6）并发症的观察和处理

1）心脏压塞：密切观察患者生命体征变化及烦躁、血压下降等心脏压塞早期表现，立即通知医生，准备急性心脏压塞急救与护理必备设施，如抢救物品、急救设备、心脏超声仪、心包穿刺耗材、开胸手术包等，协助心包穿刺引流，医、护、技多学科团队配合实施静脉自体血液回输。密切观察患者的神志、生命体征和心包穿刺的量。

2）迷走神经反射是常见的并发症之一。①原因：由于情绪紧张、手术时间长、疼痛、血容量不足等因素引起。②临床表现：心率减慢，血压下降，面色苍白，大汗淋漓，恶心呕吐等，严重者可出现短暂的意识不清。③处理：术前做好手术配合的注意事项，减轻患者紧张情绪，手术时间长注意补液，及时给予静脉注射阿托品、多巴胺以提升心率和血压。

3）血管并发症：多由于穿刺技术、拔管技术止血不当等引起。①假性动脉瘤及动静脉瘘：一般发生在术后 24 ～ 48h，患者主诉穿刺部位疼痛，发现搏动性包块，局部听诊可闻及明显收缩期血管杂音。有时动静脉瘘局部包块不明显，可无血管杂音，确诊后立即加压包扎处理。②血栓形成：穿刺部位血管因导管或导丝损伤血管壁，或局部斑块被导管或导丝触及而脱落导致血栓栓塞，或因压迫过紧、时间过长形成血栓，患者出现肢体疼痛、发麻，动脉搏动减弱或者消失等。血管超声检查及血管 CTA 有助于诊断，需进行抗凝治疗。③腹膜后血肿：患者术后出现血容量不足、失血性休克的临床表现：血压进行性下降，患者面色苍白、神志淡漠、不明原因的血红蛋白下降、腹痛腹胀、腰背部疼痛和血尿等。血管超声检查或者造影可以确诊，一旦诊断尽早转外科手术。

五、健康指导

1. 术前　饮食指导，给予高热量、高维生素、易消化的食物，忌吃刺激性食物和药物，如辣椒、生姜、胡椒、烟、酒和大量饮浓茶、咖啡等，以免增加心脏负担。注意休息，劳逸结合，避免重体力劳动。

2. 术中　告诉患者行电生理刺激时会出现心悸不适属于正常现象，停止刺激后症状会减轻或消失。

3. 术后　经食管电生理检查术后禁食 2h。教会患者自测脉搏并记录，如发现异常应与医生联系。电生理确诊心律失常后选择射频消融手术的患者，健康指导见本章第十二节心律失常射频消融术的护理常规相关内容。

第十二节　心律失常射频消融术的护理常规

一、概述

心律失常射频消融术（radiofrequency catheter ablation，RFCA）是将电极导管经静脉或动脉血管送入心腔特定部位，释放射频电流导致局部心内膜及心内膜下心肌凝固性坏死，达到阻断快速心律失常异常传导束和起源点的介入性技术。射频电流是一种正弦波形，是频率为 300 ～ 750kHz 的交流电流。

二、护理评估

射频消融术的护理评估基本同"本章第十一节心脏电生理检查的护理常规"，同时还应该注意以下几点。

1. 术前

（1）充分评估患者有无行 RFCA 的适应证。

1）预激综合征合并阵发性心房颤动和快速心室率。

2）房室折返性心动过速、房室交界区折返性心动过速、房性心动过速、典型心房扑动和特发性室性心动过速反复发作者、合并有充血性心力衰竭者、有血流动力学障碍者。

3）非典型心房扑动，发作频繁、心室率不易控制者。

4）不适当的窦性心动过速合并心动过速心肌病。

5）慢性心房颤动合并快速心室率且药物控制效果欠佳、合并心动过速心肌病者进行房室交界区消融。

6）手术切口折返性房性心动过速反复发作者。

7）发作频繁和（或）症状重、药物预防发作效果差的心肌梗死后室性心动过速。

（2）术前充分评估患者有无行 RFCA 的禁忌证

1）相对禁忌证：①显性预激无心动过速、无症状者。②不适当窦性心动过速药物治疗效果好者。③阵发性心房颤动药物治疗效果好或发作症状轻者。④频发室性期前收缩，症状不严重，不影响生活、工作或学习者。⑤心肌梗死后室性心动过速，发作时心率不快并且药物可预防发作者。

2）绝对禁忌证：①感染性疾病，如感染性心内膜炎、败血症、肺部感染。②全身衰竭伴严重心功能不全者。

（3）心房颤动和心房扑动消融的患者，术前经食管超声心动图检查心房内是否有血栓。

（4）术前详细评估患者的现病史、既往史和凝血指标。

（5）评估阵发性、持续性心房颤动患者术前、术后服抗凝药物、抗心律失常药物、制酸剂和胃黏膜保护剂的服药情况。

2. 术中

（1）房间隔穿刺完成后评估抗凝药物的使用及 ACT 值的变化。

（2）加强评估患者在消融时的生命体征、神志和疼痛变化。

（3）评估术中肝素钠和碘对比剂的不良反应情况。

3. 术后　评估患者饮食指导的掌握情况。

三、护理关键点

射频消融术的护理关键点基本同"本章第十一节心脏电生理检查的护理常规护理关键点"，同时还应该注意以下几点。

1. 术前　抗凝药物、抗心律失常药物和制酸剂等使用的量和副作用的观察。

2. 术中　尤其是房间隔穿刺之后随时要关注各种并发症的发生。房颤消融时要加强生命体征、血氧饱和度、神志、疼痛等的观察。

3. 术后　进行饮食注意事项的宣教和指导，以避免食物加重敏感的食管损伤导致心房-食管瘘的发生。

四、护理措施

1. 术前

（1）心理护理：向患者及其家属介绍手术的方法和意义，手术的安全性和必要性，解除患者思想顾虑和精神紧张，必要时手术前晚遵医嘱给予口服镇静药，确保患者以最佳的身心状态接受手术治疗。

（2）术前检查：指导患者完成必要的实验室检查，如血常规、凝血功能、肝功能、肾功能、血型、输血前全套及感染指标、心脏彩色多普勒、24h 动态心电图、经食管超声心动图（房颤消融术）等检查，行冠状动脉 CT 重建左心房及肺静脉利于消融。

（3）备皮：根据手术需要行双侧腹股沟及会阴部，锁骨下静脉穿刺区备皮及清洁皮肤，备皮时动作轻柔，勿损伤皮肤，备皮完毕要将皮肤清洗干净。

（4）训练床上排尿、排便：训练患者做深呼吸、屏气等动作，手术需要穿刺股动脉者术前 1～2d 指导患者练习床上排尿、排便，预防术后尿潴留，术前排空膀胱。术前更换干净舒适的病员服。

（5）药物准备：洋地黄需停用 7d，口服胺碘酮患者需停药 1 个月，以减少药物对心肌细胞电生理特性的影响，避免药物导致手术中不能诱发心律失常的可能性。房颤消融者术前服用华法林者维持国际标准化比值（INR）在 2.0～3.0 或者新型口服抗凝药物（NOAC）至少 3 周。术前详细询问患者有无药物过敏史。

（6）食管超声检查：心房颤动和心房扑动患者行左心房内消融术前须经食管超声心动图排除心房内血栓才可手术。检查前准备：禁食、禁饮 8h，准备利多卡因胶浆两支检查时局部麻醉用。检查后：2h 内禁食、禁饮。

（7）饮食护理：局部麻醉患者术前无须禁食，术前饮食宜六成饱，可进食米饭、面条等，不宜饮用牛奶、食用辛辣油腻食物，以免术后卧床出现腹胀或腹泻，全身麻醉患者术前需禁食、禁饮 4～6h。

（8）建立静脉通路：在患者的左侧肢体植入 18～22G 留置针，以便在术中维持静脉通路和随时抢救患者时注射药物。

2. 术中

（1）核对患者信息：护士和技术员或医生一起核对患者的姓名、性别、年龄、腕带及手术名称，根据手术安全核查表完成核对。

（2）熟悉手术过程：在局部麻醉或全身麻醉下先行电生理检查，确定心动过速类型，标测靶点位置，将导管顶端固定在发生心动过速的异常兴奋点或导致心动过速的关键部位，然后发放射频电流，将异常兴奋点或关键部位消融，消融成功后观察 20min，重复电生理检查，再次确定消融成功，即可拔出电极导管，穿刺点压迫止血后加压包扎。

（3）心理护理：向患者和其家属介绍该手术的成功率及目前的开展情况，详细说明手术过程和步骤及术中需要配合的关键点、手术时间、麻醉方式，改善患者紧张情绪，术中消融时部分位置会产生疼痛，可以告诉手术医生但不可以随意移动身体及四肢。

（4）生命体征观察：术中严密观察患者血压、呼吸、心率、心律、血氧饱和度，术中患者的主诉、神志等变化。详细记录术前的生命体征，作为术中参考。房间隔穿刺后每 10 分钟监测血压、呼吸、心率、心律、血氧饱和度，30min 后如病情稳定，改为每小时监测，在消融中如果有变化随时通知手术医生。

（5）药物准备：确保各类药物种类齐全，数量充足，定期检查药品有效期并详细登记。诱发试验类：异丙肾上腺素、腺苷或三磷酸腺苷（ATP）、维拉帕米、阿托品。常规类：利多卡因（局部麻醉药）、肝素钠（抗凝药）、地西泮（镇静药）、鱼精蛋白（止血药）、碘对比剂。急救类：抗快速及缓慢性心律失常药、升压药、强心药、抗休克药、抗心绞痛药、抗心力衰竭药、抗过敏药、溶栓类药等。并将各类药品分类放置于易拿、易放位置。

（6）ACT 监测：射频消融建立消融的血管通路后，立即遵医嘱按照 $50 \sim 100U/kg$ 给予肝素钠。房间隔穿刺后根据患者的体重给予肝素钠全量，从肝素钠全量开始计算，每小时监测部分活化凝血时间（ACT），维持 ACT $300 \sim 350s$，根据 ACT 值指导是否需要补充肝素钠的量。术中肝素钠盐水冲洗鞘管并先回抽血液，再用肝素钠盐水冲洗鞘管，避免鞘管内有残留小血栓进入体内造成栓塞。

（7）仪器准备：消毒前将体外除颤电极片安放在患者正确位置，并连接在除颤仪上备用，以保证术中发生恶性心律失常时可以及时电复律。检查消融设备及机器的工作状况：影像学设备（DSA）、多通道心电生理记录仪、心电刺激仪、射频消融仪、三维标测系统（CARTO）、血压和血氧监护仪、除颤仪等。

（8）耗材准备：术中备齐一次性耗材，如血管穿刺鞘组、标测导管、温控射频消融导管、冷盐水灌注射频消融导管（压力、非压力）、房间隔穿刺鞘、一次性房间隔穿刺针和三维诊断超声导管等。

（9）预防压疮：射频消融术由于术中靶点选择困难通常会导致手术时间长，术前安置患者平卧位，双下肢外展外旋，预计手术时间超过 2h 和风险较高的患者，对持续受压的骨突处给予皮肤保护，减少局部受压，协助患者非穿刺侧被动活动。

（10）尿量管理：手术时间大于 2h 的清醒患者，协助患者排尿减少位置移动；全身麻醉导尿患者每小时记录尿量。

（11）放射防护：术中使用铅围裙、铅围脖，随时保护患者的甲状腺、乳腺和性腺等对射线敏感的部位。

（12）疼痛、镇静管理：房颤消融放电时，患者会有不同程度的疼痛，为了减少疼痛引起体位移动，术中会应用芬太尼、地佐辛、咪达唑仑等镇静镇痛的药物，随时评估和观察药物的副作用和镇痛效果。

（13）高值耗材：术中所用的高值耗材条形码保留下来，进行逐一粘贴，存档在病历内，以备术后核查。巡回护士将术中所用的一次性耗材逐一进行毁形处理，并建立毁形记录本。

（14）护理记录：准确记录患者手术部位、手术步骤、手术开始和结束时间，参与手术的医生，术中使用的耗材，术中出现的并发症。每 30 分钟详细准确记录患者术中血压、心率、心律的变化，房颤消融患者每小时记录 ACT 值及肝素钠的量，手术结束后汇总肝素钠、碘对比剂及术中补液的用量等。

（15）资料存档：对消融手术的检查资料进行整理并完整妥善保存。

3. 术后

（1）安全交接：导管室术中病情的变化及用药等情况与监护室医护进行详细交接。尤其交接患者术中是否发生心律失常、心脏压塞、气胸、迷走神经反射等并发症；术中肝素钠、碘对比剂的使用情况；强调术后需要观察的重点。

（2）病情观察：术后持续心电监护至少24h，密切观察生命体征及有无胸闷、憋气、呼吸困难等表现，密切观察有无心脏压塞、心脏穿孔、气胸、心律失常、血栓与栓塞、腹膜后出血等并发症。术后24h内尤其还要加强观察手术是否复发，如显性预激综合征的患者心电监护出现预激波，室性期前收缩或室性心动过速消融术后又出现频发的室性期前收缩，房颤消融患者又出现心房颤动心律。

（3）伤口的护理：参照本章第十一节心脏电生理检查的护理常规护理措施术后伤口的护理相关内容。

（4）补液：全身麻醉患者常因麻醉术前禁食、禁饮，手术时间长而补液；局部麻醉患者因为术中精神紧张，电生理刺激诱发心动过速等，在拔出血管鞘时出现低血容量休克或疼痛诱发迷走神经反射，所以术后根据心功能状态决定补液速度及多巴胺注射液、阿托品注射液等备用状态。

（5）饮食护理：术后局部麻醉患者给予高蛋白、高维生素易消化的清淡饮食。全身麻醉患者需要禁食、禁饮4～6h。房颤消融患者术后1周内进食温、凉流质或半流质饮食。

（6）心理护理：做好手术相关宣教，解除患者及其家属的顾虑，增强患者战胜疾病的信心。

（7）并发症的观察和处理：射频消融术常见并发症同"本章第十一节心脏电生理检查的护理常规护理措施并发症的观察和护理"。其中房颤消融根据手术方式的不同，还可能会发生以下并发症。

1）房颤三维消融并发症的观察与护理：①房室传导阻滞（AVB），主要发生在消融部位靠近希氏束时，如慢径消融主要的并发症是三度房室传导阻滞，发生率为0.2%～1.0%。消融过程中密切监护体表和心腔内心电图的变化，一旦出现连发的快速交界性心律，PR间期延长时，及时终止放电，则可显著降低AVB的发生率，一般都可以自行恢复，如果观察3d至1周，遵医嘱使用激素类药品（如地塞米松）后，不能恢复者则需要安装永久性人工心脏起搏器。②血栓栓塞：大多数是脑卒中，主要是血栓脱落，气体栓塞等引起。轻者表现为短暂性脑缺血发作（TIA），严重者可导致神经功能损伤，为尽量避免血栓栓塞的发生，需术前完善经食管超声检查，术中规范操作，排尽管道空气，充分肝素抗凝，监测ACT值，以及密切观察患者意识及肢体活动变化等。③肺静脉狭窄：与肺静脉内消融有关。患者多表现为呼吸困难，呈进行性加重。其他症状包括胸痛、咯血、低热、反复发作且抗生素治疗无效的肺部感染及胸腔积液等，需持续抗凝治疗，监测相应指标变化，严重者需进行球囊扩张或支架植入术，必要时需要外科行肺静脉血管成形术。④心房-食管瘘：是房颤导管消融最为严重的并发症，与左心房后壁消融时损伤过重和消融部位不当有关。新近左心房消融后出现持续性发热、白细胞计数增高、吞咽困难、呕血、菌血症、胸部或头部 CT 发现血管内有空气等。发生罕见,致死率极高。一旦发生,需行外科手术治疗。怀疑心房 - 食管瘘者应避免内镜检查与治疗。

2)房颤冷冻消融并发症的观察与护理:①膈神经麻痹,冷冻右侧肺静脉可能会发生。预防措施:冷冻右侧肺静脉时监测膈神经跳动,一旦发现膈肌跳动减弱或消失,应立即停止,一般术中或出院前即可自行恢复。②冷冻球囊对于膈神经的损伤几乎是一过性且可逆,冷冻右侧肺静脉务必要监测膈神经。监测方法:上腔静脉持续稳定起搏膈神经,一旦发现膈肌运动变慢,立即停止消融。③迷走反应:冷冻左侧肺静脉可能会发生。预防措施:冷冻时注意心率和血压变化,必要时可注射阿托品或进行心室起搏。冷冻左侧肺静脉发生迷走反应的可能性约 80%,常发生在冷冻复温过程中。预防措施:复温时,注意患者心率、心律、血压、血氧饱和度和神志的变化。必要时准备阿托品注射液或准备心室起搏,预防迷走反应。④肺静脉狭窄:在行冷冻消融的时候,要确保球囊位置在肺静脉前庭部,不要在肺静脉内充气球囊,更不要在肺静脉内冷冻,可将肺静脉狭窄的风险降至最低。临床表现和处理同上述房颤三维消融。⑤食管损伤:左心房与食管毗邻,食管靠近左下肺静脉居多。预防措施:a.左下肺静脉冷冻消融的次数、温度及时间要严格把控,一旦下降 5℃ 要立即停止消融;b.冷冻时应该避免冷冻位置过深和同一部位重复多次冷冻,可以通过近端封堵技术、分段隔离来达到隔离效果;c.术后使用质子泵抑制剂 4 ~ 6 周。临床表现和处理同上述房颤三维消融。

五、健康指导

1. 术前 指导患者术前、术后遵医嘱服用抗凝药物、抗心律失常药物、制酸剂和胃黏膜保护剂等。心房颤动消融全身麻醉患者禁食、禁饮 4 ~ 6h。

2. 术中 清醒的患者尽量保持舒适体位,减少位置的移动。

3. 术后

(1)注意观察动脉或静脉穿刺处有无红肿、出血和疼痛等情况,一旦发生及时就医。

(2)术后 0.5 个月、1 个月、3 个月、6 个月随访,病情稳定后可每 6 个月随访一次。

(3)术后 1 ~ 2 周可进行一般的生活和工作,1 个月内应避免重体力劳动或运动,1 ~ 2 个月可完全恢复正常的生活和工作。患者如有胸闷、胸痛、心慌、气短和咳嗽、疲劳等不适症状出现,应立即停止运动,及时就医。

(4)房颤消融术后 3 个月内是治疗的空白期,可能会出现心律失常,须遵医嘱服用抗心律失常药,根据病情抗凝治疗 1 ~ 3 个月,服胺碘酮者,注意监测甲状腺功能和胸部 X 线片;服抗凝药者,监测 INR 值和凝血功能。

(5)术后 1 个月内宜进食细、软的温凉食物,避免进食坚果、骨头等较硬的食物,预防食管损伤导致心房 - 食管瘘。术后使用抑制胃酸分泌的 H_2 受体拮抗剂(H_2RA)、质子泵抑制剂(PPI)和黏膜保护剂(复方氢氧化铝、胶体果胶铋),术后坚持服 4 ~ 6 周。

第十三节 心导管检查介入术的护理常规

心导管检查介入术是通过心导管插管术(cardiac catheterization)进行心脏各腔室、瓣膜与血管的构造及功能的检查，包括右心导管检查与选择性右心造影、左心导管检查与选择性左心造影，是一种非常有价值的诊断方法。其目的是明确诊断心脏和大血管病变的部位与性质，病变是否引起了血流动力学改变及其程度，为采用介入性治疗或外科手术提供依据。

一、右心导管检查术的护理常规

（一）概述

右心导管检查术（right cardiac catheterization）是一种将心导管经外周静脉送入右心系统测定血流动力学及血氧参数的介入技术，广泛应用于肺血管病的诊断、风险评估及治疗效果监测。

（二）护理评估

1. 术前

（1）术前充分评估患者有无行右心导管检查术的适应证。

1）原因不明的肺动脉高压（超声心动图估测收缩压＞40mmHg）。

2）超声诊断不明确的先天性心脏病，协助超声心动图完成先天性心脏病的诊断和鉴别诊断。并了解其分流水平，分流量及心功能状态。

3）分流性先天性心脏病并发重度肺动脉高压，术前需判断肺动脉高压的程度及性质。

4）心力衰竭需测定肺毛细血管楔压以判断心功能情况。

5）心脏移植前判断心功能及全肺阻力情况。

6）可行介入治疗的左向右分流性先天性心脏病介入治疗前后。

（2）术前充分评估患者有无行右心导管检查术的禁忌证。如果病情需要进行右心导管术检查，特别是采用漂浮导管检查指导危重患者救治时，并无绝对禁忌证；但对于择期右心导管术检查的患者，以下情况应视为相对禁忌证。

1）急性感染性疾病。

2）有出血倾向者，现有出血性疾病或正在进行抗凝治疗。

3）电解质紊乱、洋地黄中毒。

4）未控制的恶性心律失常。

5）严重肝、肾功能不全。

6）妊娠。

7）不能配合进行右心导管术者。

（3）全面评估患者病史及相关检查：术前评估患者的现病史、既往史、家族史和过敏史；全面评估患者的心理状态和家庭支持系统；评估患者术前实验室、影像学和超声心电图等检查结果。

2. 术中 评估患者配合程度，随时评估患者的生命体征、心电监护、神志、疼痛等的变化。

3. 术后 评估患者生命体征、血氧饱和度和伤口出血情况。心导管检查明确诊断后，评估其对疾病的接受程度和对进一步治疗的态度。

（三）护理关键点

1. 术前 检查前和明确诊断后需要进一步治疗的心理评估；协助患者完成相关术前检

查，尤其是抗凝治疗的观察。

2．术中　并发症的观察和护理。

3．术后　需要抗凝治疗的观察及术后伤口的观察和护理。

（四）护理措施

1．术前

（1）耐心地向患者用通俗易懂的语言解释该检查术的必要性和重要性，要说明该项检查是一种创伤较小的技术，对疾病的诊断、治疗及评估预后至关重要，要积极配合，以缓解患者的紧张情绪，加强休息。

（2）指导患者完善相关检查。

（3）术前不需要禁食，术前一餐饮食以六成饱为宜，可进食米饭、面条等，不宜饮用牛奶、吃海鲜和油腻食物，以免术后卧床时出现腹胀或腹泻。

（4）部分患者伴有活动后气短，术前要嘱咐患者休息、吸氧 3 ～ 5L/min 减轻症状。根据需要行双侧腹股沟及会阴部或上肢、锁骨下静脉穿刺术区备皮及清洁皮肤，指导患者衣着舒适，术前排空膀胱。

（5）建立静脉通路：在患者的左侧肢体置入留置针且保持通畅，便于术中用药。

2．术中

（1）熟悉右心导管检查术手术过程

1）协助患者平卧于手术台上，采取合适的手术体位，让患者舒适，无不适感。正确连接心电监护、血氧饱和度、血压监测；检查静脉输液通路，保持通畅；需要吸氧的患者及时氧气吸入；准备好手术常规用品。

2）手术部位规范消毒，铺好无菌手术单，检查漂浮导管的气囊是否完整，各管腔是否通畅；预注肝素水，连接测压系统。

3）静脉穿刺多选用颈内静脉或锁骨下静脉，特殊病例亦可选择右侧股静脉。静脉切开常用左贵要静脉，此血管的走行与右心导管的弯曲度相匹配，比较容易进入右心室及肺动脉，但此法目前很少应用。

4）按 Seldinger 穿刺术行相应血管的穿刺。

5）推送扩张管和外鞘管至静脉后，将导引钢丝和扩张管一并退出，在外鞘管中抽 2 ～ 3ml 血液弃去，以肝素盐水冲管。

6）将充满肝素盐水的导管沿外鞘经股静脉或颈内静脉，上腔静脉依次送入右心房、右心室、肺动脉。

7）导管到位后可以测定相应心腔的压力。压力换能器的位置应固定在一个零点水平，可选择在卧床患者的腋中线等高水平。将连接管两端与三通开关和压力换能器相连接，开放通气，使压力计数为零后，再关闭通气后即可测压。

8）上腔静脉、下腔静脉、右心房、右心室流出道、肺动脉、肺小动脉等不同部位，分别测压并记录压力曲线。需要的时候将肺动脉与右心室进行连续测压，可显示压力阶差，这对肺动脉瓣狭窄的诊断具有重要意义。

9）肺小动脉楔压近似等于肺毛细血管楔压，其测定对于评价肺血管状态，测定肺血管阻力，反映左心房压力及左心室舒张末压等有重要意义。需要测量时，将 F4 或 F5 导管

或球囊 - 漂浮导管送至肺动脉远端，楔入肺小动脉内来测定。

10）采血与导管测压同步进行。在抽血前先用空注射器抽出导管腔内的盐水和少量血液 2 ～ 4ml 后，接上用肝素盐水湿润内壁的注射器，缓慢抽血 2 ～ 4ml。每次采血后立即向导管腔内注入数毫升肝素盐水，以免导管内形成血凝块。

11）检查完毕后，拔出鞘管，按压穿刺部位，待不出血后，加压包扎伤口。

（2）严密监测生命体征、心律、心率变化，观察血压、血氧饱和度及疼痛的程度，准确记录压力数据，出现异常及时通知医师，紧急处理。若遇频发室性期前收缩或室性心动过速不能终止者，可从导管内缓慢注入稀释的利多卡因 50 ～ 100mg，随之用 300 ～ 400mg 利多卡因加入 5% 葡萄糖注射液中静脉滴注。若室性心动过速不止或出现心室颤动者，应立即电复律，并考虑终止手术。

（3）由于该检查采取的是局部麻醉，在整个检查过程中患者的意识全程是清醒的，因此，尽量多陪伴在患者身边，多与患者交谈，分散其注意力，以缓解对陌生环境和仪器设备的紧张焦虑感等。同时提醒患者在术中出现任何不适要及时告知医护人员，让医护人员对病情做出及时准确的判断。

（4）若穿刺部位为颈内静脉，要避免无菌治疗巾完全覆盖患者的头面部，使患者加剧恐惧感；要保持呼吸道通畅，必要时给予氧气吸入；注意保暖，避免发生静脉痉挛等情况。

（5）维持静脉通路畅通，准确及时给药。备齐抢救药品、物品和器械以供急需，准确递送所需各种器械设备及完成术中记录。

（6）术中注意观察心电图、心腔内压力，详细记录各心腔内压力曲线图及参数并保存资料。

（7）儿童、未婚患者在腰部垫铅裙，防止 X 线对生殖系统造成不可逆伤害。

（8）术毕拔管后局部按压止血 5 ～ 10min，确认穿刺处无出血后，加压包扎穿刺部位。

3. 术后

（1）卧床休息：协助患者回到病床上休息，保持室内通风，温度适宜，避免出汗引起穿刺部位污染，保持干燥，防止感染，做好生活护理。

（2）压迫止血：术毕拔管后，颈内静脉穿刺部位按压至不出血后包扎 2 ～ 4h；动脉穿刺部位按压止血 15 ～ 20min，穿刺点无活动性出血后，可进行加压包扎 6h，穿刺侧肢体限制屈曲活动 12 ～ 24h，以利于血管穿刺点收缩闭合，保持血流通畅，防止血栓形成，还应避免剧烈咳嗽、打喷嚏等。观察动静脉穿刺点有无出血与血肿，保持穿刺部位敷料干燥，同时观察同侧肢端动脉搏动及指端温度、皮肤颜色等缺血情况。

（3）继续密切监测患者的生命体征及全身状态，特别是观察术后并发症，如心律失常、出血、空气栓塞、感染、热源反应、心脏穿孔等。

（4）术中应用碘对比剂患者，嘱其多饮水，促进碘对比剂排泄。

（5）并发症的观察和护理：右心导管检查术的并发症可有气胸、静脉炎、静脉血栓形成、肺梗死、心力衰竭及感染等；术中严格掌握无菌操作和操作规程，术后密切观察生命体征及伤口护理，发现异常及时通知医生。

（五）健康指导

1. 术前　指导患者完善相关检查，调整好心理状态，便于实施手术。

2. 术中

（1）指导患者选择合适的体位配合手术。

（2）指导患者及时向医护人员告知自己的主观不适便于医护人员及时应对及处理。

3. 术后

（1）饮食指导：合理进食、营养均衡，勿暴饮暴食等。

（2）用药指导：对术后需要继续服药患者，向患者及其家属交代按时服药的重要性及药物的作用、副作用及注意事项。

（3）活动指导：注意劳逸结合，适量运动，以逐渐恢复体力，提高睡眠质量。

（4）定期复查：出院后若无特殊情况 3～6 个月到医院复查。

（5）介绍与疾病有关的知识，生活中加强自我管理，减少感冒感染的风险。

二、左心导管检查术的护理常规

（一）概述

左心导管检查术（left cardiac catheterization）是在 X 线透视引导下，经周围动脉插入心导管至左侧心腔及大血管的检查方法，可测定主动脉压、左心室压等。左心导管检查术在临床用于主动脉狭窄、主动脉弓病变、主动脉水平左向右分流及冠状动脉病变等诊断。

（二）护理评估

左心导管检查术的护理评估基本同"右心导管检查术的护理评估"，同时还应该注意以下几点。

1. 术前　充分评估患者有无行左心导管检查术的适应证。

（1）了解主动脉及其分支、冠状动脉和周围血管的病变情况。

（2）为复杂性先天性心脏病，主动脉瓣、二尖瓣及左心室病变诊断提供诊断依据或进行术前评估。

（3）为心血管疾病介入治疗，包括冠状动脉球囊扩张成形术、二尖瓣狭窄的球囊成形术、左侧旁道或室性心动过速的射频消融提供基本的操作技术。

（4）对危重患者或术后患者进行血流动力学监测。

2. 术中、术后　护理评估参考本章本节右心导管检查术的护理常规护理评估相关内容。

（三）护理关键点

参考本章本节右心导管检查术的护理常规护理关键点相关内容。

（四）护理措施

左心导管检查术的护理措施基本同"右心导管检查术的护理措施"，同时还应该注意以下几点。

1. 术中熟悉左心导管检查术的手术过程

（1）协助患者平卧于手术台上，采取合适的检查术体位，让患者舒适，无不适感；正确连接心电监护、血氧饱和度、血压监测，检查静脉输液通路且保持通畅；需要吸氧的患者及时吸入氧气；准备好手术常规用品。

（2）手术部位规范消毒，铺好无菌手术单，连接测压系统及高压注射器。

（3）股动脉穿刺：按 Seldinger 穿刺术穿刺股动脉置入鞘管成功后，注入肝素水 100U/kg。

（4）在 X 线的引导下，顺鞘管先将导丝伸出导管头端约 20cm 之后将导管和导丝一并推送，当导丝送至升主动脉根部时固定导丝，将导管向前推送经主动脉弓直抵主动脉，撤出导丝后回抽导管内血液，即可进行预定的检查。

（5）进入左心室，可将在主动脉根部的导管头端按顺时针方向旋转推送进入左心室，也可先将导丝软头通过主动脉瓣口进入左心室后，再将导管导入，并要及时调整导管端位置，使之游离于左心室腔中，以免对左心室壁的碰撞，然后进行预定的检查。

（6）造影及测量完毕后，拔出造影导管和鞘管，局部压迫止血和包扎。

2. 并发症的观察和护理　左心导管检查术并发症可有气胸、心律失常、局部出血或血肿、穿刺血管远端血栓形成、栓塞、静脉炎等；术中严格掌握无菌操作和操作规程，术后密切观察生命体征及伤口护理，发现异常及时通知医生。

（五）健康指导

参考本章本节右心导管检查术的护理常规健康指导相关内容。

第十四节　先天性心血管病介入术的护理常规

先天性心血管病是指心脏及大血管在胎儿期发育异常引起，并在出生时病变即已存在的疾病，简称先心病。先心病是新生儿最常见的先天性缺陷，在我国先心病发病率为 0.7% ～ 0.8%。随着介入治疗的不断发展，先心病中的房间隔缺损、室间隔缺损和动脉导管未闭的介入治疗日趋成熟，且具有治疗效果好、创伤小、安全性高的优势。

一、房间隔缺损介入术的护理常规

（一）概述

房间隔缺损（atrial septal defect，ASD）为临床上常见的先天性心脏畸形，是在胚胎发育过程中房间隔的发生、吸收和融合出现异常，致左、右心房之间残留未闭的缺损。房间隔缺损可单独发生，也可与其他类型的心血管畸形并存，女性多见，男女之比约 1 : 3。

（二）护理评估

1. 术前

（1）充分评估患者有无行 ASD 介入术的适应证。

1）年龄 ≥ 3 岁，体重 ≥ 5kg。

2）继发孔型 ASD 直径 ≥ 5mm 伴有心血容量负荷增加，直径 ≤ 36mm 的左向右分流 ASD。

3）缺损边缘至冠状静脉窦，上、下腔静脉及肺静脉的距离 ≥ 5mm，至房室瓣 ≥ 7mm。

4）房间隔的直径大于所选用封堵伞左心房侧的直径。

5）不合并必须进行外科手术的其他心脏畸形。

6）外科术后残余分流。

（2）术前充分评估患者有无行房间隔缺损介入术的禁忌证。

1）重度肺动脉高压并已出现右向左分流。

2）合并部分或完全性肺静脉异位引流。

3）原发孔 ASD，静脉窦房间隔缺损。

4）较大的下腔型及上腔型 ASD。

5）超出封堵器适应范围的巨大 ASD。

6）近期有感染性疾病、出血性疾病及左心房和左心耳有血栓。

（3）做好病史评估及完善相关检查：术前评估患者现病史、既往史、过敏史等；评估术前相关的辅助检查是否完成，标记阳性结果；抗凝治疗患者手术全程评估是否有出血和高凝状态。

（4）心理准备：评估患者及其家属的心理状态和对治疗的态度。

（5）药品及设备准备：评估术中涉及的药品、设备、耗材的准备度。

2. 术中　评估患者生命体征及有无恶性并发症的发生。

3. 术后　评估患者是否有相关并发症的症状表现。

（三）护理关键点

1. 术前　协助患者完成术前相关检查；使用抗凝剂治疗的患者，术中、术后观察皮肤黏膜及伤口有无出血倾向。

2. 术中　密切观察心电监护，警惕术中、术后各种并发症的发生。

3. 术后

（1）全身麻醉患者术后安全转运。

（2）术后伤口的观察。

（四）护理措施

1. 术前

（1）注重心理护理：根据年龄采取相应的护理措施。婴幼儿易受分离的困扰，护士可多接触患儿以获得好感，在患儿入睡后再送手术室。年长儿和成年人主要担心术中的疼痛反应，可用图片等方式向患者及其家属介绍介入手术的优点、目的和手术过程及配合要点，使其消除恐惧、紧张和焦虑心理，在手术过程中能保持心理稳定，增强对手术的信心，减少血管痉挛发生的机会，增加对疼痛的耐受性，保证手术顺利。

（2）完善相关检查：如血常规、肝肾功能、电解质水平、凝血功能、传染病筛查、血型、心电图、超声心动图、胸部 X 线片等。

（3）使用抗凝剂的患者，要密切观察皮肤黏膜有无出血倾向，同时需行凝血四项检查。应用华法林者，术前 3d 停药，改为低分子量肝素，应用低分子量肝素的患者术前 12h 停止用药，必要时可在术前 6～12h 应用维生素 K120mg 肌内注射或静脉滴注，减少术中出血风险。

（4）局部麻醉患者术前无须禁食，术前一餐饮食以六成饱为宜，可进食米饭、面条等，不宜饮用牛奶、海鲜和油腻食物，以免术后卧床出现腹胀或腹泻。全身麻醉患者需要术前禁食 6h、禁饮 4h。

（5）部分患者伴有活动后气促等情况，术前要嘱咐患者休息、吸氧 3～5L/min，减轻症状。

（6）根据需要行双侧腹股沟及会阴部（范围：脐下至大腿中上 1/3 处）备皮及清洁皮肤。全身麻醉患者需行导尿术，留置尿管。

（7）在患者的左侧肢体植入留置针建立静脉通路且保持通畅。

2. 术中

（1）核对患者信息，协助患者平卧在 X 线诊断床上，且摆好体位，显露穿刺部位，消毒准备工作要轻、快、准，注意保暖。

（2）熟悉房间隔缺损介入术的手术过程

1）成人或较大的儿童可在局部麻醉下进行，婴幼儿和不能配合的儿童需采用全身麻醉，提前做好相关准备。

2）常规穿刺右股静脉，送入鞘管，经鞘管内推注肝素 100U/kg。

3）经鞘管送入右心导管及 J 形导丝至上腔静脉，交换加硬导丝（也可直接经鞘管送入加硬导丝至上腔静脉）。

4）从加硬导丝送入输送系统，至扩张管到达右心房中部，固定扩张管及导丝，推送输送鞘管至右心房中部，撤出扩张管及导丝。

5）送入输送系统前选择合适的封堵器，并将其置入负载导管中。当扩张管及导丝撤出后，排尽输送外鞘内的空气后，将负载导管插入输送鞘内，应用输送钢缆推送封堵器至右心房稍露出输送鞘管头端，输送鞘管及封堵器通过 ASD 至左心房，打开左心房侧盘片，回撤至 ASD 部，固定输送钢缆，回撤输送鞘管打开封堵器腰部及右心房侧盘，在其打开的瞬间可反复推拉输送钢缆数次，有助于封堵器到位。

6）封堵器在 X 线下呈"工"字形张开，可轻推拉输送钢缆，封堵器应固定不动，心脏超声证实位置恰当，无残余分流，未影响二、三尖瓣，则可逆时针选择输送钢缆，完全释放封堵器。

7）结束手术后，拔出鞘管，压迫止血。

（3）用物及药物准备：准备好压力装置，除颤仪、备好急救药品、若需麻醉遵医嘱备好全身麻醉及麻醉急救药品、麻醉机等。

（4）协助患者吸氧，监测血氧饱和度和心电监护，以及保持静脉通路通畅，无外渗等情况，观察并记录每小时尿量，便于及时给药或保证足够的循环血量。

（5）局部麻醉下行右股动静脉穿刺，向患者耐心解释，消除患者的紧张情绪。全身麻醉期间，应连续监测患者的呼吸和循环功能状况，必要时采取相应措施维持患者呼吸和循环功能正常。

（6）配合医生供给术中所需物品，确保手术安全顺利地进行。

（7）术中随时观察患者的反应和心电监护，询问其感受、重视患者的主诉，经常安抚患者，避免不良语言的刺激。

3. 术后

（1）继续心电监护，密切监测生命体征。监测患者心率、心律、血压的变化，经常询问患者主诉，发现异常情况及时通知医生；全身麻醉患者在苏醒前有专人护理，同时注意患者皮肤、口唇色泽及周围毛细血管床的反应，直至患者完全清醒，呼吸循环功能稳定。

（2）严密观察穿刺部位有无出血、血肿；穿刺处沙袋压迫 4～6h，5 岁以下患儿需护理人员协助压迫穿刺部位 2h 左右；术侧肢体禁止屈曲 8～12h，绝对卧床 24h，观察术侧肢体足背动脉的搏动情况。去除压迫后可渐进活动，预防血栓。

（3）全身麻醉患者术后去枕平卧、头偏向一侧，及时清除口咽部分泌物，对于痰液黏稠、量多者，应鼓励有效咳痰或吸痰。

（4）抗凝、抗栓治疗：遵医嘱应用肝素或低分子量肝素抗凝治疗 24～48h，同时每隔 2h 听诊患者心前区杂音，及早发现栓子是否脱落征象并报告医生，以及时进行手术取出并同时结扎动脉导管。

（5）按要求严格监测体温，遵医嘱给予抗生素治疗，预防感染。婴幼儿若有尿湿时随时更换衣物，防止逆行感染。注意排尿时间及尿量，如尿少或无尿，应及时报告医生并处理。

（6）全身麻醉患者在苏醒过程中常出现躁动不安或幻觉，容易发生意外伤害，应适当防护，必要时加以约束，防止患者发生坠床、碰撞及不自觉地拔出输液或其他管道等意外伤害。

（7）在转运患者时要轻柔、缓慢地搬动患者。转送过程中妥善固定各管道，防止脱出；全身麻醉未醒者，在人工辅助呼吸及监测循环、呼吸等生命体征下转运。

（8）术后有轻微的疼痛，注意听取患者主诉，适当给予解释和安慰，有疼痛不能忍受者可给予对症处理。腰背部给予适当按摩或垫软枕，以缓解长时间保持同一体位带来的不适。

（9）全身麻醉患儿清醒后无恶心、呕吐后方可喝少量水，30min 不吐者可以喂奶，或吃清淡易消化食物。局部麻醉患者给予半流质、高蛋白、低盐、高纤维素的饮食，少食多餐，勿暴饮暴食。

（10）并发症观察及处理

1）心脏压塞：突发胸闷、呼吸困难、心悸、面色苍白、全身出冷汗、脉搏细弱、血压下降、颈静脉怒张，容易与患者精神紧张、血容量低、迷走反射相混淆，若经升压、补液或静脉注射阿托品后血压仍不见回升者要考虑是心脏压塞引起。心脏压塞者应立即行心包穿刺引流，必要时与心脏外科联系，立即提供 6F 股动脉鞘，猪尾导管或双腔、三腔静脉引流管，穿刺针及 50ml 注射器。同时准备好临时起搏器和起搏导管，必要时使用。准备鱼精蛋白，同时观察凝血时间。

2）残余分流：多发生于封堵术中，一般无须特殊处理，随着时间的推移会自行闭合。用物提前准备充分，随时向手术医生提供更换器械予以补救。

3）血栓栓塞：发生率较低。一旦确诊遵医嘱应用抗凝剂及抗血小板药物对症处理。

4）空气栓塞：通常由于导管及输送鞘管内排气不彻底或推送封堵器时带入气体。在操作过程中要完全排尽空气，如气体量少，可自行缓解。若发现患者情况异常，立即告知术者，且快速配合处理。

5）封堵器移位或脱落：封堵器脱落的发生率与 ASD 边缘较短及选择的封堵器偏小有关。用物准备充分，根据病情需要，及时更换封堵器。

6）心律失常：常见于房性心律失常、一过性房室传导阻滞等。抽吸利多卡因、阿托品、多巴胺必要时遵医嘱使用；静脉加速补充液体，改善循环；准备好除颤器，必要时使用临时起搏导管。

7）股动静脉瘘：主要与输送鞘管较粗、穿刺点不当或局部血管走行异常有关。协助术者进行局部按压包扎。

（五）健康指导

1. 术前 指导患者完善相关检查，调整好心理状态，便于实施手术。

2. 术中

（1）指导患者选择合适的体位配合手术。

（2）指导患者及时向医护人员告知自己的主观不适便于医护人员及时应对及处理。

3. 术后

（1）饮食指导：给予清淡易消化富于营养的食物，少食多餐，控制零食和饮料摄入。病情复杂、心功能低下及术后持续有充血性心力衰竭者，应控制食盐的摄入。

（2）活动指导：术后 6 个月内活动要适度，6 个月后可根据心功能恢复情况逐渐增加活动量，但避免剧烈运动。活动原则是先户内后户外，活动量由小到大，循序渐进。

（3）规律睡眠、休息：环境应安静舒适，保持室内适宜的温湿度，避免情绪激动，保证充足睡眠。前胸正中切口者为防止术后胸骨畸形成"鸡胸"，睡眠时尽量仰卧，避免侧卧。

（4）预防感染：尽量减少公共场所活动，外出时戴口罩，及时增减衣物。居室应勤通风，保持清洁。术后注意温度变化，如有感冒、腹泻、牙龈炎、扁桃体炎、不明原因发热等，应及时就医。

（5）嘱患者避免剧烈运动和皮肤破损，如出现出血情况应及时就医治疗。

遵医嘱口服阿司匹林抗凝 3 个月以上，注意观察抗凝治疗的不良反应及并发症。按医嘱按时服用药物，不可随意停药及增减药物用量等。

（6）1 个月、3 个月、6 个月、1 年及 2 年定期复查心电图、胸部 X 线片、超声心动图等。

二、室间隔缺损介入的术护理常规

（一）概述

室间隔缺损（ventricular septal defect，VSD）是指室间隔在胚胎时期发育不全，形成异常交通，在心室水平产生左向右分流，是最常见的先天性心脏病，约占成人先天性心脏病的 10%，可单独存在，也可与其他畸形并存。

（二）护理评估

1. 术前

（1）充分评估患者有无行 VSD 介入术的适应证。

1）年龄 ≥ 3 岁且体重 ≥ 10kg 的膜周部 VSD。

2）有血流动力学异常的单纯性 VSD，3mm ＜直径＜ 14mm。

3）VSD 上缘距主动脉右冠瓣 ≥ 2mm，VSD 后缘距三尖瓣 ≥ 2mm，无主动脉瓣反流及主动脉右冠瓣脱入 VSD。

4）超声在大血管短轴五腔心切面 9 ～ 12 点位置显示 VSD。

5）肌部 VSD ≥ 3mm，有临床症状或有左心超负荷表现。

6）外科手术后残余分流。

（2）术前充分评估患者有无行室间隔缺损介入术的禁忌证。

1）巨大 VSD，缺损解剖位置不良，封堵器放置后可能影响主动脉瓣或房室瓣功能。

2）重度肺动脉高压伴双向分流。

3）合并出血性疾病、感染性疾病或存在心、肝、肾功能异常及栓塞风险等。

4）室间隔缺损解剖结构不适合介入治疗。

5）室间隔缺损合并其他先天性心脏畸形不能进行介入治疗者。

（3）其余参考本节 ASD 术前护理评估（3）至（5）相关内容。

2. 术中、术后　参考本节 ASD 术中、术后护理评估相关内容。

（三）护理关键点

参考本节一、房间隔缺损介入术的护理常规的护理关键点相关内容。

（四）护理措施

1. 术前：参考本节 ASD 术前护理措施相关内容。

2. 术中：参考本节 ASD 术中护理措施相关内容，同时需注意以下护理措施：

（1）熟悉 VSD 介入术的手术过程。

1）患者平躺于手术台上，消毒，铺巾，常规穿刺右股动静脉，送入鞘管，经鞘管推注肝素 100U/kg。

2）左心室造影：将猪尾导管经动脉鞘管逆行送入左心室，行左心室造影，确定 VSD 的形态、大小、距主动脉右冠瓣的距离等，并选择合适的封堵器（选择比测得直径大 1～2mm）。

3）建立动静脉轨道：选择泥鳅导丝和右冠状动脉造影导管或成形的猪尾导管从股动脉进入左心室，通过 VSD 后将泥鳅导丝送至肺动脉或上下腔静脉，将右心导管经股静脉送入以上部位，应用圈套器套取该部位的泥鳅导丝，将其从股静脉拉出体外，建立动静脉轨道。

4）从静脉侧导入输送系统至升主动脉，回撤扩张管少许，通过右冠状动脉导管或猪尾导管的辅助，将输送鞘管送至左心室心尖部。

5）将选择好的封堵器与输送钢缆螺旋连接后收于负载导管内，当输送鞘管送至左心室心尖部，撤出扩张管及泥鳅导丝，将负载导管插入输送鞘管内，应用输送钢缆推送封堵器至左心室心尖部后回撤鞘管，释放封堵器左盘，轻回撤输送鞘管使左盘与室间隔相贴，再回撤输送鞘管打开右侧盘。

6）10min 后再行左心室造影，观察封堵器位置是否恰当和有无残余分流，行升主动脉造影，观察封堵器与主动脉瓣的关系及有无主动脉瓣反流。若无特殊情况，可释放封堵器，结束手术。

7）穿刺处予以压迫止血后或血管缝合后，用"8"字形加压包扎后，送回监护室。

（2）并发症的观察及处理

1）束支传导阻滞：应用激素及营养心肌药物，三度房室传导阻滞者可酌情安装临时或永久起搏器。

2）封堵器脱落：使用异物钳夹取或行外科手术处理。

3）主动脉瓣或三尖瓣反流：若在释放封堵器之前发生则收回封堵器，若在释放封堵器之后发生应酌情手术处理。

4）溶血：激素、碳酸氢钠，酌情输血；用异物钳取出封堵器或行外科手术。

5）头痛：对症治疗。

（五）健康指导

参考本节 ASD 健康指导相关内容。

三、动脉导管未闭介入术的护理常规

（一）概述

动脉导管未闭（patent ductus arteriosus，PDA）是一种较常见的先天性心血管畸形，由于肺呼吸功能未形成，来自右心室的肺动脉血经导管进入降主动脉，而左心室的血液则进入升主动脉，故动脉导管为胚胎时期特殊循环方式所必需。出生后，肺膨胀并承担气体交换功能，肺循环和体循环各司其职，不久导管因废用即自行闭合，若持续不闭合称为 PDA。PDA 占先天性心脏病总数的 10%～21%，多见于女性，男女比例为 1∶3。约 10% 的病例合并其他心血管畸形。

（二）护理评估

（1）术前充分评估患者动脉导管未闭的适应证。

1）体重＞8kg，伴有临床症状和心脏超负荷表现，不合并需要外科手术的其他心脏畸形。

2）相对适应证：①体重 4～8kg，伴有临床症状和心脏超负荷表现，不合并需外科手术的其他心脏畸形。②"沉默型" PDA。③未闭的动脉导管直径＞14mm。④合并感染性心内膜炎，但已控制 3 个月。⑤合并轻至中度左心房室瓣关闭不全、轻至中度主动脉瓣狭窄和关闭不全。

（2）术前充分评估患者动脉导管未闭的禁忌证。

1）感染性心内膜炎、心脏瓣膜和导管内有赘生物。

2）严重肺动脉高压出现右向左分流。

3）合并需外科手术矫治的心内畸形。

4）PDA 依赖性先天性心脏畸形。

5）合并其他不宜手术和介入治疗疾病的患者。

（3）其余参考本节 ASD 术前护理评估（3）至（5）相关内容。

2.术中、术后　参考本节 ASD 术中、术后护理评估相关内容。

（三）护理关键点

参考本节 ASD 的护理关键点相关内容。

（四）护理措施

1.术前：参考本节 ASD 术前护理措施相关内容。

2.术中：参考本节 ASD 术中护理措施相关内容，同时需注意以下护理措施：

（1）熟悉室间隔缺损介入术的手术过程。

1）患者平躺于手术台上，消毒，铺巾，局部麻醉或全身麻醉下行股动脉、静脉穿刺，送入鞘管后，经鞘管给肝素 100U/kg。

2）经股静脉送入 5F 造影管行右心导管检查。

3）经股动脉鞘管送入 5F 或 6F 猪尾造影管，行主动脉弓部造影，确定 PDA 的位置、大小、形态。

4）将输送器导管从股静脉路径经肺动脉侧面未闭的动脉导管送至降主动脉，选择比所测未闭的 PDA 最狭窄直径＞2～4mm 的封堵伞，安装于传送导丝顶端，经输送鞘管将封堵器送至降主动脉。

5）待封堵伞完全张开后，将输送鞘管、传送导丝回撤至未闭的 PDA 的主动脉侧，使腰部完全卡于未闭的 PDA 内。

6）15min 后再行主动脉弓造影，观察未闭的 PDA 封堵效果，封堵成功后，撤出导管、鞘管。

7）压迫止血后或血管缝合后，用"8"字形加压包扎后，送回监护室。

3. 术后：参考本节 ASD 术后护理措施相关内容。

（2）并发症的观察及处理

1）封堵器的脱落及异位栓塞：发生率＜0.3%，多由封堵器型号选择不当或放置位置不当引起。堵塞装置脱落常进入肺循环，因此，术后应密切观察患者有无胸闷、气促、呼吸困难、胸痛、发绀等症状，注意心脏杂音的变化。

2）溶血的护理：发生率＜0.8%，主要原因是残余分流所致高速血流通过封堵器使红细胞破坏，可发生于术后 1～24h，因此、术后要密切观察小便的颜色，及时送检尿常规，注意有无皮肤黄染。当出现溶血现象时，可使用抗生素、止血药等，同时要做好再次封堵的准备。

3）感染性心内膜炎的预防：为预防感染，术中应严格无菌操作，术后按医嘱使用抗生素，术后 3d 监测体温变化。

4）一过性高血压：短暂血压升高和心电图 ST 段下移，多见于年龄较大的 PDA 患者，动脉系统血容量突然增加所致，可用硝酸甘油或泵入硝普钠，也有自然缓解者。

（五）健康指导

参考本节 ASD 健康指导相关内容。

第十五节　经导管左心耳封堵术的护理常规

一、概述

经导管左心耳封堵术（transcatheter left atrial appendage occlusion，LAAO）是一种通过在心房颤动（atrial fibrillation，AF）患者左心耳内植入封堵器，以达到预防 AF 相关的栓塞性事件的治疗方法，具有创伤小、耗时短、恢复快的特点。

二、护理评估

1. 术前

（1）充分评估患者有无行 LAAO 的适应证：非瓣膜性 AF 患者；高卒中风险患者，CHA2DS2-VASc 男性评分≥2 分，女性评分≥3 分，具有下列情况之一。

1）不适合长期规范抗凝治疗。

2）有抗凝药物使用禁忌证、无法或不愿长期服用抗凝药物者。

3）长期规范抗凝治疗的基础上仍发生脑卒中或血栓栓塞事件。

4）其他因素导致左心耳静止或电隔离后的患者。

5）高出血风险患者，HAS-BLED 评分 ≥ 3 分。

6）AF 行导管消融术的患者，存在 LAAO 的适应证，可同时行 LAAO。

（2）术前充分评估患者有无行 LAAO 的禁忌证。

1）左心房内径 > 65mm、经 TEE 发现可疑或明确左心耳血栓者。

2）预计生存期 < 1 年的患者。

3）低卒中风险 CHA2DS2-VASc 评分 0 或 1 分，或低出血风险 HAS-BLED 评分 < 3 分者。

4）需要华法林抗凝治疗的除 AF 外的其他疾病者。

（3）全面评估患者并完善术前检查：评估患者皮肤、跌倒（坠床）、营养等状况；既往有无碘对比剂过敏史；左心房（耳）内有无血栓形成。

2. 术中 监测患者生命体征和心电监护，评估有无空气栓塞或心脏压塞等急性并发症发生。

3. 术后 评估手术常见穿刺血管并发症：局部血肿、动静脉瘘、假性动脉瘤、气胸、血胸、穿刺局部神经损伤等。

三、护理关键点

1. 术前 根据麻醉方式进行相应患者准备和相关仪器设备及药品的准备。

2. 术中 房间隔穿刺成功后，密切关注术中心电监护和血氧饱和度的监测、肝素化和 ACT 的监测。

3. 术后 观察穿刺部位情况，及早发现并发症并积极处理。

四、护理措施

1. 术前

（1）术前服用华法林患者，控制国际标准化比值（INR）2 ～ 3，服用非维生素 K 拮抗剂口服抗凝药（NOAC）的患者当天停用。

（2）完善各项化验及相关检查，如血常规、尿常规、肝肾功能、凝血时间、经食管超声心动图（TEE）、12 导联心电图、胸部 X 线等检查。

（3）向患者及其家属介绍手术目的、过程及注意事项，减轻患者紧张心理。

（4）穿刺侧的对侧肢体置入 18 ～ 22G 留置针，术前使用抗生素 1 次。

（5）备皮：备皮范围为双侧腹股沟及会阴部。

（6）术前禁食、禁饮 6 ～ 8h，为必要时镇静或全身麻醉做好准备。

（7）练习床上排尿、排便，避免术后卧床排便不习惯。

（8）术前 24h 再次复查超声心动图确认左心房（耳）内有无血栓形成和左心耳的形态。

2. 术中

（1）熟悉 LAAO 手术过程。

（2）导管室急救物品包括除颤仪、临时起搏器、负压吸引装置等急救器械处于应急备用状态并保证正常使用。

（3）预防性准备抓捕套件、心包穿刺套件等特殊急救器械，以防发生封堵器脱载及急性心脏压塞等急救备用。

（4）房间隔穿刺成功后，立即进行 TTE 检查，排除心包积液，并补充普通肝素钠（60 ～ 100U/kg），5 ～ 10min 后抽血监测 ACT，目标值 250 ～ 350s，根据手术时长，必要时追加肝素钠。

（5）术中持续心电监护、血氧饱和度监测，同时观察患者面色、意识，警惕和预防并发症的发生。如出现心电图 ST 段抬高明显，应警惕冠状动脉空气栓塞。一旦发现血压下降、心率减慢、传导阻滞等情况，应立即通知术者停止操作采取相应的处理措施。

3. 术后

（1）入住监护室观察 24h，向责任护士交接患者手术情况、穿刺部位伤口有无渗血、肿胀；持续心电监护，密切监测患者生命体征，观察患者神志、语言能力及四肢活动等情况，及早发现血栓栓塞并发症。

（2）向患者交代术后取平卧位休息，床上排便、排尿。术侧肢体制动 6h，嘱患者避免用力咳嗽、坐起等增加腹压的动作；术后 10 ～ 12h 可行翻身活动，术后 12 ～ 24h 逐步抬高床头至半卧位，24h 后下床活动。

（3）定时观察患者穿刺处有无出血、血肿，卧床期间嘱患者主动进行术侧肢体的足背背屈、伸展运动防止静脉血栓形成，健侧肢体可正常活动。

（4）全身麻醉患者术后禁食、禁饮 4h，术后卧床期间饮食以清淡、易消化为主。

（5）术后指导患者保持情绪稳定，若患者出现晕厥、严重心律失常时，应立即行心脏超声检查，一旦确认封堵器脱落，可在导管室经导管抓捕取出或行急诊开胸术。

（6）术后规范化抗栓治疗：不同封堵器置入后的抗栓方案不尽相同。以 WATCHMAN 为代表的塞式封堵器，封堵术后口服华法林抗凝治疗，维持 INR 2.0 ～ 3.0，也可直接服用 NOAC，维持 45d 后，改为双抗血小板治疗至 3 个月再单抗治疗，后续根据患者情况决定单抗使用时间。若患者存在抗凝禁忌，术后也可直接接受抗血小板治疗；以 LAmbre 和 LACbes 为代表的盖式封堵器，封堵术后可直接使用双联抗血小板治疗 6 个月，继而改为单抗治疗。

（7）并发症的观察及处理

1）栓塞：术中注意封堵装置和各种鞘管在体外充分排气，使鞘管内充满肝素盐水以减少血栓形成。术后密切观察患者神志、语言能力及四肢活动等情况，及早发现血栓栓塞并发症，如高度怀疑脑卒中，尽快在窗口期完善头颅增强 CT/ 磁共振成像（MRI）检查或血管造影，并请神经科医生及时参与治疗。

2）封堵器脱落：术前应根据影像学资料进行充分有效的评估，并选择适合的封堵器类型和型号，可有效减少脱落的发生。术中如有封堵器脱落现象，及时收回调整，封堵器释放毕进行造影及食管超声检查确保封堵器放置形态良好。

3）心脏压塞：若患者突发胸闷、烦躁、面色苍白伴大汗，血压、心率进行性下降，应高度警惕心脏压塞，及时透视观察心脏大小及搏动情况，超声心动图确诊应尽快解除心脏压塞，恢复稳定血流动力学。

五、健康指导

1. 术前　指导患者完善相关检查，协助患者常规禁食禁饮及训练好床上排尿、排便，以便于更好地配合手术。

2. 术中　指导患者摆好手术体位，利于手术顺利进行。

3. 术后

（1）鼓励患者进行早期康复运动，防止围手术期出现血栓栓塞等并发症。患者出院前可完善包括运动功能、关节活动度、肌张力、感知功能、言语及吞咽、日常生活能力和认知能力的综合评估。

（2）宣教抗凝药物的重要性，指导患者遵医嘱按时按量服药，不可自行减量、随意停药或改用其他药物。告知患者药物可能出现的不良反应及表现，如观察有无牙龈渗血、皮肤瘀点瘀斑，同时注意尿液和粪便颜色的变化。指导患者在出院后 1 周、1 个月、3 个月、6 个月及 1 年定期随访。

（3）嘱患者术后 2～3 个月避免剧烈运动和重体力活动，以防封堵器移位或脱落。如有任何异常及时门诊就诊。

第十六节　经导管主动脉瓣植入术的护理常规

一、概述

经导管主动脉瓣植入术（transcatheter aortic valve implantation，TAVI），又称经导管主动脉瓣置换术（transcatheter aortic valve replacement，TAVR），是指将组装好的人工主动脉瓣经导管置入到主动脉根部并释放固定，替代原病变主动脉瓣，在功能上完成主动脉瓣的置换。因有无须开胸手术、创伤小、术后恢复快等优点，TAVR 成为无法实施外科手术或手术高危的重度主动脉瓣狭窄和（或）主动脉瓣关闭不全患者的有效选择。

二、护理评估

1. 术前

（1）充分评估患者有无行 TAVI 的适应证。

1）老年重度主动脉瓣钙化性狭窄：超声心动图示跨主动脉瓣血流速度 ≥ 4.0m/s。

2）跨主动脉瓣压力 ≥ 40mmHg，主动脉瓣口面积 < 0.8cm^2。

3）患者有症状，如心悸、胸痛、晕厥，NYHA 心功能分级 Ⅱ 级以上（该症状为主动脉瓣狭窄所致）。

4）外科手术中、高危或禁忌者。

5）解剖上适合 TAVI。

6）三叶式主动脉瓣。

7）纠正主动脉瓣狭窄后的预期寿命超过 1 年。

8）外科术后人工生物瓣退化。

（2）充分评估患者有无行 TAVI 的禁忌证。

1）主动脉根部解剖形态不适合行 TAVI。

2）终末期心力衰竭，等待心脏移植。

3）左心室内血栓。

4）左心室流出道梗阻。

5）30d 内心肌梗死。

6）严重右心室功能不全。

7）左心室射血分数＜20%。

（3）评估患者生命体征、临床症状、心功能分级、皮肤及跌倒（坠床）风险等。

（4）评估患者自理能力、心理状态及营养状况等。

2. 术中

（1）评估患者生命体征及血氧饱和度情况。

（2）术中并发症评估：常见的并发症包括低血压、心脏压塞、冠状动脉闭塞、房室传导阻滞、脑卒中、瓣周漏及反流等并发症。

3. 术后

（1）评估手术常见穿刺血管并发症：局部血肿、动静脉瘘、假性动脉瘤、穿刺局部神经损伤等。

（2）术后并发症预防：常见并发症包括低心排血量综合征、穿刺处出血及血肿、传导阻滞、急性肾损害、脑卒中及肺部感染等，及早发现，及早处理。

三、护理关键点

1. 术前

（1）加强心理护理，增强患者战胜疾病的信心。

（2）完善相关术前检查。

（3）按照全身麻醉做好相关准备（饮食、药物、导尿、备皮等）。

（4）术前呼吸训练，练习床上排尿、排便。

2. 术中

（1）全身麻醉患者骨突及受压部位防压疮及舒适的体位管理。

（2）各种管道固定妥善，耗材、设备、药物备用齐全，正确使用。

（3）密切监测心电监护，若有异常积极配合抢救。

（4）术中加强各种并发症的观察和处理。

3. 术后

（1）完善与 CCU 的安全交接，强调术后观察重点。

（2）持续心电监护、血压、血氧饱和度和神志监测。

（3）预防并及时发现和处理各种并发症。

四、护理措施

1. 术前

(1) 协助患者完成术前检查，包括心电图、心脏彩超、胸部 X 线片、CT 血管扫描（颈部、胸部、腹部）、血常规、凝血功能、肝肾功能、电解质、输血前全套、血型，必要时合血备用。

(2) 术前禁食、禁饮 6～8h，为全身麻醉做好准备。

(3) 遵医嘱行抗生素皮试，准备好术中带药，手术区皮肤准备。

(4) 全身麻醉患者遵医嘱予以留置导尿，引流管固定稳妥，引流通畅。

(5) 做好心理护理：向患者及其家属介绍手术过程及配合注意事项，减轻患者紧张及恐惧心理，促进患者积极配合手术。

(6) 训练正确的咳嗽咳痰及深呼吸方法并告知其重要性。

(7) 训练床上排尿、排便，避免术后卧床排便不习惯。

2. 术中

(1) 术中核查患者手术同意书、术前用药、手术安全核查表等。

(2) 熟悉 TAVI 手术过程

(3) 体位：协助患者取平卧位，下肢外旋外展，手术部位及足背动脉标记，同时注意保暖；确保患者留置针固定稳妥，静脉通道流畅；连接心电监护、血氧饱和度监测，一次性除颤电极片贴放在正确的位置。

(4) 划分区域，手术医护团队人员按照划分的位置相对固定，减少人员流动；密切监测患者生命体征及血氧饱和度动态变化、心率的快慢及心律的节律；若有异常及时预警积极处理。

(5) 术中耗材备用齐全，正确传递：TAVI 术中所需耗材多，根据手术耗材清单按类别、型号分类放置；取用时仔细核对耗材名称、型号及有效期，传递前须双向口头复述再次核对，同时注意严格无菌技术操作；高值耗材使用后正确无误张贴耗材条形码存档。

(6) 除颤仪管理与使用：确保除颤仪粘贴板固定正确妥当，除颤仪处于正常使用的功能状态，在球囊扩张及瓣膜释放快速起搏等关键环节专人负责监护有无恶性心律失常发生（球囊扩张及瓣膜释放时），同时确保复律放电迅速、准确。

(7) 临时起搏器的护理：术中使用漂浮临时电极，电极到达右心室心尖理想位置后连接、开启临时起搏器，调整测试起搏参数，起搏器调试正常后固定稳妥，专人负责按需起搏。

(8) 术中需要严密观察病情变化，尤其在球囊扩张及瓣膜释放快速起搏等关键环节的观察，做到并发症的早预防、早识别、早配合处理。

(9) 正确及时书写手术护理记录单：患者术中生命体征、术中使用药物名称、给药方式及药量等，做好准确及时记录。

(10) 手术结束，待术者缝合股动脉，或者加压包扎桡动脉后，固定临时起搏器，通知 CCU 准备床单位，随时观察患者麻醉复苏情况。

3. 术后

(1) 安全交接：患者术后返回 CCU 监护，严格做好手术相关交接，包括患者手术名称、手术部位及血管穿刺点处理情况；动静脉通道、留置临时起搏器及留置尿管等；患者术中病情的变化及特殊用药、尿量等内容，强调术后观察重点。

（2）专人管理，制订护理计划：患者回 CCU，安全转运至病床，立即予以持续心电制订重症护理计划；观察生命体征的变化并记录，预防并及时发现和处理并发症。

（3）穿刺处伤口的管理：观察并记录患者穿刺点有无渗血、皮下血肿及术侧足背动脉搏动、皮温及颜色有无变化情况。

（4）临时起搏器的管理：术后常规留置应用临时起搏器起搏，注意监测患者有无自主心律，根据患者心律逐步下调起搏频率，连续 24h 无起搏心律，患者自主心律、精神状态良好，可考虑及早拔出起搏漂浮电极及静脉鞘管，加压包扎穿刺点。

（5）饮食护理：气管拔管拔后 2～4h 开始，予以少量饮水，若无呛咳，再逐步过渡到流质或半流质饮食。

（6）并发症预防护理要点：常见并发症包括低心排血量综合征、穿刺处出血及血肿、传导阻滞、急性肾损害、脑卒中及肺部感染等。术中持续监测血流动力学、根据术中失血量、CVP、BP、肺部听诊情况、尿量等随时调整输液速度，术后 24h 维持正平衡；严密观察血红蛋白的变化及凝血功能，穿刺部位有无出血，有无血尿及粪隐血、牙龈出血；准确记录出入量；若有异常及时向医生汇报，并协助处理。

（7）并发症的观察及处理

1）瓣周漏：是 TAVI 术后的主要并发症之一，释放后瓣膜不完全扩张是瓣周漏发生的重要原因，术前根据影像学资料进行充分有效的评估，并选择适合的 TAVI 瓣膜类型和型号，可有效减少瓣周漏的发生。

2）心律失常：TAVI 术后心律失常主要包括房室传导阻滞（atrioventricular block，AVB）及术后新发心房颤动等。

3）AVB：对于术后发生不同程度 AVB 患者，应保留临时起搏电极 48h 以上。术后一般观察随访 1～2 周，如果心律失常未见好转，建议植入永久起搏器。

4）术后新发心房颤动：以控制心室率、规范抗凝治疗为主。若超声心动图等检查排除心脏器质性问题，规范药物治疗后仍有胸闷、心悸等症状，可后期行射频消融治疗。对于术后持续性心房颤动，有长期抗凝禁忌者，可选择左心耳封堵治疗预防血栓栓塞。

5）合并冠心病或术后冠状动脉急性闭塞：接受 TAVI 的患者中有 15% 以上合并需要血运重建干预的冠心病，可在术前分期完成经皮冠状动脉介入术（PCI）或者与 TAVI 同期完成 PCI，对于术前影像学评估冠状动脉阻塞风险较高的患者，可在瓣膜植入前预置冠状动脉保护措施，以减小冠状动脉开口阻塞的风险。术中观察患者心电监护，注意 ST-T 段有无特异改变，需要干预冠状动脉血管时，积极配合。

6）瓣膜移位：在确认瓣膜植入位置不当或植入过程中发生移位时，新一代可回收输送系统可将瓣膜回收至输送系统重新定位释放。如术后出现血流动力学波动、舒张压降低、心电图变化等，应考虑瓣膜移位，此种情况下应行超声、CT、造影等检查明确瓣膜位置，必要时需行再次介入手术或行外科手术处理。

7）脑卒中：术前充分评估患者瓣膜、主动脉根部解剖结构及患者主动脉血管条件，术中充分抗凝，术后密切观察患者神志与活动情况，采用脑保护装置可减少脑血管事件的发生。如高度怀疑脑卒中，尽快在窗口期完善头颅增强 CT/MRI 检查或血管造影，并请神经科医生及时参与治疗。

8）局部血管并发症：术前入路评估应重点分析入路血管直径、粥样硬化、钙化斑块、狭窄、纡曲、夹层等因素；术中应选择血管条件较好的区域穿刺，可使用造影指导或超声引导等方法提高穿刺成功率；可选择预置缝合器建立主入路，术中置入缝合器时应充分游离皮肤及皮下组织，并避免在钙化斑块部位置入缝线，注意通过观察缝合器侧口出血情况确认缝线置入于血管内壁；术后预置缝合器关闭伤口时应保留导丝，必要时可以追加缝合器，关闭血管后应行血管造影，明确是否存在穿刺点狭窄、闭塞、严重夹层、出血等并发症，必要时可经对侧入路植入支架或球囊扩张修复，或中转外科行切口缝合修复。术后出现不明原因血红蛋白降低应考虑腹膜后出血的可能。外科血管切开缝合技术能够明显降低穿刺部位出血、狭窄、夹层、闭塞、动静脉瘘等并发症。

9）急性肾损伤：对术前有明显肾功能不全表现的患者，术中需尽可能地减少碘对比剂的使用，并且在围手术期慎用肾毒性药物，术中维持相对较高的血压保证肾灌注，术后进行水化和利尿治疗，同时密切关注患者尿量及肾功能，一旦发现少尿、无尿等情况，需尽早评估是否需要行连续性肾替代治疗。

10）感染性心内膜炎：TAVI围手术期使用抗生素预防性治疗。一旦发生感染性心内膜炎，需要积极抗感染治疗，效果不佳或介入瓣膜形成赘生物者，需要视情况尽快转外科手术移除介入瓣膜，行人工瓣膜置换术。

11）胸腔积液：见于部分经心尖TAVI术后患者，与伤口止血处理不严格、术后给予抗凝治疗后慢性渗血有关，也见于年老体弱并且合并心力衰竭、低蛋白血症、贫血的患者。胸腔积液不积极处理，患者会出现气短等症状，严重者可导致肺不张、低氧血症等情况。若发现中至大量胸腔积液，需要积极穿刺置管引流。对于可疑伤口渗血引起的反复血性胸腔积液，必要时需探查止血。极少数患者可因颈静脉穿刺操作不当而导致胸腔积液或气胸，且术中通常不易发现，因此术中及术后应注意观察患者生命体征，若有异常及时通过胸部X线、超声等检查明确诊断，及早处理。

12）心室穿孔/破裂：主要与手术操作技术有关。左心室壁变薄（＜10mm）是其高危因素。经股动脉完成TAVI应注意导丝、导管深度，减少刺激心室，如发现加硬导丝起支撑作用的头部有折角的现象，需要及时更换。术中第二助手需严密观察X线影像情况，及时调整导丝深度。术中、术后可能出现起搏导线损伤右心室导致右心室穿孔的情况。起搏导线的植入应在射线辅助下完成，并调整投照角度，确定起搏导线位置合适，放置完成后使用锁鞘固定。一旦出现心室穿孔/破裂，需要紧急行心包穿刺置管引流以确保循环稳定，必要时转外科实施手术修复。

13）主动脉根部破裂：较少见，一旦发生此类并发症，需紧急在体外循环下转外科开胸手术抢救，但病死率高。严重瓣环钙化的患者应适当降低扩张球囊直径或选择其他安全入路；尽量避免植入器械反复在根窦部暴力试探操作；避免选择过大型号瓣膜，减少球囊扩张次数；横位心的患者可使用圈套器技术辅助输送系统跨瓣。

五、健康指导

1. 术前

（1）向患者及其家属讲解手术及术后相关注意事项，消除患者紧张、恐惧心理，积极配合行术前准备。

（2）训练正确的咳嗽咳痰及深呼吸方法并告知其重要性。

2. 术中　指导患者排放好体位，加强配合。

3. 术后

（1）评估、指导和协助患者循序渐进进行心脏康复。

（2）遵医嘱按时按量服用抗血小板药物，不可自行减量、随意停药或改用其他药物。告知患者药物可能出现的不良反应及表现，如观察有无牙龈渗血、皮肤瘀点瘀斑，同时注意尿液和粪便颜色的变化，术后 2～3 个月避免剧烈运动和重体力活动。

（3）随访：出院后分别于 1、3、6 个月及 1 年复查超声心动图。

第 8 章

神经外科介入治疗的护理常规

第一节 全脑血管造影的护理常规

一、概述

全脑血管造影是一种检查血管有无畸形和闭塞的方法，通过向血管内注射碘对比剂，同时进行造影，再通过计算机处理，可以清晰显示脑血管情况。

二、护理评估

1. 术前

（1）排除手术的禁忌证。

1）碘对比剂过敏或不能耐受。

2）介入器材过敏。

3）严重心、肝、肾功能不全。

4）穿刺点局部感染者。特殊情况可经过各方讨论，知情同意采取个体化处理。

（2）完善病史采集，评估患者意识状态，是否有脑膜刺激征；评估 Hunt-Hess 分级和 WFNS 分级；评估患者呼吸和循环功能，疼痛评分；一般体格检查、实验室检查、脑病变与血管病变检查和神经系统检查，碘对比剂风险评估，肾功能评估。

（3）患者手术入路评估：股动脉入路需查看相应穿刺侧下肢血液循环情况，足背动脉搏动是否良好；桡动脉入路需进行穿刺侧 Allen 试验，Allen 试验阴性者，可以经桡动脉进行穿刺。

2. 术中 生命体征及意识状态评估、患者安全评估、疼痛评估、术中并发症评估及用药评估、尿量评估。

3. 术后 生命体征及意识状态评估、穿刺点评估、疼痛评估、术后并发症评估及用药评估、肾功能评估。

三、护理关键点

1. 术前 基础护理、心理护理、疼痛护理、专科护理、术前饮食指导。

2. 术中 术中体位护理、术中观察和监测要点、心理护理、术中并发症观察和应急处置、术中安全管理。

3.术后 病情观察及护理、体位及活动、穿刺部位护理、用药护理、排便护理、饮食护理、心理护理。

四、护理措施

1.术前

(1)基础护理:患者入院后,及时为患者安排床位,定时为患者进行生命体征监测并记录,进行饮食、活动等健康指导,同时指导患者家属做好患者皮肤的清洁、修剪指甲等。

(2)心理护理:护士应针对患者及其家属的心理特点,进行心理护理。

(3)疼痛护理:采用 NRS 评分法进行疼痛评分,必要时遵医嘱使用镇痛药。

(4)专科护理

1)密切观察患者的生命体征及神志变化,持续监测患者的意识、瞳孔、言语、肌力和血压变化。

2)健康宣教:向患者及其家属讲解疾病病因、临床表现,术前有关检查项目及注意事项,签署知情同意书,如需麻醉,需向患者讲解麻醉相关知识、术后并发症的预防。

3)术前进行有效深呼吸及咳嗽训练,若患者选择股动脉入路,需进行踝泵运动、床上排便排尿训练。准备小便壶或大便器,练习床上排尿、排便(大便器:伸直下肢,抬高腰臀部从健侧放入便盆)。

4)穿刺区域备皮(备皮范围:双侧腹股沟、会阴部、大腿上 1/3 处),并交代患者在治疗前 30min 排空小便,必要时导尿,保持皮肤清洁。

(5)饮食护理:术前进食高蛋白、高热量、高维生素易消化的饮食,保证睡眠充足,提高手术耐受性。

(6)其他:通常在造影手术前会要求患者禁食数小时。但是,DSA 一般在局部麻醉下进行,发生恶心、呕吐的可能性极小,吸入性肺炎更加罕见。建议对于清醒且能够配合的患者一般不必要求术前禁饮、禁食。术前需建立静脉通道。

2.术中

(1)体位及专科护理。

1)体位摆放:安置患者平卧于造影床,身体避免扭曲,双下肢伸直制动。头部制动,避免检查中因头部活动影响造影图像质量。

2)消毒铺巾:协助医生穿手术衣,戴无菌手套;5% 聚维酮碘消毒液消毒手术部位皮肤,并协助铺无菌手术治疗单。

3)加压滴注:为减少空气栓塞、器械相关血栓形成等并发症,术中需要予以加压滴注。连接术中所用生理盐水压力袋,排空管路内空气并加压,注意观察生理盐水压力袋压力、及时更换滴注液体,以防止液体滴空导致血液回流。

4)手术耗材准备:遵医嘱提供合适的介入血管鞘、导丝、微导丝、压迫器等器材。

(2)观察和监测要点:术中持续心电监护,保持患者呼吸道通畅,密切监测患者体温、脉搏、呼吸、血压等。在造影过程中指导患者不要吞口水。尽量不要讲话,出现任何不适感时务必第一时间告诉医生。并积极做好抢救物品和药品的准备。

(3)心理护理:嘱清醒患者保持心情放松,避免因情绪紧张导致血压波动,保持良好的心态配合检查。告知患者在注射碘对比剂的过程中，可感受到头部局部发热感或轻度电击样感觉（如冬季静电般），这个是正常现象，每次持续约几秒的时间。

（4）并发症观察和应急处置：术中最常见的并发症有脑出血、脑血管痉挛、血栓形成、碘对比剂过敏。脑血管出血是脑血管造影术中最严重的并发症，当术中造影发现颅内血管局部碘对比剂溢出时，应立即遵医嘱给予鱼精蛋白中和肝素。密切监测患者血压变化并严格控制血压。如患者出现轻度脑血管痉挛一般可不处理，若术中造影显示有明显脑血管痉挛时可遵医嘱给予罂粟碱、尼莫地平等药物应用。同时护理人员要做好抢救相关准备，备好生命支持设备，配合医生做好治疗。

（5）安全管理：术中应做好患者的安全管理，严密观察患者管道情况，保持通畅，避免打折、移位或脱出。留置管道者，明确并注明管道名称、留置时间等，注意观察各管道接触皮肤情况，必要时给予局部保护，避免压力性损伤的发生。对于躁动患者，安置手术体位时应适当对其进行保护性约束，预防坠床，确保患者安全。

3. 术后

（1）病情观察及护理：神志、瞳孔、生命体征、四肢活动度，以及穿刺点有无出血征象。观察有无新增神经功能缺损表现或原有神经症状的恶化。

（2）体位及活动

1）股动脉穿刺者术后患者需绝对卧床，穿刺侧肢体伸直制动沙袋或加压器加压固定6～8h，避免穿刺部位出血，协助患者2h翻身一次，向患侧翻身60°，或向健侧翻身20°～30°，交替更换卧位，穿刺肢体保持髋关节伸直，避免屈膝和屈髋，小腿可适当弯曲，可进行踝关节的活动，健侧下肢可活动，必要时给予药物治疗。

2）桡动脉造影者穿刺侧肢体伸直制动加压固定6～8h，压迫期间每30分钟做握拳动作10～15次，促进静脉回流，24h内避免负重（服用氯吡格雷等抗凝药物者适当延长压迫时间）。

（3）穿刺部位护理：如带加压器返回病房者，加压6h后，观察穿刺点是否有出血，如有可选择增加沙袋加压6h，指导患者咳嗽或者呕吐时协助按压穿刺点，防止出血。注意观察穿刺部位末梢血供情况。周围皮肤有无瘀斑及皮下血肿；穿刺侧足背动脉搏动有无减弱或消失，皮肤颜色是否苍白，皮肤的温度是否正常。如出现肢端苍白，小腿剧烈疼痛、麻木，皮肤温度下降，可能是股动脉血栓形成，需及时处理。

（4）用药护理：准确及时遵医嘱用药，调控血压，预防脑血管痉挛，观察药物的疗效及副作用（如尼莫地平、丙戊酸钠等）。必要时遵医嘱应用镇静药和抗癫痫药物，防止患者躁动和癫痫发作。

（5）排便护理：保持排便通畅，股动脉入路者指导患者床上排尿、排便，如果患者排便困难或便秘，应及时给予开塞露或甘油灌肠剂，避免患者用力排便，引起颅内出血的发生。

（6）饮食护理：多饮水，术后1～2h饮水量达2000ml，促进碘对比剂的排出。加强营养促进伤口愈合，保持排便通畅、预防感冒。

（7）心理护理：舒缓患者紧张、焦虑心情，避免情绪激动等引起血压和颅内压增高的因素。

五、健康指导

1. 术前

（1）手术指导：告知患者手术相关知识、手术风险及手术可能使用的耗材，需术中患者配合，签署相关知情同意书。

（2）药物指导：告知患者术中使用碘对比剂的相关知识及风险，签署碘对比剂使用风险告知书。

（3）情绪控制：指导患者控制情绪的有效方法，如听轻音乐、看书等，保持心情舒畅，避免情绪过度紧张、焦虑。

2. 术中

（1）体位指导：告知患者术中相关配合，不能随意晃动头部，不能随意翻身、抬腿等改变术中体位，以免影响手术。

（2）药物指导：告知患者碘对比剂注射过程中会有轻微发热，为正常现象，消除患者紧张情绪。

（3）心理指导：指导患者放松心情，有不适立即告知医生，建立信任关系。

3. 术后

（1）指导患者生活要有规律，劳逸结合，保持良好的心境，避免情绪激动，预防感冒。

（2）禁烟酒及刺激性食物。

（3）饮食指导：饮食要清淡，低脂低盐饮食，多食水果蔬菜，保持大便通畅。

（4）用药指导：严格控制血压，规律用药。

（5）活动指导：及早进行肢体的锻炼。

（6）定期复查，血管内治疗者一般 3～6 个月复查全脑血管造影，了解脑血管治疗的情况，不适随诊。

第二节　脊髓血管造影的护理常规

一、概述

脊髓血管造影术是通过股动脉穿刺植入动脉鞘，通过该动脉鞘选用不同导管，在导丝导引下选择所要显示的脊髓血管，注入含碘对比剂，进而全面准确评估脊髓血管。

二、护理评估

1. 术前

（1）病史询问：包括起病时间、发病方式、初始症状、现有症状、影像资料、既往病史、过敏史等。

（2）阳性体征：检查前了解患者阳性检查结果，查阅心功能、肝功能、肺功能、输血前全套和凝血功能等检查结果，尤其关注肾功能指标。

（3）麻醉评估：一般采取局部麻醉，若患者不配合，需采取全身麻醉。

（4）穿刺部位的评估：穿刺部位常选择股动脉，检查穿刺部位有无皮肤破损、感染等。对高龄、肥胖、怀疑有下肢血管病变者，要了解股动脉、足背动脉搏动情况，必要时术前进行相应的 B 超检查。

（5）用药评估：术中常用药物为肝素、局部麻醉药和碘对比剂，查看患者是否有碘对比剂使用的高危因素和禁忌证。进行术前抗凝药使用情况及药物过敏史排查。

2. 术中　术中生命体征观察和监测、术中并发症观察和应急处置、术中安全管理。

3. 术后　患者安全转运评估、生命体征及意识状态评估、穿刺点及肢体血供评估、术后并发症评估。

三、护理关键点

1. 术前　观察患者原发病症状、体征等，患者的心理护理、饮食护理、睡眠护理及用药护理。

2. 术中　术中生命体征观察和监测、术中并发症观察和应急处置、术中仪器设备性能及安全管理。

3. 术后　病情观察及护理、体位护理、疼痛护理、用药护理、术后并发症的观察及护理、饮食护理等。

四、护理措施

1. 术前

（1）心理护理：向患者及其家属解释说明有关手术、麻醉情况的方法、注意事项及费用报销情况，消除患者紧张情绪，鼓励患者积极配合利于介入诊断和治疗。

（2）术前用药：了解患者病情及用药情况，了解患者对碘对比剂、麻醉剂有无过敏史；有严重出血倾向，肝、肾、心脏疾病及脑疝、多器官衰竭、休克者禁忌手术。并于术前 2d 停止服用二甲双胍类药物。

（3）患者准备：按穿刺部位做好术区备皮。配合医生做好各项检查及药物敏感试验。术前无须严格禁食禁饮，避免过饱；告知患者准备水杯、便盆等，指导患者训练床上排便，必要时留置尿管。

（4）根据手术要求建立静脉通道，选择血管时注意避开导管置入侧肢体。

（5）材料准备：包括急救器材及药品的准备；一次性耗材的准备包括穿刺针、各种型号的血管鞘及各种类型的导管、导丝、加压滴注设备等。

2. 术中

（1）三方核查：术前与医生、技师三方核查手术患者、手术部位（双身份识别）。

（2）主要手术过程：患者入室，消毒铺巾及术前准备。局部麻醉穿刺，一般取右侧腹股沟区，2% 利多卡因局部麻醉，腹股沟韧带中点下方 2 ～ 3cm 穿刺，置入股动脉鞘，全身肝素化。手术结束按压股动脉穿刺点，防止皮下出血或血肿。

（3）用药护理：保持静脉通畅并备好肾上腺素、阿托品、多巴胺、尼莫地平等药物，以备抢救时使用。肝素化患者及时追加肝素，根据血压情况遵医嘱给予控制血压的药物。

（4）病情观察：观察患者意识状态、生命体征、表情、肌力等，发现异常及时报告医生并记录。在导管及导丝推送过程中，可刺激颈动脉血管发生痉挛，造成脑缺血、缺氧，刺激迷走神经兴奋致心动过缓、血压下降等，因此要严密观察患者的意识、瞳孔及生命体征变化。如有上述情况，立即报告医生并配合处理。

3. 术后

（1）穿刺处护理：术后右下肢伸直制动，根据穿刺点止血方式的不同，酌情调整制动时间；每小时观察并记录穿刺点有无渗血渗液、皮下血肿、足背动脉搏动情况和双足皮温是否一致，翻身时采取轴线翻身，避免增加腹内压的动作。

（2）病情观察：心电监测 8 ～ 24h，根据病情测量血压、脉搏、呼吸（特别是全身麻醉或病情较重者），如有异常及时报告医生。

（3）饮食护理：鼓励患者多饮水，以促进碘对比剂排出；术后可进食，但避免食用甜汤、牛奶、鸡蛋，以防胀气。

（4）脊髓血管造影术后并发症观察：包括腹膜后或皮下血肿、下肢深静脉血栓或动脉栓塞等穿刺点相关并发症；脑卒中、脊髓卒中、碘对比剂相关的脑水肿等神经系统并发症；以及拔鞘和加压包扎导致的迷走反射并发症等。其中股动脉穿刺部位出血血肿是最常见的并发症。观察患者有无腹胀、腰背部疼痛和出血性休克。术后需加强视力对照、肢体肌力、足背动脉搏动强度、尿潴留、腹股沟穿刺点出血的观察。

五、健康指导

1. 术前　告知患者手术相关知识，术中患者配合，手术风险及手术可能使用的耗材，签署相关知情同意书。指导患者保持心情舒畅，避免情绪过度紧张、焦虑，术前晚上保证充足的睡眠，对于失眠者可遵医嘱给予助眠药物。根据麻醉方式进行饮食指导。

2. 术中　指导患者放松，消除患者紧张情绪，动作轻柔，摆放舒适体位。

3. 术后　肢体制动解除后，指导患者纵轴翻身，避免屈膝屈髋导致穿刺点出血；患者咳嗽、打喷嚏和排便时按压穿刺点，避免腹内压增高导致穿刺点出血。保持情绪稳定，术后 24h 多饮水，以促进碘对比剂排出，少食多餐，以清淡易消化的食物为主。

第三节　颅内动脉瘤栓塞术的护理常规

一、概述

颅内动脉瘤（intracranial aneurysm，IA）是颅内动脉由于先天性肌层缺陷或后天获得性内弹力层变性等因素在血流动力学负荷和其他因素作用下，动脉壁逐渐膨出形成的异常突起。颅内动脉瘤栓塞术是指在借助影像设备的引导，以动脉血管做通道，把栓塞材料送入颅内动脉瘤腔内将动脉瘤闭塞，使动脉瘤排除在血流之外从而达到治疗目的。

二、护理评估

1. 术前　完善病史采集，评估患者意识状态，是否有脑膜刺激征；评估 Hunt-Hess 分级和 WFNS 分级；评估患者气道、呼吸和循环功能，疼痛评分；一般体格检查、实验室检查、脑病变与血管病变检查和神经系统检查，碘对比剂风险评估。

2. 术中　生命体征及意识状态评估、患者安全评估、术中并发症评估及用药评估、尿量评估。

3. 术后　患者安全转运评估、生命体征及意识状态评估、穿刺点及肢体血供评估、人工气道评估、术后并发症评估。

三、护理关键点

1. 术前　体位与活动、病情观察和护理、镇静镇痛护理、脑血管痉挛的观察及护理、用药护理、排便护理、心理护理。

2. 术中　术中生命体征观察和监测、术中并发症观察和应急处置、术中安全管理。

3. 术后　病情观察及护理、体位护理、疼痛护理、穿刺点护理、用药护理、术后并发症的观察及护理、饮食护理、排便护理。

四、护理措施

1. 术前 ·

(1) 基础护理：患者入院后，及时为患者安排床位，定时为患者进行体温、脉搏、呼吸、血压等生命体征的监测并记录，对患者进行饮食、活动等健康指导，同时指导患者家属做好患者皮肤的清洁、修剪指甲等，做好患者的基础护理。

(2) 体位与活动：对于未破裂颅内动脉瘤患者，观察患者有无临床症状，如肢体活动及视力、视野情况，术前指导患者适当活动，避免剧烈运动活动或重体力活动；对于破裂颅内动脉瘤患者，需绝对卧床休息，床头抬高15°～30°，协助患者进行床上活动和翻身，预防下肢深静脉血栓的形成和压力性损伤的发生。

(3) 专科护理

1) 病情观察和护理：对于未破裂颅内动脉瘤患者，动态监测生命体征的变化，尤其是血压的变化，当收缩压≥160mmHg时，动脉瘤破裂风险增加，因此，应严格控制血压。对于颅内动脉瘤破裂的患者，应持续监测患者的意识、瞳孔、言语、肌力及生命体征的变化，尤其关注患者血压的变化，如果患者血压持续升高，应及时告知医师，应遵医嘱使用降压药物，以防止血压过高而导致出血或再出血的发生。

2) 镇静、镇痛护理：入院时，采用疼痛评估量表进行及时、正确的评估，评估内容包括疼痛部位、疼痛强度、疼痛性质、疼痛发生时间及持续时间、诱发因素、伴随症状、缓解因素、心理状况等。对于突发剧烈头痛患者，应积极对症治疗，遵医嘱给予适当的镇痛、镇静药物处理，密切观察病情变化并加强护理，评估用药后的效果。如患者突然出现剧烈头痛，应立即告知医师，遵医嘱给予对症处理。躁动者给予适当约束，并遵医嘱镇痛镇静治疗，密切观察镇痛镇静治疗过程中的效果及不良反应。

3) 脑血管痉挛的观察及护理：密切观察患者有无头晕、头痛、短暂意识障碍、肢体麻木或偏瘫、失语等，如患者出现以上症状，应及时告知医生，遵医嘱正确使用扩张血管的药物，如尼莫地平等，缓解脑血管痉挛的症状。

(4) 用药护理：对于需介入治疗支架植入的未破裂的颅内动脉瘤患者，择期手术术前应遵医嘱给予口服阿司匹林和氯吡格雷，手术当天早晨仍需遵医嘱服用抗血小板药物。对于破裂出血的患者，术前遵医嘱使用扩张血管药物，如尼莫地平等，预防脑血管痉挛的发生。

（5）饮食护理：指导患者进食低盐、低脂、高蛋白、富含纤维素食物，保持排便通畅，保证充足热量摄入，因吞咽障碍或不能自行进食者给予肠内营养。对于呕吐频繁的患者，遵医嘱给予肠外营养支持，保证患者营养充足。急诊手术患者，术前 4h 禁食，2h 禁水。

（6）排便护理：保持排便通畅，如果患者排便困难或便秘，应及时给予开塞露或甘油灌肠剂，避免患者用力排便，引起颅内出血或再出血的发生。

（7）心理护理：颅内动脉瘤破裂出血的患者急性期发作性头痛使患者产生极度的恐惧、紧张和焦虑，甚至产生濒死感。因此，在患者入院后，积极实施心理干预，安抚患者及其家属的情绪，同时责任护士在为患者接诊时，了解患者的详细情况，如家庭成员组成、家庭经济情况等，针对性为患者进行心理疏导，也可为患者提供音乐疗法或指导家属转移患者注意力，缓解患者的紧张、焦虑情绪。

2. 术中

（1）主要手术过程：颅内动脉瘤介入治疗根据其动脉瘤的位置和形态，选择不同的支架辅助弹簧圈栓塞。手术过程：患者取仰卧位，全身麻醉后，常规消毒铺巾，穿刺股动脉，留置导管鞘，行全身肝素化，造影显示动脉瘤解剖结构后，根据动脉瘤的形态，选择合适的弹簧圈对动脉瘤进行栓塞，栓塞满意后完全释放支架，动脉造影显示动脉瘤栓塞致密，未见显影，颅内血管未见异常。手术过程顺利，术中患者生命体征平稳，术毕后撤系统，穿刺处压迫止血、包扎、全身麻醉后患者苏醒后安返病房，术后常规应用替罗非班抗血小板治疗。

（2）观察和监测要点：术中持续心电监护，密切监测患者体温、脉搏、呼吸、血压等。保持呼吸道通畅，预防舌后坠及分泌物、呕吐物堵塞呼吸道而产生呼吸困难。并积极做好抢救物品和药品的准备。

（3）并发症观察和应急处置：对于颅内动脉瘤血管内介入治疗的患者，术中最常见的并发症有动脉瘤破裂再出血、脑血管痉挛、血栓形成、弹簧圈或支架移位等。动脉瘤破裂再出血是血管内治疗术中最严重的并发症，当术中造影发现颅内血管局部碘对比剂溢出时，应立即遵医嘱给予鱼精蛋白中和肝素。密切监测患者血压变化并严格控制血压。如患者出现轻度脑血管痉挛一般可不处理，若术中造影显示有明显脑痉挛时可遵医嘱给予罂粟碱、尼莫地平等药物治疗。术中弹簧圈移位、微导管或微导丝断裂会导致异位栓塞并可能诱发血栓形成，需尽可能使用支架或其他取栓器械取出，如无法取出可使用支架贴覆等方法。同时护理人员要准备好相关支架或其他取栓器械，配合做好升压、抗凝等治疗。

（4）安全管理：术中应做好患者的安全管理，严密观察患者管道情况，保持管道通畅，避免打折、移位或脱出。留置管道者，明确并标识管道名称、留置时间等。注意观察各管道接触皮肤情况，必要时给予局部保护，避免压力性损伤的发生。同时在患者麻醉准备期、诱导期、苏醒期、安置手术体位及拆除体位固定物时，应预防患者坠床的发生，在手术开始前，应与手术医生、麻醉医生协作完成，拆除患者的体位固定物时，一定要做好患者的保护工作，对于躁动患者，安置手术体位时应适当对其进行保护性约束，确保患者安全。

3. 术后

（1）病情观察及护理：术后持续心电监护，保持呼吸道通畅，密切观察患者生命体征、意识、瞳孔、言语及肢体功能等，如患者出现剧烈头痛、面色苍白、频繁呕吐、意识障碍加重、瞳孔不等大及肢体感觉异常等，应警惕颅内再次出血或血栓形成，及时告知医生，遵医嘱给予对症处理，并及时记录。

（2）体位与活动：全身麻醉术后患者去枕平卧 6h，头偏向一侧。股动脉穿刺术后压迫和制动时间可因患者是否使用血管封堵器或止血器等具体情况而定，遵医嘱指导患者进行床上和床下活动。

（3）疼痛护理：密切关注疼痛的变化，可适当抬高床头 15°～ 30°；保持病房安静、舒适，限制家属探视，治疗、护理操作尽量集中，保持患者情绪稳定；教会患者缓解疼痛的方法；如患者疼痛未缓解或持续加重时，应及时报告医生，遵医嘱给予药物治疗。

（4）穿刺点护理：患者术后穿刺点加压包扎，穿刺侧肢体处于平伸、制动，可给予更换体位，定时按摩受压部位。严密观察穿刺部位局部有无出血、肿胀，压迫止血的装置有无偏移，压迫止血的压力是否合适等，如有异常，应及时告知医生给予处理。

（5）用药护理：密切观察用药反应，使用抗凝药物过程中，严密观察穿刺点有无皮下血肿及瘀斑，有无牙龈、鼻腔、口腔出血及皮下出血点等，及时告知医生，给予对症处理。应用扩血管药物（如尼莫地平）过程中，密切观察血压变化及用药后的不良反应等。

（6）并发症的观察和护理

1）动脉瘤破裂再出血：主要表现为突然发作的剧烈头痛、恶心呕吐、意识障碍加重、原有局灶症状和体征重新出现等，患者术后应绝对卧床，密切观察病情变化，尤其是血压的变化，并嘱患者保持情绪稳定，同时保持排便通畅，避免用力排便造成再出血的发生。

2）脑血管痉挛：是破裂颅内动脉瘤引起动脉瘤性蛛网膜下腔出血（SAH）后的一种严重并发症，主要通过 DSA 检查发现，近 50% 患者可无症状。脑血管痉挛常发生在动脉瘤破裂后的 3 ～ 4d，高峰期在出血后 7 ～ 10d，2 ～ 3 周可逐渐缓解。患者表现为病情稳定后再出现神经系统定位体征和意识障碍。术后遵医嘱给予尼莫地平应用，预防脑血管痉挛的发生。

3）脑梗死：表现为一侧肢体麻木、无力及语言障碍，严重者可导致患者意识不清、抽搐及肢体瘫痪。应严密观察患者语言、运动和感觉功能的变化，如有异常情况，立即告知医生，遵医嘱给予对症处理。

4）脑积水：动脉瘤性蛛网膜下腔出血（SAH）后脑积水是破裂颅内动脉瘤常见的严重并发症。主要表现为头痛、恶心、呕吐、烦躁、颈强直，可伴有意识障碍。术后严密监测血压变化，保证充分休息，避免情绪激动。内科治疗无效、颅内压持续增高、存在意识障碍的急性脑积水患者可实施脑室穿刺外引流、腰大池引流脑脊液治疗。

5）下肢深静脉血栓形成：主要表现为下肢疼痛、麻木、皮肤温度升高等，密切观察患者双下肢皮肤温度、颜色、肿胀程度、足背动脉搏动情况等。指导患者进行踝泵运动，每次 5min，5 ～ 8 次 / 天，预防下肢深静脉血栓形成。对破裂动脉瘤患者的血栓预防尽早使用弹力袜和（或）气囊间歇加压装置（血栓泵），以预防血栓形成。若无禁忌证，可遵医嘱给予皮下或静脉注射肝素，预防下肢深静脉血栓形成。

6）穿刺点并发症：包括穿刺部位出血或血肿形成、假性动脉瘤或动静脉瘘、腹膜后血肿等。①穿刺部位出血或血肿形成：穿刺部位若出现瘀斑或肿块，应及时做好标记，动态观察瘀斑或血肿的大小有无变化，观察穿刺侧肢体的血液循环和皮肤温度是否受影响，此外根据患者情况应给予重新加压包扎并适当延长卧床时间。②假性动脉瘤或动静脉瘘：术后应密切观察，若出现穿刺部位出现搏动性肿块，应立即通知医生，并指导患者卧床休息，协助医生进行床旁彩超，遵医嘱及时给予对症治疗。③腹膜后血肿：可引起出血性休克，注意观察股动脉穿刺患者有无剧烈腹痛、腹胀、腹围增加、心率增快、血压下降及眼睑、口唇、甲床处颜色苍白等症状，若有以上异常，及时报告医生进行处理。

（7）饮食护理：全身麻醉术后 6h 可指导患者进食清淡、易消化的流质饮食或半流质饮食，对于有意识障碍的患者，可遵医嘱给予留置胃管，告知营养师，配制营养餐，保证患者营养补充。

（8）排便护理：对于破裂颅内动脉瘤患者，术后需绝对卧床休息，造成患者肠蠕动减慢，同时由于排便方式及饮食的改变，易导致患者发生便秘，因此遵医嘱给予开塞露灌肠，保持排便通畅，同时告知患者避免用力排便。

五、健康指导

1. 术前

（1）手术指导：告知患者手术相关知识、术中需患者配合、手术风险及手术可能使用的耗材，与患者或其家属签署相关知情同意书。

（2）药物指导：告知患者术中使用碘对比剂的相关知识及风险，并签署碘对比剂使用风险告知书。

（3）情绪控制：告知患者保持情绪稳定对预防颅内动脉瘤破裂出血的重要性，指导患者控制情绪的有效方法，保持心情舒畅，避免情绪过度紧张、焦虑。

2. 术中　心理指导，麻醉开始前告知患者麻醉相关配合，指导患者放松心情，建立信任关系。

3. 术后

（1）运动指导：告知患者回归家庭后，避免久坐或久躺，在家属的陪同下进行适当的活动，避免剧烈活动和重体力劳动，以防动脉瘤破裂再出血。

（2）饮食指导：指导患者平衡膳食，达到营养合理，限制胆固醇摄入，并告知患者戒烟戒酒的重要性。

（3）用药指导：指导患者遵医嘱正确服用抗凝药物，并在服药期间观察有无出现皮肤黏膜、眼睛、大小便及身体的其他部位有出血现象，如有异常，应及时就诊；同时指导患者按时服用降血压、降血脂、降血糖药物，定期监测血压、血脂、血糖变化等，用药期间观察有无药物副作用。

（4）康复指导：对于部分有肢体功能障碍的患者，做好早期的康复锻炼指导，如良肢位的摆放，肢体的主动与被动活动，教会家属正确指导患者翻身，预防压力性损伤发生，提高生活质量。

（5）随访和复诊指导：告知患者血管内介入治疗术后初次复查时间为 3 个月左右，之后应分别在术后的 1、2、3、5 年进行影像随访，此后是每 3 ～ 5 年进行影像随访，影像随访建议进行 DSA 检查，对于不能完成 DSA 的患者，可进行 CTA、MRA 和 MRI 等检查。

第四节　脑动静脉畸形栓塞术的护理常规

一、概述

脑动静脉畸形（cerebral arteriovenous malformation，CAVM）是一团发育异常的病态脑血管，由许多不同直径的动脉与静脉连接在一起形成的复杂血管团，动静脉之间缺乏毛细血管网，出现动静脉短路，产生一系列的血流动力学紊乱。颅内动静脉畸形栓塞术是在借助影像设备的引导下，以血管做通道，把栓塞材料送入颅内动静脉畸形处使其闭塞，从而达到治疗目的。

二、护理评估

1. 术前

（1）评估患者的病情、配合情况、自理能力、心理状况、治疗用药情况、既往病史等。了解女性患者是否在月经期。

（2）排除手术的禁忌证。

1）碘对比剂过敏或不能耐受。

2）介入器材过敏。

3）严重心、肝、肾功能不全。

4）穿刺点局部感染者。特殊情况可经过各方讨论，知情同意采取个体化处理。

（3）完善病史采集，评估患者意识状态，是否有脑膜刺激征；评估 Hunt-Hess 分级和 WFNS 分级；评估患者呼吸和循环功能，疼痛评分；一般体格检查、实验室检查、脑病变与血管病变检查和神经系统检查，加强碘对比剂风险评估，肾功能评估。

（4）患者手术入路评估：股动脉入路需查看相应穿刺侧下肢血液循环情况。

2. 术中　生命体征及意识状态评估、患者安全评估、术中并发症评估及用药评估、出入量评估。

3. 术后　生命体征及意识状态评估、穿刺点评估、疼痛评估、术后并发症评估及用药评估、肾功能评估。

三、护理关键点

1. 术前　基础护理、心理护理、病情观察、护理观察和术前准备。

2. 术中　体位护理、舒适护理、安全管理、生命体征观察和术中观察。

3. 术后　病情观察、穿刺点护理、活动指导、并发症的观察与护理。

四、护理措施

1. 术前

（1）基础护理：指导患者完成常规检查。必要时吸氧，维持血氧饱和度＞94%。气道严重功能障碍者应予气道支持（气管插管或切开）及辅助呼吸，无低氧血症无须常规吸氧。

（2）心理护理：了解患者对疾病和手术的认知程度，向患者家属介绍血管栓塞术的目的、方法及注意事项，消除疑虑心理。

（3）病情观察：指导患者卧床休息，避免情绪激动，保持排便通畅，以防血压骤然升高导致畸形血管破裂出血，排除一切干扰手术进行和术后康复的有害因素，有癫痫发作史者，观察其发作时间、意识及肢体运动功能，限制其活动范围，防止发生意外，按时遵医嘱应用抗癫痫药物。

（4）护理观察：观察并记录患者血压、视力、肢体活动及足背动脉搏动情况，以便于术后对照。

（5）术前准备：观察术区皮肤有无破溃、清洁会阴部、全身麻醉术前 4h 禁食、禁水、导尿等。

2. 术中

（1）体位护理：患者取仰卧位，减压垫应用，预防压力性损伤。

（2）舒适护理：加温保暖措施应用，促进患者舒适。

（3）安全管理：床旁备急救物品，如除颤仪、压舌板、口咽通气道、负压吸引装置，避免发作时发生舌咬伤、吸入性肺炎等。采取安全保护措施，如病床加保护床栏，避免跌倒、坠床。

（4）术中观察：术中严密监测患者生命体征，股动脉穿刺者定时监测足背动脉搏动情况及术侧肢体皮肤颜色、温度等。及时发现并发症并应急处理。

3. 术后

（1）术后观察：给予患者心电监护，吸氧，床边备负压吸引装置；观察尿量、颜色及性状，准确记录出入量；监测肝肾功能、电解质。

（2）病情观察和监测：术后 2～3d 会出现不同程度的头痛、恶心、呕吐、发热等症状。严密监测患者生命体征、神志、瞳孔、肢体功能等变化。

（3）穿刺处护理：穿刺部位留置动脉鞘管保留者及缝合器缝合者，患者可适当床上活动，穿刺侧肢体屈曲不大于 60°为宜；穿刺部位动脉压迫器压迫止血者，穿刺侧肢体制动 4～6h，轴线翻身，6h 后患者可床上活动，逐步降低压迫止血器压力，12～24h 后可去除动脉压迫止血器。未保留动脉鞘管以绷带加压包扎止血者，患者穿刺侧肢体平伸制动 6h，轴线翻身，观察穿刺部位有无渗血、出血，观察双侧下肢远端皮肤温度、颜色、足背动脉搏动情况，24h 后可拆除绷带。患者首次下床活动时间，需结合患者生命体征是否平稳，颅内出血量等情况而定。

（4）活动指导：踝泵运动，指导患者卧床期间断踝泵运动，促进血液回流，预防下肢深静脉血栓形成。

（5）饮食护理：术后早期可放置鼻胃管进食，长期不能进食者可进行胃造瘘进食。拔出鼻胃管后开始进食前，采用饮水试验进行吞咽功能评估，术后注意营养支持。

（6）术后治疗

1）预防脑水肿：遵医嘱应用肾上腺皮质激素、脱水剂和利尿药。快速滴入 20% 甘露醇溶液后，应观察尿量。

2）抗凝、解痉类药物应用，以减轻及预防并发症。

3）降压药物应用：根据情况持续降压，血压控制在低于栓塞前基础血压水平20%左右。

4）康复训练：对瘫痪肢体，在生命体征平稳的基础上，应尽早进行功能锻炼，以便促进神经功能恢复。

5）协助生活护理，满足患者需求。

（7）并发症的观察及护理

1）脑血管痉挛：与微导管、导丝在血管内停留时间过长，碘对比剂、栓塞剂反复刺激血管壁，患者精神紧张有关。患者表现为一过性神经功能障碍，如头痛、失语、一侧肢体无力。治疗方法主要应用尼莫地平等钙通道阻滞药以扩张血管，解除血管痉挛。

2）脑过度灌注综合征：主要发生在高血流病变栓塞时，由于在瞬间将动静脉短路堵塞，原被病变盗去的血液迅速回流至正常脑血管，因正常脑血管长期处于低血流状态，其自动调节功能消失，不能适应颅内血流动力学的改变，将会出现过度灌注。临床表现为头晕、头痛、呕吐、肢体功能障碍、脑水肿或颅内出血等症状。处理原则是术后使用控制性降压，将收缩压控制在原来水平的2/3，根据血压高低随时调整降压药输入速度，维持血压平稳，防止大幅度波动，持续时间为24～72h，以预防或减轻脑过度灌注综合征。

3）颅内出血：常见原因包括突破正常灌注压，误栓CAVM畸形团的引流静脉，静脉继发性血栓形成，注射氰基丙烯酸异丁酯（NBCA）时拔管不及时而导致粘管，血管或畸形团被微导丝刺破等。临床症状主要表现为颅内压增高的症状、神经定位体征及意识瞳孔的改变。如发现上述症状应及时通知医生，采取相应的处理措施，注意避免诱发颅内压增高的因素。

五、健康指导

1. 术前

（1）手术指导：告知患者手术相关知识、术中需患者配合、手术风险及手术可能使用的耗材，与患者或其家属签署相关知情同意书。

（2）药物指导：告知患者术中使用碘对比剂的相关知识及风险，签署碘对比剂使用风险告知书。

（3）情绪控制：告知患者保持情绪稳定对预防颅内动脉瘤破裂出血的重要性，指导患者控制情绪的有效方法，保持心情舒畅，避免情绪过度紧张、焦虑。

2. 术中

（1）心理指导：麻醉开始前告知患者麻醉相关配合，指导患者放松心情，建立信任关系。

（2）密切观察患者生命体征，正确给予耗材，及时观察患者术中并发症。

3. 术后

（1）加强自我保护意识：有癫痫病史者按时服用抗癫痫药，避免一人单独外出走远，如癫痫发作次数减少或停止后，应逐渐减量，6个月后才能停药。

（2）避免刺激：控制情绪波动，注意饮食调节，避免进食刺激性食物，保持排便通畅，6个月内避免参加剧烈运动及危险工作。

（3）症状识别：术后有复发的可能，如出现剧烈头痛、喷射性呕吐等颅内压增高症状及时就诊。

（4）定期复查：按时服药，3～6 个月后介入门诊复查。

第五节　急性缺血性脑卒中介入治疗的护理常规

一、概述

急性缺血性脑卒中（acute ischemic stroke，AIS）是由于脑血管闭塞、狭窄导致脑组织的缺血坏死，急性缺血性脑卒中介入治疗是指通过动脉插管，对脑卒中血管进行溶栓、机械取栓等介入手术治疗。

二、护理评估

1. 术前　FAST 识别法（face：脸，arm：胳膊，speech：言语，time：时间。FAST）初步识别疑似脑卒中，立即启动溶栓地图，打开绿色通道。院前脑卒中的识别（若患者突然出现以下任一症状时应考虑脑卒中的可能）。

（1）一侧肢体（伴或不伴面部）无力或麻木。

（2）一侧面部麻木或口角歪斜。

（3）说话不清或理解语言困难。

（4）双眼向一侧凝视。

（5）单眼或双眼视力丧失或模糊。

（6）眩晕伴呕吐。

（7）既往少见的严重头痛、呕吐。

（8）意识障碍或抽搐：完善病史采集，评估患者意识状态、气道、呼吸和循环功能后，立即进行一般体格检查、实验室检查、脑病变与血管病变检查（CT/MR）和神经系统检查。美国国立卫生研究院卒中量表（the National Institutes of Health Stroke Scale，NIHSS）是目前国际上最常用的评价患者神经功能缺损的量表；还可以采取中国脑卒中患者临床神经功能缺损程度评分量表（1995）、斯堪的纳维亚卒中量表（Scandinavian Stroke Scale，SSS）对患者进行疾病严重程度评估，采用简易精神状态检查（Mini-mental State Examination，MMSE）和蒙特利尔认知评估量表（Montreal Cognitive Assessment，MoCA）对患者进行认知及情感状态评估。

2. 术中　生命体征及意识状态评估、患者安全评估、术中并发症评估及用药评估。

3. 术后　患者安全转运评估、生命体征及意识状态评估、穿刺点及肢体血供评估、术后并发症评估。

三、护理关键点

1. 术前　基础护理、生命体征及病情观察、术前安全管理、溶栓药物准备及配制。

2. 术中　生命体征及病情观察、静脉溶栓护理、麻醉配合、加压滴注、介入手术配合、耗材管理及抢救护理。

3. 术后　病情观察、体位活动、穿刺点及血供观察、并发症护理和心理护理。

4. 其他 健康宣教。

四、护理措施

1. 术前

（1）静脉溶栓术前护理

1）基础护理：患者要在进入医院的 1h 内完成头颅 CT、心电图的检查，在最短的时间对血常规、血糖、血型、凝血酶原等进行检查。必要时吸氧，维持血氧饱和度 > 94%。气道严重功能障碍者应给予气道支持（气管插管或切开）及辅助呼吸。选择血管粗直的静脉通道作为溶栓治疗静脉通道。评估患者排尿情况，防止排尿困难躁动诱发血压升高，必要时可给予患者导尿，同时检查是否已签署手术知情同意书，术前用药是否已按医嘱执行。

2）病情观察：密切观察患者生命体征及病情变化，应将患者意识、语言和肢体肌力情况记录在案，同时记录术前基础血压、心率和血氧饱和度等指标，以便术后进行对比。常规行心电图检查，有条件者持续心电监护 24h 以上以便早期发现心脏病变。避免使用加重心脏负担的药物。NIHSS 评分主要用于评估脑卒中患者神经功能缺损程度，其评分与功能缺损严重程度成正比。体温升高的患者应寻找原因并处理；如有感染应给予抗生素治疗，体温 > 38℃ 给予退热措施。血压维持在收缩压 < 180mmHg，舒张压 < 100mmHg。血糖超过 10mmol/L，胰岛素处理，血糖维持在 7.7 ~ 10mmol/L，血糖 < 3.3mmol/L 时可给予 10% ~ 20% 葡萄糖口服或静脉注射。

3）安全管理：床旁备急救物品，如除颤仪、压舌板、口咽通气道、负压吸引装置，避免发作时发生舌咬伤、吸入性肺炎等。采取安全保护措施，如病床加保护床栏，避免跌倒和坠床。

4）心理护理：因患者起病急、无思想准备，面对陌生的环境及医护人员，大多存在恐惧紧张心理，护理人员要加强与患者的沟通，讲解溶栓的目的、必要性、可行性，适当地鼓励，通过介绍以往溶栓的成功案例，消除患者的恐惧紧张心理，使其积极配合治疗。

5）溶栓药物准备及配制：急诊静脉溶栓常采取重组组织型纤溶酶原激活剂（阿替普酶）治疗。配制方法：阿替普酶 0.9mg/kg（最大剂量为 90mg）静脉注射，其中 10% 在最初 1min 内静脉注射，其余量用微量泵持续注射 1h，用药期间及用药 24h 内严密监护患者，需注意该药物不能与其他药物混合使用。

（2）桥接治疗：静脉溶栓后再进行血管内机械取栓的治疗方式。

1）病情观察：静脉溶栓时密切观察患者卒中症状有无减轻或有无进行性加重，若有加重则立即通知医生，并协助进行动脉取栓治疗。同时，观察有无脑出血症状及症状性出血，尽量减少侵入性操作。

2）安全转运：桥接治疗包括院外转入桥接及院内桥接治疗。院外转入桥接治疗者，护士应与外院护士做好交接，记录发病时间、发病时的症状、血糖、心电图、血压、神志变化、溶栓药物用量、开始用药时间、用药后症状转归、有无脑出血及症状性出血。转运过程中保持呼吸道通畅，做好抢救准备。院内桥接治疗者，做好动脉取栓术前护理，详见动脉取栓术前护理。

（3）动脉取栓术前护理

1）术前准备：认真核对患者基本信息和术前相关检查是否齐全，若检查结果有异常，应及时向手术医生汇报。核对术前用药是否已按医嘱执行，同时检查是否已签署手术知情同意书。建议在患者健侧肢体建立两条静脉通道，以备术中药物的及时输入。

2）手术安全核查：由具有执业资质的手术医生、麻醉医生、技师、护理人员于术前共同核对患者身份（姓名、性别、年龄）、手术方式、知情同意情况、手术部位、麻醉方式、过敏史等信息，并于介入手术安全核查表上记录和签字。

3）心理护理：对患者及其家属相关疑惑进行必要解释，获得患者和其家属对医院及相关手术人员的信任，初步建立良好的医患关系，增强患者和其家属战胜疾病的信心，使其积极配合手术。

4）病情观察：密切观察患者体温、血压、血糖，术前维持血压≤ 180/100mmHg，其他同本节静脉溶栓术前护理相关内容。

2. 术中

（1）静脉溶栓术

1）密切观察输液通路是否通畅，是否有液体外渗，严密观察患者的意识、瞳孔及生命体征变化，关注患者吞咽功能、言语表达和肢体肌力恢复等情况，警惕自发性出血。

2）协助治疗医生，评估患者神经功能缺损情况，并定时监测患者肢体活动、出血等情况。监测血压及 NIHSS 评分：前 2h 内每 15 分钟 1 次；2 ～ 6h 每 30 分钟 1 次；6 ～ 12h 每 60 分钟 1 次。当收缩压＜ 160mmHg 或舒张压＜ 110mmHg 时一般不给予降压处理，但必须密切监测血压变化，以防血压持续升高，增加脑水肿、脑出血和恶性高血压的风险。

3）当收缩压≥ 180mmHg 或舒张压≥ 100mmHg 时，应增加血压监测次数，并遵医嘱给予降压处理。

4）鼻饲管、导尿管及动脉内测压管在病情许可的情况下应延迟安置。溶栓 24h 后，给予抗凝药或抗血小板药物前应复查颅脑 CT/MRI。

（2）动脉取栓

1）麻醉配合：患者需麻醉的情况下协助麻醉医生进行麻醉诱导，常规术中留置导尿管，密切观察尿量情况。一旦发生异常立即向术者、麻醉医生汇报。根据手术方案、患者情况等合理选择麻醉方式。

2）消毒铺巾：协助医生穿手术衣，戴无菌手套；聚维酮碘消毒液消毒手术部位皮肤，并协助铺无菌手术治疗单。

3）加压滴注：为减少空气栓塞、器械相关血栓形成等并发症，术中需要予以加压滴注。连接术中所用生理盐水压力袋，排空管路内空气并加压，注意观察生理盐水压力袋压力，及时更换滴注液体，以防止液体滴空导致血液回流。

4）手术耗材准备：遵医嘱提供合适的介入血管鞘、导丝、微导丝、球囊、支架、保护伞等器材。

5）用药护理：术中碘对比剂的应用需注意观察患者有无对比剂过敏表现。备好抢救物品和药品，一旦发生异常立即配合处理。遵医嘱给患者实施全身肝素化治疗，严格记录给药时间及肝素用量。术前评估患者是否是桥接治疗患者，若为桥接治疗患者，应减少肝素用量，并定时监测激活全血凝固时间（activated clotting time of whole blood，ACT）；若非桥接治疗患者，遵医嘱给患者实施全身肝素化治疗，严格记录给药时间、肝素用量等，必要时每隔 1h 追加肝素 1 次。定时监测 ACT，以调整肝素用量。术中如需使用盐酸替罗非班时，可遵医嘱通过静脉给药或联合导管内给药。

（3）病情监测

1）生命体征：密切监测患者体温、脉搏、呼吸、血压等。保持呼吸道通畅，预防舌后坠及分泌物，呕吐物堵塞呼吸道而产生呼吸困难。遵医嘱给予吸氧，注意观察患者皮肤温度、口唇、甲床颜色等，必要时行动脉血气分析确定患者呼吸功能是否正常，术中应补充容量，以维持循环稳定。手术过程中，每 3 ～ 5 分钟测量患者血压 1 次，必要时行有创动脉血压监测，维持收缩压 > 140mmHg（输液和血管升压药）且 < 180mmHg，舒张压 < 105mmHg，出现任何异常立即告知医生并协助处理。

2）术中体温管理：血管内治疗期间维持体温 35 ～ 37℃。治疗期间如有发热，建议使用解热药物并进行降温治疗。

3）术中血糖管理：密切监测血糖，每小时监测 1 次。血糖水平应维持在 3.9 ～ 7.8mmol/L。

4）术侧肢体血液循环状况：右股动脉穿刺者定时监测右足背动脉搏动情况及术侧肢体皮肤颜色、温度等。

5）迷走神经反射的观察：颈内动脉起始段球囊扩张时，可反射性刺激迷走神经导致心率急速下降甚至停搏，一旦发生立即遵医嘱给予阿托品 0.5 ～ 1mg 静脉注射或肌内注射。

（4）术中记录：介入护士应密切观察患者手术过程中的病情变化，及时准确填写介入手术护理记录单。

（5）管道管理：留置管道者，明确管道名称、留置时间，检查管道固定情况，确保各管道通畅。注意观察各管道接触皮肤情况，必要时给予局部保护，避免压力性损伤的发生。桥接治疗者留置管道时，应动作轻柔，避免造成出血，注意观察引流液颜色和液量。

（6）抢救准备：术中密切观察患者介入治疗进程，判断有无术中血管破裂等并发症的发生，并积极做好抢救物品和药品的准备。

3. 术后

（1）病情观察：患者术后至少 24h 进行心电监护，尤其关注血压变化。血压管理应结合患者基础血压、手术类型、血管开通情况、侧支代偿情况等充分遵循个体化原则。保持患者呼吸道通畅，维持动脉血氧饱和度（SAO₂）94% 以上。术后发热患者应及时查找发热原因，当体温 > 38℃时应积极处理。严密观察意识、瞳孔及生命体征变化，定时评估肌力及神经功能状态，定期进行血常规、凝血功能、肝肾功能、心肺功能的监测。发现任何异常及时报告医师。

（2）体位活动：股动脉穿刺用绷带压迫止血者，穿刺侧肢体平伸制动 6 ～ 8h，沙袋压迫 6 ～ 8h；使用封堵器压迫止血者，穿刺侧肢体平伸制动 2 ～ 4h，沙袋压迫 4 ～ 6h。注意患者体位的管理需结合临床情境、专业人员判断和患者意愿给出合理建议，其间床上排便屈髋角度不宜超过 30°。侧卧时膝关节可以弯曲活动，以免患者肌肉、关节酸痛不适。

患者需卧床休息 12～24h，或根据病情治疗的具体情况适当延长卧床时间。定时观察患者皮肤情况，每 2 小时翻身一次，避免皮肤压力性损伤。指导患者进行踝泵运动，5～8 次 / 日，每次 5min，预防下肢深静脉血栓的发生。对于发生深静脉血栓的患者，定时监测双侧大小腿的周径，大腿在股骨内侧髁上缘 10cm，小腿在外踝尖部上 20cm 处，做好记录。无禁忌证者抬高患肢 20°～25°，避免按摩，防止血栓脱落，造成肺栓塞。

（3）穿刺点及肢体血供观察：定时评估并记录动脉穿刺局部有无出血或血肿，敷料是否清洁干燥。观察压迫止血的装置有无偏移；绷带包扎过松，压迫止血压力过小，需通知医生重新加压包扎；股动脉穿刺者如出现下肢疼痛、麻木、足背动脉搏动减弱，以及皮肤温度降低，应检查绷带是否包扎过紧，并协助医生予以处理。定时观察穿刺侧肢体皮肤颜色、温度较术前有无变化；股动脉穿刺者定时观察穿刺侧足背动脉搏动情况，如果出现足背动脉搏动弱，提示穿刺点压力过大，适当松弛压力。术后留置导管鞘者，密切注意导管鞘固定情况。

（4）饮食护理：患者开始进食前，采用饮水试验进行吞咽功能评估，术后注意营养支持，急性期伴吞咽困难者，应在发病 7d 内接受肠内营养支持；短期内不能恢复者，可早期放置鼻胃管进食，长期不能进食者可进行胃造瘘进食。

（5）用药护理：术后遵医嘱持续应用抗血小板聚集和抗凝药物，如阿司匹林 100～300mg/d 及氯吡格雷 75mg/d，必要时术后遵医嘱给予盐酸替罗非班微量注射泵泵入 16～24h。在使用上述药物过程中，应密切观察有无穿刺点、消化道出血等不良反应，定期监测血常规、凝血功能，及时调整用药。发病前已服用他汀类药物的患者，可继续使用他汀类药物。使用脱水降颅压药物期间观察尿液的性状和液量、监测电解质，防止低血钾和肾功能受损。向患者讲解各种药物作用，遵医嘱用药，提高其用药依从性，不可擅自停药、减药。

（6）心理护理：术后可通过观察、交流、量表等评估患者心理状态，及时发现其情绪及心理变化，满足患者合理的心理需求。对有负性情绪的患者应实施相应的干预措施，可通过语言交流和情感支持及时进行疏导，减轻其心理负担；护士可用暗示和鼓励性语言，使其振作精神，积极面对疾病。必要时可根据患者情况选择认知行为治疗、音乐治疗、同伴支持、正念疗法等专业的心理干预方法。

（7）并发症护理

1）脑水肿及颅内压增高：密切观察患者意识、瞳孔，生命体征变化。护理过程中避免引起颅内压增高的因素，如激动、用力、发热、癫痫、呼吸不畅、咳嗽、便秘等。定时评估引起患者脑水肿及颅内压增高的因素，并配合医生进行干预。建议颅内压升高的患者床头抬高大于 30°，头部保持中线位置，避免头部扭转受压，以改善静脉回流。必要时遵医嘱应用甘露醇、甘油果糖、呋塞米等药物，根据患者的具体情况选择药物种类、治疗剂量及给药次数，以减轻脑水肿、降低颅内压，减少脑疝的发生风险。经积极药物治疗病情仍加重，尤其意识水平降低的患者，可请脑外科会诊考虑是否行减压术。

2）高灌注综合征：是指在颅内动脉狭窄再通后，原先低灌注区脑血流量显著增加而引起的一种严重并发症，常发生在术后数小时至 3 周内，可能引起严重的脑出血、脑水肿、癫痫、谵妄等。术后须密切监测意识状态、神经系统症状、血压变化，遵医嘱应用降压药物，根据血压变化值调整药物的剂量和速度，保持血压稳定在目标值范围内。同时做好癫痫发作的抢救工作，备好抢救物品和药品。

3）出血性并发症：指导患者避免一切可能引起脑出血的因素，如用力排便、咳嗽、打喷嚏、情绪激动、烦躁等，必要时遵医嘱应用镇静药，保证充足睡眠。护士应观察患者是否出现头痛、呕吐、原有症状加重、进行性意识障碍或出现新的肢体瘫痪情况等，一旦出现异常，配合医生对症处理。对于术后已发生颅内出血的患者在保证脑灌注的前提下更应该严格控制血压。

4）脑血管痉挛：手术操作刺激及术后拔除动脉鞘刺激血管迷走神经等可能导致脑血管痉挛。术后应密切观察有无头痛、恶心、呕吐、张口困难及肢体活动障碍等神经系统症状，必要时可选用尼莫地平、罂粟碱等治疗脑血管痉挛，但是用药过程中需注意监测患者血压及生命体征情况。

5）支架内血栓、血管再狭窄和再闭塞：术后需密切观察患者是否有意识、语言、运动、感觉等功能的障碍。遵医嘱根据血小板功能检查结果应用抗凝剂或抗血小板聚集药物。在给予抗凝治疗时需监测凝血四项指标，观察患者有无出血倾向。

6）穿刺点并发症：常见的有皮下血肿、动静脉瘘、假性动脉瘤、夹层动脉瘤等。术后耐心向患者解释肢体平伸制动的目的和重要性，取得患者配合，提高患者术后体位摆放与活动的依从性。对于躁动或配合度差的患者，可给予适当的保护性约束，必要时遵医嘱给予镇静药。对于局部血肿或淤血者，及时进行标记并记录，观察血肿或淤血变化情况，一旦发现异常，立即通知医生进行处理。

7）卒中后情感障碍：可分为脑卒中后焦虑障碍（post-stroke anxiety disorder，PSAD）和脑卒中后抑郁障碍（post-stroke depression disorder，PSDD）。脑卒中后抑郁（post-stroke depression，PSD）是指脑血管疾病发生后 2 年内出现的以情绪低落、活动功能减退、思维功能迟缓为主要特征的一类情感障碍性疾病。研究表明，社会支持能够间接地促进脑卒中患者的康复及提高其生活质量；心理干预对脑卒中患者神经功能恢复及 PSD 的治疗均有非常积极的作用，对患者再进行适当的心理干预，帮助患者消除不良情绪通常能起到更好的效果；抗抑郁药是当前治疗 PSD 的主要药物，能有效解除抑郁心境及伴随的焦虑紧张和躯体症状有效率 60% ～ 80%。B 族维生素、抗利尿激素 V_2 受体激动剂对 PSD 也有一定的治疗作用。

五、健康指导

1. 术前

（1）进行疾病紧急处理、疾病安全用药、疾病预防相关知识、疾病危险因素和诱发因素、疾病病因及症状相关知识的宣教和指导。

（2）告知患者及其家属手术过程及注意事项。

2. 术中

（1）心理指导：告知患者术中相关配合，指导患者放松心情，建立信任关系。

（2）密切观察患者生命体征，正确给予耗材，及时观察患者术中并发症。

3. 术后

（1）针对患者语言、认知、吞咽及呼吸情况制订相关运动功能锻炼方案，对患者进行康复器械使用及床上翻身方法的指导。

（2）指导患者预防便秘、压疮、吞咽困难、呛咳、肺部感染、尿失禁及尿潴留等。

（3）指导患者摒弃不良生活习惯，鼓励患者进行自我康复训练、自行寻找控制疾病发展的知识及心理调节技巧。

（4）定期为患者及其家属举办健康讲座，组织病友交流会，指导患者通过电话、短信、网络等了解疾病康复知识，医护人员通过电话随访和上门随访为患者提供专业建议，与社区医院协调为患者提供康复器具等。

（5）指导患者饮食，告知日常生活中的注意事项、睡眠调节方法、预防跌倒的相关措施、家居生活设施调整及口腔、皮肤护理方法等。

（6）指导患者及其家属血压、血糖、血脂监测和控制方法，胃管、尿管、切口及造瘘口的护理方法等。

第六节　脊髓血管畸形栓塞术的护理常规

一、概述

脊髓血管畸形（spinal cord vascular malformation，SVM）是指脊髓血管先天性发育异常所导致的脊髓病变。脊髓血管畸形栓塞术是指通过血管内介入治疗栓塞或部分栓塞畸形的脊髓血管，以改善患者临床症状。

二、护理评估

1. 术前

（1）病史询问：包括起病时间、发病方式、初始症状、现有症状、影像学资料、既往病史和过敏史等。

（2）阳性体征：检查前了解患者各项阳性检查结果，查阅心脏功能、肝功能、肺功能、输血前全套和凝血等检查结果，尤其关注肾功能指标。

（3）麻醉评估：一般采取局部麻醉，若患者不配合，需采取全身麻醉。

（4）穿刺部位的评估：穿刺部位常选择股动脉，因方便穿刺，术后利于止血。因此，对高龄、肥胖、怀疑有下肢血管病变者，要了解股动脉、足背动脉搏动情况，必要时进行相应的 B 超检查，检查穿刺部位有无皮肤破损、感染等。

（5）术前给药：术中常用药物为肝素、局麻药和碘对比剂，评估是否有碘对比剂使用的高危因素和禁忌证。了解术前抗凝药使用情况及药物过敏史。

2. 术中　术中生命体征观察和监测、术中并发症观察和应急处置、术中安全管理。

3. 术后　患者安全转运评估、生命体征及意识状态评估、穿刺点及肢体血供评估、术后并发症评估。

三、护理关键点

1. 术前　基础护理、饮食护理、药物指导。

2. 术中　专科护理、病情观察、用药护理。

3. 术后　用药护理、并发症的观察与护理、康复护理。

四、护理措施

1. 术前

（1）饮食护理：为避免肠道内的食物残渣及肠内积气显影影响脊髓血管造影图像的质量，术前应禁食、禁水 6h 以上，术前清洁灌肠；术中腹部加压去除肠道内积气。

（2）基础护理：术前会阴部备皮，术晨留置尿管。

（3）药物指导：询问患者有无肝素、鱼精蛋白、碘等过敏史，进行碘过敏试验，碘过敏试验阳性或有过敏史者禁用。

2. 术中

（1）常规监测：持续观察患者意识、瞳孔、生命体征的变化，颈高段血管畸形患者要密切观察有无呼吸困难并保持呼吸道通畅。评估并记录脊髓功能，包括感觉障碍平面、四肢肌力、排尿排便情况及有无放射性疼痛、部位、性质和程度。病情评估时要注意连续性、准确性，注意前后对比、左右侧肢体对比。脊髓血管畸形介入治疗后，若患者出现肌力下降、感觉异常平面上升，应考虑为脊髓动静脉痉挛或血肿压迫导致脊髓供血障碍，应立即报告医生并及时处理。

（2）临床表现观察：SVM 临床表现多，变异大，早期误诊率很高。脊髓动静脉畸形（SVAM）多见于婴幼儿和青少年，其特点为髓内与蛛网膜下腔出血，多突然起病，主要表现为急性进行性肢体功能障碍、感觉障碍、括约肌功能异常、胸背部剧烈疼痛；髓周动静脉瘘（PMAVF）多见于 20 ～ 40 岁患者，其特点为病变不侵犯髓内，主要表现为根性刺激，如疼痛、无力、感觉异常及蛛网膜下腔出血的表现；硬脊膜动静脉瘘（SDAVF）多见于 40 ～ 50 岁男性，约95%的病变发生于 T_6 ～ T_{12}，主要表现为胸腰段背部或臀部的疼痛，常伴有感觉障碍。护士应掌握 SVM 的临床表现，为早期诊断、治疗提供临床线索，及时行脊髓 DSA 检查以明确诊断。

（3）血压监测：血压波动对脊髓血流、灌注压产生直接影响，脊髓血管畸形患者应严密观察血压，防止血压波动过大。在血管内介入治疗术中、术后常使用有创动脉血压监测。为防止术中灌注压突破，多将血压维持在（120 ～ 130）/（80 ～ 90）mmHg。血压过高，大多是因为手术刺激引起的强烈应激反应，通过加深麻醉、应用降压药和其他心血管药物，将血压降至基础血压的 20% ～ 30%；血压 < 80/50mmHg 为过低，可导致患者心、脑、肾及其他重要器官低灌注，可并发代谢性酸中毒。

（4）凝血功能监测：因术中肝素化及术后抗凝治疗，凝血功能监测成为脊髓血管畸形介入治疗围手术期护理观察的重点，包括血小板计数、凝血酶原时间、凝血酶原活动度、血小板活化状态等。介入治疗术中要监测活化凝血时间（ACT），监测时间分别为静脉注射肝素前、肝素化后需再次静脉注射肝素前，ACT 值要维持在 250 ～ 300s，如 ACT 值 > 300s，要立即报告医生调整术中肝素的用量。术后抗凝治疗期间控制 INR 在 1.5 ～ 2.5，护士要严密观察穿刺处、口腔黏膜、牙龈、皮肤有无出血倾向，警惕脊髓出血的可能。

（5）特殊治疗的护理

1）专科护理：为避免呼吸运动对图像质量的影响，指导患者呼吸训练。必要时术中腹部加压去除肠道内积气。注意观察加压输液袋内的液体量，防止空气栓塞，维持压力在300mmHg。

2）用药护理：①成功置入动脉导管鞘后经静脉内给予肝素，首次剂量按 $2 \sim 3$ mg/(kg·h)，以后减半量每隔 1h 给药，用定时器准确定时，准确记录肝素的用量及时间，以便紧急中和肝素时计算鱼精蛋白的用量，10mg 鱼精蛋白可中和肝素 1000U。②血管解痉药的用药护理：脊髓血管痉挛是脊髓血管畸形介入治疗的常见并发症，与导管、导丝及碘对比剂等刺激因素有关。预防、治疗血管痉挛的常用药物有尼莫地平、罂粟碱和法舒地尔等。

尼莫地平是目前预防和治疗血管痉挛的首选药物，其半衰期约9h，最大缺点是疗效短暂，需要持续给药。临床上常用的是尼莫地平注射器，对血管有强烈刺激性，易引起注射部位疼痛及静脉炎。护理上应注意：选择粗直、弹性好、血流丰富、易于固定的静脉留置套管针或直接选用深静脉置管，注射部位出现红肿、疼痛时应立即更换注射部位；使用微量泵持续匀速（$5 \sim 10$ mg/h）泵入，同时与常规静脉输注药物（目前未发现与其有配伍禁忌的药物）一起维持24h输注，可明显减轻注射部位疼痛及减少静脉炎发生；药物输注过程注意避光；注意观察有无药物不良反应发生，常见的不良反应有头晕、头痛、低血压、面部潮红等，注意监测血压，如收缩压 < 100mmHg，应减慢输注速度，必要时停止输注。

罂粟碱是非特异性血管扩张剂，肌内注射易引起注射部位发红、肿胀、疼痛、硬结，临床上常给予红外线照射、土豆片或仙人掌泥外敷等处理。静脉输注过快可出现呼吸加深、面色潮红、心搏加快、低血压等，严重时可导致房室传导阻滞、心室颤动，甚至死亡。建议微量泵入给药控制流速，维持血药浓度均衡。

法舒地尔是蛋白激酶抑制剂，较尼莫地平的血管扩张效果更强，不良反应更轻微。法舒地尔的不良反应主要表现为颜面潮红、低血压、反射性心动过速及出血，护理上要注意监测血压、心率，法舒地尔 30mg 静脉输注时间不少于 30min；注意观察有无颅内出血症状，如头颅 CT 证实有颅内出血，应立即停药并适当处理。目前发现法舒地尔与注射用丹参多酚酸盐、长春西汀、氟罗沙星葡萄糖存在配伍禁忌，输注两种药物之间要用生理盐水冲管。

3）病情观察：准备抢救药品及器材，及时处理碘对比剂过敏反应及术中病情变化。

3. 术后

（1）用药护理：介入治疗术后为预防血栓发生，常规行抗凝治疗。使用抗凝药期间要定期监测凝血功能，严密观察穿刺处、口腔黏膜、牙龈、皮肤有无出血倾向，告知患者注意安全，防止发生跌倒、碰伤等意外。

（2）并发症的观察与护理。

1）穿刺部位血肿：除动脉鞘后，在穿刺点上方股动脉搏动处压迫止血30min，无出血后，用无菌敷料覆盖穿刺点，弹性绷带加压包扎 $4 \sim 6$ h，变换体位时注意局部加压防止压迫无效，穿刺侧下肢伸直制动 $8 \sim 12$ h。穿刺部位血肿多发生于术后 6h 内，要严密观察穿刺处有无皮下出血或血肿形成，若为血肿形成局部可扪及皮下包块，可给予 50% 硫酸镁湿热敷或喜疗妥涂抹；血肿严重者可行穿刺抽血缩小包块后再次压迫内外穿刺点 20min 并重新加压包扎，24h 后给予红外线照射 3d，血肿可逐渐吸收。

2）穿刺部位假性动脉瘤：穿刺部位假性动脉瘤多发生在术后 2～6d，多见于高血压、糖尿病及肥胖患者，形成的主要原因是股动脉穿刺和压迫止血不当，临床表现为患侧下肢肿胀、疼痛及淤血青紫，在穿刺部位触及搏动性肿块，听诊可闻及血管杂音，甚至破裂导致大出血。故评估患者出现假性动脉瘤，应立即汇报医生对症处理。

3）脊髓出血：是血管内介入治疗术后最严重的并发症。患者表现为剧烈神经根性疼痛运动、感觉及自主神经功能障碍进行性加重，多呈"脊髓休克"状态，与血压波动、凝血功能障碍、术中操作等有关。护理上应注意监测血压、凝血功能变化，密切观察脊髓功能，及时发现脊髓出血，遵医嘱给予镇静、镇痛和止血治疗，必要时做好术前准备，紧急行脊髓血肿清除术。

4）脊髓静脉血栓：为预防介入治疗后脊髓静脉血栓形成，术后常规行抗凝及扩容治疗。抗凝治疗期间严密监测凝血功能，同时密切观察患者牙龈、皮肤等有无出血倾向，避免意外损伤，各种穿刺后延长针眼按压时间。扩容治疗期间，严格记录 24h 出入量，严密监测电解质变化。脊髓静脉血栓主要表现为脊髓神经功能障碍加重，护理上要对脊髓功能进行动态、对比性观察，发现异常及时报告。

5）脊髓血管痉挛：是介入治疗的常见并发症，与导管、导丝、碘对比剂及蛛网膜下腔出血等刺激因素有关。预防方法有术中操作轻柔、尽可能缩短导管在血管内停留时间、相应调低注射压、减少碘对比剂用量及使用血管解痉药。术后常规给予"3H"治疗，即高血容量、高血压和血液稀释以提高脊髓灌注量、改善脊髓组织供血。脊髓血管痉挛主要临床表现为肌力下降，感觉异常平面上升。护理上要严密观察，及时发现血管痉挛早期临床表现，正确使用解痉药，合理控制血压。

6）下肢动静脉血栓形成：与介入治疗过程中的血管内皮受损、术后患者处于高凝状态、肢体瘫痪、长期卧床等因素有关。对于高危患者，给予穿梯度压力弹力袜、使用肢体气压治疗、下肢功能锻炼等措施预防下肢血栓。护理上应密切观察足背动脉搏动、下肢皮肤颜色温度情况及有无肿胀、疼痛，注意左右下肢对比动态观察。

（3）康复护理

1）膀胱功能训练：脊髓损伤后膀胱功能障碍导致患者尿失禁、尿潴留，严重影响患者的生活质量。膀胱功能恢复过程由留置导尿、一次性导尿和建立反射性膀胱 3 个阶段组成，最终经训练建立反射性膀胱。患者留置尿管期间要及早进行膀胱功能训练，间断夹闭尿管，开始时 2～3h 放尿液 1 次，逐渐延长夹管时间；训练排尿肌，教会患者做收缩肛门括约肌及仰卧抬臀动作。应尽早拔除导尿管，对不能自行排尿的患者，指导其掌握自我清洁间歇导尿术，以提高患者的生活质量。

2）肢体功能锻炼：患者术后第 2 天便可开始肢体功能锻炼，卧床时肢体采取良肢位，以防止肌肉痉挛；嘱患者用力发出神经冲动，使瘫痪的肌肉收缩，促进周围神经功能恢复；每天做肢体被动运动及按摩 3～4 次，每次 30min；患者肌力大于 3 级时，鼓励患者做主动运动，随后根据病情改善情况增强肌力、耐力训练。患者在进行肢体主动和被动运动时，活动范围应由近端到远端，幅度由小到大，忌过度牵拉松弛的肌肉。对有可能步行的患者进行站立和步行训练。

五、健康指导

1. 术前　告知患者手术相关知识、术中需患者配合、手术风险及手术可能使用的耗材，并与患者或其家属签署相关知情同意书。指导患者保持心情舒畅，避免情绪过度紧张、焦虑，术前晚上保证充足的睡眠，对于失眠者可遵医嘱给予助眠药物。根据麻醉方式进行饮食指导。

2. 术中　指导患者放松，消除患者紧张情绪，动作轻柔，摆放舒适体位。

3. 术后　肢体制动解除后，指导患者纵轴翻身，避免屈膝屈髋导致穿刺点出血；避免腹内压增高，患者咳嗽、打喷嚏和排便时按压穿刺点，避免腹内压增高导致穿刺点出血；保持情绪稳定；术后 24h 多饮水，以促进碘对比剂排出，少食多餐，以清淡易消化的食物为主。同时加强康复护理指导。

第七节　三叉神经半月节球囊压迫术的护理常规

一、概述

三叉神经半月节球囊压迫术（percutaneous balloon compression，PBC）是指球囊套管针经皮肤穿刺至卵圆孔，从穿刺针内置入球囊导管，向导管内注射碘对比剂，使导管尖端的球囊在 Meckel 腔充盈，压迫三叉神经节及神经根，损伤传导痛觉的神经，从而达到缓解疼痛的目的。

二、护理评估

1. 术前　完善病史采集，评估患者的心理状况，有无紧张、恐惧、失眠、抑郁等；评估患者疼痛发作的部位，疼痛发作的频率及疼痛的程度；评估患者的饮食、营养及睡眠状况；了解患者的用药，用药后的效果；评估手术与麻醉的风险，术前详细询问病史并查体，明确诊断。

2. 术中　生命体征、用药及并发症的观察；仪器设备的摆放及性能评估。

3. 术后　患者安全转运评估、生命体征及意识状态评估，人工气道评估、术后并发症评估。

三、护理关键点

1. 术前　观察患者疼痛发作的部位、频率，患者的心理护理、饮食护理、睡眠护理及用药护理。

2. 术中　术中生命体征观察和监测、术中并发症观察和应急处置、术中仪器设备性能及安全管理。

3. 术后　病情观察及护理、体位护理、疼痛护理、用药护理、术后并发症的观察及护理、饮食护理等。

四、护理措施

1. 术前

（1）基础护理：患者入院后，及时为患者安排床位，定时为患者进行体温、脉搏、呼吸、血压等生命体征的监测并记录。帮助患者熟悉病房环境，认识主管医生及责任护士。

（2）专科护理

1）病情观察和护理：专科查体，评估患者意识级别、瞳孔大小及对光反射灵敏度，疼痛发作的部位。

2）镇痛护理：入院时，采用疼痛评估量表进行及时、正确的评估，评估内容包括疼痛部位、疼痛强度、疼痛性质、疼痛发生时间及持续时间、诱发因素、伴随症状、缓解因素、心理状况等。遵医嘱使用镇痛药物，评估用药后的效果。

3）用药护理：遵医嘱正确地服用口服药物，并且告知药物可能出现的不良反应，如口服卡马西平可能会导致头晕、口干、恶心、走路不稳等症状，要注意观察记录，及时报告医生。

4）口腔及饮食护理：要避免诱发三叉神经痛的病因，洗脸、刷牙、咀嚼等动作要轻柔。很多患者因为惧痛不敢刷牙和进食，因此要做好口腔的卫生，可以使用漱口液保持口腔的清洁，防止口腔溃疡和感染。鼓励患者使用健侧进行食物的咀嚼，手术前一日进食清淡食物，手术日禁食 8h，禁水 6h。

5）心理护理：该病病程长，患者长期受病痛折磨，常出现对治疗恐惧、猜忌甚至敌视的态度，对治疗丧失信心。因此要和患者建立良好的护患关系，鼓励患者表达自己的感受，耐心倾听患者诉说并解答患者的疑问，为患者介绍疾病相关知识，让患者了解治疗的必要性。消除患者不良状况，关心患者，清除患者精神上的各种压力，从而密切配合手术治疗。

2. 术中

（1）主要手术过程：患者取平卧位，按照 Hartel 入路，在患侧面部口角外侧旁开 2～3cm 处做标记为进针点，并标记瞳孔正中与耳屏前颧弓中点两处位置，引导进行卵圆孔穿刺。球囊套管针冠状面朝向同侧瞳孔方向，矢状面朝向颧弓中点进针，根据 DSA 引导调整方向进入卵圆孔。针尖可位于卵圆孔外口、中部或内口，避免过深。Fogarty 球囊导管沿套管针置入 Meckel 腔，深度超过套管针尖端 15～20mm，Fogarty 导管尖端的 Mark 点在 X 线侧位上一般不超过斜坡 5mm，一般向导管内注射非离子型碘对比剂 0.5～1.0ml 使球囊充盈，观察球囊充盈的影像形状与位置，注射至手感出现明显阻力感或监测球囊压力。术中充盈的球囊在 X 线侧位影像下，可呈现"梨形""哑铃形""类梨形"及"椭圆形"等形状，压迫 1～2min 后，回抽球囊，术毕。

（2）术中观察和监测要点：术中密切观察患者生命体征变化，尤其是在对三叉神经节进行压迫时，注意观察患者心率及血压的变化。

（3）术中安全管理：术中应做好患者的安全管理，严密观察患者管道等情况，确保各管道通畅，避免打折、移位或脱出。留置管道者，明确并标识管道名称、留置时间等，检查管道固定情况，确保各管道通畅。注意观察各管道接触皮肤情况，必要时给予局部保护。同时在患者麻醉准备期、诱导期、苏醒期、安置手术体位，应预防患者坠床的发生。

3. 术后

（1）病情观察及护理：术后持续心电监护，密切观察患者生命体征、意识、瞳孔、言语等，协助麻醉医生进行复苏，拔管后，遵医嘱给予氧气吸入，及时清除患者口鼻腔分泌物，保持患者呼吸道通畅。

（2）专科护理：由于穿刺与球囊压迫过程中三叉神经受损，术后三叉神经支配区会发生感觉减退。术后观察患者疼痛是否缓解、面部与舌体麻木情况，如出现口面部感觉减退，嘱患者避免烫伤或误服异物。注意角膜反射是否减弱，如出现减弱，要预防角膜损伤。

（3）体位与活动：全身麻醉术后患者去枕平卧 6h，头偏向一侧。观察麻醉后的反应，可以主动或被动活动，尤其是下肢的运动，预防深静脉血栓发生。

（4）穿刺点护理：观察穿刺点敷料的情况，注意有无渗血、渗液。观察穿刺点周围皮肤情况及三叉神经分支区域皮肤情况。

（5）饮食护理：术后 6h 后，进食全流质或半流质饮食，勿食过冷、过热、过硬及辛辣食物，禁烟酒，日常饮食以清淡为主。

（6）疼痛护理：如果术中球囊形状满意，但术后仍有疼痛，可继续口服术前所应用的抗惊厥类药物，剂量比术前酌情减量，疼痛一般可逐渐缓解。

（7）并发症的观察：脑神经功能障碍，如角膜反射减弱，预防角膜炎；咬肌力量下降；复视；单纯疱疹：一般疱疹 1 ～ 2 周可自愈；血管并发症：注意观察颈内动脉出血、上颌动脉出血、蛛网膜下腔出血、海绵窦出血等并发症的相关临床症状。

五、健康指导

1. 术前　告知患者手术相关知识、术中需患者配合、手术风险及手术可能使用的耗材，并与患者或其家属签署相关知情同意书。指导患者保持心情舒畅，术前晚上保证充足的睡眠，对于失眠者可遵医嘱给予助眠药物。术前指导患者进食全流质或半流质饮食，勿进食寒冷刺激性食物，禁酒，避免疼痛刺激。洗脸刷牙时动作轻柔，可用温盐水漱口，进食用健侧牙齿咀嚼，以免诱发疼痛发作。

2. 术中　指导患者放松，消除患者紧张情绪，动作轻柔，摆放舒适体位。

3. 术后　患者返回病房卧床休息，3h 后如果生命体征正常即可进温热饮食，但不能太烫。术毕针尾没有脑脊液溢出者 6h 即可下床进行日常活动。告知患者治疗后患侧面部感觉减退并伴有不同程度麻木感是治疗的常见伴发症状，无须担心。告知患者治疗后患侧上腭、颊黏膜及牙龈等部位因感觉迟钝，应避免进食过热食物和饮品，以免烫伤黏膜，进餐后还应漱口以清除残存在口腔内不易被感知的食物残渣。向患者宣教治疗后可能会出现不同程度的张口困难和患侧咀嚼乏力，一般于 2 ～ 3 个月会适应或有所恢复。患者出院后由责任护士于每月进行电话随访，若出现不适或疼痛复发及时复诊。

第八节　三叉神经射频热凝术的护理常规

一、概述

三叉神经射频热凝术是在 X 线或 CT 引导下经射频针插入半月神经节内，通电后逐渐加热至 65～75℃，对靶点进行毁损，持续时间 60s，以达到治疗作用。

二、护理评估

参考本章第七节三叉神经半月节球囊压迫术的护理常规的护理评估相关内容。

三、护理关键点

参考本章第七节三叉神经半月节球囊压迫术的护理常规的护理关键点相关内容。

四、护理措施

1. 术前　参考本章第七节三叉神经半月节球囊压迫术的护理常规的护理措施术前相关内容。

2. 术中

（1）主要手术过程：患者进入导管室，核查患者的信息，麻醉前三方再次核查患者信息，协助患者排放手术体位。准备静脉通路，协助麻醉医生进行麻醉。麻醉后摆放好呼吸机及射频治疗仪，将电极片贴放于患者肌肉丰富的地方。开无菌包、穿刺针及耗材，待医生消毒完毕后进行铺巾。X 线定位于斜坡与岩骨嵴交点前 15mm 处，选用 19～20 号针头进行穿刺，选择电极。穿刺成功后，插入微型电极，接通 100～300mA、每秒 50～70 周波的方形电流进行电刺激，确定电极的确切位置。电刺激定位准确后，开始时利用射频先将温度控制在 45～50℃，每次 10～20s，待损毁灶初步形成，患者面部损毁的神经分支区可出现皮肤红晕。然后每次增加 5℃，延长 30～60s，直至患者面部疼痛消失为止，一般温度在 60～70℃，反复破坏 5～7 次。术中密切观察患者生命体征的变化，做好手术记录，术毕再次进行三方核查。按 6s 将设备归位放置。

（2）术中观察和监测要点：术中密切观察患者生命体征变化，尤其是在对三叉神经节进行损毁时，注意观察患者心率及血压的变化。

（3）术中安全管理：术中应做好患者的安全管理，应严密观察患者静脉输液通路、气管插管、有创血压监测管道等情况，确保各管道通畅，避免打折、移位或脱出。留置管道者，明确并标识管道名称、留置时间等，检查管道固定情况，确保各管道通畅。注意观察各管道接触皮肤情况，必要时给予局部保护，避免压力性损伤的发生。同时在患者麻醉准备期、诱导期、苏醒期、安置手术体位及拆除体位固定物时，应预防患者坠床的发生，在手术开始前，应与手术医生、麻醉医生协作完成，拆除患者的体位固定物时，一定要做好患者的保护工作，安置手术体位时应适当对其进行保护性约束，确保患者安全。

3. 术后

（1）病情观察及护理：术后持续心电监护，密切观察患者生命体征、意识、瞳孔、言语等，协助麻醉医生进行复苏，拔管后，遵医嘱给予氧气吸入，及时清除患者口鼻腔分泌物，保持患者呼吸道通畅。

（2）眼部护理：密切观察患者患侧眼角膜及面部情况，如出现角膜反射消失、眼肌痉挛、复视等情况，可给予纱布覆盖患者眼睛，并使用眼膏保护眼角膜，防止角膜炎的发生。部分患者口唇及口角黏膜出现疱疹，指导患者避免摩擦、搔抓，疱疹一般于 1 周内消失。

（3）体位与活动：全身麻醉术后患者去枕平卧 6h，头偏向一侧。观察麻醉后的反应，可以主动或被动活动，尤其是下肢的运动，预防深静脉血栓发生。

（4）穿刺点护理：观察穿刺点敷料的情况，注意有无渗血、渗液。观察穿刺点周围皮肤情况及三叉神经分支区域皮肤情况。

（5）饮食护理：术毕 6h 后，进食全流或半流质饮食，勿食过冷、过热、过硬及辛辣食物，禁烟酒，日常饮食以清淡为主。

五、健康指导

1. 术前、术中　参考本章第七节三叉神经半月节球囊压迫术的护理常规的健康指导相关内容。

2. 术后　指导患者生活与饮食，避免食用过硬的食物，戒烟戒酒，少食辛辣刺激性食物。勿用手擦眼，勿到空气污染区，戴平光眼镜保护眼角膜，发现异常及时配合医生处理。

第 9 章

血管外科介入治疗的护理常规

第一节　颈动脉造影术的护理常规

一、概述

颈动脉造影术是一种针对颈部动脉血管的检查方式，可以显示血管的形态、走行，以及血管内壁是否存在狭窄。颈动脉造影术一般是在局部麻醉下进行股动脉穿刺，置入导丝、导管，拔出导丝，在行肝素化治疗以后进行主动脉弓造影，然后在影像学检查的指导下，进一步选择需要检查的动脉。

二、护理评估

1. 术前

（1）患者评估

1）了解患者的信息（姓名、性别、年龄、住院号、手术名称等），评估意识及生命体征，是否能平卧配合手术。

2）评估患者各项检查及血液等相关化验指标，重点是肝肾功能和凝血功能等项目。

3）评估患者有无过敏史、家族史等，尤其是碘对比剂过敏史。

4）评估患者穿刺部位皮肤有无破损、瘢痕及血管情况。

5）评估患者对脑血管造影的认识和心理反应。

6）评估患者是否做好造影前准备：①禁食 4～6h；②备皮：双侧腹股沟、会阴部、大腿上 1/3；③备皮后沐浴；④术前 30min 排空大小便；⑤去除头部饰物；⑥遵医嘱术前用药；⑦妊娠 3 个月以内的孕妇做此项检查。

（2）环境评估：评估手术房间内是否清洁干净，层流净化空气消毒是否开启，温湿度是否适宜。

（3）仪器设备药品耗材评估

1）DSA 机及手术间内抢救仪器、抢救车是否呈备用状态，能否正常工作。

2）物品准备齐全呈备用状态：备好病历、术中使用的器械及耗材、一次性物品耗材及药品，并检查心电监护仪呈备用状态。物品准备清单：泥鳅导丝、6F 血管鞘组、造影导管；无菌纱布若干；5ml 注射器 1 支、10ml 注射器 2 支、20ml 注射器 1 支；生理盐水 500ml 2 瓶、盐酸利多卡因注射液 2 支、肝素钠注射液 2 支、地塞米松 2 支，遵医嘱备用镇痛药物。

2. 术中

（1）护士、手术医生再次核对患者信息（姓名、性别、年龄、住院号、手术名称等），进一步核实手术部位、手术方式、手术名称，对手术有疑问时，及时核查。

（2）评估患者的意识、生命体征，如有异常及时通知医生进行处理。

（3）评估患者术中舒适度，如出现疼痛时通过数字疼痛评估量表（NRS）进行评估并对症处理。

（4）评估患者输液通路是否在位通畅，滴速是否合适。

（5）评估术中肝素钠和对比剂的不良反应情况。

3. 术后

（1）护士、手术医生结束手术后再次核对患者信息（姓名、性别、年龄、住院号、手术名称等），手术部位、手术方式、手术名称。

（2）评估患者意识及生命体征。

（3）评估患者穿刺部位伤口的出血情况及有无渗血渗液、皮下血肿。

（4）评估患者尾骶部、颈部、背部的皮肤，防止发生术中压力性损伤。

（5）评估患者管路是否在位通畅：如深静脉置管、输液管路、导尿管等。

三、护理关键点

1. 术前

（1）护士根据手术预约申请单与病历核对是否一致，核对患者信息（姓名、性别、年龄、住院号、手术名称等）。详细询问病史，进一步核实手术部位、手术方式、手术名称，对手术有疑问时，应及时与手术医生核对。

（2）向患者和其家属运用通俗易懂的语言讲解手术的安全性、必要性，消除紧张情绪，使其以最佳的身心状态接受并配合此项检查。

（3）评估患者病情，完善相关检查结果，关注阳性指标，重点是肝肾功能和凝血功能检查，筛查有无手术禁忌证，确定患者是否需要镇静、吸氧等，严密观察病情变化。

（4）做好介入手术室的安全教育，防止发生跌倒坠床等不良事件。

（5）监测血压避免发生高血压。发生高血压时，立即应用药物治疗，并注意观察，以防因高血压而发生意外。

（6）抗凝治疗的患者注意观察全身有无出血倾向。

（7）心理护理讲解手术的方法及意义，消除患者的紧张恐惧心理，取得患者的理解和配合。

2. 术中

（1）密切观察患者的意识、生命体征，如有异常及时通知医生，进行处理。

（2）熟练配合医生递送各类耗材，主动询问患者的主诉及不适症状，并遵医嘱对症处理。

（3）在穿刺、置入器械过程中避免空气进入，防止发生空气栓塞。

（4）术中注意抗凝药物的使用。

（5）医护人员做好自身的辐射安全防护。

3. 术后

（1）拔除鞘管后，按压穿刺处，妥善包扎穿刺处伤口，观察病情，无异常后将由转运人员安全护送返回病房。

（2）继续密切观察患者病情变化，如有特殊应及时处理。

四、护理措施

1. 术前

（1）心理护理：护士向患者及其家属介绍造影的进程、注意事项、术中配合要点等，增强患者对手术过程的信心，以赢得患者的最佳配合，保证手术的顺利进行。

（2）术前检查：术前做好血常规、尿常规、肝肾功能、凝血功能、血糖浓度、心电图等检查。对有严重出血倾向及严重心肝肾功能不全或严重老年性动脉粥样硬化者禁止造影。嘱患者术前 1d 洗澡、术前 4h 禁食。

（3）备皮：双侧腹股沟、会阴部、大腿上 1/3。

（4）术前训练床上排尿、排便：训练患者做深呼吸、屏气等动作，术前 1～2d 指导患者练习床上排尿、排便，预防术后尿潴留，术前排空膀胱。

2. 术中

（1）安全核查：护士和技术员或者医生一起核对患者的姓名、性别、年龄、腕带及手术名称，根据手术安全核查表完成核对。

（2）心理护理：向患者和其家属详细说明手术过程和步骤及术中需要配合的关键点、手术时间、麻醉方式，改善患者紧张情绪，术中有不适，可以告诉手术医生但不可以随意移动身体及四肢。

（3）生命体征观察：密切观察患者神志变化、瞳孔的大小和对光反射及肢体活动的变化，注意有无头痛情况，并监测血压、脉搏、呼吸。

（4）放射防护：术中使用铅围裙、铅围脖随时保护患者的甲状腺、乳腺和性腺等对射线敏感的部位。

（5）护理记录：准确记录患者手术部位、手术步骤、手术开始和结束时间，以及参与手术的医生，术中使用的耗材，术中出现的并发症。

（6）资料存档：手术的检查资料进行整理并完整妥善保存。

3. 术后

（1）安全交接：填写手术护理交接单，正确转运患者，与病房护士详细交接。

（2）体位护理：术后患侧肢体制动，平卧位休息 12～24h。

（3）病情观察：术后 24h 监测患者神志、生命体征的变化，并记录 24h 尿量，观察尿色及肾区疼痛情况。

（4）伤口观察：拔管后压迫止血 15～30min，松手不出血后盖压 5～8 层纱布，十字交叉绷带加压包扎，髋关节应处于伸直位 24h（患肢制动），沙袋加压 6～8h，观察双侧足背动脉搏动。

（5）基础护理：防止并发症发生做好口腔皮肤护理，定时翻身、拍背、按摩，促进受压部位的血液循环，防止压疮发生。

（6）心理护理：脑血管疾病病程长，恢复慢，所以绝大多数患者在度过危险期后又产生新的心理问题。护理人员应针对不同的心理反应，关心和体贴患者，告诉他们这种疾病的恢复需要一定的时间，只要积极与医护人员配合，会取得良好疗效。调动起患者主观能动性，使其树立起战胜疾病的信心，利于疾病的恢复。

（7）饮食护理：给予患者低盐、低脂的饮食，要求患者术后养成科学合理的生活习惯，最大程度上减少术后并发症的发生。

（8）并发症观察与护理

1）皮下血肿：是脑血管造影常见的并发症，询问患者穿刺点及其周围是否有较明显疼痛感，并观察穿刺部位是否渗血、血肿，足背动脉搏动情况及皮肤颜色、皮肤温度等情况。若发生出血或皮下血肿应重新加压包扎并延长压迫时间。

2）假性动脉瘤及股动静脉瘘：一旦发生假性动脉瘤和（或）股动静脉瘘应在床边B超指引下，压迫瘤颈部、瘘口处，促使瘤腔内形成血栓、瘘口闭塞，压迫前可给予镇痛处理，必要时向瘤腔内注入凝血酶有利于血栓形成。

3）股动脉夹层：如果发生夹层，且血流受到较明显的影响，应考虑行股动脉内支架植入术。

4）血栓形成和栓塞：表现为头晕，视物不清，一侧肢体麻木无力及言语障碍，甚至出现一过性意识障碍。一旦发生血栓形成和栓塞可给予溶栓治疗，同时予扩容、营养脑神经及抗血小板聚集等处理。

5）脑血管痉挛：可出现头痛、头晕，视物不清，一侧肢体麻木无力及言语障碍，甚至一过性昏迷。

6）气体栓塞：可表现为抽搐，意识不清，甚至可导致患者死亡。一旦发生气体栓塞，给予扩容、改善循环及高压氧等治疗有望减轻病情。

7）视力障碍：脑血管痉挛是视皮质短暂性缺血所致。造影术后出现皮质盲表现时，应及时复查头部CT以便排除颅内出血及梗死。确诊皮质盲后，应尽早使用甘露醇、呋塞米等利尿药，尽早排除体内对比剂，及时给予扩容、扩血管、激素、脱水、神经营养及高压氧治疗，以免引起不可逆性的损伤。

五、健康指导

1. 术前

（1）指导患者术前一日晚沐浴，更换洁净病员服，去除身上的金属物品，进介入手术室前排尿、排便。

（2）指导患者配合医护人员执行操作前的核对身份信息，如科室、床号、姓名等。

（3）到达介入手术室后，请陪同家属在手术室门口止步，候诊区域等候，并及时关注电子显示屏上的手术进程。

（4）入室后在转运床上耐心等待，不要自行翻越或起身，下地随意走动，避免发生跌倒等意外事件。

（5）术前有任何不适请及时呼叫，医护人员也会经常巡视并满足需求。患者如需排尿排便，请告知医护人员。

2. 术中

（1）介入手术床较窄，上台后请配合医护人员平卧于正中位置，双手置于床侧边缘，不可自行移动，有需求及时告知医护人员，避免术中坠床或影响术者操作。

（2）指导患者根据医护人员指令做好相应的术中配合，如有任何不适，及时告知或举手示意。

（3）术中不能随意活动四肢，如有任何需求，请及时告知医护人员协助。

3. 术后

（1）术后指导患者穿刺部位不要过度活动，避免穿刺点出血或血肿，穿刺部位保持干燥避免污染。

（2）叮嘱患者多饮水。

（3）指导患者及其家属观察伤口有无渗血渗液、皮下血肿等，如果敷料处出现渗血渗液、卷边污染等，及时通知医护人员。

第二节　颈动脉腔内成形术联合支架植入介入手术的护理常规

一、概述

颅外颈动脉狭窄多由动脉粥样硬化引起，管腔狭窄或闭塞、斑块破裂栓塞可导致缺血性脑卒中发生。临床上从轻至重表现为一过性脑缺血发作、头晕、黑朦、记忆力减退、偏瘫、失语等。

经皮血管腔内成形术联合支架植入术作为治疗颈动脉狭窄的微创介入手段，已经取得了与传统颈动脉内膜切除术相似的临床效果，同时具有创伤小、恢复快的优势。

二、护理评估

参考本章第一节颈动脉造影术的护理常规护理评估相关内容。

三、护理关键点

1. 术前

（1）监测血压避免发生高血压。发生高血压时，立即应用药物治疗，并注意观察，以防因高血压而发生意外。

（2）抗凝治疗的患者注意观察全身有无出血倾向。

（3）注意除颤仪、心电监护仪等抢救设备及药品，并置于手术台旁。

（4）讲解手术的方法及意义，消除患者的紧张恐惧心理，取得患者的理解和配合。

2. 术中

（1）术中加强肝素化和凝血功能监测。

（2）密切观察球囊扩张对颈动脉窦压力反射的发生。

（3）加强术中患者生命体征的监测，神经功能状态监测。

3. 术后

（1）密切观察病情变化，至少 24h 心电监护、血压监护，监护至心电、血压平稳。

（2）预防并发症（脑梗死、脑灌注过度损伤、心血管并发症、颈动脉并发症、一般的穿刺并发症）。

四、护理措施

1. 术前

（1）心理护理：向患者及其家属介绍手术的方法和意义，手术的安全性和必要性，解除患者思想顾虑和精神紧张，必要时手术前晚遵医嘱给予口服镇静药，确保患者以最佳的身心状态接受手术治疗。

（2）术前检查：指导患者完成必要的实验室检查及相关影像学检查。

（3）备皮：根据手术需要行双侧腹股沟及会阴部备皮，锁骨下静脉穿刺区备皮及清洁皮肤，备皮时动作轻柔，勿损伤皮肤，备皮完毕要将皮肤清洗干净。

（4）术前训练床上排尿、排便：训练患者做深呼吸、屏气等动作，手术需要穿刺股动脉者术前 1 ～ 2d 指导患者练习床上排尿、排便，预防术后尿潴留，术前排空膀胱。

（5）术前药物准备：阿司匹林（100 ～ 300mg/d）加氯吡格雷（75mg/d）进行双抗血小板聚集治疗，颈动脉支架成形术（CAS）术前至少 3 ～ 5d。对于不能耐受氯吡格雷的患者，可以使用其他药物替代。

（6）血压及心率的控制：在 CAS 术前和术后，建议使用抗高血压药物有效控制血压。但对术前 TIA 反复发作，收缩压在 180mmHg 以内的患者，术前不建议强烈降压，以防止低灌注诱发脑梗死。术前心率低于 50 次 / 分或有重度房室传导阻滞者，可考虑术中植入临时起搏器。

2. 术中

（1）安全核查：护士和技术员或者医生一起核对患者的姓名、性别、年龄、腕带及手术名称，根据手术安全核查表完成核对。

（2）心理护理：向患者和其家属介绍该手术的成功率及目前的开展情况，详细说明手术过程和步骤及术中需要配合的关键点、手术时间、麻醉方式，改善患者紧张情绪，术中有不适可以告诉手术医生但不可以随意移动身体及四肢。

（3）生命体征观察：术中严密观察患者血压、呼吸、心率、心律、血氧饱和度，术中患者的主诉、神志等变化。若术中出血烦躁不安、意识障碍或意识程度加重，一侧瞳孔散大等，常提示患者脑部重要功能区血管栓塞或病变血管破裂，必须立即抢救。

（4）用物准备：备好各项急救设备及药物，做好隐私护理、保暖护理及安全护理等。

（5）放射防护：术中使用铅围裙、铅围脖随时保护患者的甲状腺、乳腺和性腺等对射线敏感的部位。

（6）高值耗材：术中所用的高值耗材条形码保留下来，进行逐一粘贴，存档在病历内，以备术后核查。巡回护士将术中所用的一次性耗材逐一进行毁形处理，并建立毁形记录本。

（7）护理记录：准确记录患者手术部位、手术步骤、手术开始和结束时间，参与手术的医生，术中使用的耗材，术中出现的并发症。

（8）资料存档：手术的检查资料进行整理并完整妥善保存。

3. 术后

（1）安全交接：术中病情的变化及用药等情况与病区护士进行详细交接。

（2）体位护理：术后患侧肢体制动，平卧位休息 12 ～ 24h。

（3）病情观察：术后常规给予抗凝和抗生素的治疗，持续心电监护，监测患者是否存在出血倾向。

（4）伤口护理：随时观察伤口有无渗血、渗液，术侧足背动脉搏动情况及皮肤温度、颜色的变化，比较两侧肢端的颜色、温度、感觉与运动功能情况。拔除鞘后右下肢制动 6 ～ 8h，24h 后可下床活动。若穿刺处周围出现出血、渗血或血肿，怀疑有相关血管并发症时，应根据情况适当延长压迫止血时间和下床活动时间。

（5）饮食护理：给予患者低盐、低脂的饮食，要求患者术后养成科学合理的生活习惯，最大限度地减少术后并发症的发生。

（6）并发症观察与护理

1）心血管并发症：①颈动脉窦压力反射，包括心动过缓、低血压和血管迷走神经反应。一般发生率为 5% ～ 10%，大多数是一过性且不需要后续治疗。②血流动力学紊乱，一般都可以通过药物及时纠正，需要植入临时起搏器才能够纠正的持续性心动过缓较为罕见。③低血压，支架术后持续的低血压并不少见，术前确保足够的血容量、术后及时调整抗高血压药物很有必要。术后常规进行心电图、血压、脉搏监测，一旦发生心率、血压下降及时报告医生，遵医嘱予阿托品或多巴胺对症处理。④高血压，在术前、术中或术后即刻，偶尔会出现高血压。专业医生一般会将收缩压持续保持在 180mmHg 以下，或者将收缩压维持在基础血压的 2/3 水平，一般不会将血压控制过低。⑤心肌梗死，其危险性一般报道约为 1%。

2）神经系统并发症：①脑卒中，在 CREST 试验中，CAS 所有的脑卒中发生率为 4.1%，致残性脑卒中发生率为 0.9%。在高危患者中颈动脉血管再通（ARCHeR）试验中，所有的脑卒中发生率为 5.5%，致残性脑卒中发生率为 1.5%，而轻型脑卒中发生率为 4.0%。缺血性脑卒中多由栓子脱落栓塞导致，也可由血栓形成等引起。术中出现大血管栓塞事件时，可以尽快行脑血管取栓治疗或溶栓治疗。其中，TIA 发生率介于 1% ～ 2%。出血性脑卒中发生率在 0.3% ～ 1.8%。②脑高灌注综合征：发生率在 1.1% ～ 5.0%。临床表现有单侧头痛、呕吐、面部和眼痛、癫痫发作、血压急剧升高、脑水肿或脑出血导致的局部症状等，严重可导致死亡。这与长期高血压、管腔重度狭窄、侧支循环较差等因素有关。严密观察血压变化，严格控制血压是预防的关键，因此，术前、术后应进行各种监测，术后行血氧饱和度监测，熟悉其表现，及时发现先兆。③癫痫发作，主要与低血压有关，发生率低于 1%。术后再狭窄：再狭窄的发生发展是动脉内膜损伤后修复过程稳态失衡的结果。发生率在 3% ～ 5%。一般认为，对于颈动脉再狭窄程度 < 70%，且长期保持稳定的无症状患者，不再行 CEA 或 CAS 是合理的。操作中应避免过度扩张血管，同时术后叮嘱患者继续服用抗凝、血小板聚集及他汀类药物可预防再狭窄。护理中应注意给药及时准确，向患者解释术后服用阿司匹林的必要性，使患者主动配合。④其他并发症：一过性血管痉挛，发生率

为 10% ～ 15%，一般不用特殊处理，必要时局部可给予解痉挛药物；动脉夹层或血栓形成：发生率不足 1%；靶血管穿孔：发生率不足 1%；颈外动脉狭窄或闭塞：发生率为 5% ～ 10%；支架释放失败、支架变形和释放后移位：很罕见，发生率不足 1%；穿刺部位损伤：穿刺部位损伤的发生率为 5%，但这些损伤大多数表现为疼痛和血肿形成，且多为自限性；腹股沟感染：发生率不足 1%；假性动脉瘤：发生率 1% ～ 2%；穿刺部位出血：其发生的主要原因是穿刺插管操作过程不顺利致重复穿刺；术后手法压迫股动脉穿刺处不适当；术前宣教不到位，患者肢体未能有效制动。严密观察伤口敷料，穿刺部位皮肤颜色、温度及足背动脉搏动情况，观察局部有无渗血、肿胀等。

五、健康指导

1. 术前　参考本章第一节颈动脉造影术的护理常规健康指导术前相关内容。

2. 术中　参考本章第一节颈动脉造影术的护理常规健康指导术中相关内容。

3. 术后

（1）术后指导患者穿刺部位不要过度活动，避免穿刺点出血或血肿，穿刺部位保持干燥避免污染。

（2）指导患者及其家属观察伤口有无渗血渗液、皮下血肿等，如果敷料处出现渗血渗液、卷边污染等，及时通知医护人员。

（3）保持平静心理，避免情绪激动。

（4）低脂低热量、易消化饮食。宣传戒烟的重要性，鼓励患者彻底戒烟，适当休息，合理运动，促进血液循环。

（5）起床时动作应缓慢，避免颈部剧烈活动，过度旋转头颈部及突然转头，以免引起低血压甚至休克。

（6）告知患者脑卒中的先兆，如有不适及时就诊。

（7）进行长期、严格、系统的抗凝治疗，指导患者口服抗凝药，不要间断。并观察有无皮肤紫癜、牙龈出血、黑便等出血现象。定期监测凝血功能。

第三节　颈动脉颅内段造影联合支架植入术的护理常规

一、概述

颈动脉狭窄被认为是缺血性脑血管病的独立危险因素。根据颈内动脉邻近结构及经过的解剖位置，将颈内动脉分为 7 段：C_1 ～ C_7，其中 C_1 为颅外段，C_2 ～ C_7 为颅内段。颈动脉狭窄的治疗方法包括药物治疗、手术治疗及血管内介入治疗等。颈动脉支架植入术（CAS）是一种较安全、有效的血管内介入治疗方法，主要是通过股动脉穿刺置鞘，通过导引导管及导丝将自膨式支架放置到颈动脉狭窄处，球囊后扩后解除狭窄，恢复血流动力学，降低同侧卒中的发生率。

二、护理评估

1. 术前

（1）一般资料的评估：了解年龄、性别等基本信息；评估缺血性脑卒中发生的高危险因素，如高血压、糖尿病、高血脂、冠心病等病史。

（2）症状与体征的评估：评估意识、运动、吞咽、认知等功能的检查，做好术前、术后的对比。

（3）心理 - 社会状况的评估：情绪是否稳定，对手术相关知识了解程度的需求；评估经济状况，是否有足够的经济承受能力负担麻醉、手术及耗材费用。

2. 术中

（1）静脉血管的评估：建立静脉通道。

（2）神经系统的评估：评估患者的意识，瞳孔大小及对光反射是否灵敏。

（3）评估患者的生命体征，尤其是心率及血压的监测。

3. 术后

（1）身体状况评估：评估生命体征、意识、循环及呼吸功能；评估患者肢体的活动情况；评估伤口敷料是否干燥，有无渗血和渗液。

（2）出血倾向的评估：查凝血功能，查皮肤黏膜、牙龈有无出血，查粪便和尿液颜色有无变化，评估患者出血的风险。

三、护理关键点

1. 术前

（1）心理护理：根据患者对疾病的了解程度，个体化地给予心理护理。

（2）术前严格遵医嘱给予双抗药物，护士必须做好用药指导，告知其用药目的和注意事项。

（3）做好术前准备。

2. 术中

（1）病情观察：密切监测患者的生命体征，尤其是血压和心率的变化。

（2）神经系统的观察：密切观察患者的神志、语言及肢体肌力等情况。

（3）用药准备：准备好必要的术中物品和药品（肝素水、阿托品、乌拉地尔、多巴胺等）。

3. 术后

（1）病情观察：密切监测生命体征，尤其是血压和心率的变化，手术后对于患者的血压进行严格管理；观察皮肤黏膜、牙龈有无出血，查粪便和尿液颜色有无变化；观察伤口敷料是否干燥，有无渗血。

（2）并发症的观察：颈动脉窦反应、脑血管痉挛、高灌注综合征、缺血性脑卒中等，当发生并发症时应及时处理。

四、护理措施

1. 术前

（1）心理护理：关注患者在脑血管支架植入方面主要存在的疑惑问题，解答患者的疑问，缓解焦虑。

（2）口服抗凝药：术前遵医嘱予阿司匹林联合氯吡格雷口服抗凝治疗，防止术后支架内血栓形成。

（3）控制血压：术前患者的血压稳定控制之后才可开展 CAS 术，一般患者手术前血压维持在 140/90mmHg，若患者合并高血压及糖尿病，则手术前血压维持在 130/80mmHg；若患者手术前存在短暂性脑缺血反复发作，且收缩压超过了 180mmHg，则不可追求强烈降压，避免低灌注情况的发生促使脑卒中的再次发作。

（4）患者准备：积极完善相关检查，签署手术知情同意书，提前取下金属物品及活动义齿；术前护理常规为患者做好术前宣教，如床上排尿排便训练、个人卫生的护理、贵重物品的管理、饮食护理等。

2. 术中

（1）护理人员协助病员入室，做好自我介绍，严格按照查对制度核查患者；协助患者取平卧位，核对患者姓名，然后做好给氧、心电监护等各项临床体征监测，并维持静脉通道。

（2）麻醉方式：一般采用气管插管下全身麻醉，避免患者体动而影响手术。

（3）手术体位：采用平卧位，双下肢分开并外展，若需用上肢，则将上肢外展摆放。

（4）护理人员准备好必要的术中物品和药品（肝素水、阿托品、乌拉地尔、多巴胺等）。

（5）密切观察生命体征，加强监护：术中导管及导丝在推送过程中可刺激颈动脉血管，可能会发生血管痉挛造成脑缺血或缺氧，刺激迷走神经兴奋而致心动过缓，气囊扩张时有可能撕裂血管内膜和斑块使栓子脱落而发生脑梗死等严重并发症。因此，要注意观察患者的意识状态，监测心律、心率、血压等。若出现头痛、心律失常、血压下降等立即报告医生并配合处理。

（6）术中遵医嘱给予肝素化治疗，严密观察患者全身有无出血现象，观察静脉输液是否通畅，记录肝素注入时间。

3. 术后

（1）病情观察：给予心电监护，密切观察其呼吸、意识、心率、血压、体温、瞳孔的变化及心功能、肾功能、尿量、尿色的情况。

（2）并发症的观察及护理

1）颈动脉窦反应（CSR）：常见于 CAS 术中和术后，临床表现为低血压和心动过缓。发生原因与球囊和支架直接扩张狭窄后引起迷走神经兴奋和交感神经张力抑制有关。严重的低血压降低脑组织血流灌注，引起休克或心脏停搏。密切监测生命体征，当发生心率血压下降时，应遵医嘱给予阿托品及多巴胺。

2）高灌注综合征：常发生在 CAS 术后 1～24h，甚至 1 周后，发生率较低。它是由远端高度狭窄的颈动脉引起慢性脑缺血从而导致颅内收缩的血管短时间内大量扩张而引起血脑屏障破坏所致。主要表现为严重的间歇性头痛、高血压、癫痫发作和局灶性脑神经功能缺损等。因此，术前、术中和术后应严密监测患者的各项生命体征，尤其是血压情况。根据患者基础血压的不同，颈动脉支架术后血压维持在 (120 ~ 130) / (60 ~ 80) mmHg。

3) 短暂性脑缺血发作：即使使用栓塞保护装置，患者在 CAS 中仍有卒中和短暂性脑缺血发作的风险。因在颈动脉支架植入过程中，球囊扩张可能阻断颈动脉血液流动，从而导致急性脑缺血；也可能是术中出现撕裂血管内膜和斑块导致栓子产生，从而引发卒中和脑缺血发作。与术中斑块脱落不同，急性或亚急性支架内血栓形成及其脑栓塞并发症可以通过组织纤溶酶原激活剂的紧急动脉内溶栓治疗得到缓解甚至消失。

4) 脑出血：多发生在颈动脉重度狭窄的患者接受支架植入后，主要为脑实质内出血和蛛网膜下腔出血。脑血管进入脑实质后动脉缺乏外膜，由蛛网膜延伸的血管周围膜替代，因此支架手术形成的高灌注可致颅内出血。术后对患者进行知识普及和健康教育，术后 1 周内卧床休息，减少活动，保持排便畅通，以减少引起血压增高的因素。

5) 脑血管痉挛：其发生可能与颅内血管支架植入的过程中，导管、导丝、支架及输送脑保护装置等对血管机械刺激有关。患者主要表现有头晕、癫痫发作、意识障碍及肢体麻木无力等。因此应密切观察患者的神志、语言及肢体肌力等情况，尽早发现并发症从而处理。同时术前、术后应用尼莫地平防止血管痉挛发生。

6) 支架内再狭窄 (ISR)：是指支架内全程和（或）支架两端 5mm 节段内管腔丢失，导致管腔狭窄率 ≥ 50%。术后再狭窄是衡量 CAS 有效性的重要指标。因此术后加强管理尤为重要。指导患者通过生活方式的改变达到低危险因素的状态，保持健康的生活方式，如合理饮食、戒烟戒酒、保持适当运动等。同时强调长期按时服用抗血小板聚集药物的重要性。尤其有高血压、高血脂、糖尿病的患者需要在支架手术后坚持长期服用药物，同时还需要保持健康的生活方式。

（3）抗凝药物治疗：对于支架植入患者，支架在体内属于金属异物，抗凝药物治疗要贯穿于术前、术中、术后。术前冲击量的"双抗"（阿司匹林 + 氯吡格雷）口服药物、术中全身肝素化、术后抗凝药物的长期维持（阿司匹林终身服用，氯吡格雷服用 3 个月），是保证有效降低支架内血栓形成、预防支架内再狭窄的有效措施。治疗中密切监测凝血功能，皮肤黏膜、牙龈有无出血，观察粪便和尿液颜色有无变化。

（4）穿刺点护理：观察穿刺点有无渗血、淤血及皮下血肿，术侧足背动脉搏动及皮温、色泽。术后 6 ~ 8h 穿刺侧肢体应完全制动，为了有效降低出血率需要禁止屈髋、屈膝等减少非手术侧肢体活动。

五、健康指导

1. 术前

（1）术前严格遵医嘱给予双抗药物，护士必须做好用药指导，告知其用药目的和注意事项，观察皮肤黏膜、牙龈有无出血，查粪便和尿液颜色有无变化。

（2）术前指导患者有效咳嗽咳痰技巧。痰液黏稠不易咳出患者，可使用药物进行雾化吸入以利于痰液排出。如需吸痰患者，护士动作应轻柔，避免因剧烈咳嗽引起血压升高。

（3）多数患者不习惯卧床排尿，术后避免因排尿困难引起血压升高，术前应指导患者进行床上排尿的练习。

2. 术中

（1）协助患者取平卧位，固定头部，局部麻醉患者术中需要保持清醒，告知其在注射对比剂过程中，头部会出现轻微发热症状。

（2）心理护理：患者进入介入室后，面对陌生的环境可能会出现紧张、焦虑等情绪，应多安抚患者，分散其注意力。

3. 术后

（1）体位与活动：患者术后回病房予以平卧位，避免头部剧烈活动，穿刺下肢制动12h，髋关节伸直，防止屈曲，睡眠时可用约束带协助制动鼓励患者做足背伸屈运动，防止静脉血栓形成。术后1周内卧床休息，减少活动，保持排便畅通，以减少引起血压增高的因素。

（2）饮食指导：术后若无特殊不适，予以营养丰富、易消化饮食，鼓励多饮水。告知患者可以多吃香蕉、菠菜、西瓜等富含钾的食物，可以降低血压。多吃海藻类食物，富含钙、镁，缓解小动脉的痉挛。

（3）生活指导

1）戒烟限酒：要坚决戒烟饮酒适度。已有高血压倾向、肥胖或有高血压遗传史的患者要坚决戒酒。

2）进行正确的减轻体重行为指导：将标准体重的计算公式（身高 − 105）告知患者，大于标准体重的20%即为肥胖。指导患者对健身运动重视，选择适合自己的锻炼方式。

3）养成每日排便的习惯，保持排便通畅。

（4）用药指导：因术后需抗血小板治疗，应告知患者及其家属做到"三查"：查凝血功能，查皮肤黏膜、牙龈有无出血，查粪便和尿液颜色有无变化。指导患者饮食，避免生、冷、硬食物，保持排便通畅，保证睡眠充足，保持良好的情绪。各种有创操作后，一定延长按压时间，告知患者避免使用牙签剔牙，使用软毛牙刷。

第四节 椎动脉血管造影、球囊扩张术联合支架植入术的护理常规

一、概述

椎动脉供应大脑血流的20%，25% ～ 40%缺血性脑卒中发生在后循环，9% ～ 33%的后循环缺血有椎动脉起始部狭窄或闭塞，引起眩晕、共济失调、动眼障碍、双侧肢体无力等症状。目前支架植入术逐渐成为椎动脉狭窄的主要治疗方法，其优势在于创伤小、并发症低和患者恢复快等。

二、护理评估

参考本章第三节颈动脉颅内段造影联合支架植入术的护理常规护理评估相关内容。

三、护理关键点

1. 术前

（1）心理护理：根据患者对疾病的了解程度，个体化地给予心理护理。

（2）术前严格遵医嘱给予双抗药物，护士必须做好用药指导，告知其用药目的和注意事项。

2. 术中

（1）病情观察：密切监测患者的生命体征，尤其是血压和心率的变化。

（2）遵医嘱给予肝素全身化。

3. 术后

（1）病情观察：密切监测生命体征，尤其是血压的变化；密切观察其呼吸、意识、心率、血压、体温、瞳孔的变化，以及心功能、肾功能、尿量、尿色的情况。

（2）出血倾向的观察：观察皮肤黏膜、牙龈有无出血，观察粪便和尿液颜色有无变化。

（3）并发症的观察：常见的有血栓形成、血管痉挛、高灌注综合征。密切观察患者的生命体征及神志的改变，当发生并发症时应及时处理。

四、护理措施

1. 术前

（1）心理护理：评估患者的心理状态，鼓励家属、朋友探视，请成功患者现身说法。同时注意与患者交流的态度、技能，使患者得到足够的信息，对医护人员产生信任感，主动配合治疗，使手术顺利进行。

（2）术前准备：配合医生完善各项检查，训练床上排便。

2. 术中

（1）护理人员协助病员入室，做好自我介绍，严格按照查对制度核查患者；协助患者取平卧位，核对患者姓名，然后做好给氧、心电监护等各项临床体征监测，并维持静脉通道。

（2）麻醉方式：一般采用气管插管下全身麻醉或静吸复合麻醉，减少患者术中的疼痛。

（3）手术体位：采用平卧位，双下肢分开并外展。

（4）严格执行无菌操作，同时应配合医生的各项操作，以促进手术的顺利进行。

（5）观察患者生命体征、肌张力等，发现异常及时报告医生处理并做好记录。

（6）术中遵医嘱给予肝素化治疗，严密观察患者全身有无出血现象，观察静脉输液是否通畅，记录肝素注入时间。

3. 术后

（1）一般护理：遵医嘱给予心电监测，密切观察患者生命体征变化；向患者强调术侧制动 4h，限制下床 24h 的重要性，密切观察患者的体位。

（2）密切观察患者面色、意识、瞳孔、生命体征及肢体活动等，尤其血压，以防脑血管并发症，如低血压、出血、栓塞、头痛、癫痫发作等。

（3）穿刺点的护理：观察有无穿刺部位并发症，如穿刺点有无渗血及皮下血肿、双足背动脉搏动及足部温度皮肤颜色、假性动脉瘤等。

（4）并发症的观察及护理

1）血栓形成：椎动脉起始段粥样斑块通常为环形、向心性、纤维化、相对光滑，不伴溃疡及壁内血凝块，支架植入时相对安全，但在导丝和导管通过狭窄段病变，或在球扩式支架释放时，对斑块会产生挤压和切割作用，有可能导致栓子脱落。护士应密切监测生命体征，观察患者的意识状态、瞳孔及肌力的变化。

2）血管痉挛：导管和导丝刺激脑血管等可诱发脑血管痉挛。护士应对患者的神志、语言及肢体肌力等情况进行密切观察，尽早发现并发症从而处理。同时术前、术后应用尼莫地平防止血管痉挛发生。

3）高灌注综合征：主要表现为严重的间歇性头痛、高血压、癫痫发作和局灶性脑神经功能缺损等。因此，术前、术中和术后应严密监测患者的各项生命体征，尤其是血压情况。

（5）抗凝药物治疗：参考本章第三节颈动脉颅内段造影联合支架植入术的护理常规相关内容。

五、健康指导

1. 术前

（1）用药指导：术前严格遵医嘱给予双抗药物，护士必须做好用药指导，告知其用药目的和注意事项，观察皮肤黏膜、牙龈有无出血，观察粪便和尿液颜色有无变化。

（2）多数患者不习惯卧床排尿，术后避免因排尿困难引起血压升高，术前应指导患者进行床上排尿的练习。

2. 术中

（1）协助患者取平卧位，固定头部，局部麻醉患者术中需要保持清醒，告知其在注射对比剂过程中，头部会出现轻微发热症状。

（2）心理护理：患者进入介入室后，面对陌生的环境可能会出现紧张、焦虑等情绪，应多安抚患者，分散其注意力。

3. 术后

（1）活动指导：术后术侧肢体制动 4～6h，髋关节伸直，防止屈曲，鼓励患者做足背伸屈运动，防止静脉血栓形成。术后 1 周内卧床休息，减少活动，保持排便畅通，以减少引起血压增高的因素。

（2）饮食护理：术后若无特殊不适，予以营养丰富、易消化饮食，鼓励多饮水。告知患者可以多吃香蕉、菠菜、西瓜等富含钾的食物，可以降低血压。多吃海藻类食物，富含钙、镁，缓解小动脉的痉挛。

（3）生活指导：适度锻炼，勿用力按摩颈部及头部，避免剧烈活动，以防支架塌陷。

（4）用药指导：告知患者及其家属做到"三查"：查凝血功能，查皮肤黏膜、牙龈有无出血，查粪便和尿液颜色有无变化。各种有创操作后，一定延长按压时间，告知患者避免牙签剔牙，使用软毛牙刷。

第五节 锁骨下动脉血管造影、球囊扩张术 联合支架植入术的护理常规

一、概述

锁骨下动脉狭窄和闭塞病变是常见的颅外脑血管阻塞性疾病。锁骨下动脉病变不仅可以引起上肢缺血症状，若闭塞发生在锁骨下动脉近端，可致同侧椎动脉血流逆流至锁骨下动脉远端供应患侧上肢，引起椎基底动脉供血不足的症状，即锁骨下动脉盗血综合征（subclavian steal syndrome，SSS）。其治疗既往主要采用传统的血管转流方法（如腋 - 腋动脉搭桥、颈 - 锁骨下动脉搭桥等），随着血管内治疗的逐渐开展，支架成形治疗锁骨下动脉狭窄或闭塞病变的方法有较高的开通率，操作简便，并发症发生率低，已成为该疾病治疗的一种安全、有效的方法。

二、择期手术的护理评估

参考本章第三节颈动脉颅内段造影联合支架植入术的护理常规护理评估相关内容。

三、护理关键点

1. 术前

（1）监测并记录患者生命体征，同时测量双上肢血压，观察患肢皮温、皮色、桡动脉搏动情况。

（2）心理护理：根据患者对疾病的了解程度，个体化地给予心理护理。

（3）术前严格遵医嘱给予双抗药物，护士必须做好用药指导，告知其用药目的和注意事项。

2. 术中

（1）密切监测患者的生命体征。

（2）密切观察患者的神志、语言及肢体肌力等情况。

（3）遵医嘱给予全身肝素化给药。

3. 术后

（1）监测生命体征。

（2）病情观察：密切观察患者呼吸、意识、心率、血压、体温、瞳孔的变化，以及心功能、肾功能、尿量、尿色的情况。

（3）观察穿刺点是否有渗血、肿块等。

（4）观察皮肤黏膜、牙龈有无出血，观察粪便和尿液颜色有无变化。

（5）并发症的观察与护理：常见的并发症有出血、血栓形成或斑块脱落、术后高灌注、血管迷走神经反射。密切观察患者是否出现相关症状，应及时处理。

四、护理措施

1. 术前

(1) 病情观察：监测并记录患者生命体征，同时测量双上肢血压，观察患肢皮温、皮色、桡动脉搏动情况，使用扩血管药及抗凝药物治疗期间，观察全身有无出血倾向，如牙龈、皮肤及尿液颜色。

(2) 心理护理：与患者交流，介绍手术过程、注意事项及在手术过程中的配合技巧、术后肢体制动的方法、时间、目的等。介绍成功病例，减轻或消除患者的焦虑、紧张、恐惧等不良心理。

(3) 术前准备：完善各项检查；术前劝患者戒烟，忌酒、不饮茶及咖啡，指导患者在一侧肢体制动下练习床上排尿，以防术后因卧床排尿困难引起尿潴留。

2. 术中

(1) 护理人员协助病员入室，做好自我介绍，严格按照查对制度核查患者；协助患者取平卧位，核对患者姓名，给予心电监护，建立静脉通道。

(2) 麻醉方式：一般采用局部麻醉。

(3) 手术体位：采用平卧位，双下肢分开并外展。

(4) 严格执行无菌操作，同时应配合医生的各项操作，以促进手术的顺利进行。

(5) 观察患者表情、意识状态、生命体征、肌张力等，发现异常及时报告医生处理并做好记录。

(6) 术中遵医嘱给予肝素化治疗，严密观察患者全身有无出血现象，观察静脉输液是否通畅，记录肝素注入时间。

3. 术后

(1) 一般护理：患者取平卧位，穿刺侧下肢制动 4～6 h，排尿也应在床上进行；密切监测血压，观察患者有无头痛、呕吐等症状。

(2) 饮食护理：术后患者因怕排尿不方便，或者平日不习惯饮水，护士须鼓励患者饮水或者进流食，进低盐、低脂、易消化的食物。

(3) 穿刺点的护理：观察穿刺点有无渗血、出血、皮下血肿及穿刺侧肢体末梢循环和足部动脉搏动情况。

(4) 并发症的观察及护理

1) 出血：在使用抗凝药物期间，应严密观察凝血情况，及时观察有无牙龈出血和血尿等。

2) 血栓形成或斑块脱落：这是较常见的严重并发症，尤其是在支架植入术中。参考本章第三节颈动脉颅内段造影联合支架植入术的护理常规相关内容。

3) 术后高灌注：锁骨下动脉狭窄导致脑血管长期处于低灌注状态，支架植入后使原来狭窄、闭塞的血管恢复血流，血液重新分配，病灶周围组织自动调节功能丧失，超过代谢需要而导致血液过度灌注，引发脑肿胀。典型的头痛、短暂的癫痫发作，多在术后7d出现。因此，术后需注意有效控制血压，严密观察患者意识、瞳孔。

4) 血管迷走神经反射：患者可不同程度地出现胸闷、恶心、心率减慢、血压下降、脉搏细弱、面色苍白、全身大汗、四肢发冷等。一般经静脉注射阿托品、多巴胺等处理，30 min 内症状可基本缓解。

五、健康指导

1. 术前

（1）用药指导：口服抗凝药的患者，指导其观察皮肤黏膜、牙龈有无出血，观察粪便和尿液颜色有无变化。

（2）多数患者不习惯卧床排尿，术后避免因排尿困难引起血压升高，术前应指导患者进行床上排尿的练习。

2. 术中　协助患者取平卧位，固定头部，局部麻醉患者术中需要保持清醒，告知其在注射对比剂过程中，头部会出现轻微发热症状。

3. 术后

（1）休息与活动：术后术侧肢体制动 4 ～ 6h，髋关节伸直，防止屈曲，鼓励患者做足背伸屈运动，防止静脉血栓形成。术后 1 周内卧床休息，减少活动，保持排便畅通，以减少引起血压增高的因素。

（2）饮食指导：术后若无特殊不适，予以营养丰富、易消化饮食，鼓励多饮水。告知患者可以多吃香蕉、菠菜、西瓜等富含钾的食物，可以降低血压。多吃海藻类食物，富含钙、镁，缓解小动脉的痉挛。

（3）自我监测血压、定时检测血糖、血脂水平。

（4）用药指导：因术后需抗血小板治疗，应告知患者及其家属做到"三查"。具体参考本章第三节颈动脉颅内段造影联合支架植入术的护理常规相关内容。

第六节　主动脉 B 型夹层腔内修复术的护理常规

一、概述

主动脉夹层是指在一系列外因的作用下（如创伤、高血压），主动脉内膜撕裂形成内膜撕裂口，血液在主动脉压力的驱动下经此内膜撕裂口进入中膜，造成中膜沿主动脉走行分离扩散，形成不同程度和范围的真腔与假腔共存的病理状态。主要分型：Stanford A 型和 Stanford B 型。主动脉夹层病死率虽高，及时采用腔内修复治疗，利于降低患者死亡风险，提高预后效果。

二、护理评估

1. 术前

（1）一般资料的评估：包括年龄、性别、身高、体重、职业等，有无吸烟史。近期是否服用抗凝药物或其他药物史等。了解患者有无高血压史，高血压以往诊疗用药史。有无过敏史、手术史和外伤史。

（2）症状与体征的评估：评估有无压迫症状，如头晕恶心、呕吐、声音嘶哑、脉搏改变等；疼痛的部位、性质、程度、时间。

（3）心理 - 社会状况的评估：了解患者及其家属对疾病、治疗方案，手术风险，术前配合、术后康复和预后知识的了解程度和接受情况；评估患者是否存在焦虑、恐惧和无助的心理；评估患者家属的经济承受能力和社会支持系统。

2. 术中

（1）压疮的评估：根据患者的麻醉方式、手术时间、手术体位、循环情况、年龄、皮肤状况、体质等内容进行评估。

（2）静脉血管的评估：结合手术体位、手术部位选择合适的静脉，建立静脉通道。

（3）术中使用特殊仪器、器械的评估：高频电刀的使用，术前要评估患者体内是否有金属植入物、有无安装起搏器。

3. 术后

（1）身体状况评估：评估生命体征、意识、循环及呼吸功能；评估伤口敷料是否干燥，有无渗血和渗液。评估患者术后疼痛的部位、性质、程度、时间。

（2）压疮的评估：评估患者受压部位的皮肤情况。

（3）神经系统的评估：观察患者的神志，以及肢体的活动情况。

三、护理关键点

1. 术前

（1）疼痛的观察和护理：应严密观察疼痛的部位、性质、程度、时间等，按医嘱准确地给予镇痛药及镇静药，同时密切观察患者疼痛是否改善，必要时再次行药物镇痛。

（2）血压的观察和护理：遵医嘱给予降压药，使收缩压控制在 95 ～ 120mmHg。

（3）心理护理：护理人员在入院后对患者进行解释和安慰，增强患者战胜疾病的信心，积极配合治疗及护理，保持情绪稳定。

2. 术中

（1）病情观察：密切监测生命体征的变化。

（2）心理护理：对于清醒的患者，关注患者的主诉，解答疑问，给予心理支持。

3. 术后

（1）病情观察：遵医嘱严格控制血压、心率，避免再次主动脉夹层的发生及远期血管扩张；坚持药物控制血压心率，低盐低脂饮食，戒烟戒酒。

（2）并发症的观察和护理：神经系统的并发症是最严重的并发症之一。截瘫的尽早发现，早期治疗可取得良好恢复效果。术后加强四肢运动感觉的监测，下肢肌力的评估意义重大。同时密切观察股动脉穿刺点是否出血，是否有血肿，术后是否发生血栓。

（3）活动指导：指导患者注意休息，避免剧烈活动，保持情绪稳定。

（4）遵医嘱严格控制血压、心率，避免再次主动脉夹层的发生及远期血管扩张；坚持药物控制血压心率，低盐低脂饮食，戒烟戒酒。

四、护理措施

1. 术前

（1）疼痛的观察和护理：主要的临床表现为剧烈的胸背部撕裂样疼痛，疼痛剧烈常伴大汗淋漓，如夹层累及内脏血供可致腹胀腹痛，甚至便血，累及下肢动脉可出现肢体疼痛麻木，功能障碍。严密观察疼痛的部位、性质、程度、时间等，按医嘱准确地给予镇痛药及镇静药。并向患者说明疼痛的原因，稳定其情绪，减少夹层破裂的危险。

（2）血压的观察和护理：高血压是引起本病的主要原因，控制血压是治疗和护理的关键。患者入院后遵医嘱立即给予心电监护、吸氧，严密观察血压、心率、呼吸、体温、SpO$_2$ 的变化，建立静脉通道，遵医嘱应用降压药物，临床上首选硝普钠静脉微泵维持，并可配合其他口服降压药物治疗，使收缩压控制在 95 ~ 120mmHg。其次要使用 β 受体阻滞药控制心室率，主要目的是防止夹层进一步撕裂及破裂，尽快控制病情进展，使疼痛减轻，心室率控制在 60 ~ 70 次 / 分为宜。

（3）肾功能的观察及护理：休克、降压治疗及夹层撕裂均可累及肾动脉，使肾血流量下降，导致尿量减少。应鼓励患者多饮水，密切观察尿量情况，尿量最后维持在 30ml/h 左右，同时监测尿比重、肌酐、尿素氮情况，一旦发现问题应及时处理。

（4）心理护理：患者心理可能会出现焦虑、烦躁、紧张等，如剧烈疼痛、重症监护、对疾病的恐惧、担心手术的费用问题、对死亡的恐惧，均可导致患者的血压波动比较大，引起主动脉夹层的破裂。因此，护士在入院后对患者进行解释和安慰，同时展示本院的先进医疗设备及科学技术力量，并向患者进行同种病例恢复的现身说教，增强患者战胜疾病的信心，积极配合治疗及护理。

（5）完善术前准备：完善各项常规辅助检查；常规禁食、禁水 6 ~ 8h。对较紧张的患者，术前晚给予口服镇静药物。对吸烟患者，要嘱其戒烟，指导患者进行呼吸功能锻炼。

2. 术中

（1）护理人员协助病员入室，做好自我介绍，严格按照查对制度核查患者；协助患者取平卧位，核对患者姓名，然后做好给氧、心电监护等各项临床体征监测，并维持静脉通道。

（2）麻醉方式：一般采用气管插管下全身麻醉或静吸复合麻醉，减少患者术中的疼痛。

（3）手术体位：采用平卧位，双下肢分开并外展，若需用上肢，则将上肢外展摆放。

（4）密切观察生命体征，加强监护：手术时控制患者生命体征平稳，术中观察患者的瞳孔、四肢血压的变化、尿量的监测。

（5）注意做好保暖措施，保护患者隐私，在臀部等位置垫上软垫预防压疮发生。

（6）提供术中所需材料及器材。

3. 术后

（1）体位与活动：术后绝对卧床 24h，穿刺术侧肢体制动 12h，术后 12h 鼓励患者进行屈膝、踝关节及足趾背屈运动，按摩双下肢大腿及小腿的肌肉，以防止深静脉血栓的形成。术后 48h 可适当下床活动，术后 3 周内避免剧烈活动。

（2）病情观察：给予心电监护，持续心电、血压、血氧饱和度监测。密切观察患者的神志、体温、脉搏、呼吸、血压。遵医嘱正确使用降压药物及 β 受体阻滞药，在保证患者心率及血压平稳的同时，根据血压逐步减少静脉降压药物，改用口服降压药物治疗。收缩压控制在 100～120mmHg 及心率在 60～80 次/分为理想水平。

（3）神志的观察：在胸主动脉腔内隔绝术中，导丝、导管和支架等设备在主动脉腔内穿梭可触碰到动脉壁上的粥样斑块，容易引起血栓脱落，导致脑梗死或下肢动脉栓塞。因此，术后应密切加强对患者神经系统症状的观察，观察术后患者伸舌是否居中，评估颜面部对称性感觉，瞳孔的变化，双上肢痛温觉、双上肢肌力等。

（4）切口护理：观察切口处渗血、渗液、瘀斑、血肿等情况，保持敷料的清洁干燥，如有渗血、渗液，及时换药。

（5）肾功能的监测：术后监测患者血清的肌酐、尿素氮及 24h 尿量的变化。已清醒的患者可嘱多饮水，确保术后 4h 内尿量达 800ml。对未能积极配合饮水的患者，可以适当静脉补充液体。

（6）并发症的观察与护理

1）内瘘及截瘫：内瘘是指腔内隔绝术后由其他途径继续有血液反流入瘤腔的现象，会导致胸主动脉夹层继续增大甚至破裂。截瘫也是腔内修复术可能出现的较为严重的并发症，主要是带膜支架阻塞脊髓重要供血血管所致。因此，术后要观察患者的肢体感觉及排便情况。

2）动脉栓塞：术后患者绝对卧床 24h，术侧肢体制动 12h，观察四肢的动脉搏动、血压、皮肤颜色及温度，同时观察患者的肢体感觉、运动能力，慎防术中或术后动脉壁的硬化斑块脱落造成栓塞。

3）腔内修复术后综合征：腔内修复术后短期内患者出现发热、心率增快，白细胞、红细胞、血小板轻度下降等表现。可能的原因：移植物的异物反应；瘤腔内血栓形成后的吸收；移植物对血细胞的机械破坏。此外，可能还与患者本身的免疫能力有关。术后需监测体温、血常规的变化。

五、健康指导

1. 术前　保持病室安静，减少探视，去除一切不良刺激，说明保持情绪稳定的重要性；住院后严格卧床休息，严格制动，限制活动，尽可能在床边完成必要的检查。术前训练患者床上排尿、排便，必要时留置尿管，禁止用力排便。进食易消化吸收的食物，如膳食纤维较多的蔬菜及新鲜水果，必要时遵医嘱给予缓泻剂。

2. 术中　给予心理疏导，降低患者的心理恐惧。

3. 术后

（1）饮食指导：全身麻醉患者完全清醒后可逐渐开始进食，对发热患者应保证热量供给，多饮水，给予清淡、易消化、营养丰富的食物。鼓励患者坚持低盐、低脂、低胆固醇饮食。交代家属注意患者饮食，多吃新鲜蔬菜、水果，少食多餐，控制体重。

（2）活动指导：提醒患者术后要注意休息，做到劳逸结合。

（3）生活指导：强调良好情绪对健康的影响，避免情绪波动，学会自我调节情绪。提醒患者平时要保持排便通畅，避免用力排便，必要时使用开塞露。

（4）用药指导：积极治疗原发性高血压，遵医嘱长期口服降压药及控制心室率的药物。

对平时有吸烟、饮酒习惯的患者要求戒烟、戒酒。教会患者自我监测心率、血压。

（5）复查指导：嘱患者术后 3、6、12 个月要返院复查，以了解支架情况及有无内瘘、移位等。

第七节　胸腹主动脉瘤腔内修复术的护理常规

一、概述

胸腹主动脉瘤（thoracoabdominal aortic aneurysm，TAAA）是指胸腹主动脉扩张达正常直径 1.5 倍以上累及胸主动脉、肋间动脉、腹主动脉及内脏诸分支动脉的动脉瘤，为主动脉常见疾病，主要包括真性动脉瘤、夹层动脉瘤和假性动脉瘤。目前国际上最多采用的是 Safi 修订的 Crawford 分型，TAAA Ⅰ型：动脉瘤自左锁骨下动脉开口远端扩展至肾动脉以上；Ⅱ型：左锁骨下动脉远端扩展至肾动脉以下；Ⅲ型：第 6 肋间隙至肾动脉平面以下；Ⅳ型：第 12 肋以下至肾动脉以下；Ⅴ型：第 6 肋间隙至肾动脉以上。腔内血管治疗凭借其微创、术后并发症低及患者恢复快等优点，正逐步成为治疗 TAAA 的首选方法。

二、护理评估

1. 术前

（1）一般资料评估：参考本章第六节主动脉 B 型夹层腔内修复术的护理常规相关内容。

（2）症状与体征：评估患者局部疼痛的部位、性质和诱发因素，以及疼痛时伴随症状；评估生命体征，高血压表现及心肺功能状况，了解全身其他重要器官功能状态；评估患者活动耐力，判断其对手术的耐受力。

（3）心理社会情况：参考本章第六节主动脉 B 型夹层腔内修复术的护理常规相关内容。

2. 术中

（1）压疮的评估：根据患者的麻醉方式、手术时间、手术体位、循环情况、年龄、皮肤状况、体质等内容进行评估。

（2）静脉血管的评估：结合手术体位、手术部位选择合适的静脉，建立静脉通道。

（3）术中使用特殊仪器、器械的评估：高频电刀的使用，术前要评估患者体内是否有金属植入物、有无安装起搏器。

3. 术后

（1）身体状况：评估生命体征、意识、循环及呼吸功能；评估伤口敷料是否干燥，有无渗血和渗液。

（2）压疮的评估：评估患者受压部位的皮肤情况。

（3）心理社会情况：了解患者及其家属术后的心理感受，对预后的了解情况，康复训练和早期活动是否配合，对出院后的延续护理是否清楚。

三、护理关键点

1. 术前　预防患者发生动脉瘤破裂：护士要叮嘱患者尽量卧床休息，避免进行剧烈的活动，以免发生动脉瘤破裂。预防动脉瘤破裂的关键在于保持血压的稳定，定期为患者测量血压，使其血压水平控制在正常的范围内。

2. 术中　密切观察患者心率、血压、血氧饱和度，注意观察患者的面色、呼吸、尿量、麻醉深度，术中瘤体破裂大出血，死亡率极高，最好的办法是预防破裂。术中血压调控是成功的关键。使血压维持在 110/70mmHg，支架释放时，收缩压应控制在 70～110mmHg，防止高速血流冲击支架释放，困难或移位。

3. 术后

(1) 病情观察：持续心电监护，严密监测生命体征，给予低流量吸氧，特别要注意血压的波动情况。

(2) 并发症的观察和护理：内瘘是最常见的并发症，术后严密观察患者有无腹痛和瘤体大小变化情况，限制患者术后过早剧烈活动。

(3) 活动指导：手术后卧床 48h，术后 48h 可适当下床活动。术后 3 周内避免剧烈活动，有利于血管内、外膜的生长。

四、护理措施

1. 术前

(1) 休息与活动：应嘱患者卧床休息，限制患者活动，尤其是剧烈活动；告知患者不要突然起身、坐下或转身等，平卧应取自动体位，避免任何碰撞、外伤；并协同患者进行术前检查，减少引起腹内压增高的因素，避免用力过猛、屏气等，防止意外因素引起动脉瘤破裂。及时询问患者有无腰背部疼痛，有无腹胀腹痛等症状，及时告知医生。

(2) 生命体征的观察：监测血压，每 2 小时一次，保持血压的稳定，高血压患者指导其按时服药，术前舒张压控制在 110mmHg 以下，避免因血压波动过大造成腹主动脉瘤破裂。

(3) 饮食指导：给予高蛋白、高热量、高维生素、低脂、易消化食物。

(4) 心理护理：向患者解释手术是腹主动脉瘤唯一有效的治疗方法，鼓励患者树立战胜疾病的信心。

(5) 术前准备：除了完善各项术前检查外，术前应了解患者碘过敏史。术前 1d 应做好抗生素过敏试验及交叉配血。手术当天行双侧腹股沟区备皮，手术前 30min 静脉滴注抗生素预防感染。

2. 术中

(1) 护理人员协助病员入室，做好自我介绍，严格按照查对制度核查患者；协助患者取平卧位，核对患者姓名，给予心电监护，维持静脉通道。

(2) 麻醉方式：一般采用静吸复合麻醉，减少患者术中的疼痛。

(3) 手术体位：患者取平卧位，双下肢分开并外展。

(4) 注意对患者进行保暖，在臀部等位置垫上软垫预防压疮发生。

(5) 密切观察患者心率、血压、血氧饱和度，注意观察患者的面色、呼吸、尿量、麻醉深度，术中瘤体破裂大出血，死亡率极高，最好的办法是预防破裂。术中血压调控是成功的关键。使血压维持在 110/70mmHg，支架释放时，收缩压应控制在 70～110mmHg，防止高速血流冲击支架释放困难或移位。

（6）提供术中所需材料及器材。

3. 术后

（1）体位与活动：伤口弹性绷带加压包扎，观察穿刺点有无渗血，手术后卧床48h，术后48h可适当下床活动。术后3周内避免剧烈活动，有利于血管内、外膜的生长。

（2）生命体征的观察：持续心电监护，严密监测生命体征，给予低流量吸氧，特别要注意血压的波动情况。

（3）注意双下肢体血供情况：术后应密切观察患者下肢血供情况，如双侧足背动脉的搏动情况，下肢皮肤颜色、温度，有无肢体麻木或疼痛等。若患者术后出现动脉栓塞缺血情况，应及时报告医生，避免进一步的肢体缺血坏死。

（4）并发症的观察与护理

1）急性动脉栓塞、血栓形成：术后应严密监测下肢循环，术后每2小时监测1次足背动脉搏动情况，采用手触摸，记录双足皮肤温度、颜色的变化。术后注意对患肢进行保暖，避免受凉、受压等不良刺激导致血管痉挛肢体缺血。指导患者进行踝关节屈伸运动，以预防下肢深静脉血栓形成。鼓励患者早期下床活动，可减少血栓发生率。

2）内瘘：术后严密观察患者有无腹痛和瘤体大小变化情况，限制患者术后过早剧烈活动。

3）出血：因术后给予抗凝、扩血管等治疗，易引起患者出血倾向。护理中要严密观察切口有无渗血、术区皮下有无血肿，观察有无口腔黏膜、球结膜、皮下出血及血尿等出血表现，及时检测凝血酶原时间、血常规。

4）动脉瘤破裂：术后注意观察患者腹部体征，若发现仍有搏动、腹部包块无变化甚至增大，提示可能为修复不全或内瘘。若患者突然出现疼痛加剧、面色苍白、血压下降，则提示有动脉瘤破裂的可能。

五、健康指导

1. 术前

（1）个性化宣教：根据患者的年龄、文化层次、职业、日常习惯等个体特征进行向患者及其家属讲解和灌输腹主动脉瘤的治疗方法、手术注意事项及预后的相关知识。

（2）饮食指导：参考本章第六节主动脉B型夹层腔内修复术的护理常规相关内容。

（3）生活指导及术前适应性训练：患者入院后，帮助其换穿住院服，避免腰带压迫腹部。术前训练患者进行正确咳痰方法，并指导其床上定时排便，排便时禁止用力，同时提醒患者走路动作要轻，预防摔跤，且密切关注有背部疼痛的患者，避免瘤体破裂及引发休克。

2. 术中　给予心理疏导，降低患者的心理恐惧。

3. 术后

（1）饮食指导：饮食方面要以清淡为主，切忌高油、高盐、高胆固醇食物。

（2）休息与活动：建议患者适量运动，避免过度运动或繁重的体力劳动，坚持康复锻炼。

（3）自我血压管理：指导患者及其家属做好血压的监测；遵医嘱定时服用降压药，向患者介绍用药目的、药物名称、剂量、用法，观察药物常见副作用；将血压控制在安全范围内，若出现血压突然升高或降低的情况，需及时联系主治医生。

（4）复诊指导：每 6 个月做 1 次彩超检查，每年做 1 次 CT 扫描。以了解动脉瘤情况和支架是否移位或脱落。定期复查血常规、凝血功能。

第八节　经皮动静脉内置管溶栓术的护理常规

一、概述

置管溶栓是指在数字减影血管造影术（DSA）或超声引导下，经皮穿刺将溶栓导管引入目标血管，通过溶栓导管将溶栓药物直接输注于血栓部位，溶解已形成的血栓，恢复血管的通畅，溶栓药物输注时间通常大于 12h。置管溶栓可促进深静脉血栓形成（deep venous thrombosis，DVT）的管腔再通，降低血栓后综合征的发生率，改善患者生活质量；也可改善患肢缺血状态，溶解血栓或为进一步手术做好管腔准备。

二、择期手术的护理评估

1. 术前

（1）一般资料的评估：了解患者年龄、性别、受教育程度、职业、信仰等，根据评估结果选择合适的沟通方式；有无特殊用药，如利血平、阿司匹林、抗凝药等药物。

（2）症状与体征的评估：评估疼痛的部位、性质、程度、时间。

（3）心理 - 社会状况的评估：情绪是否稳定，对手术相关知识了解程度的需求。了解患者因疾病限制卧床的主要卧位、时间长短及主观感受。

（4）出血是最常见的并发症，术前评估患者的出血风险。

2. 术中

（1）手术体位：根据患者的手术部位摆放相应的体位。

（2）静脉血管的评估：结合手术体位、手术部位选择合适的静脉，建立静脉通道。

（3）心理评估：评估患者术中的感受及情绪。

3. 术后

（1）身体状况评估：评估置管局部皮肤有无红、肿、热、痛、渗出表现；评估置管侧肢体有无肿胀、疼痛，或原有肢体的肿胀和疼痛是否减轻，给药速度有无异常等。

（2）评估溶栓导管固定情况，通畅性。

（3）出血倾向的评估：术后使用抗凝药，应评估患者出血的风险程度。

三、护理关键点

1. 术前

（1）疼痛护理：应严密观察疼痛的部位、性质、程度、时间等，按医嘱准确地给予镇痛药及镇静药，同时密切观察患者疼痛是否改善，必要时再次药物镇痛。

（2）嘱患者练习床上排尿、排便。

2. 术中

（1）病情观察：密切监测生命体征，关注患者的主诉。

（2）遵医嘱术中给药，并做好记录。

3. 术后

（1）病情观察：观察患者穿刺部位有无渗血，观察有无胸痛或憋气等不适。下肢置管溶栓时，观察双侧足背动脉搏动及足温情况，若出现足背动脉搏动减弱或消失，或皮温异常，应及时报告医生处理，以免造成下肢供血不足引起坏死。

（2）溶栓导管的护理：妥善固定，防止移位；由于溶栓导管直接插入大动脉内，防止接口脱落；检查导管的通畅情况，导管应避免打折和阻塞；严格执行无菌操作，定时更换贴膜并消毒导管，有渗血、渗液及时更换。

四、护理措施

1. 术前

（1）心理护理：由于本病发病急、肢体剧烈疼痛患者情绪易出现焦虑、恐惧、烦躁。抬高床头嘱患者患肢下垂。给予有效的镇痛药，以改善症状。鼓励吸烟患者戒烟。

（2）完善相关检查：测量患肢周径；会阴部及腹股沟皮肤常规备皮。

2. 术中

（1）护理人员协助病员入室，做好自我介绍，严格按照查对制度核查患者；协助患者取平卧位，核对患者姓名，给予心电监护，维持静脉通道。

（2）麻醉方式：一般采用局部麻醉或静吸复合麻醉，减少患者术中的疼痛。

1）手术体位：患者取平卧位，双下肢分开并外展，若需用上肢，则将上肢外展摆放。

2）关注患者情绪反应：患者一直是在完全清醒的状态下完成手术的，手术过程可视可听，因此手术过程中更需要得到护士的关怀。密切观察患者生命体征的同时，注意观察患者面色表情细微变化，并耐心倾听患者的需求。

（3）监测病情：观察有无疼痛减轻，肢体变温暖，足背动脉搏动从无变有，或由弱变强，皮肤由发绀苍白变红润，感觉增强等。

3. 术后

（1）体位与活动：置管溶栓患者长期卧床、活动受限，协助患者采取舒适体位，主要包括以下几种方式：①溶栓导管跨越髋关节时，保持髋关节与床面成钝角，进食和饮水时可抬高床头 30°～45°；②溶栓导管跨越膝关节时，膝下可垫软枕支撑；③协助患者轴线翻身，可使用翻身垫、枕头等维持舒适体位，每班检查皮肤受压情况。

（2）溶栓导管的护理

1）妥善固定：防止移位溶栓药物。是通过导管末端的侧孔均匀灌注到血栓处。如导管移位，会导致给药部位不准确，不仅延误治疗，而且容易导致导管周围血栓形成。

2）正确连接：防止接口脱落。由于溶栓导管直接插入大动脉内，如果导管脱落或导管与三通及连接管脱落，可引起大出血等严重并发症。因此，护士需密切监测导管连接是否牢固。

3）导管通畅：检查导管的通畅情况。导管应避免成角弯曲和阻塞。临床可采用 U 形法固定导管并充分考虑患者的体位变动，定时检查导管是否通畅。

4）无菌操作：防止感染。因患者进行溶栓治疗的时间较长，一般需要 1～3d，易发生导管相关性感染。应严格执行无菌操作，定时更换贴膜并消毒导管。有渗血、渗液时更要勤更换。更换贴膜时，注意避免将外露的导管向血管内插入。

（3）溶栓中的护理：在动脉输液泵输入尿激酶过程中，要准确配制尿激酶的用量，观察输液泵运转情况，速度调整准确，每次更换输液器时一定要先排尽空气，连接紧密，防止脱落及空气栓塞。

（4）并发症的观察与护理

1）出血：是置管溶栓术最常见的并发症，表现为穿刺点局部出血、皮肤黏膜出血、消化系统出血、泌尿系统出血、呼吸系统出血、腹腔内出血、颅内出血等。应密切监测凝血功能，包括血常规、活化部分凝血酶原时间（APTT）、D-二聚体、纤维蛋白原等。若患者轻微渗血（如局部渗血、鼻出血）时，更换敷料、压迫止血，监测凝血功能、观察病情变化等；发生严重出血（如颅内出血或危及生命的大出血）时，应立即心电监护，建立静脉通道，遵医嘱停用溶栓药物，并做好急诊手术准备。

2）导管相关感染：血管导管相关感染是指留置血管导管期间及拔除血管导管后 48h 内发生的、与其他部位感染无关的感染，包括局部感染和血流感染。置管过程严格无菌操作；置管部位敷料发生渗液、渗血应及时更换，敷料发生松动、污染时应立即更换；应密切观察局部有无红、肿、热、痛、渗出表现，有无发热（＞ 38℃）、寒战或低血压等全身性感染征兆。怀疑发生导管相关血流感染，应经导管取血培养及经对侧静脉取血培养，必要时拔除导管行尖端培养，并根据血培养结果合理使用抗生素。

3）导管相关血栓：由于溶栓导管占据血管的管腔，血流速度减慢，可能诱发导管相关血栓。观察置管侧肢体有无肿胀、疼痛，或原有肢体的肿胀和疼痛是否减轻，给药速度有无异常等。可疑导管相关血栓发生时，指导患者行彩色多普勒超声检查，确诊后遵医嘱给药。

4）动脉栓塞：主要包括肺动脉栓塞和远端动脉栓塞。这可能是由于动脉置管溶栓过程中，血栓的溶解脱落引起的。观察患者有无胸闷、胸痛、呼吸困难等不适，以及血氧饱和度变化等，当怀疑肺栓塞发生，应协助患者平卧，避免搬动，给予高流量吸氧，通知医生并配合抢救；观察患者有无突发患肢剧烈疼痛、皮肤苍白或发绀、皮温降低、远端动脉搏动减弱或消失等栓塞表现，一旦发生，应立即通知医生，配合紧急手术取栓等处理。

5）缺血再灌注损伤：动脉缺血患者行置管溶栓治疗时，须评估患肢是否出现红、肿、热、痛、皮肤张力增高等缺血再灌注损伤表现。对于轻度肿胀、疼痛患者，予以硫酸镁湿敷等对症处理；若患肢肿胀持续加重，张力增加，疼痛加剧，动脉搏动减弱或消失，高度警惕发生骨筋膜室综合征，应及时配合医生切开减压。

五、健康指导

1. 术前　指导患者绝对卧床休息，避免使用热水袋、取暖器，以免加重组织低氧。床上活动忌动作过大，禁止按摩挤压腓肠肌处。避免屏气、用力等动作，防止血栓脱落致肺栓塞。

2. 术中　指导患者摆放相应体位，并解释手术过程中的注意事项。

3. 术后

（1）活动指导：指导患者做踝泵运动，促进血液循环；协助翻身活动，避免压力性损伤发生。

（2）生活指导：保持良好的生活方式，戒烟限酒，积极控制血糖、血脂和血压。避免长时间站立、行走及负重活动，指导患者活动时穿弹力袜。

（3）用药指导：遵医嘱服用华法林 3～6 个月，服药第 1 个月每周复查凝血功能，以后根据凝血功能检查情况逐步减为每 2 周至每月 1 次，维持国际标准化比值（INR）在 2.0～3.0，并告知患者若发现皮肤、黏膜有出血点或牙龈渗血等情况，立即停药并及时就诊。

第九节　腔静脉滤器植入/取出术的护理常规

一、概述

下腔静脉滤过器（inferior vena cava filter，IVCF）是为预防下腔静脉系统栓子脱落引起肺动脉栓塞而设计的一种装置。深静脉血栓形成多发生于下肢，栓子脱落后可发生急性肺动脉栓塞，出现肺动脉栓塞后，死亡率较高，大多数患者可在 1h 内死亡，下腔静脉滤器的使用为下肢深静脉血栓患者溶栓治疗中提供了一个预防异位栓塞的作用，能有效地防止肺动脉栓塞的发生。

二、护理评估

1. 术前

（1）患者评估

1）评估患者的信息（姓名、性别、年龄、住院号、手术名称等），意识及生命体征，是否能平卧配合手术。合并 PTE 的患者评估有无胸闷、胸痛、憋喘、咳嗽、咯血、口唇及皮肤黏膜发绀等症状。合并 DVT 的患者评估患肢症状及体征，如肿胀及程度、皮肤温度及颜色、疼痛性质及程度、足背动脉搏动等。

2）评估患者各项检查及血液等相关化验指标，重点是肝肾功能和凝血功能等项目。

3）评估患者有无过敏史、家族史等，尤其是碘对比剂过敏史。

4）评估患者穿刺部位皮肤有无破损、瘢痕等情况。

（2）环境评估：评估手术房间内是否清洁干净，层流净化空气消毒是否开启，温度、湿度是否适宜。

（3）仪器设备药品耗材评估

1）DSA 机及手术间内抢救仪器、抢救车是否呈备用状态，能否正常工作。

2）物品是否准备齐全呈备用状态：备好病历、术中使用的器械及耗材、一次性物品耗材及药品，并检查心电监护仪是否呈备用状态。物品准备清单：泥鳅导丝、5F 血管鞘组、必要时备造影导管；无菌纱布若干；5ml 注射器 1 支、10ml 注射器 2 支、20ml 注射器 1 支；生理盐水 500ml 2 瓶、盐酸利多卡因注射液 2 支、肝素钠注射液 2 支、地塞米松 2 支，遵医嘱备用镇痛药物。

2. 术中　参考本章第一节颈动脉造影术的护理常规护理评估术中相关内容。

3. 术后　参考本章第一节颈动脉造影术的护理常规护理评估术后相关内容。

三、护理关键点

1. 术前　参考本章第一节颈动脉造影术的护理常规护理评估术前相关内容，以及以下内容。

（1）术前规范测量并记录患肢周径或双下肢周径差，便于术后对比观察患肢肿胀消退情况。严禁挤压、按摩患肢，防止血栓脱落造成肺栓塞。

（2）做好介入手术室的安全教育，防止发生跌倒坠床等不良事件。

2. 术中

（1）密切观察患者的意识、生命体征，注意患者的意识、呼吸、脉搏、血压、血氧饱和度情况。如有异常及时通知医生，进行处理。若患者出现晕厥、呼吸困难、胸闷等症状，应警惕 PTE 及 PTE 加重。

（2）熟练配合医生递送各类耗材，主动询问患者的主诉及不适症状，并遵医嘱对症处理。

（3）在穿刺、置入器械过程中避免空气进入，防止发生空气栓塞。

（4）医护人员做好自身的辐射安全防护。

3. 术后

（1）拔除鞘管后，妥善包扎穿刺处伤口，观察病情，无异常后将由转运人员安全护送返回病房。

（2）观察患者肢体皮肤温度、颜色、感觉、运动、肿胀情况、疼痛程度、末梢循环等。

（3）观察穿刺点皮肤有无渗血及穿刺侧肢体血液回流情况。

（4）湿敷的临床应用。给予下肢肿胀的患者 50% 硫酸镁溶液湿敷患肢，通过局部渗透作用迅速吸收组织间液，改善患者血液循环，促进肢体消肿。

四、护理措施

1. 术前

（1）工勤人员准备：工勤人员根据介入手术预约通知单，推转运床至病房，与病房责任护士交接核对后护送手术患者至导管室，为患者正确佩戴手术口罩及帽子。护士在治疗前向患者及其家属详细介绍此方法的作用、操作中的感受和程序及术中、术后出现的问题，消除其顾虑，增强治疗信心。

（2）术前影像学检查：下肢静脉超声、肺动脉 CT 血管造影（CTA）、顺行性静脉数字减影血管造影（DSA）、心脏彩色多普勒（Doppler）超声检查。实验室检查：血常规、凝血功能、肝肾功能生化检测。

（3）按规范流程进行留置针穿刺，保证静脉通路在位通畅。

（4）局部麻醉患者术前无须禁食，术前饮食宜六成饱，可进食米饭、面条等，不宜喝牛奶、食用辛辣油腻食物，以免术后卧床出现腹胀或腹泻。根据手术需要行双侧腹股沟及会阴部穿刺区备皮及清洁皮肤，备皮时动作轻柔，勿损伤皮肤，备皮完毕要将皮肤清洗干净。

（5）核对信息：责任护士再次核对患者的姓名、年龄、性别、手术部位及方式等。根据患者病情准备临时性 IVCF、永久性 IVCF、可取出 IVCF，签署知情同意书。

2. 术中

(1) 空气净化消毒：空气层流净化系统循环净化，使手术间达到应有的空气净化级别与适宜的温湿度。

(2) 用物准备：将手术所需的无菌物品、手术器械包、精密器械、仪器设备、一次性介入耗材、药物备齐，避免术中发生特殊情况时反复出入手术间。

(3) 三方核对：由手术医生、麻醉医生、器械护士共同核对患者的床号、姓名、性别、年龄（出生年月）、身份识别腕带、病历、手术名称、手术部位、药物等。

(4) 消毒铺单：放下手术间铅玻璃的卷帘，显露穿刺部位，注意保护隐私，协助消毒铺巾、穿无菌手术衣，注意保暖。

(5) 手术体位摆放：协助患者平卧于手术床上，双手自然放置于床沿两侧，置头架，保持呼吸道通畅，必要时可吸氧。注意患者的隐私保护和保暖。

(6) 向患者和其家属介绍该手术过程和步骤及术中需要配合的关键点、手术时间、麻醉方式，改善患者紧张情绪，术中有任何不适，可以告诉手术医生但不可以随意移动身体及四肢。

(7) 辐射防护：对 X 线敏感的部位如甲状腺、生殖腺、性腺等，予以铅衣遮挡，以防医源性射线伤害。医护人员着铅衣、铅裙、铅围脖及铅帽进行手术。

(8) 病情观察与处置：正确连接心电监护仪，根据医嘱单正确执行医嘱；严密观察患者意识及生命体征；监测心率、心律、心电图波形，观察有无心律失常的发生，主动询问患者有无疼痛等不适症状；一旦发生病情变化，立即停止手术，配合医生进行抢救，直至解除危象。

(9) 术中配合：及时准确传递无菌物品和药品，协助医生穿脱无菌手术衣，严格执行无菌技术操作原则。

(10) 碘对比剂不良反应的观察与处理：发现患者面色潮红、皮疹、恶心、呕吐、血压下降、呼吸困难甚至休克时应考虑过敏反应，护士应引起高度重视，遵医嘱及时处理和抢救。

(11) 术中所用的高值耗材条形码保留下来，进行逐一粘贴，存档在病历内，以备术后核查。巡回护士将术中所用的一次性耗材逐一进行毁形处理，并建立毁型记录本。准确记录患者手术部位、手术步骤、手术开始和结束时间，参与手术的医生，术中使用的耗材，术中出现的并发症。手术的检查资料进行整理并完整妥善保存。

3. 术后

(1) 体位护理：术后取平卧位，患肢抬高 15°～30°，卧床休息 24h 即可下床，不主张长时间制动，防止血栓繁衍。

(2) 清点所有物品及耗材，与医生进行核对，正确记录、收费及粘贴一次性介入耗材条形码。

(3) 分类处置医疗废物，严格手卫生。

(4) 病情观察：观察生命体征的变化，如出现异常情况，及时通知医生。观察远端动脉搏动情况及皮肤温度颜色情况。观察皮肤颜色，询问疼痛有无转移，防止血栓脱落栓塞其他部位。

(5) 伤口护理：穿刺点用弹性绷带加压包扎，观察有无血肿和渗血。

（6）用药护理：记录抗凝、溶栓过程中异常凝血指标结果，做到每日跟踪记录并且实时调整用药剂量，保证患者用药安全。

（7）饮食护理：进食低脂、多纤维素的食物，保持排便通畅，避免一切腹内压增高因素。

（8）护理文书：客观、真实、准确、及时、完整填写介入诊疗安全核查/转运交接单，如遇抢救、输血等突发情况时，完善临时医嘱本及危重患者护理记录单。

（9）并发症的护理：需观察患者意识、生命体征、血氧饱和度等数值及穿刺点情况，注意有无渗血、渗液、皮下血肿，并注意保持局部干燥。滤器内血栓阻塞时应密切关注患者是否存在患肢肿胀突然加重、对侧肢体肿胀、不明原因的腹痛不适等情况，以防滤器内血栓阻塞形成。滤器倾斜时应重点关注滤器内血栓导致的阻塞。滤器穿孔时患者出现腹痛或十二指肠穿孔、主动脉瘤、梗阻性肾病、腹膜后血肿等并发症，护士应提高警惕。滤器断裂时应密切观察腹腔是否有出血症状。密切观察患者生命体征变化成为预防肺栓塞发生的重要举措，如患者出现呼吸困难、胸痛、痰中带血、血压下降，甚至昏迷，则高度怀疑肺栓塞发生。不建议用内膜剥脱的方法取出滤器，下腔静脉内膜损伤常发生于梭形可取出滤器超时间窗取出时，内膜剥脱可导致下腔静脉挛缩、血流阻滞、血栓形成，其引起的不良后果远比下腔静脉阻塞严重。

五、健康指导

1. 术前

（1）指导患者术前一日晚沐浴，更换洁净病员服，去除身上的金属物品，进介入手术室前排尿、排便。

（2）指导患者配合医护人员执行操作前的核对身份信息，如科室、床号、姓名等。

（3）到达介入手术室后，请陪同家属在手术室门口止步，候诊区域等候并及时关注电子显示屏上的手术进程。

（4）入室后在转运床上耐心等待，不要自行翻越或起身、下床随意走动，避免发生跌倒等意外事件。

（5）术前有任何不适请及时呼叫，医护人员也会经常巡视并满足需求。如需排尿、排便，请告知医护人员。

2. 术中

（1）介入手术床较窄，患者上台后请配合医护人员平卧于正中位置，双手置于床侧边缘，不可自行移动，有需求及时告知医护人员，避免术中坠床或影响术者操作。

（2）指导患者根据医护人员指令做好相应的术中配合，如有任何不适，及时告知。

（3）术中不能随意活动四肢，如有任何需求，请及时告知医护人员协助。

3. 术后

（1）术后指导患者穿刺部位不要过度活动，避免穿刺点出血或血肿，穿刺部位保持干燥避免污染。

（2）指导患者及其家属观察伤口有无渗血渗液、皮下血肿等，如果敷料处出现渗血渗液、卷边污染等，及时通知医护人员。

（3）术后保持良好的生活作息和饮食习惯，遵医嘱按时服药，定期复诊，掌握口服抗凝药物的副作用，坚持自查。

（4）腹内压增高可导致 IVCF 变形、移位、支撑条损伤血管内膜等，因此，IVCF 置入体内期间避免负重劳动和一切使腹内压增高的因素，如剧烈咳嗽，过度弯腰，用力排便，剧烈运动等。

（5）临时性 IVCF 或者可取出 IVCF 置入患者应遵医嘱在推荐回收时间内回医院取出。

（6）IVCF 置入术后随访：IVCF 如未取出，应在术后第 1、3、6 个月时各随访 1 次，并在第 6 个月行下腔静脉造影和（或）CTA 检查，之后每年进行 1 次 CTA 随访。

第十节 下肢动脉造影术的护理常规

一、概述

下肢动脉造影是应用影像学方法检查下肢动脉有无病变或为下肢动脉病变的诊治和研究提供可靠依据的介入性诊断技术。

二、护理评估

1. 术前

（1）患者评估

1）了解患者的信息（姓名、性别、年龄、住院号、手术名称等），评估意识及生命体征，是否能平卧配合手术。

2）评估患者对疾病和手术认知程度及耐受性，做好心理护理。

3）病情评估：全面了解患者的身体状况，常规检查患者的血压、心电图、胸部 X 线片、凝血功能等指标。

4）评估踝肱指数以判断下肢动脉的阻塞程度。

5）评估患者有无过敏史、家族史等，尤其是碘对比剂过敏史。

6）评估患者穿刺部位皮肤有无破损、瘢痕等，以及血管情况。

（2）环境评估：评估手术房间内是否清洁干净，层流净化空气消毒是否开启，温湿度是否适宜。

（3）仪器设备药品耗材评估：参考本章第九节腔静脉滤器植入／取出术的护理常规护理评估术前相关内容。

2. 术中 参考本章第一节颈动脉造影术的护理常规护理评估术中相关内容。

3. 术后 参考本章第一节颈动脉造影术的护理常规护理评估术后相关内容。

三、护理关键点

1. 术前

（1）护士根据手术预约申请单与病历核对是否一致，核对患者信息（姓名、性别、年龄、住院号、手术名称等）。详细询问病史，进一步核实手术部位、手术方式、手术名称，对手术有疑问时，应及时与手术医生核对。

（2）向患者和其家属运用通俗易懂的语言讲解手术的安全性、必要性，消除紧张情绪，使其以最佳的身心状态接受并配合此项检查。

（3）评估患者病情，完善相关检查结果，关注阳性指标，重点是肝肾功能和凝血功能检查，筛查有无手术禁忌证，确定患者是否需要镇静、吸氧等，严密观察病情变化。

（4）做好介入手术室的安全教育，防止发生跌倒坠床等不良事件。

（5）观察坏疽或溃疡的程度、面积及有无渗出，预防感染，溃烂处及时换药，给予保护。

2. 术中

（1）密切观察患者的意识、生命体征，如有异常及时通知医生，进行处理。

（2）熟练配合医生递送各类耗材，主动询问患者的主诉及不适症状，并遵医嘱对症处理。

（3）在穿刺、置入器械过程中避免空气进入，防止发生空气栓塞。

（4）医护人员做好自身的辐射安全防护。

（5）术中严密观察患者神志、意识、表情、呼吸、脉搏、血压，有异常情况及时报告医生和做好记录。

（6）确保各种抢救器械、急救药品应处于急救备用状态。

3. 术后

（1）拔除鞘管后，妥善包扎穿刺处伤口，观察病情，无异常后将由转运人员安全护送返回病房。

（2）继续密切观察患者病情变化，如有特殊应及时处理。

（3）术后观察足背动脉的搏动情况、皮肤颜色、温度及足背动脉搏动情况。观察穿刺局部有无渗血、瘀斑及血肿。

四、护理措施

1. 术前

（1）工勤人员准备：工勤人员根据介入手术预约通知单，推转运床至病房，与病房责任护士交接核对后护送手术患者至导管室，为患者正确佩戴手术口罩和帽子。

（2）心理护理：向患者及其家属介绍手术的方法和意义，手术的安全性和必要性，解除患者思想顾虑和精神紧张。

（3）术前检查：指导患者完成必要的实验室检查，如血常规、凝血功能、肝功能、肾功能、血型。

（4）备皮：双侧腹股沟、会阴部、大腿上 1/3。

（5）术前训练床上排尿、排便：术前 1 ~ 2d 指导患者练习床上排尿、排便，预防术后尿潴留，术前排空膀胱。

（6）饮食护理：给予高蛋白、高维生素、低脂饮食，对糖尿病患者给予糖尿病饮食，并注意监测尿糖、血糖变化。劝患者戒烟。

（7）按规范流程进行留置针穿刺，保证静脉通路通畅。

（8）核对信息：责任护士再次核对患者的姓名、年龄、性别、手术部位及方式等。

2. 术中　参考本章第九节腔静脉滤器植入 / 取出术的护理常规护理措施术中相关内容。

3. 术后

(1) 安全交接：填写手术护理交接单，正确转运患者，与病房护士详细交接。

(2) 体位护理：术后取平卧位或床头抬高 15°的斜坡位，防止髋关节膝关节过度屈曲，避免血管受压。术后患侧肢体制动，平卧位休息 24h。

(3) 病情观察：给予心电监护、吸氧、严密观察生命体征、神志变化。注意肢体血供。观察患肢远端的皮肤温度、色泽、感觉和足背动脉搏动强度以判断血管通畅度。

(4) 伤口观察：观察切口渗血情况。出血是术后早期最常见的并发症，观察腹股沟及耻骨上区是否肿胀、瘀斑、疼痛、发热，若发现应及时报告医生处理。防止感染，保持敷料干燥清洁，加强切口的无菌换药技术。

(5) 用药护理：遵医嘱使用药物及观察药物疗效和副作用。患者心功能不全时，应控制输液的速度和液量。扩张血管、抗凝药物时，观察出血倾向，拔针后宜久压针眼。患者剧烈疼痛时，遵医嘱使用镇痛药。

(6) 饮食护理：嘱患者多饮开水以促进对比剂的排泄，进食低脂饮食，多进食新鲜蔬菜水果富含纤维素食物，防止便秘。

(7) 清点所有物品及耗材，与医生进行核对，正确记录、收费及粘贴一次性介入耗材条形码。

(8) 分类处置医疗废物，严格手卫生。

(9) 护理文书：客观、真实、准确、及时、完整填写介入诊疗安全核查/转运交接单，如遇抢救、输血等突发情况时，完善临时医嘱本及危重患者护理记录单。

(10) 并发症的护理

1) 穿刺点出血：穿刺点加压包扎，以免血液外渗形成局部血肿，患肢一定制动 6～8h，24h 内避免过多活动，严密观察穿刺处敷料有无渗血，发现出血及时处理。

2) 血管栓塞：由于药物及导管的影响或压迫出血时加压过重可导致肢体远端的动脉栓塞。应仔细观察肢体皮肤颜色、温度及足背动脉搏动情况等，发现异常及时报告医生，给予溶栓治疗。

3) 血栓形成：可实施肢体被动按摩及腓肠肌挤压，同时观察下肢有无肿胀，注意倾听患者的主诉，有无不明原因的相关部位疼痛，尽早给予处理。

4) 假性动脉瘤和动静脉瘘：护士在观察中摸到穿刺点局部有波动性肿块或闻及明显的血管杂音，应及时告知医生，立即行彩超并进行明确诊断。治疗方面，对小的假性动脉瘤及瘘口较小的动静脉瘘，可以观察，用局部压迫的方法促使其尽早闭合，如果假性动脉瘤进行性增大，持续存在血流或动静脉瘘持续存在，应及早手术切除修复。

五、健康指导

1. 术前 参考本章第九节腔静脉滤器植入/取出术的护理常规健康指导术前相关内容。

2. 术中 参考本章第九节腔静脉滤器植入/取出术的护理常规健康指导术中相关内容。

3. 术后

(1) 饮食指导：禁烟禁酒，禁食高脂及刺激性食物。多食水果蔬菜，豆类食品，保持排便通畅。

（2）生活指导：养成良好的生活习惯，劳逸结合。高血压、高血脂、糖尿病患者积极治疗原发病，肥胖者应减轻体重。

（3）用药指导：按时、按量服药治疗，不能擅自更改服用剂量。服药期间观察牙龈有无出血、尿液颜色变化等。

（4）患肢护理：保护患肢，做适当的功能锻炼，保持清洁卫生，修剪指甲，穿棉质袜子和舒适鞋子。

（5）院外复查：每1～2周复查凝血功能。3～6个月时复查彩超，不适随诊。

第十一节　下肢动脉硬化性闭塞／狭窄病变的护理常规

一、概述

下肢动脉硬化性闭塞症／狭窄（arteriosclerosis obliterans，ASO）是指由于动脉硬化造成的下肢供血动脉内膜增厚、管腔狭窄或闭塞，病变肢体血液供应不足，引起下肢间歇性跛行、皮温降低、疼痛，乃至发生溃疡或坏死等临床表现的慢性进展性疾病，常为全身性动脉硬化血管病变在下肢动脉的表现。

下肢动脉硬化性闭塞／下肢介入治疗有：经皮腔内血管成形术（percutaneous transluminal angioplasty，PTA）联合支架植入（ES）等治疗方法是目前临床应用最多、最广泛的治疗术式，具有不损伤血管周围组织、创伤小、痛苦少、恢复快等优点，局部麻醉就能完成，通过穿刺动脉，运送特定治疗器械至需要治疗的靶血管部位，进行扩张血管等医疗操作，开通狭窄或闭塞后重建血运，疗效确切，改善病症。

二、护理评估

1. 术前

（1）患者评估

1）了解患者的信息（姓名、性别、年龄、住院号、手术名称等），评估意识及生命体征，是否能平卧配合手术。

2）评估患者各项检查及血液检验等相关化验指标，重点是肝肾功能和凝血功能等项目。

3）评估患者有无过敏史、家族史等，尤其是碘对比剂过敏史。

4）评估患者穿刺部位皮肤有无破损、瘢痕等，以及血管情况。

5）评估患肢皮肤的颜色、温度、动脉搏动、感觉，以及患肢指端的血供情况。

6）评估坏疽或溃疡的程度、面积、有无渗出及疼痛的部位、时间、性质。

7）评估踝肱指数以判断下肢动脉的阻塞程度。

（2）环境评估：评估手术房间内是否清洁干净，层流净化空气消毒是否开启，温湿度是否适宜。

（3）仪器设备药品耗材评估：参考本章第九节腔静脉滤器植入／取出术的护理常规护理评估术前相关内容。

2. 术中　参考本章第九节腔静脉滤器植入／取出术的护理评估术中相关内容。

3. 术后 参考本章第九节腔静脉滤器植入 / 取出术的护理评估术后相关内容。

三、护理关键点

1. 术前

(1) 护士核对手术预约申请单与病历是否一致，核对患者信息（姓名、性别、年龄、住院号、手术名称等）。详细询问病史，进一步核实手术部位、手术方式、手术名称，对手术有疑问时，应及时与手术医生核对。

(2) 向患者和其家属运用通俗易懂的语言讲解手术的安全性、必要性，消除紧张情绪，使其以最佳的身心状态接受并配合此项检查。

(3) 评估患者病情，完善相关检查结果，关注阳性指标，重点是肝肾功能和凝血功能检查，筛查有无手术禁忌证，确定患者是否需要镇静、吸氧等，严密观察病情变化。

(4) 做好介入手术室的安全教育，防止发生跌倒坠床等不良事件。

(5) 注意保暖，穿棉质袜或加盖被，禁止应用热敷及理疗，以免烫伤或增加局部的耗氧量使疼痛加重，对于足部溃疡或湿性坏疽的患者每天换药，无菌敷料包扎，继发感染者应用抗生素治疗。

(6) 因患肢疼痛大多取强迫体位，骶尾部皮肤极易发生压疮，加强皮肤护理必要时应用气垫床。

2. 术中

(1) 密切观察患者的意识、生命体征，如有异常及时通知医生，进行处理。

(2) 熟练配合医生递送各类耗材，主动询问患者的主诉及不适症状，并遵医嘱对症处理。

(3) 在穿刺、置入器械过程中避免空气进入，防止发生空气栓塞。

(4) 医护人员做好自身的辐射安全防护。

(5) 术中严密观察患者神志、意识、表情、呼吸、脉搏和血压。

(6) 确保各种抢救器械、术中急救药品及对比剂，应处于急救备用状态。

3. 术后

(1) 拔除鞘管后，按压穿刺处，妥善包扎穿刺处伤口，观察病情，无异常后将由转运人员安全护送返回病房。

(2) 继续密切观察患者病情变化，如有特殊应及时处理。

(3) 观察切口是否渗血，敷料是否清洁干燥，有无感染。

(4) 观察腹股沟及耻骨上区是否肿胀、瘀斑、疼痛和发热。

(5) 严密观察患肢血管再通情况：患肢远端的皮肤温度、色泽、感觉和足背动脉搏动强度以判断血管通畅度。

四、护理措施

1. 术前

(1) 心理护理：下肢动脉硬化闭塞症患者由于长期疼痛，缺乏疾病相关知识，担心手术效果等，易产生紧张、焦虑等负性情绪。护理人员应及时了解患者心理状态，给予心理疏导，消除患者顾虑，使其积极接受手术。

（2）术前检查：指导患者完成必要的实验室检查，如血常规、凝血功能、肝功能、肾功能、血型、输血前全套及影像学检查等。

（3）备皮：指导患者戒烟，备皮，检查足背动脉搏动情况并标记。

（4）术前训练床上排尿、排便：训练患者做深呼吸、屏气等动作，术前 1 ～ 2d 指导患者练习床上排尿、排便，预防术后尿潴留，术前排空膀胱。

（5）患肢护理：主要原则是改善下肢血液循环。注意肢体保暖，勿使肢体暴露于寒冷环境中，以免血管收缩。保暖可促进血管扩张，但应避免用热水袋或热水给患肢直接加温，因热疗使组织需氧量增加，将加重肢体病变程度。取合适体位，患者睡觉或休息时取头高足低位，使血液容易灌流至下肢。

（6）皮肤护理：指导患者穿松软、透气性好的鞋袜，保持患处皮肤干燥湿润。注意足部保暖，进行适当体育锻炼，促进侧支循环建立，肢端坏疽及溃疡者按时换药处理。

（7）疼痛护理：对轻、中度疼痛患者，采用保暖、适当运动、下垂体位、抚摸、转移注意力等方式，对重度疼痛患者适当给予药物镇痛，避免引起动脉痉挛。

2. 术中

（1）安全核查：护士和技术员或医生一起核对患者的姓名、性别、年龄、腕带及手术名称，根据手术安全核查表完成核对。

（2）心理护理：向患者和其家属介绍该手术的成功率及目前的开展情况，详细说明手术过程和步骤及术中需要配合的关键点、手术时间、麻醉方式，改善患者紧张情绪，术中有不适可告诉手术医生但不可随意移动身体及四肢。

（3）生命体征观察：术中严密观察患者血压、呼吸、心率、心律、血氧饱和度，术中患者的主诉、神志等变化。

（4）放射防护：术中使用铅围裙、铅围脖随时保护患者的甲状腺、乳腺等对射线敏感的部位。

（5）高值耗材：术中所用的高值耗材条形码保留下来，进行逐一粘贴，存档在病历内，以备术后核查。巡回护士将术中所用的一次性耗材逐一进行毁形处理，并建立毁形记录本。

（6）护理记录：准确记录患者手术部位、手术步骤、手术开始和结束时间，参与手术的医生，术中使用的耗材，术中出现的并发症。

（7）资料存档：手术资料进行整理并完整妥善保存。

3. 术后

（1）安全交接：填写手术护理交接单，正确转运患者，与病房护士详细交接。

（2）体位护理：取平卧位，患肢制动 24h，压迫器压迫穿刺点 6 ～ 8h。24h 后解除加压包扎患者才可活动；加压包扎期间应注意观察局部有无渗血或皮下血肿，以及患肢末梢血供情况。

（3）病情观察：①监测生命体征的变化，尤其是合并其他重要器官疾病的患者，糖尿病患者还应监测血糖的变化。②观察术后患肢血管再通情况：观察患肢远端的皮肤温度、色泽、感觉和足背动脉搏动强度以判断血管通畅度。

（4）伤口观察：出血是术后早期最常见的并发症，观察腹股沟及耻骨上区是否肿胀、瘀斑、疼痛、发热，若发现应及时报告医生处理。

（5）抗凝治疗：注意监测出凝血时间，保护患者，防止血栓形成做好抗凝护理。

（6）饮食护理：术后嘱患者大量饮水以促进对比剂的排泄，进食低脂饮食，多进食新鲜蔬菜水果富含纤维素食物，防止便秘。

（7）功能锻炼：卧床制动患者，鼓励其在床上做足背伸屈活动，以利于小腿深静脉血液回流；康复期鼓励患者每天步行，指导患者进行 Buerger 运动，促进侧支循环的建立，以疼痛的出现作为活动量的指标。

（8）并发症观察和护理

1）再灌注综合征：观察患肢特别是小腿有无疼痛、压痛、有无肿胀等，如果疼痛加剧，张力性肿胀明显，皮温低，皮肤发亮，出现水疱，小腿麻木等临床表现应警惕出血后再灌注综合征的发生，及时通知医生。

2）穿刺部位出血、血肿：原因为穿刺不熟练，多次穿刺使血管壁损伤较重，术后压迫止血不当，肝素用量过大，患者凝血机制较差等。少、中量的血肿有胀痛不适感，并无严重后果，可自行吸收。大的血肿会引起压迫症状甚至休克，必须及时手术处理。血肿伴活动性出血时，需要进行血肿清除术，手术后加压包扎。

3）栓塞、血栓形成：原因为粥样硬化斑块被导管、导丝撞落；沿导管壁形成的附壁血栓，拔管时脱落入血管内。血栓形成的原因为导管在血管内停留时间过长或导管表面不光滑，沿导管壁形成的附壁血栓；血液肝素化不够；或拔管后压迫止血时加压过重等。治疗可用尿激酶溶栓，如果症状严重，或主干动脉发生动脉栓塞应及时手术取出栓子。

4）假性动脉瘤和动静脉瘘：由于拔管后压迫止血部位不在穿刺点上，或是粗针、粗导管损伤血管壁所致。护士在观察中摸到穿刺点局部有波动性肿块或闻及明显的血管杂音，应及时告知医生，立即行彩超并进行明确诊断。治疗方面，对于小的假性动脉瘤及瘘口较小的动静脉瘘，可以观察，用局部压迫的方法促使其尽早闭合，如果假性动脉瘤进行性增大，持续存在血流或动静脉瘘持续存在，应及早手术切除修复。

5）动脉夹层形成或动脉破裂：常由于导丝、导管刺破动脉内膜，导管于动脉夹层内进行高速注射性造影所致，或导丝、导管刺破动脉壁全层所致。为避免以上情况发生，造影前应利用其他检查初步确定病变位置，以免盲目插管，操作应熟练、轻巧，避免粗暴操作、强行推进。

6）急性下肢动脉栓塞：是肢体动脉腔内成形术后严重的并发症，发生率为3%～5%，有时可将一简单的介入治疗操作复杂化，严重时可威胁肢体及生命。来源多为动脉内的附壁血栓脱落或血管内膜损伤时的动脉硬化斑块脱落引起。Morrissey 等使用超声探查股浅动脉介入过程中远端栓塞情况，结果发现在动脉介入的各个阶段都可以探及栓子脱落信号。

7）骨筋膜室综合征：常发生于急性严重长时间缺血患者，常见于小腿，其机制较为复杂，表现为肌肉和肌间组织水肿，导致骨筋膜间隙张力逐渐增高，患肢水肿，进而压迫血管和神经，引起剧烈疼痛。其临床表现差异较大，轻者可无明显症状；重者可表现为动脉再通后数小时，已减轻或消失的患肢疼痛再次出现，疼痛甚至较术前更为剧烈，同时伴患肢肿胀及张力明显增加，患肢压痛明显且广泛。严重时，远端动脉搏动减弱或消失，肢体麻木及运动障碍。

五、健康指导

1. 术前

（1）指导患者术前一晚沐浴，更换洁净病员服，去除身上的金属物品，进介入手术室前排尿、排便。

（2）指导患者配合医护人员执行操作前的核对身份信息，如科室、床号、姓名等。

（3）到达介入手术室后，请陪同家属在手术室门口止步，候诊区域等候并及时关注电子显示屏上的手术进程。

（4）入室后在转运床上耐心等待，不要自行翻越或起身、下地随意走动，避免发生跌倒等意外事件。

（5）术前有任何不适请及时呼叫，医护人员也会经常巡视并满足需求，如需排尿、排便，请告知医护人员。

2. 术中

（1）介入手术床较窄，上台后请配合医护人员平卧正中位置，双手置于床侧边缘，不可自行移动，有需求及时告知医护人员，避免术中坠床或影响术者操作。

（2）指导患者根据医护人员指令做好相应的术中配合，如有任何不适，及时告知。

（3）术中不能随意活动四肢，如有任何需求，请及时告知医护人员协助。

3. 术后

（1）休息与运动：根据患者心功能情况决定活动或休息，避免剧烈活动，逐渐增加行走距离；指导患者掌握科学的患肢运动法，抬高 1～2min，下垂 2～3min，平卧 2～3min，足部旋转、屈伸、反复锻炼 20～30min，或散步 20～30min，每日 3～4 次，患肢溃疡仅做床上患肢运动。

（2）饮食指导：指导患者进食低脂肪、低胆固醇、高蛋白质、高维生素饮食，禁烟酒，注意平衡饮食。

（3）用药指导：长期口服抗血小板、改善微循环的药物，并定期复查血液凝血指标，调整口服药用量，避免过量服用导致出血。

（4）心理指导：与患者沟通，及时了解患者的顾虑，并做好疏导工作，使患者能够保持一个良好的心态，积极配合治疗。

（5）康复指导：禁止患肢冷敷、热敷，避免患肢受压。按时服药积极治疗高血压、糖尿病等原发病，以免再发生闭塞。

（6）复诊须知：出院后 1、2、6、12 个月复诊，其后每 6 个月随诊 1 次；术后再狭窄多发生在术后 3～6 个月时，此时应进行动脉超声或 CT 血管造影复查，以便评估支架通畅情况。

第十二节　下肢静脉造影术的护理常规

一、概述

下肢静脉造影术是指应用顺行性造影术，顺血流生理途径充盈下肢静脉，能使静脉直接显像，以判断有无血栓，血栓的位置、范围、形态、侧支循环；而且可以鉴定其他检测方法的诊断价值。

二、护理评估

1. 术前

（1）患者评估

1）了解患者的信息（姓名、性别、年龄、住院号、手术名称等），评估意识及生命体征，是否能平卧配合手术。

2）评估患者各项检查及血液检验等相关化验指标，重点是肝肾功能和凝血功能等项目。

3）病情评估对于下肢静脉曲张的患者，术前除需了解下肢浅静脉扩张纡曲的程度及皮肤营养性变化外，还必须确定深静脉是否通畅和了解浅静脉及交通支瓣膜的功能状况。

4）评估患者有无过敏史、家族史等，尤其是碘对比剂过敏史。

5）评估患者对疾病治疗和手术的认知程度及心理状态。

6）评估患者穿刺部位皮肤有无破损、瘢痕等，以及血管情况。辅助检查常用的有下肢静脉压测定、多普勒超声检查和下肢静脉造影术等。

（2）环境评估：评估手术房间内是否清洁干净，层流净化空气消毒是否开启，温湿度是否适宜。

（3）仪器设备药品耗材评估：参考本章第九节腔静脉滤器植入／取出术的护理常规护理评估术前相关内容。

2. 术中　参考本章第九节腔静脉滤器植入／取出术的护理常规护理评估术中相关内容。

3. 术后　参考本章第九节腔静脉滤器植入／取出术的护理常规护理评估术后相关内容。

三、护理关键点

1. 术前

（1）护士核对手术预约申请单与病历是否一致，核对患者信息（姓名、性别、年龄、住院号、手术名称等），患者对手术的耐受性及心理活动，浅静脉曲张程度、溃疡面积及程度。详细询问病史，进一步核实手术部位、手术方式、手术名称，对手术有疑问时，应及时与手术医生核对。

（2）向患者和其家属运用通俗易懂的语言讲解下肢静脉造影的安全性、必要性，消除紧张情绪，使其以最佳的身心状态接受并配合此项检查。

（3）评估患者病情，完善相关检查结果，关注阳性指标，重点是肝肾功能和凝血功能检查，筛查有无手术禁忌证，确定患者是否需要镇静、吸氧等，严密观察病情变化。

（4）做好介入手术室的安全教育，防止发生跌倒坠床等不良事件。

2. 术中

（1）密切观察患者的意识、生命体征，如有异常及时通知医生，进行处理。

（2）熟练配合医生递送各类耗材，主动询问患者的主诉及不适症状，并遵医嘱对症处理。

（3）在穿刺、置入器械过程中避免空气进入，防止发生空气栓塞及影响造影结果。

（4）医护人员做好自身的辐射安全防护。

3. 术后

（1）拔除鞘管后，妥善包扎穿刺处伤口，观察病情，无异常后将由转运人员安全护送返回病房。

（2）继续密切观察患者病情变化，患肢末梢血供及淤血情况，患肢溃疡面范围是否缩小或愈合，如有特殊应及时处理。

四、护理措施

1. 术前

（1）工勤人员准备：工勤人员根据介入手术预约通知单，推转运床至病房，与病房责任护士交接核对后护送手术患者至导管室，为患者正确佩戴手术口罩和帽子。

（2）术前 4h 禁食，向患者解释造影的过程及注意事项，以消除顾虑，争取术中配合。

（3）按规范流程进行留置针穿刺，保证静脉通路在位通畅。

（4）核对信息：责任护士再次核对患者的姓名、年龄、性别、手术部位及方式等。

（5）顺行静脉造影中利用 Valsalva 试验（腹部屏气加压动作），可了解骨静脉瓣的功能，但需患者正确配合才能达到要求。术前嘱患者练习吸气、收腹、闭嘴、捏鼻，再尽力做呼气动作，并持续 10min，反复练习已基本达到要求为止。

2. 术中

（1）空气净化消毒：空气层流净化系统循环净化，使手术间达到应有的空气净化级别与适宜的温湿度。

（2）用物准备：将手术所需的无菌物品、手术器械包、精密器械、仪器设备、一次性介入耗材、药物备齐，避免术中发生特殊情况时反复出入手术间。

（3）三方核对：由手术医生、麻醉医生、器械护士共同核对患者的床号、姓名、性别、年龄（出生年月）、身份识别腕带、病历、手术名称、手术部位、药物等。

（4）消毒铺单：放下手术间铅玻璃的卷帘，显露穿刺部位，注意保护隐私，协助消毒铺巾、穿无菌手术衣，注意保暖。

（5）手术体位摆放：协助患者平卧于手术床上，双手自然放置于床沿两侧，置头架，保持呼吸道通畅，避免因憋闷影响检查结果，必要时可吸氧。选择血管和娴熟的穿刺技术直接关系到造影的成败，穿刺点应尽量选择足背浅静脉远端，其有利于对比剂通过吻合支进入静脉，从而达到良好的显影效果。同时，还要注意患者的隐私保护和保暖。

（6）辐射防护：对 X 线敏感的部位如甲状腺、生殖腺、性腺等，予以铅衣遮挡，以防医源性射线伤害。医护人员着铅衣、铅裙、铅围脖及铅帽进行手术。

（7）病情观察与处置：正确连接心电监护仪，根据医嘱单正确执行医嘱；严密观察患者意识及生命体征；监测心率、心律、心电图波形，观察有无心律失常的发生，主动询问患者有无疼痛等不适症状；一旦发生病情变化，立即停止手术，配合医生进行抢救，直至解除危象。

（8）术中配合：及时准确传递无菌物品和药品，协助医生穿脱无菌手术衣，严格执行无菌技术操作原则。

（9）碘对比剂不良反应的观察与处理：发现患者面色潮红、皮疹、恶心、呕吐、血压下降、呼吸困难甚至休克时应考虑过敏反应，护士应引起高度重视，遵医嘱及时处理和抢救。

（10）护理记录要准确记录患者手术部位、手术步骤、手术开始和结束时间，参与手术的医生，术中使用的耗材，术中出现的并发症。手术的检查资料进行整理并完整妥善保存。

3. 术后

（1）术后平卧 6h 后改为头低足高位，患肢抬高 30°，以利于静脉回流，预防患肢肿胀。卧床期间鼓励患者做足背伸屈运动；术后患肢足面若有水肿，多因患肢绷带加压包扎过紧所致，应及时松开弹性绷带重新包扎或穿弹力袜。

（2）应用抗凝药物应观察伤口有无渗血，局部加压包扎，一般两周后拆去绷带。切口渗血严重的，给予及时换药，严格掌握无菌观念，遵医嘱应用抗生素、局部理疗等，避免伤口感染。并鼓励患者进食低脂低盐高纤维饮食，保持排便通畅，避免因用力排便，腹压增高而影响静脉回流。

（3）清点所有物品及耗材，与医生进行核对，正确记录、收费及粘贴一次性介入耗材条形码。

（4）分类处置医疗废物，严格手卫生。

（5）护理文书：客观、真实、准确、及时、完整填写介入诊疗安全核查/转运交接单，如遇抢救、输血等突发情况时，完善临时医嘱本及危重患者护理记录单。

（6）并发症的护理：需观察患者意识、生命体征、血氧饱和度等数值及穿刺点情况，注意有无渗血、渗液、皮下血肿，并注意保持局部干燥。患者进行下肢静脉造影过程中，需要向血管内注射对比剂显影，部分患者可能对对比剂过敏，术中、术后加强观察及时对症处理，嘱患者多饮水。对于肾功能不全者，或造影过程中使用对比剂剂量过多的人群，造影后遵医嘱适当增加饮水量，一定程度上可促进对比剂代谢排出。

五、健康指导

1. 术前 参考本章第十一节下肢动脉硬化性闭塞/狭窄病变的护理常规健康指导术前相关内容。

2. 术中 参考本章第十一节下肢动脉硬化性闭塞/狭窄病变的护理常规健康指导术中相关内容。

3. 术后

（1）指导患者术后穿刺部位不要过度活动，避免穿刺点出血或血肿，穿刺部位保持干燥避免污染。

（2）指导患者绝对戒烟，适量饮酒；进食低盐低脂高纤维素的食物；保持排便通畅；适当锻炼，促进静脉回流。

（3）指导患者及其家属观察伤口有无渗血渗液、皮下血肿等，如果敷料处出现渗血渗液、卷边污染等，及时通知医护人员。

（4）指导患者应坚持每天使用弹力袜，静脉曲张患者术后宜坚持使用 3 ～ 6 个月，若出现下肢剧烈疼痛，应警惕下肢血栓的形成，及时就诊。

（5）指导患者避免久站久坐，坐时双膝勿交叉过久，以免压迫腘窝影响静脉回流；休息或卧床时抬高患肢 30°～ 40°，以利于静脉回流；保持正常体重；避免引起腹内压和静脉压增高的因素；如习惯性便秘、慢性咳嗽等。

第 10 章

介入诊疗科的护理常规

第一节 肿瘤介入栓塞术的护理常规

一、概述

肿瘤介入栓塞术是一种微创治疗方法，具有创伤小、恢复快、疗效确切等优点。通常是在影像学的引导下，通过介入技术将导管送至肿瘤的供血动脉，然后通过导管内的各种栓塞剂，如碘化油、无水乙醇、冰片等，将肿瘤的供血动脉进行栓塞，从而阻断肿瘤的血液供应，达到治疗的目的。

二、护理评估

1. 术前

（1）评估患者生命体征，既往病史，有无高血压、糖尿病、心脏病、肾病及甲状腺功能亢进；过敏史，包括药物和食物。

（2）患者心理状况评估，包括手术配合程度，文化程度，教育背景、对疾病的理解能力，对压力的承受能力；以及家庭社会支持情况，包括患者家庭成员的组成、文化程度、经济收入等，评估患者是否了解本次手术的目的与意义。

（3）实验室及其他检查综合评估，术前对患者进行三大常规、凝血功能、肝肾功能、心电图、腹部 B 超、腹部 CT 等方面的全面评估，排除手术禁忌证。

（4）评估患者穿刺部位皮肤和动脉搏动情况。

（5）评估患者有无腹痛腹胀，有无腹水、疼痛评分等。

2. 术中

（1）评估患者心理状况及合作程度、生命体征、各管道通畅情况，如尿管、输液通道等，穿刺部位有无肿胀。

（2）查看患者病史、术前医嘱执行情况、相关实验室检查、术前检查及术前谈话和签署手术知情同意书情况。

（3）术中用物准备：包括手术包、无菌物品、介入导管耗材、仪器设备是否完好、防护用品、术中用药及抢救药品是否齐全完好。

（4）评估对疼痛的耐受、有无恶心、呕吐等症状、患者是否能耐受长时间保持平卧体位、皮肤有无皮疹、瘙痒、有无腰痛等不适。

（5）评估手术体位的摆放。

（6）环境准备：保持手术间室温 22～23℃，湿度 45%～55%，手术间环境清洁整齐。

3. 术后

（1）评估患者心理状况、生命体征、有无恶心呕吐、自理能力、尿液颜色及尿量等情况。

（2）穿刺口有无渗血、穿刺部位有无血肿、穿刺侧肢体温度、颜色及足背动脉搏动情况。

（3）相关检查：腹部 CT、血常规、凝血功能、肝肾功能等。

（4）评估饮食、对体位要求的依从性、疼痛、VTE 评分等。

（5）评估手术并发症的发生。

三、护理关键点

1. 术前

（1）患者对手术过程要有大概的了解，帮助患者尽快适应医疗环境，增进患者之间和护患之间的交流沟通，患者保持心态平静，从而有效减轻焦虑情绪，对出现消极情绪的患者进行心理疏导。

（2）术前建立静脉通道（穿刺部位首选左上肢）。

（3）完善相关检查，如血常规、肾功能、心电图等。

（4）排除手术禁忌证。

2. 术中

（1）环境安静、舒适，各项操作有条不紊。

（2）术中医护人员严格执行三方核查，并严格遵守无菌技术操作原则。

（3）观察患者生命体征和疼痛评分，积极应对术中发生突发事件的应急处理。

（4）注意隐私保护和保暖措施，各项操作做好沟通解释工作，以便取得患者配合。

（5）观察补液情况，防止滴空，观察有无迷走神经放射及对比剂过敏。

（6）做好心理护理，消除患者紧张情绪。

3. 术后

（1）生命体征及病情的观察，发现异常情况及时通知医生并处理。

（2）并发症的观察与护理：穿刺口周围有无血肿、肢体血运障碍、栓塞综合征、出血等并发症的发生。

（3）遵医嘱合理水化，无肾功能损害。

（4）用药、饮食指导。

四、护理措施

1. 术前

（1）做好患者心理护理，详细地向患者及其家属说明手术的优越性、目的及意义，手术操作过程及术后注意事项等，消除其紧张、恐惧心理。

（2）向患者及其家属介绍住院病区的日常作息时间，营造舒适的入睡环境。

（3）完善术前凝血功能、血常规、生化指标、输血前三项等常规检查。

（4）遵医嘱给予患者药物皮试及术区备皮，协助患者皮肤准备，清洁术野区皮肤，确保穿刺区域的清洁，减轻术后感染的发生，穿好病员服，戴手术帽及手腕带。

（5）药品和物品准备：遵医嘱备术中用药及影像资料和病历等。

（6）监测患者生命体征变化，给予抗感染、镇静、镇痛药物。

2. 术中

（1）手术配合

1）心理护理：与患者做好解释工作，告知与医务人员配合方法。穿刺时握住患者双手，给予其鼓励，多使用安慰性、鼓励性语言，以减轻患者压力。

2）物品准备：准备术中所需的物品、耗材、药品及手术包。

3）环境准备：术前30min开启空气层流净化系统、空调系统，以便手术间达到应有的空气净化级别与适宜的温度，建立手术器械台，形成无菌区域。

4）术前核查：严格执行三方核查并签字。

5）穿刺部位的消毒：在穿刺前，护士需要配合医生对患者的穿刺部位进行消毒处理，确保无菌状态，预防感染的发生。对于神志不清、烦躁及不能配合的患者，在手术过程中，必要时可给予适当约束。

（2）病情观察

1）密切观察患者生命体征，如心率、血压、血氧饱和度等，观察有无过敏反应，及时、准确书写手术护理记录。拔除鞘管后，观察患者有无心率减慢、血压低、面色苍白等迷走神经反射。

2）遵医嘱准备栓塞所需物品及药物，保证经皮肝动脉栓塞术顺利进行，观察穿刺部位有无出血，术中及时询问患者感受，并给予其语言鼓励。

3）根据患者主诉及面部表情判断其疼痛程度，轻、中度疼痛者，采用心理疏导法分散其注意力，提高疼痛耐受度；疼痛严重者遵医嘱肌内注射哌替啶镇痛，以快速缓解疼痛症状。

4）栓塞后拔除导管，局部按压15min后加压包扎，预防穿刺点出血或出现血肿。

3. 术后

（1）体位与肢体护理：术后患者平卧，穿刺肢体制动6～8h，卧床24h；观察穿刺点有无出血、血肿，肢体皮肤颜色、温度、知觉及足背动脉搏动情况，测量足踝部周径。

（2）根据医嘱增加输液量加速对比剂和化疗药物的代谢，症状可得到缓解。

（3）病情观察及对症处理

1）若出现排尿困难可按摩下腹部，提供隐秘的环境，做好心理护理，必要时留置尿管。

2）股动脉穿刺口处应及时观察纱块渗血情况，患肢伸平制动8h，如出现纱块持续渗血、足背动脉搏动消失，应及时处理伤口，必要时更换动脉压迫止血器压迫止血。

3）血肿和肢体血运障碍：主要是因为术后穿刺口压迫过紧或过松，术后要密切观察穿刺口周围有无血肿，肢体皮肤颜色和温度，及时调节松紧度。

4）排尿异常主要因为肢体制动，不习惯床上排便，练习床上排尿、排便。

（4）栓塞综合征的护理

1）发热：主要为栓塞后肿瘤组织坏死及癌周组织受到破坏的代谢产物作为内源性致热源所致，或继发感染，患者可出现高热，体温通常不超过38.5℃，无须特殊处理，3～5d

自然缓解。对继发性感染应及时应用抗生素。

2）腹部疼痛：为术中栓塞造成组织缺血、水肿和坏死导致。一般术后 24～48h 腹痛达高峰，根据患者主诉及面部表情判断其疼痛程度，轻、中度疼痛者，采用心理疏导法分散其注意力；疼痛严重者遵医嘱肌内注射哌替啶镇痛，以快速缓解疼痛症状。

4）呃逆：为化疗药物刺激神经或者患者紧张抑郁所致。症状轻者，可自行缓解；对于顽固性呃逆，应及时进行心理疏导，或遵医嘱给予药物治疗；做好口腔护理，注意补充维生素、蛋白质，餐后可适当补充安素等肠内营养。

（5）并发症观察与护理

1）穿刺部位出血：为术中反复插管拔管后穿刺点压迫不当或患者自身凝血机制障碍引起。术后 6h 内每 30～60 分钟观察穿刺点部位有无出血、渗血等，如有应立即通知医生处理。

2）上消化道出血：因门静脉压增高、应激性溃疡、胃或十二指肠供血支被误栓引起急性上消化道出血。小量出血表现为黑便或柏油便，大量出血严重者可出现休克。应将患者头偏向　侧，防止呕吐物误吸引起呛咳并迅速建立静脉通路。密切观察患者生命体征，呕吐物颜色、量及性状；暂禁食，遵医嘱给予止血、抑酸、营养等药物。

3）尿潴留：与患者术后平卧、日常生活习惯改变有关。应减轻患者思想负担，保护好患者隐私，协助排尿如听流水声、热敷等，必要时给予留置导尿，嘱患者多喝水，预防尿路感染。

4）股动脉栓塞及动脉夹层是肿瘤介入栓塞术后最严重的并发症，如下肢动脉皮肤颜色苍白、温度下降，足背动脉搏动消失，排除绷带包扎过紧后，提示可能有血栓形成，应立即通知医生处置。股动脉夹层多因术中操作不当引起，较少见。

5）急性肝衰竭、肝肾综合征患者表现为精神萎靡或反应迟钝，黄疸加重，遵医嘱给予保肝、利尿、维持电解质和酸碱平衡，加强营养支持维持正氮平衡。

6）截瘫很少见，术后观察患者双下肢肢体活动情况，一旦发现双下肢麻木、活动受限、大小便失禁等，应立即通知医生进行处置。

五、健康指导

1. 术前

（1）协助患者训练床上排尿、排便，自行备好便盆、尿壶（男性）、护理垫等。进手术室前排尿、排便，嘱患者切勿用力排便，避免因用力过大而引起出血情况发生。

（2）指导患者术前进食清淡有营养的食物，肝功能正常者可进普食，肝功能异常者进食低蛋白饮食，腹水和水肿患者给予低盐饮食，不可过饱，以免术后引起呕吐、误吸，避免摄入高脂、高热量和刺激性食物，使肝负担加重。如有肝性脑病倾向，应减少蛋白质摄入。

（3）术前 4h 禁固体或难以消化的食物。

2. 术中

（1）戴好手腕带，穿宽松的衣服和裤子。

（2）穿刺前讲解心理放松方法，如腹式呼吸法和渐进性肌肉放松法。

（3）与患者耐心做好解释工作，向患者介绍手术环境及设备，减轻患者的陌生感和恐惧感。

（4）重视患者主诉，告知患者术中有任何不适可告知医务人员。

3. 术后

（1）饮食指导：术后根据患者情况进食低蛋白、高热量、高维生素、清淡、易消化半流质饮食，多吃水果及蔬菜，保证足够的热量，多饮水，促进尿液排泄，减轻术后反应。

（2）心理指导：患者应保持乐观的心态，避免情绪激动，增强战胜疾病的信心。

（3）早期康复活动：告知患者术侧下肢制动，循序渐进地进行肢体活动。卧床期间以关节活动、肌肉按摩放松为主，逐渐练习坐立、下床活动，鼓励恢复良好的患者到户外散步，在患者可承受范围内适当增加日常活动量；帮助患者建立良好的睡眠习惯，将日间睡眠时间控制在 1h 以内。

（4）出院指导

1）保持心情愉快，学会自我心理调节，养成良好的生活习惯，不任意扰乱生物钟，避免不良因素的刺激，防止病情恶化。

2）饮食指导：戒烟、戒酒，避免食用辛、辣等刺激性食物，多食新鲜蔬菜和水果。

3）休息与锻炼：注意劳逸结合，尽量保持充足的睡眠和适当的休息，避免过度劳累和长时间站立运动锻炼。指导患者根据自身情况进行适当体育锻炼，如散步、慢跑、游泳、打太极拳、练保健操等。不能下床者可指导患者进行床上下肢屈伸和抬腿训练，以增强心肺功能和身体素质。注意保暖，预防感染，保证营养，避免重体力活动。

4）定期复查：遵医嘱按时服药，定期复查，出院后 6～8 周复查一次，了解肝功能及病情复发情况，有不适及时就诊。

第二节　肿瘤栓塞化疗术的护理常规

一、概述

肿瘤栓塞化疗术是一种介入治疗方法，由肿瘤动脉栓塞术和化疗药物灌注相结合的治疗技术，包括选择性和超选择性局部栓塞化疗，可达到既阻断肿瘤血供，又能通过注射高浓度化疗药物毒死肿瘤细胞的双重目的，在临床治疗中晚期肝癌和肺癌等中有显著成效。

二、护理评估

1. 术前　参考本章第一节肿瘤介入栓塞术的护理常规相关内容。

2. 术中

（1）评估患者心理状况及合作程度、生命体征、各管道通畅情况，如尿管、输液通道等。

（2）查看患者病史、术前医嘱执行情况、相关实验室检查。查看术前检查、术前谈话、签署手术知情同意书情况。

（3）术中用物准备：包括手术包、无菌物品、介入导管耗材、仪器设备是否完好、防护用品、抢救药品是否齐全完好。

（4）药品准备：根据医嘱准备好药品，常用的介入治疗药物有碘化油、多柔比星、顺铂、丝裂霉素、氟尿嘧啶、格雷司琼、地塞米松、吗啡、利多卡因等。

（5）环境准备：保持手术间室温 22 ～ 23℃，湿度 45% ～ 55%，手术间环境清洁整齐。

（6）评估患者对疼痛的耐受、有无恶心、呕吐的症状、患者是否能耐受长时间保持平卧体位、有无腰痛等不适。

（7）评估手术体位的摆放。

3. 术后

（1）评估患者心理状况、生命体征、尿液颜色及尿量等情况。

（2）穿刺口有无渗血、穿刺部位有无血肿、穿刺侧肢体温度、颜色及足背动脉搏动情况。

（3）相关检查：腹部 CT、血常规、凝血功能、肝肾功能等。

（4）评估饮食、对体位要求的依从性、疼痛、VTE 评分等。

（5）评估手术并发症的发生。

三、护理关键点

1. 术前　参考本章第一节肿瘤介入栓塞术的护理常规中护理关键点术前相关内容。

2. 术中　参考本章第一节肿瘤介入栓塞术的护理常规中护理关键点术中相关内容。

3. 术后

（1）监测生命体征、血氧饱和度等呼吸循环指标，有异常及时报告医生处理。

（2）并发症观察与护理：穿刺口周围有无血肿、肢体血运障碍、腹痛、出血、胃肠道反应、发热、肝功能损害、肾毒性反应等并发症的发生。

（3）遵医嘱合理水化，无肾功能损害。

（4）用药、饮食、心理、活动等指导。

4. 其他

（1）对胃有刺激的药物宜餐后服，补益药物宜餐前服。癌性发热者应用吲哚美辛纳肛退热时，因出汗较多，应及时补充水分，更换汗湿的衣服。

（2）术后进食初期摄入流质饮食，少量多餐，减轻恶心、呕吐。

四、护理措施

1. 术前

（1）患者准备：监测生命体征，左上肢穿刺浅静脉留置针。

（2）协助患者完成各项检查，如肝肾功能、电解质、心电图、血尿常规、腹部 B 超、出凝血时间等。

（3）术前 1d 备皮，行碘过敏试验，术前 6h 禁食水。

（4）做好腹股沟部位备皮及肠道等准备。

2. 术中

（1）手术配合

1）参考本章第一节肿瘤介入栓塞术的护理常规相关内容。

2）物品准备：准备术中所需的物品、耗材、药品及手术包。

3）环境准备：术前 30min 开启空气层流净化系统、空调系统，以便手术间达到应有的空气净化级别与适宜的温度，建立手术器械台，形成无菌区域。

4）术前核查：严格执行三方核查并签字。

5）穿刺部位的消毒：参考本章第一节肿瘤介入栓塞术的护理常规相关内容。

6）跟进手术进程，实时提供介入导管耗材。

7）术中根据手术需求，准备好所需化疗药物和栓塞剂，遵医嘱协助手术医生规范配置化疗栓塞剂。

（2）病情观察

1）参考本章第一节肿瘤介入栓塞术的护理常规相关内容。

2）术中进行化疗栓塞过程中，密切观察患者心率、血压及胃肠道反应等情况，及时询问患者感受，并给予其语言鼓励。

3）根据患者主诉及面部表情判断其疼痛程度，轻、中度疼痛者，采用心理疏导法分散其注意力，提高疼痛耐受度；疼痛严重者遵医嘱肌内注射哌替啶镇痛，以快速缓解疼痛症状。

4）恶心、呕吐：主要是由于术中抗癌药物的毒副作用引起，部分为栓塞剂反流进入胃和十二指肠的供血动脉所致。严重呕吐嘱患者头偏向一侧，防止误吸导致呛咳或者窒息，并观察呕吐物的颜色、性状和量，遵医嘱给予药物治疗并观察药物疗效。栓塞过程中若出现轻度恶心，及时对患者进行心理安慰，嘱其缓慢深呼吸，以缓解症状；严重恶心呕吐者遵医嘱给予止吐药。

5）栓塞后拔除导管，局部按压 15min 后加压包扎，预防穿刺点出血或出现血肿。

3. 术后

（1）体位与肢体护理：参考本章第一节肿瘤介入栓塞术的护理常规相关内容。

（2）根据医嘱增加输液量加速对比剂和化疗药物的代谢，症状可得到缓解。

（3）病情观察及对症处理：严密监测患者生命体征，检查患肢动脉搏动及绷带包扎情况，穿刺部位沙袋压迫 6～8h。观察穿刺部位有无出血、血肿，以及下肢温度、皮肤颜色、足背动脉搏动等有无异常。

（4）并发症的观察及护理

1）腹痛：为肝动脉栓塞后导致肝缺血、水肿及肿瘤坏死或因胆囊、胰腺动脉栓塞引起胆囊梗死或急性缺血性胰腺炎。

2）出血的观察和预防：出血主要分肝癌破裂出血和股动脉穿刺口出血。股动脉穿刺口出血是由于术中使用肝素，穿刺部位不易止血而容易形成血肿，术后用无菌纱布及沙袋加压包扎 10～12h，卧床休息肢体制动 12～24h，密切观察生命体征变化、观察同侧足背动脉搏动、肢体的颜色和温度。肝癌破裂出血是肝癌行肝动脉化疗栓塞术后肿瘤组织水肿，张力增高导致破裂出血，应密切注意患者生命体征变化和腹痛情况，如出现血压急剧下降和剧烈腹痛，应行超声等相关检查，及时送手术室处理。

3）胃肠道反应的护理：化疗药物的反应或栓塞综合征可引起患者较为明显的胃肠道反应。术后应常规使用胃黏膜保护药，根据医嘱增加输液量加速对比剂和化疗药物的代谢。出现严重的恶心、呕吐症状，暂禁食，并向患者解释呕吐的原因，提高心理耐受能力。

4）发热的护理：参考本章第一节肿瘤介入栓塞术的护理常规相关内容。

5）肝功能损害的护理：经肝动脉化疗栓塞术（TACE）治疗后，患者肝功能有不同程度的一过性损伤，以氨基转移酶和黄疸指数升高为主，一般在术后 7～14d 恢复正常，同时甲胎蛋白也明显下降。

6）肾毒性反应的护理：有些抗癌药物如顺铂对肾有较强的毒性，术后 3d 应鼓励患者多饮水，增加输液量，适当使用利尿剂，保证每日饮水量在 3000ml 以上，尿量在 2000ml 以上，碱化尿液，加速药物排泄。

7）预防深静脉血栓：嘱患者多饮水，指导双下肢踝泵运动。

8）预防压疮：定时翻身，向股动脉穿刺侧翻身 60°或向对侧翻身 20°～30°，保持穿刺中髋关节和小腿直线转动，保持床单位平整，保持皮肤清洁干燥，及时更换汗湿衣物；正确使用便盆，避免损伤皮肤。

4. 其他

（1）术后股动脉穿刺处用沙袋加压 24h，下肢制动 24h，观察局部有无渗血情况，脉搏、足背动脉搏动情况。

（2）术后患者可出现发热、恶心、呕吐、腹泻等症状，观察体温变化，要注意饮食调节，加强营养、给予高蛋白、高维生素、高营养的饮食。

五、健康指导

1. 术前

（1）指导患者床上排尿、排便等训练，自行备好便盆、尿壶（男性）、两袋 500g 盐、吸管、护理垫等。

（2）术前 1d 给予易消化饮食，术前 8h 禁食禁水。指导患者更换宽松衣物，准备好术后用物，如便盆、尿壶等。

（3）心理护理：大部分患者得知自己所患疾病，但治疗方式、治疗风险并不了解，便会产生焦虑、恐慌、抑郁等负性情绪，护理人员应与患者及其家属进行有效沟通，进行健康教育，在讲解时尽量保持语气温柔。根据每例患者的实际心理情况，进行针对性的心理护理，及时疏导负面情绪，关心患者，并与其家属共同帮助建立能够战胜疾病的信心，使其有良好的心态配合治疗。

2. 术中

（1）戴好手术腕带，穿宽松的衣服、裤子。

（2）穿刺前讲解心理放松方法，如腹式呼吸法、渐进性肌肉放松法。

（3）与患者耐心做好解释工作，向患者介绍介入室的手术环境及设备，减轻患者的陌生感和恐惧感。

（4）重视患者主诉，询问患者有无疼痛、恶心等不适，指导患者有任何不适及时告知，保持身体平卧，防止坠床。如患者有恶心呕吐，指导患者头偏向一侧，防止误吸。

3. 术后

（1）术后鼓励患者适当增加饮水量，加速对比剂排泄。嘱患者患肢制动 8h，并卧床休息 24h。

（2）指导患者科学饮食、运动等生活方式，合理进食，以高蛋白、适量热量、多种维生素为宜。避免摄入高脂肪、高热量和刺激性食物，戒烟酒。劳逸结合，睡眠充足视病情适量活动，以不感觉疲劳为宜，如散步、打太极拳等锻炼。生活规律，保持良好心态，提高机体抗癌能力。

（3）嘱患者出院后定期复查，出现不适及时就医。

第三节　肺血管（支气管动脉）造影及栓塞术的护理常规

一、概述

肺血管造影及栓塞术是对肺部相关疾病进行诊断和治疗的主要方法，根据肺部受支气管动脉和肺动脉的双重血供，肺动脉为参与气体交换的功能性肺血管，支气管动脉为参与营养供应的血管，且支气管动脉分支在肺内和肺动脉分支有吻合，并具有时相调节或相互补偿的功能。例如，肺癌、咯血患者，病变血管主要来自于支气管动脉，因此通过供血血管的选择性支气管动脉栓塞术成为治疗肺部疾病的一种重要方式，其中肺癌、咯血患者是应用支气管动脉造影及栓塞术的代表性疾病。肺癌患者主要临床表现包括咳嗽、胸痛、胸闷、气促、声音嘶哑、咯血等。咯血是指经气管、支气管及肺组织等喉部以下呼吸器官出血，大咯血是指咯血量每次超过 100ml 或大于 600ml/d。本节以咯血为例阐述肺血管造影及栓塞术的护理常规。

二、护理评估

1. 术前

（1）实验室检查：血常规、出凝血时间、红细胞沉降率、痰液检查、抗结核抗体和肿瘤标志物。

（2）影像学检查：胸部 X 线检查、胸部 CT 血管成像（CTA）检查、支气管镜检查、超声心动图检查。

（3）专科评估：心理评估、营养状况、咯血量、咯血次数、意识、生命体征。

（4）心理评估：术前心理护理主要提升患者安全感和信任度，增强治疗信心。

2. 术中

（1）意识评估：首先判断意识，意识障碍既提示严重失血，也是误吸的高危因素。

（2）气道评估：评估气道通畅性及梗阻的风险。

（3）呼吸评估：评估呼吸频率、节律及血氧饱和度等。

（4）循环评估：监测心率、血压、尿量及末梢灌注情况。

（5）穿刺肢体评估：穿刺点皮肤黏膜是否完整、皮肤色泽、皮温、足背动脉搏动情况。

3. 术后

（1）穿刺肢体评估：穿刺点出血、血肿、动静脉血栓的症状。

（2）再咯血风险评估：判断患者是否存在活动性咯血。

三、护理关键点

1. 术前

（1）心理护理：与患者及其家属沟通，建立友好的护患关系，并向其详细讲解手术相关知识，包括治疗方式、术中可能出现的并发症及应对措施，重点强调预期效果，以缓解患者对手术的恐惧心理；可有效避免焦虑情绪及不确定感对治疗及护理效果产生的影响。

（2）动态监测：咯血的量、颜色、性状及出血速度，生命体征及意识状态变化；有无胸闷、气促、呼吸困难、发绀、面色苍白、烦躁不安等窒息症状；有无阻塞性肺不张、肺部感染、休克等并发症的表现。

（3）识别窒息的危险因素

1）患者心肺功能不全，体质衰弱，咳嗽力量不足。

2）反复咯血，咽喉部血液刺激，易引起支气管痉挛。

3）精神过度紧张等原因，导致声门或支气管痉挛。

4）咯血后误用大量镇静、止咳剂，使血不易咳出阻塞支气管而发生窒息。

（4）用药护理：常用的药物有垂体后叶素、蛇毒血凝酶、酚磺乙胺、甲磺酸酚妥拉明注射液等；垂体后叶素可引起子宫肠道平滑肌收缩和冠状动脉收缩，故冠心病、高血压及孕妇忌用，静脉滴注时速度勿过快，以免引起恶心、便意、心悸、面色苍白等不良反应；年老体弱、肺功能不全者在应用镇静药和镇咳药后，应注意观察呼吸中枢和咳嗽反射受抑制情况。

2. 术中

（1）器械物品准备：5FCobra 导管、PIG 导管、微导管、备 5F 穿刺鞘、0.035in 导丝150cm、吸收性明胶海绵颗粒、聚乙烯醇（PVA）颗粒、弹簧圈等。

（2）监测要点：严密观察患者生命体征指标，重点监测呼吸、心率、血氧饱和度等；密切观察穿刺时患者肢体远端动脉情况；术中警惕最易发生且最危及生命的后果，如气道完全堵塞所致的窒息。

（3）并发症观察和应急处置：观察有无脊髓损伤现象，患者表现为剧烈背痛、下肢麻木等，及时提醒医生并积极处理。

3. 术后

（1）加强患者对再咯血的危险因素认识，从而建立防范意识。

1）过早搬动和下床活动，由于组织的正常修复、血液凝集作用，可使出血暂停，但这时的组织纤维尚不牢固，过早的搬运和下床活动可破坏机体的血凝状态，易再次发生咯血。

2）剧烈咳嗽可导致瞬间血压、支气管动脉压力波动，对动脉壁产生强烈的冲击，导致支气管动脉破裂出血。

3）用力排便可导致腹压增高，加重心脏、肺血管负担，导致血压、心率的变化及血流速度的改变，支气管壁所受压力增大，加上支气管血管坏死，引起支气管动脉破裂出血。

（2）穿刺肢体观察：密切观察患肢的血液循环，足背动脉搏动情况，皮肤颜色、温度、感觉是否异常和穿刺处是否渗血。

（3）并发症观察：轻微并发症如胸背部疼痛、肋间疼痛、发热、呼吸困难等；严重并发症如脊髓损伤、异位栓塞等。

四、护理措施

1. 术前

（1）心理护理：加强与患者及其家属的沟通交流，积极评估患者心理状态，针对性地进行心理辅导，对患者及其家属进行咯血相关疾病知识健康教育，详细解答疑问，消除顾虑，帮助患者保持良好心态。

（2）饮食与卧位：进食清淡易消化高蛋白、富含维生素饮食，大咯血患者禁食，静脉给予能量支持；咯血患者尽可能卧床休息，避免剧烈活动，大咯血患者绝对卧床，取患侧卧位，缺氧者予以吸氧；频繁剧烈咳嗽患者，可予以口服可待因 15～30mg，2 次／天或 3 次／天。

（3）休克窒息抢救：床旁备好抢救设备，做好生命体征监测，注意纠正水、电解质紊乱；窒息征象患者给予体位引流，立即取头低足高位 45°俯卧位，轻拍背部，迅速排出气道和咽喉部积血，必要时负压吸引，保持呼吸道通畅，同时高流量给氧，做好气管插管或气管切开准备。

（4）患者准备：训练床上排便，避免术后因平卧位不习惯大小便排泄，导致尿潴留，术前排空膀胱。

2. 术中

（1）保持呼吸道通畅：术前可充分镇静、镇痛（遵医嘱使用氟比洛芬酯注射液、酒石酸布托啡诺注射液、盐酸吗啡注射液等），氧气 2～4L/min 吸入；术中当患者心率＞120 次／分或血氧饱和度≤85% 时应暂停手术，给予高流量氧气吸入，及时吸痰，保持呼吸道通畅，待指标恢复正常后继续。

（2）术中安全管理：建立静脉通道，并提前准备好急救药品、物品、设备处于功能状态、放在方便易取的位置，以应对术中突发意外；准备介入需要的常规器械（导丝、鞘、导管），栓塞剂（吸收性明胶海绵、PVA、弹簧圈）；既要保证手术的顺利进行，还要保证患者在最短的时间得到最适宜的治疗。

（3）并发症观察与处理

1）血管痉挛：主要原因是患者有动脉硬化史、术中反复穿刺插管，刺激血管内膜引起的痉挛；医生操作时尽量动作轻柔、指导患者深呼吸，使其全身放松、并遵医嘱给予罂粟碱、硝酸甘油等血管解痉药物。

2）脊髓损伤：为最严重的并发症，术中造影不充分、误栓脊髓动脉或对比剂反流，造成脊髓缺血性病变；应用栓塞药物时护士要不断询问患者四肢的活动情况，示意患者活动足趾，有无肢体麻木等异常感觉，误栓时可予以甘露醇、地塞米松、营养神经、扩管、改善微循环等药物。

3. 术后

（1）心理护理：告知患者手术结束，安全、舒适地将患者护送回病房，做好心理疏导，消除患者紧张情绪。

（2）制动肢体护理：术后绝对卧床休息 24h，穿刺处压迫 12h，穿刺肢体呈伸直状态，避免屈曲，可指导患者踝关节、膝关节正常活动，行踝泵运动降低血栓发生风险。

（3）病情观察：动态监测生命体征变化；观察咯血和咳痰情况，指导患者轻咳出痰和陈旧性血块，避免剧烈咳嗽，咳嗽时只在咽喉部用力，类似清咽动作，胸腹部勿用力，可行雾化吸入；鼓励患者多饮水，协助患者拍背咳痰，可酌情使用镇咳药物。

（4）并发症的观察及处理

1）急性肺水肿：支气管动脉介入治疗时，高浓度药物注入后，对患者的肺内毛血管内皮造成了一定的影响，进而可能导致肺毛细血管通透性增加；术后应观察患者呼吸、痰量及颜色变化，一旦出现肺水肿，立即协助患者取头高足低位，并予以高流量（6～8L/min）氧气吸入，遵医嘱给予镇静、利尿、强心等治疗。

2）肾损伤：术后必须对患者的肾功能进行监测，鼓励患者适量多饮水，提升肾的排泄功能，术后少量多次饮水>2000ml/d，不能饮水患者给予补液干预，以尽早排出对比剂；必要时应用利尿剂以提升尿液的排出速度，对患者的水电解质变化情况进行密切观察，记录患者24h尿量。

3）动静脉栓塞：密切观察穿刺点局部是否存在红肿、渗血、肤温、肤色变化等，以便尽早发现下肢栓塞的潜在风险；如出现肢体剧烈疼痛，皮肤苍白或发绀可能是肢体动脉栓塞、应立即报告医生给予溶栓治疗。

4）肋间动脉炎：多由纵隔与肋间动脉缺血引起；遵医嘱给予地塞米松50mg、2%利多卡因0.2g加入50%硫酸镁500ml溶液中持续局部伤口冷湿敷，配制好的药液应放入冰箱冷藏使用效果更好；疼痛严重者应定时、足量应用镇痛药物、尽可能减轻因疼痛引起的不适感。

5）迟发性脊髓损伤：常在术后数小时开始，患者表现为横断性截瘫，下肢肢体感觉、运动、反射消失，尿潴留等；注意观察患者下肢的反应、肌张力等功能；加强基础护理，协助患者排便、翻身，按摩皮肤受压处，进行下肢功能锻炼，鼓励患者床上活动，防止压疮及肺部感染。

五、健康指导

1. 术前

（1）饮食指导：大量咯血者应禁食；少量咯血者宜进少量温、凉流质饮食，多饮水；患者因咯血，易产生口腔异味，指导患者保持口腔的清洁，防止口腔及呼吸道的感染。

（2）心理指导：术前针对患者情况提供个体化的护理指导，从认知、感觉、情绪方面，调动患者的积极性，避免抑郁，增强治疗的信心，必要时使用镇静药物。

（3）适应性训练：包括咳嗽训练、床上卧位调整、床上翻身活动、功能锻炼、床上使用便器等。

（4）其他：请患者手术前取下各种金属饰物、贵重物品，女性患者请不要穿戴金属的衣物等。

2. 术中

（1）患者配合指导：术中需要连接各种监护设备（血压、心电、血氧监测，静脉输液），指导患者不要紧张、排斥；手术床比较窄，指导患者术中勿随意更换体位与活动，防止坠床；

手术过程中有任何不适，请及时告诉医生和护士。

（2）呼吸指导：指导患者进行屏气训练，尽可能保持平稳呼吸，避免呼吸幅度过大，以免影响图像质量和医生操作。

3. 术后

（1）休息与活动：指导患者完全戒烟、注意劳逸结合、逐渐增加活动量、术前避免受凉、预防感冒、减少咳嗽；并教会患者咳嗽技巧，避免术后因咳嗽不慎导致肺泡破裂或支气管破裂出血。

（2）饮食护理：术后多饮水，多食富含纤维素食物，以保持排便通畅，避免排便时腹压增加而引起再度咯血；忌油炸、辛辣等刺激性食物。

（3）锻炼肺功能：术后做恢复肺功能的练习，包括深呼吸、有效咳嗽、咳痰等；术后患者出现高热、咯血、胸痛、气急等症状应及时对症处理。

（4）随访和复诊指导：如果是肿瘤患者要向其强调肿瘤治疗需长期综合治疗，嘱咐患者按时返院复查 CT、肿瘤标志物、血常规等。

第四节　腹腔动脉造影及栓塞术的护理常规

一、概述

腹主动脉是人体的大动脉，直接延续于左心室的主动脉、胸主动脉。沿着脊椎左侧下行，主要负责腹腔的脏器和腹壁的血管供应，直接发出去的动脉有壁支、脏支、肠系膜上动脉、肠系膜下动脉。壁支分为膈下动脉、腰动脉和骶正中动脉。脏支分为肾上腺中动脉、肾动脉、睾丸动脉和腹腔干。肠系膜上动脉分为胰十二指肠下动脉、回结肠动脉、左结肠动脉、右结肠动脉和中结肠动脉。肠系膜下动脉分为左结肠动脉和直肠上动脉。腹腔动脉造影（celiac arteriography）是指在数字减影设备引导下，经股动脉或肱动脉穿刺插管，将导管插入腹腔动脉开口处，注射对比剂，进行血管造影，获得腹腔动脉及其分支血管影像的方法。观察门静脉时曝光持续 15 ～ 20s，直至门静脉显示。

二、护理评估

1. 术前　评估患者碘过敏史及家属对于该治疗方式的了解程度及患者心理状态；术前详细评估患者病情、生命体征的变化，是否完善心、肺、肝、肾功能及血常规、凝血功能等检查。

2. 术中　评估患者的生命体征，以及有无胸闷、气紧等反应，注意观察患者的疼痛反应。

3. 术后　评估是否出现肺栓塞、穿刺处血肿、感染等并发症。

三、护理关键点

1. 术前　根据手术麻醉方式进行相应患者准备。

2. 术中　备好相关仪器设备及药品。

3. 术后　严密心电及血氧饱和度监护，观察穿刺部位情况，及早发现并发症并积极处理。

四、护理措施

1. 术前

（1）心理护理：做好患者及其家属的思想工作，术前要向患者及其家属介绍手术的优势、目的、意义、操作过程、配合要点。告知术中会有哪些不适，如何克服，使患者对手术有一定的了解，鼓励患者说出自己的顾虑并加以疏导，做好解释工作，解除其紧张情绪及恐惧心理，取得患者的信任。同时应对家属交代手术后可能出现的并发症。

（2）术前准备：责任护士了解患者病情，包括血压、脉搏、呼吸及体温等生命体征，以及心功能、肺功能、肝功能、肾功能、血常规、凝血功能及血小板计数等检查结果。术前 2d 训练患者床上排尿、排便，术前 1d 给予镇静药，术前当日晨间嘱患者进少量流质饮食。术前手术野的皮肤准备及血压监测：经股动脉插管的备皮范围是从脐至大腿中部双侧备皮，测量血压并注意穿刺部位远端动脉波动情况，术前做青霉素、普鲁卡因局部试验。

（3）营养与饮食：指导患者进低盐饮食，多食新鲜蔬菜、粗纤维、易消化的食物，忌酒及辛辣食物；鼓励患者多饮水，嘱患者勿用力排便，避免高血压引起的脑血管破裂，如有便秘可根据医嘱给予处理。

（4）患者信息核查：护士与医生、放射技术人员（或者麻醉医生）做好三方核查并记录。

2. 术中

（1）建立静脉通道并保持通畅，确保意外时抢救用药。

（2）协助摆放正确体位，以显露手术野。

（3）配合医生穿手术衣，铺治疗巾、洞巾、防护吊帘套，皮肤消毒，准备碘对比剂和高压注射器，配制肝素生理盐水备用。

（4）严密观察患者生命体征，碘对比剂不良反应征象等。

（5）做好患者术中护理记录正确、规范地填写。

（6）手术结束拔管后，局部加压包扎，将患者送至病房，术后与病房责任护士做好交接工作。

3. 术后

（1）一般护理

1）术后 4～6h 密切观察生命体征的变化，24h 内平卧，术侧肢体制动。

2）密切观察穿刺部位有无渗血、术侧肢体血供、皮肤温度、颜色及感觉的变化。如足背动脉搏动明显减弱甚至消失，肢体麻木则多为动脉痉挛或异位栓塞所致，应给予积极处理。

3）保持穿刺部位的干燥清洁，预防伤口感染。24h 后解除绷带局部消毒。

4）术后观察肾功能变化，注意尿量及颜色的变化并做好记录，嘱患者多饮水，促进碘对比剂，减少肾损伤。

5）术后 2d 视患者情况恢复正常饮食，以清淡、易消化、营养丰富为主。

（2）并发症护理

1）穿刺部位并发症：主要为穿刺局部出血及血肿感染，术后均绝对卧床 24h，术侧肢体保持伸直位并制动 12h，伤口加压包扎后以沙袋（1kg）压迫止血 6～8h，保持伤口清洁、干燥、避免潮湿，24h 后拆除绷带局部消毒，并严密观察伤口敷料是否干燥、有无渗血、渗液及术侧肢体皮肤颜色、皮温、末梢血液循环、足背动脉搏动等情况。

2）发热：由于术后肿瘤组织坏死吸收或术后抵抗力下降继发感染等原因均可导致患者发热，指导患者注意保暖、防止受凉、多饮水，当体温＞38.5℃时采取物理降温或配合使用双氯芬酸钠塞肛等降温措施。

3）胃肠道反应：术后部分患者会出现程度不同的胃肠道反应，如食欲缺乏、恶心、呕吐等。多与化疗药物毒副作用有关，术后密切观察呕吐物的性状、量、次数，注意水和电解质平衡，遵医嘱补液，常规给予雷尼替丁、甲氧氯普胺、维生素 B_6 治疗以缓解症状。

4）肾功能受损：大量碘对比剂从肾排出时均会对肾产生毒性作用而导致不同程度的肾功能受损，严重时可引起肾衰竭。因此术后 24h 应严密监测出入液量同时注意尿色、尿量，并于术后常规补液 2000～3000ml，并鼓励患者多饮水，使尿液稀释加速药物的排泄，减轻毒性反应，当尿液＜500ml/24h 时可酌情给予利尿剂。

五、健康指导

1. 术前　向患者及其家属讲解手术及术后相关注意事项，消除患者紧张、恐惧心理，积极配合行术前准备。

2. 术中　主动询问患者有无特殊不适，指导患者积极配合手术。

3. 术后　合理安排作息时间，避免劳累，同时避免腹部碰撞及剧烈运动。饮食注意：进食高蛋白、高热量、低脂肪饮食，如鱼、瘦肉、蛋、奶类及豆制品，同时多食新鲜蔬菜、水果、多饮水，保持排便通畅。忌烟、酒及油炸、油腻食物。术后 1、3、6 个月复查，有腹痛等不适时应及时就诊。

第五节　肝血管瘤动脉栓塞术的护理常规

一、概述

肝血管瘤（hepatic hemangioma，HHC）是肝最常见的良性肿瘤之一，其中大部分是海绵状的血管瘤。目前对 HHC 治疗的总体原则是缩小瘤体体积，改善肝功能，避免其恶化。肝动脉栓塞介入治疗相比其他传统治疗术式具有疼痛小，风险低的优势。

二、护理评估

1. 术前　评估患者碘过敏史及其家属对于该治疗方式的了解程度及患者心理状态；术前详细评估患者病情、生命体征的变化，是否完善心功能、肺功能、肝功能、肾功能及血常规、凝血功能等检查。

2. 术中　评估患者的生命体征，以及有无胸闷、气紧等反应，注意观察患者的疼痛反应。

3. 术后　评估是否出现肺栓塞、穿刺处血肿、感染等并发症。

三、护理关键点

参考本章第四节腹腔动脉造影及栓塞术的护理常规中护理关键点相关内容。

四、护理措施

1. 术前

（1）心理护理：做好患者及其家属的思想工作，术前要向患者及其家属介绍手术的优势、目的及意义、操作过程、配合要点。告知术中会有哪些不适，如何克服，使患者对手术有一定的了解，鼓励患者说出自己的顾虑并加以疏导，做好解释工作，解除其紧张情绪及恐惧心理取得患者信任。同时应对家属交代手术后可能出现的并发症。

（2）术前准备：责任护士了解患者病情，包括血压、脉搏、呼吸及体温等生命体征，以及心功能、肺功能、肝功能、肾功能、血常规、凝血功能及血小板计数检查结果。术前2d 训练患者床上排尿、排便，术前 1d 给予镇静药，术前当日晨间嘱患者进少量流质饮食。术前手术野的皮肤准备及血压监测，股动脉插管的备皮范围从脐至大腿中部双侧备皮。测量血压并注意穿刺部位远端动脉波动情况，术前做青霉素、普鲁卡因局部试验。

2. 术中

（1）建立静脉通道并保持通畅，确保意外时抢救用药。

（2）协助摆放正确体位，以显露手术野。

（3）配合医生穿手术衣，铺治疗巾、洞巾、防护吊帘套，皮肤消毒，准备碘对比剂和高压注射器，配制肝素生理盐水备用。

（4）严密观察患者生命体征，有无碘对比剂不良反应征象等。

（5）手术结束拔管后，局部加压包扎，将患者送至病房，术后与病房责任护士做好交接工作。

3. 术后

（1）一般护理

1）术后 4 ~ 6h 密切观察生命体征的变化，24h 内平卧，术侧肢体制动。

2）密切观察穿刺部位有无渗血、术侧肢体血供、皮肤温度、颜色及感觉的变化。如足背动脉搏动明显减弱甚至消失，肢体麻木则多为动脉痉挛或异位栓塞所致，应给予积极处理。

3）保持穿刺部位的干燥清洁，预防伤口感染。术后 24h 解除绷带局部消毒。

4）术后观察肾功能变化，注意尿量及颜色的变化并做好记录，嘱患者多饮水，促进碘对比剂排泄，减少肾损伤。

5）术后 2d 视患者情况恢复正常饮食，以清淡、易消化、营养丰富为主。

（2）并发症护理

1）穿刺部位并发症：主要为穿刺局部出血及血肿感染，股动脉入路术后均绝对卧床24h，术侧肢体保持伸直位并制动 12h，伤口加压包扎后以沙袋（1kg）压迫止血 6 ~ 8h，保持伤口清洁、干燥、避免潮湿，术后 24h 后拆除绷带，局部以 0.5% 活力碘消毒。术后24h 严密观察伤口敷料是否干燥、有无渗血、渗液及术侧肢体皮肤颜色、皮温、末梢血液循环、足背动脉搏动等情况。

2）发热：由于术后肿瘤组织坏死吸收或术后抵抗力下降继发感染等原因均可导致患者发热，指导患者注意保暖、防止受凉、多饮水，当体温＞38.5℃时，采取物理降温或配合使用双氯芬酸钠塞肛等降温措施。

3）腹痛：主要由于术中碘化油等液态栓塞剂注入肝血窦，造成血窦内皮坏死和广泛血栓形成导致患者术后出现不同程度的腹痛，其间应密切观察疼痛情况，多关心、体贴患者，耐心倾听其主诉，做好心理护理，必要时可根据疼痛的性质分别选用双氯芬酸钠、曲马朵或哌替啶镇痛，夜间影响睡眠时可加用地西泮。

4）胃肠道反应：术后部分患者会出现程度不同的胃肠道反应，如食欲缺乏、恶心、呕吐等。多与化疗药物毒副作用有关，术后密切观察呕吐物的性状、量、次数，注意水和电解质平衡，遵医嘱补液，常规给予雷尼替丁、甲氧氯普胺、维生素 B_6 治疗以缓解症状。

5）肝功能受损：由于术中大量的平阳霉素碘油乳剂进入非靶组织内滞留时间长，因此会造成较严重的肝损伤，肝功能酶系会出现一过性增高，可持续 1～3 周，少数还会出现黄疸及腹水。术后应注意排尿、排便情况、皮肤巩膜颜色及腹围大小变化，加强护肝治疗同时密切注意神志变化，警惕肝昏迷的发生。

6）肾功能受损：化疗药物及大量碘对比剂从肾排出时均会对肾产生毒性作用而导致不同程度的肾功能受损，严重时可引起肾衰竭。因此术后 24h 应严密监测出入液量，同时注意尿色、尿量，并于术后常规补液 2000～3000ml，鼓励患者多饮水，使尿液稀释加速药物的排泄，减轻毒性反应，当尿液＜500ml/24h 时，可酌情给予利尿剂。

五、健康指导

1. 术前　向患者及家属讲解手术及术后相关注意事项，消除患者紧张、恐惧心理，积极配合行术前准备。

2. 术中　主动询问患者有无特殊不适，指导患者积极配合手术。

3. 术后　合理安排作息时间，避免劳累，同时避免腹部碰撞及剧烈运动。饮食注意：进食高蛋白、高热量、低脂肪饮食，如鱼、瘦肉、蛋、奶类及豆制品，同时多食新鲜蔬菜、水果、多饮水，保持排便通畅。忌烟、酒及油炸、油腻食物。术后 1、3、6 个月复查有腹痛等不适时应及时就诊。

第六节　肝癌粒子植入术的护理常规

一、概述

肝癌粒子植入术是指通过影像学引导技术或术中在治疗计划系统的辅助下，将数量精确计算的粒子直接植入到肝肿瘤内，通过持续释放射线杀伤肿瘤细胞，达到治疗肝癌的目的。该技术具有肿瘤内高剂量而周围正常组织损伤小的特点。最常用的放射性粒子为碘 -125（ ^{125}I ）粒子，因其便于保存和防护。^{125}I 粒子的半衰期长达 59.4d，治疗效应持续 6 个月以上。^{125}I 粒子的辐射能量较低，射线半价层为 1.7cm，因此既能有效治疗肿瘤，又便于防护。

二、护理评估

1. 术前　评估患者及其家属对于该治疗方式的了解程度及患者心理状态。

2. 术中　评估患者的生命体征，以及有无胸闷、气紧等反应，注意观察患者的疼痛反应。

3. 术后　评估是否出现肺栓塞、皮损、感染等并发症。

三、护理关键点

参考本章第四节腹腔动脉造影及栓塞术的护理常规中护理关键点相关内容。

四、护理措施

1. 术前

（1）护理人员将粒子植入术作用机制、安全性、效果等方面的知识，对患者及其家属进行健康教育，进而加深患者、家属对于此类疗法的正确认知，促使患者提升治疗配合度；护理人员多与患者进行沟通与交流，了解患者心中对于放射治疗肝癌的看法，若患者存在紧张、焦虑、消极等情绪，及时采取措施加以疏导，确保患者保持良好的心态接受治疗。

（2）护理人员于术前观察患者生命体征，检测凝血功能及肝功能等指标，若患者存在凝血功能障碍，可适量补充维生素 K。

（3）护理人员依照放射疗法治疗方案的要求，提前准备粒子并做消毒灭菌处理，要求用于放疗使用的粒子结构完整性达标，并且将装置粒子的瓶体正确放置在相应位置，以免出现瓶体过度挤压所致的压碎、粒子接触空气的问题。

2. 术中

（1）术中常规开放静脉通道、给予鼻导管吸氧、监测生命特征，备好酚妥拉明及其他抢救药品。

（2）根据植入部位让患者选取适当体位，体位的选取强调患者的舒适性和治疗的方便性并重，并注意在操作时间过长的情况下可能造成的局部神经血管压迫。

（3）训练患者术中正确的呼吸方式，配合手术完成。

（4）操作时医护人员均严格恪守无菌操作原则。

（5）穿刺时严密监测患者的生命体征，以及有无胸闷、气紧等反应，注意观察患者的疼痛反应，判断麻醉效果，保证患者的安全和治疗的顺利进行。

（6）护理人员在手术前后应反复清点查对放射性粒子的颗数，严防粒子丢失和泄漏，以免引起放射性污染甚至事故。

3. 术后

（1）一般护理

1）术后监测：动态监测患者生命体征，术中使用的吗啡等药物对呼吸中枢具有抑制作用而且可能导致患者呕吐阻塞呼吸道造成窒息，因此护理人员的严密观察及保持患者的呼吸道通畅非常重要。同时护理人员应注意患者有无腹痛、面色苍白及缺氧等征兆，以便发现病情变化及时处理。

2）饮食与营养：术后当天需流质饮食，第 2 天过渡为半流质或松软清淡易消化食物。

嘱患者多饮水,多选择新鲜蔬果以防便秘。肿瘤患者因为疾病原因身体消耗较大,术后应加强营养,对于有进食困难或极度消瘦的患者可给予静脉营养满足患者机体需求。

3)家属与患者之间的防护:嘱咐患者家属在种植术后2周内应与患者保持2m以上的距离,孕妇、儿童及体质偏弱者应尽量避免接触患者。

4)医护人员与患者之间的防护:医护人员操作要熟练,在保证治疗质量的前提下,各种治疗护理应集中进行,尽量减少医护人员暴露在射线中的时间。

(2)术后并发症的预防及处理

1)术中及术后出现针刺部位短期疼痛、麻木感:医护人员应耐心向患者做好解释工作,让患者理解到术后一般疼痛麻木感是很常见的症状,减轻患者及其家属的紧张情绪,其中大多数患者均可自行缓解。

2)穿刺部位渗血并伴随紧张情绪:给予心理疏导让其认识到一般性出血是穿刺术后常见并发症,然后仔细判断出血部位并给予止血处理。

3)胃肠道不良反应:恶心、呕吐、食欲缺乏等,经止吐、保胃、营养支持治疗后症状均缓解或消除。

4)术后低热,体温在37.5~38.7℃波动,给予物理降温或阿尼利定肌内注射等处理后1~2d恢复正常;部分患者术后预防性使用抗生素。

五、健康指导

1.术前　告知患者粒子植入术有关的放射治疗作用机制、安全性、效果等方面的知识,加深患者、家属对于此类疗法的正确认知,促使患者可提升治疗配合度;护理人员多与患者进行沟通与交流,了解患者心中对于放射治疗肝癌的看法,若患者存在紧张、焦虑、消极等情绪,及时采取措施加以疏导,确保患者保持良好的心态接受治疗。

2.术中　嘱患者术中保持稳定体位,鼓励患者描述术中感受,包括疼痛、恶心、体位性麻木等不适,便于及时处理,确保术中安全。

3.术后　嘱患者术后定期复查,从而了解治疗效果;由于 ^{125}I 放射性粒子放射性活度6个月后消失,与患者宜分床睡,孕妇和儿童不得与患者同住一房间,尽量减少近距离接触;嘱患者进食高热量、优质蛋白且易消化的食物;应告知患者粒子植入后可能出现局部热烘感及持续1周左右的低热,这些均属于正常反应,经消炎镇痛等对症处理后,症状均可消失;嘱患者自粒子植入治疗后3个月开始随访,记录随访时间及一般情况。

第七节　经静脉肝内门体分流术的护理常规

一、概述

经颈静脉肝内门体分流术(transjugular intrahepatic portosystemic shunt,TIPS)是通过血管腔内技术,经颈静脉入路从肝静脉穿刺肝内门静脉,在肝静脉与门静脉之间的肝实质内形成门体分流道,使血液回流入体循环,降低门静脉的压力,减少或消除由门静脉高压所致的食管胃底静脉曲张破裂出血及腹水等。与外科门体分流术相比,TIPS具有创伤小、适应证广、并发症少、降低门静脉压力可靠等优点。

二、择期手术的护理评估

1. 术前

（1）实验室检查评估：血常规、肝功能、凝血功能、肾功能、血氨浓度等。

（2）辅助检查评估：通过影像学检查了解门静脉与下腔静脉、肝静脉的通畅情况和空间关系；上消化道内镜检查对曲张静脉进行分类；超声心动图了解有无心功能不全、肺动脉高压等。

（3）专科情况评估：营养风险评估、根据病情变化动态评估；出血状况评估，推荐应用一般情况评估，意识、生命体征、周围循环（皮肤、尿量、中心静脉压）、出血量和出血性状；顽固性胸腔积液和腹水患者是否需要胸腔或腹腔穿刺引流。

（4）心理评估：术前心理护理可有效缓解患者焦虑紧张情绪、提高患者依从性，减少并发症的发生。

2. 术中

（1）穿刺点皮肤黏膜评估、对比剂过敏史及其他药物过敏史。

（2）病情评估：生命体征、意识、气道、呼吸衰竭、循环衰竭、疼痛、活动性出血。

3. 术后

（1）预后评估：胸腔积液和腹水评估、肝性脑病评估（临床症状结合生化指标）、急性肝衰竭、抗凝治疗评估、营养评估等。

（2）再出血评估：控制血压、监测凝血功能、TIPS 分流道是否通畅等。

三、护理关键点

1. 术前

（1）病情监测：动态监测生命体征变化，患者出现血红蛋白进行性下降，多提示有活动性出血，应备血，行交叉配血试验；如果患者此次住院没有出血，但既往有过出血史也应备血，尤其是血小板计数低的患者，以免术中突发出血时无血可输导致患者抢救不及时。

（2）留置三腔二囊管护理：食管、胃底曲张静脉破裂急性大出血患者，会采用三腔二囊管进行食管、胃底气囊压迫达到止血目的，牵引时注意保持输液架与鼻尖成 45°角，牵引物重量合适（0.5kg），牵引物距地面 10～30cm，胃管连接胃肠减压器，密切观察引流液的颜色和量。

（3）呼吸训练：在 TIPS 治疗中，呼吸配合至关重要，提前训练患者屏气功能。腹腔器官随着呼吸运动可有不同程度的移动，如果患者剧烈呼吸，易造成异位穿刺、肝组织的损伤，进而引发出血，甚至危及生命。

（4）镇痛：介入无痛能提升患者围手术期体验、满意度，根据患者疼痛的强度、时间，提供个性化的镇痛方案，规范使用镇痛药物。

（5）心理护理：根据患者自身状况，实施个性化的心理护理，鼓励患者说出内心感受和忧虑。术前可以通过制作简易的手术流程图谱、多媒体、手册，让患者充分了解手术操作的过程，介绍成功案例，增强患者心理安全感、取得患者配合。

2. 术中

(1) 器械准备：经颈静脉肝内穿刺器械（RUPS100）、0.035in 超滑导丝（150cm）、0.035in 加硬导丝（260cm）、5F 或 6F 血管鞘、5F 单弯导管、5FCobra 导管、5FPIG 导管、微导管、球囊导管（直径 6 ～ 8mm）、管腔内支架（8mm×5cm、8mm×6cm、8mm×7cm、8mm×8cm Viatorr 支架或其他支架）、门静脉测压导管系统、栓塞材料（如弹簧圈、组织胶）等。

(2) 生命体征观察：密切观察患者血压、心率、呼吸频率和血氧饱和度变化；备好各种抢救药品和物品，有上消化道活动性出血患者，密切观察呕血的情况，若血液反流导致呼吸道阻塞、窒息，立即配合抢救，必要时气管插管或气管切开。

(3) 辐射防护：术中非投照部位辐射防护，如甲状腺、性腺。

(4) 并发症观察与急救：①腹腔内出血，术中损伤肝静脉或门静脉都会导致腹腔内出血，心电监护、密切观察患者生命体征，当患者发生血压下降、心率增快等异常情况，应加快输液速度、做好输血准备，对症处理；②支架移位与成角，术中应指导患者尽可能小幅呼吸，身体不要随意移动；心脏压塞为操作时器械损伤右心房所致，患者突然出现胸闷、气促、大汗淋漓、血压下降等应考虑心脏压塞的存在，立即停止手术、争取抢救时间。

(5) 监测与记录：辅助手术医生监测肝静脉压力、肝实质分流道扩张前后门 - 腔静脉压力梯度，做好患者手术安全核查、病情变化、高值耗材使用记录。

3. 术后

(1) 加强监测：严密监测患者的心率和血压变化，尿量和粪便、体温变化，术后 24h 检查血常规和血氨浓度，动态观察病情变化。

(2) 辨别肝性脑病的症状：支架放置后，原本经门静脉血液中的大部分血液不再流经肝而注入下腔静脉，再加上手术本身的原因，肝功能受损明显，故易出现肝性脑病。提早发现肝性脑病的前驱症状，如睡眠习惯、精神状态改变、性格改变、性格异常如激动、喜怒无常、随地排便、衣冠不整等，及时采取有效的措施，降低肝性脑病的发生率。

(3) 膳食管理：合理营养食物摄入、可以预防患者再出血、肝性脑病等并发症的发生。

(4) 出血观察和护理：腹腔出血和消化道再出血是 TIPS 术后最严重的并发症，腹腔内大出血的发生与手术操作、患者低凝状态和术后抗凝有关，因此术后应密切观察患者腹部情况，粪便颜色、性状和量，指导患者卧床休息，切勿用力排便或咳嗽而引发自发性出血。

四、护理措施

1. 术前

(1) 心理护理：多数患者对 TIPS 的治疗方法相对比较陌生，担心手术的效果与风险。因此，术前应加强与患者的沟通，详细地介绍 TIPS 的手术过程及效果，施护的过程中应依据患者的身体状况、教育程度及经济状况进行实施，护理中应亲切、热情，提高患者对医护人员的信任度。让患者对自己的疾病、治疗全面认识，消除紧张、焦虑心理，使其能够保持良好的心态，主动配合手术。

(2) 静脉通路建立：建立双静脉通路，选择≥ 22G 留置针，一条用于常规的静脉补液，另一条在术中出现并发症时，用于输血；建议选择在患者手术的对侧穿刺，这样方便医生操作。

（3）消化道出血的护理：绝对卧床休息、活动性出血暂禁食水；观察记录生命体征、呕血、黑便的性状和出血量，观察患者有无低血压、头晕、肢体冷感、口渴等失血性周围循环衰竭症状。

（4）腹水患者的护理：根据医嘱合理利尿治疗，监测电解质变化、定时测量腹围；建议钠盐的摄入量≤5g/d，控制饮水量，限制输液量，指导患者摄入高钾食物，如香蕉、橘子、土豆等。

（5）患者准备：训练床上排便，正确使用便器，避免术后因平卧位不习惯排尿、排便，导致尿潴留，术前需排空膀胱。

2. 术中

（1）手术安全核查：患者姓名、性别、年龄、住院号、手术名称、手术部位。

（2）体位护理：戴手术帽、采用去枕仰卧位、头偏向一侧（通常偏向左侧）肩部略抬高，头转向左侧略后仰，铺无菌巾时注意充分显露右侧颈静脉，在不影响术者手术操作的情况下，提高患者的舒适度。

（3）疼痛护理：局部麻醉药仅对颈静脉穿刺起到镇痛作用，为避免术中医生在肝实质内穿刺和球囊扩张分流道时引起患者剧烈疼痛，建立静脉通道后即给予阿片类镇痛药物，盐酸吗啡注射液 10mg 皮下注射。术中护士要不断询问患者疼痛的感受，记录用药的时间，必要时重复使用镇痛药物，减轻患者的不适。密切观察患者有无应用吗啡导致的呼吸困难和嗜睡等不良反应，介入手术室应备纳洛酮，以缓解应用吗啡导致的不良反应。

（4）辅助门静脉压力测量：穿刺成功后和支架释放后配合医生测量门静脉压力，提前准备好测压导管、仪器，保持测压液体通路通畅，测压开始时提前告知患者保持平卧位，不可随意活动肢体，缓慢呼吸或短暂屏气，以免影响压力值测定，同时做好压力记录工作。

（5）食管下段胃底静脉硬化栓塞术护理：提前准备不同规格的弹簧圈或组织胶，使用组织胶栓塞时护士需要准备新的无菌包，葡萄糖注射液，协助医生更换新的无菌手套等，因为组织胶是一种在微量阴离子存在时可快速固化的水样物质；栓塞时护士要密切观察患者的意识、血氧饱和度、胸闷等变化防止异位栓塞导致的严重并发症的发生。

（6）三腔二囊管的护理：用三腔二囊管在术中持续压迫止血的患者，在门静脉穿刺成功，进行门静脉造影前护士应先放松牵引，将胃囊、食管囊气体抽空，以便于显示曲张静脉，TIPS 分流术完成后密切观察患者 15min，无出血拔除三腔二囊管或回病房后再拔管。

（7）并发症观察与处理

1）腹腔内出血：操作损伤肝静脉或门静脉都会导致出血，术中进行心电监护，护士应密切观察患者生命体征，当患者发生血压下降、心率增快等异常情况，应立即报告医生停止手术，对症处理，紧急止血、加快输液、备血，必要时腹腔动脉造影栓塞，或行外科手术治疗。

2）血管迷走神经反射：主要表现为患者突发心率进行性减慢和血压下降、心慌、胸闷、面色苍白、出冷汗等。处置：术前可预防性应用镇痛、镇静药物，根据心率减慢和血压下降情况，遵医嘱给予阿托品、多巴胺、补充血容量、吸氧等积极做好对症处理。

（8）记录：认真记录患者手术过程及术中特殊情况的处理，清点耗材、敷料的数目，特殊耗材记录并粘贴标签于高值耗材单。

（9）穿刺点处理：协助术者拔管、穿刺点压迫 15 ～ 20min、加压包扎，帮助转运患者安返病房。

3. 术后

（1）一般护理：持续心电监护，监测患者生命体征变化；观察穿刺点有无出血和血肿，不要大幅度摇晃头部，腹股沟穿刺侧肢体应制动；术后 24h 内建议卧床休息，必要时持续低流量给氧；注意有无急腹症征象（腹腔内出血），如剧烈腹痛、气促、心率加快、血压下降等症状，应立即配合医生抢救。

（2）饮食指导：术后禁食不超过 4h，第一天多饮水，预防对比剂肾病；从流质饮食开始、逐步过渡到普食，不吃粗糙、坚硬食物，以低蛋白和低盐软食为主；严格控制蛋白质的摄入总量，术后 3d 控制在 20g/d 以下，之后每 3 ～ 5 天增加 10g 蛋白质，逐量增加至40 ～ 60g/d，慢慢提高患者对蛋白质的耐受程度，以植物蛋白为首选。

（3）保持排便通畅：指导进食水果和蔬菜，帮助肠道蠕动，可遵医嘱规律服用缓泻剂，清除肠道内的细菌和积血，减少形成和吸收肠道中的氨。

（4）并发症观察与护理

1）发热：术后患者有反应性低热，体温在 38℃左右；有肺部感染及合并败血症时体温可在 38.5℃以上，遵医嘱用抗生素和给予物理或药物降温。

2）肝性脑病：TIPS 手术分流后部分血液不经肝代谢直接进入体循环所致，也可能与患者术前严重急性出血，术后肠道内蛋白质吸收过多有关；应每日观察患者精神、行为有无异常，限制蛋白摄入，观察血氨变化，以早期发现肝性脑病；遵医嘱给予支链氨基酸每天 250 ～ 500ml，以补充能量，降血氨浓度；同时给予门冬氨酸鸟氨酸（瑞甘）输注；昏迷患者加强基础护理，预防压疮。

3）分流道狭窄或闭塞：术后分流道狭窄和阻塞直接影响 TIPS 介入治疗术后远期疗效，抗凝治疗起着至关重要的作用，应严密观察患者有无注意皮肤、出血征兆，静脉注射尽量做到一次成功。

4）右心衰竭：TIPS 术后大量血液回心，加重心脏负担。严格控制输液量、输液速度和药物种类，尤其注意避免输注损害肝功能的药物。

五、健康指导

1. 术前

（1）心理指导：告知手术的必要性和手术过程、缓解紧张、焦虑等心理问题，安抚患者、耐心、全面解释，提高患者的依从性，尽量减少消极情绪的影响。

（2）饮食护理：术前清淡易消化饮食，对于活动性出血患者暂进食水，禁食者给予静脉补充水分和电解质。

（3）排便训练：术前 3 ～ 5d 训练患者床上排尿、排便，防止尿潴留和便秘。

（4）其他：请患者手术前取下各种饰物（耳环、项链）、贵重物品，女性患者请不要穿戴金属的内衣等。

2. 术中

(1) 患者配合指导：术中会连接各种监护设备（血压、心电、血氧监测，静脉输液），指导患者不要紧张，不要排斥；手术床比较窄，指导患者术中勿随意更换体位与活动，防止坠床；手术过程中有任何不适，请及时告诉医生和护士。

(2) 呼吸指导：指导进行屏气训练，尽可能保持平稳呼吸，避免呼吸幅度过大，以免影响图像质量和医生操作。

3. 术后

(1) 休息与活动：注意休息，预防感冒，适当进行体育锻炼，形成良好的作息规律；术后禁止剧烈活动和劳累，防止支架异位的发生。

(2) 饮食指导：合理的饮食是预防术后再出血的关键因素，强调食物多样化，注意食物的温度、进食速度和量；术后指导患者摄入高热量、低脂肪、富含维生素易消化的少渣食物，少食多餐，保持排便通畅，注意观察粪便颜色与性状。

(3) 用药指导：严格遵医嘱用药，根据患者凝血功能检测结果使用抗凝药物剂量，注意观察有无出血倾向如皮下瘀斑、牙龈和鼻腔出血、血尿等；护肝、降血氨、乙肝患者积极抗病毒治疗，便秘患者口服乳果糖等。

(4) 随访和复诊指导：术后 1 个月、3 个月、6 个月复诊，定期检查分流道通畅情况，出现呕血、黑便、腹胀等情况及时就诊。

第八节　肝静脉压力梯度测定的护理常规

一、概述

肝静脉压力梯度测定（HPVG）是一种间接评估门静脉压力梯度的方法，通过测定肝静脉楔压（WHVP）和肝静脉自由压（FHVP）之间的差值，反映了门静脉和腹内腔静脉之间的压力差。目前公认的评估门静脉高压的金标准，是评估肝硬化发展程度和患者预后的重要指标，并可用于评价药物降低门静脉压力效果。

二、护理评估

1. 术前

(1) 患者评估

1) 了解患者手术信息（姓名、性别、年龄、住院号、手术名称等），评估意识及生命体征，评估有无过敏史（尤其是碘对比剂过敏史）、家族史等，能否平卧配合手术。

2) 评估各项检查及血液检验等相关化验指标，重点为肝肾功能和凝血功能等项目。

3) 评估有无严重凝血功能障碍（国际标准化比值＞5）、严重心力衰竭、肺衰竭、肾衰竭；颈部瘢痕及静脉病变等。

4) 评估穿刺部位皮肤有无破损、瘢痕等，以及血管情况。

(2) 环境评估：评估手术房间内是否清洁干净，层流净化空气消毒是否开启，温湿度是否适宜。

（3）仪器设备药品耗材评估

1）DSA 血管造影机、急救仪器、急救车是否呈备用状态，仪器设备能否正常工作。

2）物品是否准备齐全呈备用状态：备好病历、术中使用的器械及耗材、一次性物品耗材及药品，并检查心电监护仪、测压模块装置是否均呈备用状态。耗材准备清单：顺应性球囊导管（如双腔 Fogarty 球囊导管）、泥鳅导丝、6F 血管鞘组、必要时备造影导管；一次性介入手术包、压力传感器、无菌纱布；无菌注射器（5ml 1 支、10ml 2 支、20ml 1 支）；生理盐水 500ml 2 瓶、盐酸利多卡因注射液 2 支、肝素钠注射液 2 支、地塞米松 2 支，遵医嘱备用镇痛药物。

2. 术中

（1）护士、手术医生再次核对患者信息（姓名、性别、年龄、住院号、手术名称等），进一步核实手术部位、方式、名称，若有疑问及时核查。

（2）评估患者的意识、生命体征，如有异常及时通知医生处理。

（3）评估患者术中舒适度，如出现疼痛时通过 NRS 进行评估并对症处理。

（4）评估输液通路是否在位通畅，滴速是否合适。

（5）评估患者肝静脉的压力。

3. 术后

（1）再次核对患者信息，术毕手术部位、方式及名称。

（2）评估患者意识及生命体征。

（3）评估患者右颈静脉穿刺处出血情况及有无渗血渗液、皮下血肿。

（4）评估患者骶尾部、颈部、背部的皮肤，防止发生术中压力性损伤。

（5）评估患者管路是否在位通畅：如深静脉置管、输液管路、导尿管等。

（6）根据肝静脉的压力评估患者的病情有无进展，为后续治疗做准备。

三、护理关键点

1. 术前

（1）护士根据手术预约单核查患者手术信息，有疑问应及时与手术医生核对。

（2）向患者和其家属讲解手术目的、安全性及必要性，消除紧张情绪，使其以最佳状态配合手术。

（3）充分评估病情，筛查有无禁忌证，重点关注阳性指标如肝肾功能和凝血功能检查，严密观察病情，必要时给予镇静、吸氧等措施。

（4）做好术中呼吸配合的宣教告知，即平静呼吸状态下，呼气末屏气约 10s 后再缓慢呼气，以利于获得清晰造影图像。

（5）术前空腹至少 2h，安静休息 10～20min，排尿、排便。做好安全教育，防止发生跌倒、坠床等不良事件。

2. 术中

（1）密切观察患者的意识、生命体征，如有异常及时通知医生处理。

（2）熟练配合医生递送各类耗材，主动询问患者不适主诉，并遵医嘱对症处理。

（3）进行肝静脉压力梯度测定时，压力传感器应与心脏齐平，过高或过低均会影响数值。

（4）在安静状态下进行压力测定。避免空气进入，避免在咳嗽、抽搐时读取数值，以免影响测压数值准确性。测量中如发生咳嗽、体位改变等情况，应做好记录说明。

（5）医护人员做好自身的辐射安全防护。

3. 术后

（1）拔除鞘管后，按压穿刺处 > 10min，妥善包扎穿刺处伤口，观察病情，无异常后将由转运人员安全护送返回病房。

（2）继续密切观察患者病情变化，如有特殊及时处理。

四、护理措施

1. 术前

（1）工勤人员准备：根据介入手术预约通知单与病房责任护士交接核对患者信息，无误后转运至介入手术室，为患者正确佩戴手术口罩和帽子。

（2）核对信息：责任护士再次核对患者的姓名、年龄、性别、手术部位及方式等。

（3）术前 2h 禁食、禁饮。

（4）按要求留置针穿刺，保证静脉通路在位通畅。

（5）测压前应与患者充分沟通，测压过程中关注患者感受，避免因情绪紧张影响测量数值准确性。

2. 术中

（1）空气净化消毒：空气层流净化系统循环净化，使手术间达到应有的空气净化级别与适宜的温湿度。

（2）用物准备：将手术所需的仪器设备、手术器械包、精密器械、无菌物品、一次性介入专科耗材、药物备齐，避免术中发生特殊情况时反复出入手术间。

（3）三方核查：由手术医生、麻醉医生、介入护士共同核对患者病历、床号、姓名、性别、年龄（出生年月）、手术名称、手术部位、身份识别腕带、药物等。

（4）消毒铺单：放下手术间铅玻璃的卷帘，显露穿刺部位，协助消毒铺巾、穿无菌手术衣，注意保护隐私及保暖。

（5）手术体位摆放：协助患者平卧，头偏向左侧（适用于经右侧颈内静脉入路操作），置头架，必要时吸氧，避免因憋闷影响结果。

（6）辐射防护：对 X 线敏感的部位如甲状腺、生殖腺、性腺等，予以铅衣遮挡，以防医源性射线伤害。医护人员着铅衣、铅裙、铅围脖及铅帽进行手术。

（7）病情观察与处置：连接心电监护仪，严密观察生命体征，询问有无不适症状；一旦发生病情变化，立即停止手术，配合医生抢救，直至危象解除。

（8）术中配合：及时准确传递物品、药品及耗材；配合医生正确连接压力传感器及测压线，排净空气，将末端固定于患者身体一侧平腋中线水平，接通大气后进行测压校准归零；记录测压时间及静脉。

（9）碘对比剂不良反应的观察与处理：发现患者面色潮红、皮疹、恶心、呕吐、血压下降、呼吸困难甚至休克时应考虑过敏反应，护士应高度重视，遵医嘱及时处理及抢救。

3. 术后

（1）测压结束后协助医生按压穿刺点＞10min，指导患者颈部避免过度活动，防止穿刺点出血及血肿，无菌纱布包扎，观察穿刺处局部情况。如凝血功能差或穿刺误入动脉应适当延长按压时间。

（2）清点所有物品及耗材，与医生进行核对，正确粘贴一次性介入耗材条形码，记录及收费。

（3）分类处置医疗废物，严格手卫生。

（4）护理文书书写规范：客观、真实、准确、及时、完整填写介入诊疗安全核查/转运交接记录单，如遇抢救、输血等突发情况时，完善危重患者护理记录单及临时医嘱本。

（5）并发症的护理：可能会出现穿刺局部出血及血肿、动静脉瘘或霍纳综合征、室上性心律失常等并发症，需密切观察意识及生命体征、穿刺点有无渗血、渗液、皮下血肿，保持局部干燥。

五、健康指导

1. 术前

（1）术前一日晚沐浴，更换洁净病员服，去除金属物品，术前排尿、排便。

（2）配合医护人员操作前核对患者身份信息。

（3）到达介入手术室后，请家属在候诊区域等候并及时关注显示屏上的手术进程。

（4）入室后耐心等待，有任何需求及时告知医务人员，避免自行起身及下床随意走动，预防发生跌倒等意外事件。

（5）指导患者呼吸屏气训练，以利于获得术中清晰的造影图像。

2. 术中

（1）指导患者配合平卧于手术床正中位置，双手置于两侧床沿。

（2）根据医护人员指令做好相应的术中配合。

（3）不可随意活动四肢，避免术中坠床或影响术者操作。

3. 术后

（1）术后按压穿刺处至少30min，避免颈部过度活动，预防出血或血肿。观察伤口有无渗血渗液、皮下血肿等，保持清洁干燥，避免污染，3d后伤口结痂即可去除伤口敷料。

（2）手术当日给予流质饮食，逐步过渡到高蛋白、高维生素、清淡易消化饮食，避免粗糙、干硬和刺激性食物。忌烟、酒，少饮咖啡和浓茶。

（3）指导患者适当活动，一般术后2h即可下床，避免腹压增高及剧烈运动。

（4）遵医嘱使用保肝药物，不可自行随意增减，观察药物不良反应，及时咨询医生。

（5）定期复查、门诊随访。

第九节　经皮肝穿刺胆道引流术的护理常规

一、概述

经皮肝穿刺胆道引流术（percutaneous transhepatic cholangial drainage，PTCD）是指在 X 线或 B 超引导下，采用特制的穿刺针经皮穿入肝内胆管，注入对比剂，使肝内外胆管迅速显影后，置管引流以缓解梗阻症状，对很多胆道疾病来说，PTCD 是首选的治疗方案，也可以是姑息性的治疗手段。

二、护理评估

1. 术前

（1）了解患者的身体状况，包括生命体征、既往疾病史、手术史、过敏史等，以避免出现手术相关并发症。评估患者的心理状态和情况，并进行详细讲解有关注意事项。

（2）对患者进行全面的体格检查，包括心肺、腹部、肝脾大小、黄疸程度等体征，以确定手术的可行性，并预测可能出现的并发症风险。

（3）必要的相关检查，包括血常规、肝肾功能、凝血功能、心电图、超声、CT 等，以评估胆汁淤积的程度、胆管扩张情况，确定选择引流管的位置和直径等。

2. 术中

（1）评估患者心理及合作程度、生命体征、相关检查、手术知情同意书签字、管道通畅情况。

（2）查看患者病史、术前医嘱执行情况、相关检查。查看术前检查、术前谈话、签署手术知情同意书情况。

（3）术中用物准备，包括手术包、无菌物品、介入导管耗材，仪器设备是否完好，防护用品、术中用药及抢救药品是否齐全完好。

（4）评估手术体位的摆放。

（5）环境准备：保持手术间室温 22 ～ 23℃，湿度 45% ～ 55%，手术间环境清洁整齐。

3. 术后

（1）引流管的颜色、数量和引流量：检查引流管上是否有血液或其他分泌物，查看引流量是否正常。观察患者症状改善情况：观察患者的症状是否有改善，如疼痛、黄疸等。

（2）检查炎症指标：将进行一系列血液检查，包括白细胞计数、C 反应蛋白等指标，以检查是否存在感染。

（3）胆道造影：可以通过透视或 CT 等影像学技术，观察引流管周围的情况，以确保胆汁畅通。

（4）评估患者生命体征、引流管周围皮肤，及有无渗血、渗液、感染等情况。

（5）评估饮食、对体位要求的依从性、疼痛、VTE 评分。

三、护理关键点

1. 术前

（1）关注患者心理状况，针对不同患者采取相应的心理疏导，让患者自愿配合医护人员进行经皮穿刺胆道引流术（PTCD）。

（2）患者右侧上腹部穿刺部位周围的皮肤要保持清洁干燥，避免感染和污染。

2. 术中

（1）术中医护人员严格执行三方核查，并严格遵守无菌技术操作原则。

（2）密切观察患者生命体征及病情变化，能积极应对术中发生突发事件的应急处理。观察有无迷走神经反射及对比剂过敏，有无腰酸、腰痛及穿刺口出血情况。

（3）做好心理护理，使患者能很好地配合手术。

（4）术毕在引流管上做标记，以便于观察，妥善固定引流管，保持引流管通畅，防止引流管扭曲、阻塞，观察引流液的量、颜色、性状。

3. 术后

（1）引流管护理：引流管需要每日进行消毒更换，并保持通畅，避免出现胆汁淤积或感染。

（2）营养护理：术后患者需要适当的营养支持，避免出现营养不良的情况。

（3）疼痛管理：术后可能出现疼痛，需要采取相应的措施进行疼痛的缓解。

（4）安全护理：术后患者需要注意休息，避免剧烈运动和重体力劳动等，以免引起手术部位破裂或出血的风险。

4. 其他　进行密切观察，监测生命体征和引流管的引流情况，避免引流管脱落或堵塞导致的感染。

四、护理措施

1. 术前

（1）完善各项术前检查，如血常规、凝血功能、肝功能、乙肝表面抗原、心电图等。术前3d遵医嘱使用抗生素。做好皮肤准备，穿好病员服，戴手术帽及手腕带。

（2）主动与患者、其家属交流，了解患者情绪变化，帮助其掌握疾病相关知识，讲解手术原理、方法、注意事项、安全性、有效性等，让其认识治疗的安全性及有效性，消除黄疸给患者带来的恐惧、绝望、悲观心理。告知患者术前保证充分的睡眠，过度紧张的患者可给予镇静药物。

（3）准备术中所需的物品、介入耗材、手术包等用物，B超、C形臂X线机器设备、心电监护仪及抢救药物品齐全完好。

2. 术中

（1）手术配合

1）核对患者身份信息、手术名称，以确保手术的正确性，严防医疗事故。

2）协助患者取仰卧位，头偏向一侧，右侧上肢外展外旋位，显露操作区域，建立静脉通道，连接好心电监护仪。

3）心理护理：术中认真倾听患者主诉，适时予以回应，手术过程中患者紧张可放轻音乐减压疗法缓和患者情绪，转移其注意力。

4）环境准备：术前 30min 开启空气层流净化系统、空调系统，以便手术间达到应有的空气净化级别与适宜的温度，建立手术器械台，形成无菌区域。

5）关注并跟进手术进程，及时准确地传递手术器械、物品、耗材等。

6）随时监督手术人员，严格遵守无菌操作原则，术中物品有污染或疑似污染均应立即更换。术中跟进手术进程实时提供术中所需耗材。

7）手术结束协助医师处理术口，固定引流导管，标记管道标识，撤除手术巾单，粘贴敷料。

（2）病情观察：术中严密观察患者意识、面色及生命体征等，询问患者有无不适，及时发现问题并处理，做好病情的动态观察，及时准确填写介入手术护理记录单。

3. 术后

（1）术后常规禁食并卧床休息 24h，严密监测患者生命体征，帮助患者调节体位，确保引流通畅。

（2）观察患者腹部体征、症状、引流液颜色，警惕胆汁漏、胆道出血、胆汁性腹膜炎及胆道感染等并发症，如有异常及时通知医生。加强巡视，观察患者的情绪变化，多加以关注和安慰，消除患者的思想顾虑。

（3）观察穿刺部位有无渗血渗液，及时更换敷料。

（4）引流管的护理

1）妥善固定引流管，避免导管脱落，减少胆漏发生；保持引流管通畅，避免扭曲、折叠、受压和滑脱，术后每日用生理盐水或甲硝唑冲洗引流管，防止其堵塞。定期从引流管的近端向远端挤捏，严格执行无菌技术操作，每天更换引流袋，保持引流管始终低于伤口，以防胆汁逆流。

2）防止逆行性感染，尽量采取半坐或斜坡卧位，以利于引流，平卧时引流管的远端不可高于腋中线，坐位、站立或行走时不可高于穿刺口，以防止胆汁逆流而引起感染或感染性休克。

3）引流管口周围皮肤覆盖无菌纱布，并保持局部的清洁干燥，如有渗液应及时更换，防止胆汁浸润皮肤而引起炎症反应和引起穿刺口的感染。

4）定期观察并记录引流胆汁量、颜色及性状，黄疸消退情况。若胆汁量突然减少甚至无胆汁引出，提示引流管阻塞、受压、扭曲、折叠或脱出，应及时查找原因和处理；若管道阻塞或脱出，应及时通知医生处理。若引流量每日超过 1200ml，应密切观察电解质情况，防止电解质紊乱。术后 24h 内引出少许的血性液体是正常情况，若引出大量的血性液体，说明可能出现了出血，应及时通知医生，按医嘱给予相应的止血对症治疗，并密切观察患者生命体征变化。

（5）并发症的观察与处理

1）胆道感染：是 PTCD 最常见的并发症，术后应严密观察患者的生命体征、有无腹痛、高热、寒战及意识改变的情况，应用足量抗生素控制感染。

2）穿刺口疼痛是较常见的并发症，主要原因是引流管刺激、卡压肋间神经、穿刺伤口感染等，应观察穿刺口有无红肿、分泌物，注意分泌物的颜色、异味，有无肉芽组织及赘生物，保持穿刺口干燥。

3）胆道出血：引流液为血性胆汁，常与穿刺损伤局部血管、胆道梗阻致维生素吸收障碍、肝合成凝血因子受阻、凝血酶原时间延长有关。患者出现头晕乏力腹痛等情况时，应绝对卧床休息，观察生命体征及意识状态变化情况，胆汁引流的颜色、量、性状。遵医嘱静脉输注止血药物。

4）胆汁渗漏：穿刺部位观察到胆汁样渗出，及时更换敷料并注意皮肤，必要时予以封堵填塞。严密观察生命体征及腹痛的性质、部位、程度及体温波动情况，保持引流通畅，并报告医生加强抗生素治疗。

5）导管阻塞：与PTCD管细长易扭曲、护士操作不规范、PTCD术后早期胆汁浓度较高、出血有关。给予妥善固定引流管及引流袋，避免导管受压或扭曲，则行管道冲洗。

6）导管部分脱出：与局部固定不牢或患者睡觉时无意识地将导管拉出、患者局部有汗或局部渗出导致敷料黏性下降有关。术后应妥善固定，采用椭圆形的3M敷贴将该管固定在右上腹，外用纱布覆盖，最后用胶布粘贴。每班查看，如发现胶布不黏、渗液多，及时更换敷料。

7）电解质紊乱：观察患者胆汁引流量，定期抽血检查电解质，及时调整补液。若引流液达1500ml以上，可造成严重水和电解质紊乱，应记录出入量，遵医嘱补液。

五、健康指导

1. 术前

（1）饮食指导，嘱其高蛋白质、高碳水化合物、低脂肪饮食，告知患者术前禁食6～8h，以减少手术期间的胃肠道反应和呕吐的风险。

（2）指导患者练习深呼吸，屏气等，以利于术中配合，告知术前排尿、排便。

（3）关注患者心理状况，向患者详细介绍手术目的、方法及注意事项，解除顾虑，取得配合。向患者解释PTCD穿刺术可致局部疼痛，让患者有思想准备。

2. 术中　参考本章第一节肿瘤介入栓塞术的护理常规相关内容。

3. 术后

（1）告知注意事项及相关并发症，以便患者做好相应的心理准备，同时注意鼓励患者，帮助其放松心态，用精湛的护理技术提升其安全感与信任感。

（2）指导患者多进食富含维生素及优质蛋白的食物，如新鲜蔬果汁、蛋类、瘦肉及鱼等，适当粗纤维摄入，保持排便通畅。术后24～72h可进食流质饮食，3d后逐渐过渡到半流质饮食。禁食期间，应少食多餐，从无脂软食向低脂普食过渡。

（3）若患者出现穿刺口疼痛时，协助患者采取舒适的体位，指导患者进行节律性的深呼吸，必要时可遵医嘱予药物镇痛对症治疗。

（4）做好健康教育，指导患者及其家属护理引流管、如何保护引流管，如从引流管侧上下床，翻身时动作不宜过大，避免将引流管拉脱，出现引流管梗阻应及时到医院就诊。引流袋须始终保持在引流管口以下位置，保持引流管周围皮肤干燥，每日更换引流袋。保持伤口敷料干燥、清洁，切忌洗浴时污染引流口，建议擦浴。

（5）出院后患者饮食宜清淡、易消化、少量多餐，切勿暴饮暴食，忌食辛辣刺激性食物，定期复查肝功能，定期随访。

4.其他　尽量避免情绪波动和压力，保持心情愉悦，多与亲友交流，同时积极配合医生的治疗和护理，加快康复。

第十节　经内镜逆行性胰胆管成像的护理常规

一、概述

经内镜逆行胰胆管成像（endoscopic retrograde cholangio-pancreatography，ERCP）是将十二指肠镜插至十二指肠降段，找到十二指肠乳头，经内镜活检孔道插入一造影导管，并进入乳头开口部、胆管或胰管内，注入碘对比剂，做 X 线胰胆管造影。

二、护理评估

1.术前

（1）术前充分评估患者有无行 ERCP 的适应证。

1）胆道梗阻引起的黄疸。

2）临床、实验室或影像学检查支持胰腺或胆道疾病（如结石、肿瘤等）。

3）胰腺疾病：胰腺肿瘤、慢性胰腺炎、胰腺囊肿等。

4）原因不明的胰腺炎。

5）Oddi 括约肌测压。

6）胰管或胆管的组织活检。

（2）术前充分评估患者有无行 ERCP 的禁忌证。

1）碘对比剂过敏，无法进行造影检查者。

2）急性胆道感染。

3）急性胰腺炎（结石嵌顿所致急性胰腺炎不属检查禁忌）。

4）有严重心、肾、肺功能不全，全身情况差、不耐受者。

5）食管、幽门、十二指肠狭窄或梗阻无法插镜者。

6）精神异常或极度不配合者。

（3）术前评估患者的一般情况，了解患者健康史和手术史、过敏史，评估患者病变部位和病因及有无完善相关辅助检查。

（4）评估患者的配合能力。

（5）心理 - 社会状况：了解患者及其家属对疾病的认知和态度，重点评估管路自我护理相关知识的掌握和家庭照护支持程度，对 ERCP 知识的了解情况。

（6）评估术中的抢救药物和耗材准备是否充足。

2.术中　在进行造影过程中，评估患者麻醉方式、手术方式和手术过程中不良反应。

3.术后

（1）术后评估有无消化道出血、消化道穿孔、急性胰腺炎等并发症。

（2）评估患者及其家属对术后康复知识的掌握程度和心理状况。

三、护理关键点

1. 术前　完善相关实验室检查，主要包括血小板计数、凝血酶原时间或国际标准化比值检测，检查的有效时间不宜超过 72h。

2. 术中　积极配合医生进行操作，同时注意观察患者的主观感受，询问患者有无疼痛及注意观察患者是否出现胆心反射，一旦发现异常告诉医生及时处理。

3. 术后

（1）留置鼻胆管的观察和宣教。

（2）密切观察患者生命体征及腹痛情况，定期复查血、尿淀粉酶，根据淀粉酶的值指导饮食计划。

四、护理措施

1. 术前

（1）完善检查及治疗准备：应于术前完善常规检查、凝血功能检查、处理腹水并预防性使用抗生素；检查前 6 ～ 8h 禁食。

（2）签署知情同意书：术前应充分告知患者及其家属与胆道引流及支架植入相关的医疗风险及获益，并要求其签署知情同意书。

（3）严格执行查对制度：根据检查治疗申请单严格核对患者的姓名、科室、住院号、年龄、性别、治疗方式及部位，询问药物过敏史，查看穿刺部位是否备皮。

（4）心理护理：讲解 ERCP 过程及配合要点，帮助患者树立战胜疾病的信心。

（5）饮食护理：术前禁食 6 ～ 8h，禁饮 4h。

（6）取下活动性义齿及全身饰品。

（7）遵医嘱术前肌内注射地西泮、山莨菪碱、盐酸哌替啶注射液保持患者的耐受性。口服咽部局部麻醉药（利多卡因胶浆），口服二甲硅油减少消化液形成泡沫影响视野。

2. 术中

（1）患者进入手术室后，协助其摆好手术体位，严格执行查对制度，协助患者取下身上带金属的衣物、饰品，并妥善保管；术中心电监护，减少监护干扰。予以心理护理，缓解患者陌生感及紧张感，使之配合手术。

（2）熟悉 ERCP 手术过程

1）对患者进行镇静或麻醉。

2）将柔性摄像机（内镜）通过口腔，食管向下插入胃中，通过幽门进入十二指肠，在那里存在 Vater 壶腹（胆总管和胰管的结合）。Oddi 括约肌是控制开口壶腹肌肉阀。当执行各种程序时，可以使用内镜相机直接看到该区域。

3）将塑料导管或套管插入穿过壶腹，并将碘对比剂注入胆管和（或）胰管，透视用于查找堵塞物或其他病变，如结石。

4）必要时，可以使用称为括约肌切开器的带电电线通过切口（括约肌切开术）扩大壶腹和胆管的括约肌，以便取出胆结石或进行其他治疗。

（3）协助医生完成手消毒、穿手术衣、戴无菌手套。

（4）积极配合医生做好相应的操作。根据手术需要，及时准确地向医生传递各种器械及药物，准确及时地配合医生调整患者的体位。

（5）监督手术医生及参观者遵守术中无菌技术操作规范，若有污染立即协助更换。

（6）给予患者持续吸氧，以避免检查时发生低氧血症；密切观察患者的反应，指导患者在插入内镜时深呼吸及放松。在进行造影过程中，观察有无出现呼吸抑制、呛咳、呕吐、躁动等不适情况，一旦发现及时终止操作并做相应处理。

3. 术后

（1）体位：指导患者卧床休息，取半卧位。

（2）病情观察：密切观察生命体征、腹部体征及引流情况，定期复查血尿淀粉酶。

（3）饮食：若血尿淀粉酶在正常范围内，可进食流质饮食，逐渐过渡到半流质饮食、普食。

（4）心理护理：稳定患者情绪，做好心理护理，解除顾虑及恐惧心理。

（5）鼻胆管护理

1）妥善固定：妥善固定于腹壁，不可固定于床单，翻身活动时防牵拉脱出。

2）有效引流：防止引流管扭曲、折叠、受压。经常挤捏引流管，必要时生理盐水冲管或负压抽吸。

3）观察记录：观察鼻胆管引流液体的颜色、性状和液量。

4）无菌操作：按无菌操作定期更换引流袋；鼻胆管不可过高，以防胆汁逆流引起感染。

5）拔管：引流数日后，临床症状改善，各指标恢复正常，行鼻胆管造影后可拔除鼻胆管。

（6）并发症的观察和处理

1）急性胰腺炎：术中操作轻柔，避免粗暴、机械、反复刺激损伤十二指肠乳头及开口；减少术中造影次数，避免高压注射或过量注射碘对比剂；术后使用抑制腺体分泌药物，如生长抑素等；密切观察腹部体征及实验室检查结果。若有异常，立即给予禁食、应用抗生素和生长抑制素等处理，定期复查血尿淀粉酶。

2）急性胆管炎：术中十二指肠乳头处切口不宜过小，以有利于胆汁充分引流为宜；密切观察生命体征、腹部体征及全身皮肤黄疸情况；鼻胆管充分引流，观察胆汁量、颜色，如有异常报告医生，及时准确应用抗生素，注意神志、体温的变化，抽血培养，必要时在积极抗感染同时采取有效的引流或手术治疗。

3）消化道出血：如发现患者黑便、呕吐咖啡样胃内容物、面色苍白、四肢发冷、血压下降等情况提示有内出血，应立即告知医生，快速补充血容量，静脉应用止血药物及生长抑素。失血量大有休克倾向的患者需做好手术准备。

4）消化道穿孔：出现穿孔，可先选择非手术治疗、禁食禁饮、持续胃肠减压、应用抗生素，同时行鼻胆管引流，防止胆汁流入腹腔加重腹膜炎；密切观察病情变化，若症状加重非手术治疗失败，应行外科手术治疗。

五、健康指导

1. 术前　指导患者术前完善相关检查，做好相关术前准备，包括指导患者严格禁食禁饮等。

2. 术中　指导患者在插入内镜时深呼吸及放松肌肉，避免引起相应并发症影响手术效果。

3. 术后

（1）保持情绪稳定，积极参加有益的娱乐活动。

（2）注意休息，在病情和体力允许的情况下适度活动，切忌劳累，防感冒。

（3）戒烟、酒，少吃刺激性及高胆固醇食物，多食富含纤维丰富的食物，多饮水。

（4）定期随访：一旦出现发热、腹痛、黄疸等症状时，及时就诊。

（5）药物指导：遵医嘱正确服药，不可私自减量加量，如有不适，及时就诊。

第十一节　胆道支架植入术的护理常规

一、概述

胆道支架植入术（biliary stenting）通过经内镜逆行性胰胆管造影（ERCP）途径将塑料支架（ERBD）和金属支架（EMBE）插入胆道，以缓解胆道阻塞或治疗胆漏，从而减轻或消除黄疸，可用于解除良、恶性胆道梗阻，也可用于胆道晚期恶性肿瘤的姑息治疗。

二、护理评估

1. 术前

（1）术前充分评估患者有无行胆道支架植入术的适应证。

1）胆道良性狭窄。

2）不明原因的阻塞性黄疸。

3）无法进行手术根治的恶性肿瘤引起的胆道梗阻。

4）各种原因引起的胆道梗阻，可作为术前引流。

5）严重胆道梗阻者。

（2）术前充分评估患者有无行胆道支架植入术的禁忌证。

1）凝血功能严重障碍：有明显的出血倾向，经治疗后仍不能纠正。

2）脓毒血症或毒败血症：至少在行引流手术前 3d 内连续给予大剂量的抗生素治疗。

3）腹水潴留使肝与腹壁分流：造成穿刺困难或误穿入腹腔，即使穿刺引流成功腹水沿着引流管外渗，也易导致引流管脱落，或者导致胆汁性腹膜炎。

4）肝门以上多支肝段胆管阻塞，无法建立有效引流。

5）临终期的患者，以免增加患者经济负担和因手术操作给患者带来的痛苦。

6）呼吸困难：不能很好屏气配合检查者。

（3）术前评估患者的健康史、手术史和过敏史，评估梗阻部位和病因。评估实验室检查与影像学检查结果，评估患者的肝功能 Child-Pugh 分级状况。

（4）评估患者症状体征：皮肤巩膜有无黄染，是否伴瘙痒；有无食欲缺乏、消化不良、恶心呕吐、体重减轻等；尿液、粪便颜色；有无腹痛及放射痛；有无寒战、高热等。

（5）营养状况评估：术前需要进行营养筛查，如判断患者存在营养风险或营养不良，应请营养专业人员进一步进行全面营养评定和制订营养治疗计划。

（6）心理 - 社会状况：了解患者及其家属对疾病的认知和态度，重点评估管路自我护理相关知识的掌握和家庭照护支持程度。

（7）评估抢救药物和耗材是否准备充足。

2. 术中　随时评估患者的面色、神志、疼痛及生命体征的变化。

3. 术后　评估患者皮肤及黏膜黄疸消退情况，并随时评估患者置管及引流情况。

三、护理关键点

1. 术前　术前完善凝血功能检查、处理腹水并预防性使用抗生素；如存在凝血功能异常，可通过肌内注射或静脉注射维生素 K 或给予新鲜血浆输入进行纠正。

2. 术中　注意观察患者的主观感受，询问患者有无疼痛及注意观察患者是否出现胆心反射，一旦发生异常告诉医生及时处理。

3. 术后

（1）尤其需要注意观察皮肤情况及引流管的护理，妥善固定引流管并保持引流管的通畅，密切观察引流管的颜色、引流量等指标，结合皮肤情况及引流液情况，适时拔管。

（2）术后相关并发症的观察和护理。

四、护理措施

1. 术前

（1）完善检查及治疗准备：术前完善常规检查、凝血功能检查、处理腹水并预防性使用抗生素。

（2）签署知情同意书：术前应充分告知患者及其家属与胆道引流及支架植入相关的医疗风险及获益，并要求其签署知情同意书。

（3）严格执行查对制度：根据检查治疗申请单严格核对患者的姓名、科室、住院号、年龄、性别、治疗方式及部位，了解患者的药物过敏史，查看穿刺部位是否备皮。

（4）心理护理：术前主动与患者沟通，尽量减少患者进入手术室后的陌生及无助感。

（5）协助做好患者术前准备：嘱患者排尿、排便；协助其采取适宜体位，妥善固定患者身上管道，并注意保暖；指导患者练习吸气屏气动作，便于手术配合。建立静脉通道，常规在患者不穿刺的一侧上肢建立一条静脉通道。

2. 术中

（1）熟悉手术过程。

（2）协助手术医生完成手消毒、穿手术衣、戴无菌手套。

（3）做好患者的手术部位消毒，并协助铺好无菌单。

（4）严密监测患者术中生命体征及神志的变化，经常询问有无不适感，并观察患者皮肤有无潮红、丘疹，及时发现不良反应并给予对症处理。

（5）嘱患者在穿刺的瞬间须屏气，同时应避免移动身体及其他动作。

（6）根据手术需要，及时准确地向医生传递各种器械及药物。

（7）监督手术医生及参观者遵守术中无菌技术操作规范，若有污染立即协助更换。

（8）胆心反射的观察：手术过程中支架植入对胆道的刺激易引起患者发生胆心反射，表现为心率突然降低，出冷汗，伴有或不伴有血压下降。遵医嘱加快输液速度、补充血容量，必要时应用升压药物，并遵医嘱予以硫酸阿托品 0.5mg 静脉注射。

（9）注意询问患者的主观感受，有无疼痛，有无感觉恶心、呕吐等情况，避免出现碘对比剂过敏现象；并观察患者皮肤有无潮红、丘疹，及时发现不良反应并给予对症处理。

3. 术后

（1）体位及活动：术后嘱患者卧床休息 4～6h，每 2 小时测量脉搏、血压；持续 24h 观察神志和穿刺部位有无敷料渗血、渗胆汁，患者有无腹膜刺激征等表现。如有异常应立即报告医生采取措施，防止胆汁性腹膜炎的进一步发展。

（2）观察皮肤、黏膜黄疸消退情况：一般黄疸从身体下肢往上逐渐消退，即从足开始，最后到面部、巩膜。如术后黄疸不退或消退缓慢应查找原因，及时处理。

（3）引流管的护理

1）妥善固定引流管：患者下床活动时协助其将引流袋固定在低于穿刺点 30cm 的位置，防止胆汁引流液反流而造成逆行感染，每日更换引流袋 1 次。

2）引流管冲洗：术后 5～7d，每日用 50～100ml 生理盐水加入庆大霉素 16 万 U 或抗厌氧菌药物，如甲硝唑或替硝唑行引流管冲洗 1～2 次，当胆汁从浑浊墨绿色变清黄后，可隔日冲洗 1 次，冲洗压力要适当，不宜用力推注，以防脓毒血症发生。

3）观察和记录胆汁的颜色、性状和量：正常胆汁为澄清、透明、色黄，开始由于胆道梗阻时间较长胆汁浓缩一般呈浑浊墨绿色或深褐色；1～2d 后胆汁会逐渐转为淡黄色或金黄色。如果胆汁呈红色血性且量多并有血凝块出现或者堵塞管道，要考虑导管在肝内血管内或穿刺孔道有出血，应及时通知医生，遵医嘱给予止血药物治疗。单纯外引流胆汁引流量一般每日 500～1000ml，若胆汁引流量突然减少，提示引流管阻塞或脱落；若外引流量每日超过 1000ml，注意是否为肠腔压力增高导致肠液反流入胆道，则可每日于餐前夹闭引流管，餐后 2h 打开引流管，并注意复查电解质，防止电解质紊乱，如果出现低血钾则口服或静脉补钾。内外引流时由于部分胆汁从十二指肠流入肠道，故胆汁量不会很大。

4）定期更换伤口敷料，防止局部感染。

5）对于内外引流或内引流的患者，根据临床症状体征和胆红素改善情况，可于术后 3～7d 开始，在医护人员指导下试行夹闭引流管。每次夹管时间从餐前 30min 开始至餐后 2h，如无不适逐渐延长每次夹管时间，直至全天夹管。注意观察有无发热、畏寒、恶心、呕吐、腹胀、腹痛等，一旦发生，应开放引流并告知医护人员。完全夹管后 1～2 周，经造影确认支架膨胀良好可考虑拔管。

（4）并发症的观察和处理

1）引流导管脱落：妥善固定引流管，注意活动和休息时意外拉出移位，如发现患者导管脱出或出现剧烈腹痛应立即报告医生重新置管。

2）堵塞：胆汁引流量少，色深、呈浑浊的墨绿色，患者有腹胀、黄疸不消退等表现，应按上述方法进行冲管。

3）胆道感染：患者出现腹痛、寒战、高热，提示有胆道感染，应遵医嘱给予抽取血常规及血培养、胆汁细菌培养、加强抗感染处理，并给予引流管冲洗。

4）胆管炎：较多脓性胆汁及组织碎片导致内支架堵塞，患者表现为发热。支架植入后应结合临床症状，指导患者合理用药，避免劳累。

5）胆道出血：若出血量少呈暗红色，一般无须特殊处理。若出血量继续增多，2h 内达 100ml 以上时，考虑为胆道出血应关闭引流管，遵医嘱使用止血药物，调整引流管的位置，待出血停止后开放引流，同时向患者解释出血原因，安抚患者；若已形成动脉胆管瘘，应行肝动脉栓塞止血。

6）胰腺炎：患者表现为腹痛、腹膜刺激征，抽血查血淀粉酶，告知患者暂时禁食，给予胃肠减压，遵医嘱合理用药。

7）消化不良、电解质紊乱：监测电解质，根据结果合理进行补充，预防电解质紊乱。能够内引流的患者早期闭管内引流；外引流患者应指导家属将患者引流出来的新鲜胆汁液，过滤后装入空心胶囊口服，可改善患者的食欲，又可补充电解质。

五、健康指导

1. 术前　指导患者完善相关检查，调整好心理状态，便于实施手术。

2. 术中

（1）指导患者选择合适的体位配合手术。

（2）指导患者及时向医护人员告知自己的主观不适，尤其是疼痛的发生，以及注意观察患者是否出现胆心反射，一旦发生异常告诉医生及时处理。

3. 术后

（1）留置引流管：若出院时留置引流管，保持引流袋低于穿刺口 30cm，避免反流。经常变换体位，由近端向远端挤压管路，可促进引流通畅。

（2）皮肤护理：指导患者穿宽松舒适内衣、剪短指甲，避免搔抓。保持皮肤清洁，以温水擦浴或淋浴为宜，避免过度搓揉、使用高温热水及碱性肥皂；洗澡次数不宜过勤，禁盆浴，淋浴时可用保鲜膜包裹敷料和引流管。皮肤干燥者，可涂抹含有少量油脂的润肤乳；瘙痒明显者，可涂抹新鲜芦荟汁或炉甘石洗剂，也可口服抗过敏药物。注意观察穿刺口周围皮肤与敷料覆盖情况，注意有无皮肤瘙痒、水疱或敷料脱落等，如有异常及时寻求医务人员帮助。

（3）饮食与营养：予以高热量、高维生素、低脂、优质蛋白、易消化，忌辛辣、生冷和烟酒；多食新鲜蔬菜与水果，保持排便通畅。长期外引流者易出现电解质紊乱，应多进食香蕉、橘子、香菇等含钾高的食物，定期复查电解质，必要时遵医嘱补钾治疗。口服引流出的胆汁有利于改善患者的胃肠功能和营养状况，减少水和电解质的流失，促进肝功能的恢复。注意感染性或血性胆汁禁忌口服，恶性阻塞性黄疸患者口服胆汁是否会增加术后肿瘤扩散的概率，尚需进一步研究论证。

（4）活动指导：以休息为主，适当活动，避免大幅度抬臂、俯身等动作，禁忌剧烈运动、提举重物等。

（5）复诊要求：按时按需进行管路维护，根据医嘱每周或每月复查肝功能、血常规等，每 3～6 个月到医院更换 1 次引流管。若引流量突然减少或颜色改变，或出现高热、腹痛、黄疸加重、恶心呕吐、皮肤瘙痒、灰白色粪便等症状，应及时就诊。

第十二节　肾动脉介入的护理常规

一、概述

肾动脉介入是指经外周动脉插管至肾动脉，通过造影观察肾动脉及分支的形态、结构，明确肾动脉狭窄、出血及肾肿瘤的部位和性质，再超选择性至病变部位，经导管植入支架或注入栓塞剂或药物等，达到改善狭窄、止血、阻止肿瘤供血、缓解疼痛和改善全身症状的目的。

二、护理评估

1. 术前

（1）评估患者生命体征，既往病史，有无高血压、糖尿病、心脏病、肾病及甲状腺功能亢进；过敏史，包括药物和食物。

（2）患者心理状况评估，包括手术配合程度，文化程度，教育背景、对疾病的理解能力，对压力的承受能力。以及家庭社会支持情况，包括患者家庭成员的组成、文化程度、经济收入等。

（3）实验室检查等综合评估，术前对患者血常规、肝肾功能等方面进行全面评估，排除手术禁忌证。

（4）患者穿刺部位皮肤、动脉搏动情况。

（5）评估患者是否了解本次手术的目的与意义。

2. 术中

（1）评估患者心理及合作程度、生命体征、各管道通畅情况，如尿管、输液通道等。

（2）查看患者病史、术前医嘱执行情况、相关实验室检查。查看术前检查、术前谈话、签署手术知情同意书情况。

（3）术中用物准备：包括手术包、无菌物品、介入导管耗材、仪器设备是否完好，防护用品、术中用药及抢救药品是否齐全完好。

（4）评估手术体位的摆放。

（5）环境准备：保持手术间室温 22～23℃，湿度 45%～55%，手术间环境清洁整齐。

3. 术后

（1）评估患者生命体征、尿液颜色及尿量情况。

（2）穿刺口有无渗血、穿刺部位有无血肿、穿刺侧肢体温度、颜色及动脉搏动情况。

（3）各类实验室检查，肾功能指标等。

（4）手术并发症的发生。

（5）评估饮食、对体位要求的依从性、疼痛、VTE 评分。

4. 其他　护理评估对于肾动脉介入治疗的患者来说是非常重要的，可以提前干预可能存在的问题，确保患者安全度过围手术期，并加速康复过程。

三、护理关键点

1. 术前

（1）患者对手术过程要有大概的了解，患者保持心态平静、紧张心理消除。

（2）完善相关检查，如血常规、肾功能、心电图等。

（3）排除手术禁忌证。

2. 术中

（1）术中医护人员严格执行三方核查，并严格遵守无菌技术操作原则。

（2）密切观察患者生命体征，积极应对术中发生突发事件的应急处理。

（3）观察补液情况，防止滴空。

（4）观察有无迷走神经放射及对比剂过敏。

（5）有无腰酸、腰痛及穿刺口出血情况。

（6）做好心理护理，消除患者紧张情绪。

3. 术后

（1）术后并发症的观察及护理：穿刺口有无渗血，穿刺部位有无血肿，有无牙龈出血等出血倾向。

（2）遵医嘱合理水化，无肾功能损害。

4. 其他　肾动脉介入是一种复杂的手术操作，在护理过程中需要严格遵循操作规范，认真观察和监测患者的情况，以保证手术的成功率和患者的安全。

四、护理措施

1. 术前

（1）做好心理护理，向患者及其家属解释治疗目的、优点、意义、手术操作过程及术后注意事项等，消除患者和家属焦虑心理，保持稳定的情绪。

（2）完善术前凝血功能、血常规、生化指标、输血前三项等常规检查，遵医嘱给予患者药物皮试及术区备皮。清洁术野区皮肤，确保穿刺区域的清洁，减轻术后感染的发生。患者须穿好病员服，戴手术帽及手腕带。

（3）严密监测患者生命体征、尿量、血肌酐的变化。

（4）药品和物品准备：遵医嘱备术中用药及影像资料和病历等。

2. 术中

（1）手术配合

1）术前核查：严格执行三方核查并签字。

2）心理护理：与患者做好解释工作，告知与医务人员配合方法。

3）物品准备：准备术中所需的物品、耗材、药品及手术包。

4）环境准备：术前 30min 开启空气层流净化系统、空调系统，以便手术间达到应有的空气净化级别与适宜的温度，建立手术器械台，形成无菌区域。

5）穿刺部位的消毒：在穿刺前，护士需要配合医生对患者的穿刺部位进行消毒处理，确保无菌状态，预防感染的发生。

6）意识和安全的保护：注意保护患者隐私，关注患者的安全，预防跌倒等意外事件，根据患者皮肤情况，给予压疮预防措施。对于神志不清、烦躁及不能配合的患者，必要时可给予适当约束。

（2）病情观察：参考本章第一节肿瘤介入栓塞术的护理常规相关内容。

3. 术后

（1）水化管理：在手术后需要适当的饮水量，避免因大量饮水导致肾功能恶化。

（2）抗感染：术后需要预防感染，给予适当的抗生素治疗以预防感染的发生。

（3）体位与肢体护理：参考本章第一节肿瘤介入栓塞术的护理常规相关内容。

（4）病情观察：严密监测患者生命体征、尿量及其颜色、性状，有无腰部疼痛等，并做好记录，以了解监测肾功能恢复情况。

（5）用药护理：遵医嘱使用镇痛、抗凝的药物并观察药物疗效及并发症。

（6）并发症的观察及护理

1）出血：是最为常见的并发症，一般可表现为穿刺点周围血肿、导管脱落出血及其他部位的出血，轻微出血可减少或停止抗凝溶栓药物，穿刺点周围血肿可采取压迫止血等措施。

2）异位栓塞：少见，但很严重，造成小动脉闭塞，是发生在介入过程中最严重的并发症，典型症状为疼痛，皮肤可见紫癜，肾功能损害，血管造影常无异常表现。

3）肾动脉闭塞、夹层或肾动脉狭：介入过程中发生急性肾动脉闭塞的主要原因是肾动脉夹层形成，一般发生在单纯球囊扩张术后，主要表现为肾区的酸胀和疼痛。

4）肾包膜下出血：是肾动脉狭窄介入治疗中较严重且较常见的并发症。表现为患者肾区有不同程度的疼痛。疼痛的持续时间因出血的停止而终止，严重程度因出血的加重而加剧。出血量较大时可出现生命体征异常和血红蛋白下降，严重者可发生失血性休克，甚至死亡。

5）肾功能损害：肾动脉介入术可能会对患者肾功能产生影响，术前应评估患者的肾功能，术后应密切监测肾功能的变化，术前应做好充分的准备，出现过敏反应则采取相应的治疗措施。

6）过敏反应：患者可能对对比剂产生过敏反应，术前应询问患者的过敏史，术中应密切观察患者的过敏反应，并积极采取相应的处理措施。

五、健康指导

1. 术前

（1）关心患者，消除患者及其家属的思想顾虑，分散注意力等，讲解术中配合注意事项。

（2）术前训练床上排尿、排便，以适应术后卧床需要及肢体制动。

（3）指导患者练习深呼吸，屏气等，以利于术中配合。

（4）加强饮食指导，保持排便通畅。

2. 术中　参考本章第一节肿瘤介入栓塞术的护理常规相关内容。

3. 术后

（1）告知患者术侧下肢制动，注意劳逸结合，术后无不适可进食半流质饮食，逐渐过渡至正常饮食，给予优质蛋白、低盐低脂、高维生素饮食、粗纤维食物。嘱患者适当多饮水，以促进毒素和对比剂的排出，减少毒副作用谨防肾损伤。

（2）出院指导

1）休息与活动：指导患者进行适当体育锻炼，以增强心肺功能和身体素质，保持良好心态，保持充足的睡眠和适当的休息，避免过度劳累和长时间站立运动锻炼。

2）指导患者进食低盐（食盐≤3g）或油 20ml，忌食咸菜，豆腐、甜面酱、腊肉等，清淡饮食，少量多餐，避免过饱，多食高含钾盐的蔬菜水果等，保持排便通畅，避免大量饮水引起体液过多。

3）用药指导：告知患者出院后应继续口服抗血小板聚集药物及抗凝药物，务必遵医嘱用法用量，不要自行加减，注意观察有无出血倾向，如有应先停药，尽早就诊。

（3）定期复查：遵医嘱 1 个月、3 个月、6 个月等定期复查，有不适随诊。

第十三节　肾上腺静脉取血术的护理常规

一、概述

肾上腺静脉取血术（adrenal venous sampling，AVS）在 DSA 的引导下，通过静脉系统将导管插到左右肾上腺静脉及下腔静脉后分别采血化验，通过对比两侧肾上腺静脉中的激素水平来判断病变部位。AVS 是区分原发性醛固酮患者单侧或双侧分泌最可靠、最准确的方法，因此被公认为是原醛症分型诊断的"金标准"。

二、护理评估

1. 术前

（1）病史询问及评估：全面评估患者病史，包括高血压病史，既往高血压药物治疗控制情况，血钾控制情况等。

（2）术前充分评估患者有无行 AVS 的适应证。

1）明确诊断原发性醛固酮增多症的患者。

2）拟行肾上腺切除术治疗原发性醛固酮增多症的患者。

3）肾上腺 CT 提示：单侧或双侧肾上腺形态异常（包括增生或腺瘤）需进一步行双侧 AVS 以明确有无优势分泌。

（3）术前充分评估患者有无行 AVS 的禁忌证。

1）年龄＜40 岁，肾上腺 CT 显示单侧腺瘤且对侧肾上腺正常的患者。

2）肾上腺手术高风险患者。

3）怀疑肾上腺恶性肿瘤的患者。

4）已经证实患者为家族性醛固酮增多症 FH-Ⅰ 或 FH-Ⅲ。

（4）评估治疗前相关检查是否完善：包括评估患者相关的实验室检查和影像学检查结

果；评估术前血压、血钾控制水平；既往有无碘对比剂过敏史；术前肾上腺取血的结果等；了解术前各种药物的使用和停用情况；评估术前是否已达采血条件。

（5）心理、社会状况：评估患者心理状态、对疾病和经导管肾上腺动脉栓塞术（TAAE）的知晓程度和配合度。

（6）器械准备：评估术中手术耗材、药品准备及采血试管的准备情况。

2. 术中

（1）密切评估患者的面色、神志及生命体征。

（2）密切观察患者心电监护情况，避免出现高血压危象、恶性心律失常等术中并发症。

（3）注意询问患者的主观感受，有无疼痛，有无感觉恶心、呕吐等情况，避免出现碘对比剂过敏现象。

3. 术后

（1）密切监测患者病情：观察患者的生命体征，面色、神志等情况。

（2）密切评估患者穿刺点伤口情况，伤口有无渗血渗液等情况，评估有无肾上腺静脉出血、血肿和穿刺局部并发症的发生。

（3）注意询问患者的主观感受，评估患者是否出现疼痛等表现，及时予以应对。

三、护理关键点

1. 术前

（1）全面评估患者的心理状态、现病史、既往史和过敏史等。

（2）术前准确评估患者达到采血条件。

2. 术中

（1）正确使用各类耗材、药品和抢救设备。

（2）加强心电监护的观察，警惕各种并发症的发生。

（3）术中每个位点采血后在试管上详细标注。

3. 术后

（1）需要密切监测患者的生命体征及穿刺点情况，尤其注意患者有无疼痛等不良反应的发生，及时应对及处理。

（2）取血后协助术中血液标本的送检。

四、护理措施

1. 术前

（1）病史询问及评估：全面评估患者一般情况、现病史、既往史、家族史等，着重询问患者近年来血压情况及家族遗传病史。

（2）完善相关辅助检查：包括肾上腺影像学检查、随机醛固酮、肾素、肝肾功能及电解质、凝血四项及血细胞分析、腹部B超、心电图、心脏彩色超声等检查。

（3）药物指导：术前停服β受体阻滞药、ACEI、ARB至少2周，停用抗利尿剂4～6周，停服螺内酯至少6周，可用CCB和α受体阻滞药。首次住院的患者应先暂不使用降压药；低钾血症患者尽量将血钾纠正至正常范围。

（4）协助患者完善术前准备：术前 1d，告知患者进食易消化饮食，不宜过饱；常规行腹股沟备皮；在左侧上肢建立静脉通道；训练患者床上排便，因术前一晚至行肾上腺静脉取血术检查前必须保持平卧位 8h 以上。

（5）心理 - 社会状况：了解患者及其家属对疾病的认知和态度，注意评估患者自我护理相关知识的掌握和家庭照护支持程度。

（6）药物准备：手术间备齐镇痛药物、各种抗过敏药物及抢救药物等。

（7）器械准备：根据患者自身情况及治疗要求备好 AVS 所需要的穿刺针、导丝等器械，并摆放于无菌操作台上。

2. 术中

（1）患者进入手术室后，予以心理护理，缓解患者陌生感及紧张感，使之配合手术。协助其摆好手术体位，熟悉手术过程。其手术过程：患者于手术台上保持平卧位，完善消毒准备后，将导管自股静脉或肘前静脉插入，推注碘对比剂以确定导管位置，左侧导管应置于左膈下静脉与左肾上腺静脉交汇处，而右侧肾上腺静脉较短呈锐角汇入下腔静脉，将导管插入左右肾上腺静脉后推注少量碘对比剂证实位置，然后先弃导管内碘对比剂，进而采样送检，检测血皮质醇及醛固酮含量。

（2）术中密切评估患者的面色、神志及生命体征；观察患者穿刺部位有无异常出血情况，避免出现术中并发症；同时注意询问患者的主观感受，有无疼痛，有无感觉恶心、呕吐等情况，避免出现碘对比剂过敏现象。

（3）根据手术需要，及时准确地向医生传递各种耗材。

（4）协助医生采血和正确完成血液标本的储存、送检。

3. 术后

（1）入住监护室观察 24h，向责任护士交接患者手术情况、穿刺部位伤口有无渗血、肿胀；持续心电监护，密切监测患者生命体征及四肢活动等情况，及早发现并发症。

（2）AVS 采血失败的患者，给予心理安慰，解释失败的原因。

（3）肾上腺静脉取血术是有创性检查，主要并发症如下所述

1）肾上腺静脉破裂、血肿、腔静脉壁损伤：表现为造影时对比剂外溢，与导管操作不当、碘对比剂推注过多、过快相关，处理：动作轻柔，推注对比剂时适量且减慢推注速度。

2）肾上腺静脉血栓：表现为疼痛，与术中肝素钠的用量不足，采血时导管头端在肾上腺静脉内滞留时间过长有关。处理：穿刺成功后肝素化，术中使用的导管需要用肝素盐水冲洗。随时关注患者的症状。

3）碘对比剂肾病：与肾功能不全、碘对比剂剂量等有关，在进行肾上腺静脉取血术检查前应详细了解患者病史、血肌酐基础值，术中控制对比剂的总量，术后病情允许时嘱咐患者多饮水使碘对比剂尽快排出。

五、健康指导

1. 术前

（1）术前晚平卧 6 ～ 8h，尽可能安排当日手术间第一台手术采血。

（2）指导患者完善相关检查，调整好心理状态，便于实施手术。

2. 术中　采血和推注血液到试管时动作轻柔，尽量避免溶血，采血试管上准确标记采血部位，及时送检。

3. 术后　指导患者术后保持卧位休息，及时向医护人员告知自己的主观感受。

第十四节　经导管肾上腺动脉栓塞术的护理常规

一、概述

经导管肾上腺动脉栓塞术（transcatheter adrenal arterial embolization，TAAE）是通过利用无水乙醇等作为栓塞剂和组织破坏药物，选择性栓塞供应病变的肾上腺动脉，导致肾上腺组织蛋白凝固性坏死，从而抑制醛固酮的产生，减少肾上腺激素分泌，进而达到降低血压、改善生化指标的目的。

二、护理评估

1. 术前

（1）术前充分评估患者有无行 TAAE 的适应证

1）影像学和实验室检查明确为原发性无功能性肾上腺良性肿瘤，有外科手术指征但不能耐受手术或拒绝手术者。

2）不适合外科切除、术后复发或拒绝外科手术的原发性功能性肾上腺肿瘤（醛固酮瘤、具有皮质醇分泌功能的肾上腺瘤、嗜铬细胞瘤等）及肾上腺转移瘤患者。

3）因心肺功能差或高龄不能耐受手术切除、拒绝行手术切除及手术切除后复发或其他局部治疗复发的原发性恶性肾上腺肿瘤患者。

4）经药物治疗无效或不能耐受药物不良反应、不愿外科手术、有手术风险、无手术适应证或手术失败的原发性醛固酮增多症患者。

（2）术前充分评估患者有无行 TAAE 的禁忌证

1）碘对比剂或栓塞剂过敏者。

2）严重肾功能不全，血清肌酐浓度 > 176mmo/L。

3）严重心功能不全患者：NYHA 心功能分级 Ⅲ 或 Ⅳ 级。

4）脑血管结构异常有出血风险。

5）血压 > 180/110mmHg。

6）凝血功能障碍患者。

7）妊娠期或哺乳期妇女。

8）近 3 个月内心肌梗死及支架植入术史。

（3）其余详见本章第十三节肾上腺静脉取血术的护理常规相关内容。

2. 术中

（1）密切评估患者的面色、神志及生命体征。

（2）密切观察患者心电监护情况，避免出现高血压危象、恶性心律失常等术中并发症。

（3）注意询问患者的主观感受，有无疼痛，有无感觉恶心、呕吐等情况，避免出现碘对比剂过敏现象。

3. 术后

（1）密切监测患者病情：观察患者的生命体征，面色、神志等情况。

（2）密切评估患者穿刺点伤口情况，伤口有无渗血渗液等情况。

（3）注意询问患者的主观感受，评估患者是否出现疼痛等表现，及时予以应对。

三、护理关键点

1. 术前

（1）全面评估患者的心理状态、现病史、既往史和过敏史等。

（2）术前根据患者肾上腺静脉取血的结果和影像学检查，标记栓塞侧。

2. 术中

（1）正确使用各类耗材、药品和抢救设备。

（2）加强心电监护的观察，警惕各种并发症的发生。

3. 术后

（1）需要密切监测患者的生命体征及穿刺点情况，尤其注意患者有无疼痛等不良反应的发生，及时应对及处理。

（2）栓塞后协助术中血液标本的送检。

四、护理措施

1. 术前

（1）完善相关辅助检查：在患者充分知情同意的情况下，术前需完成肾上腺静脉取血分型定位及明确存在单侧优势分泌者才可行肾上腺栓塞术；同时需完成相关辅助检查，包括肾上腺 CT 检查，肝肾功能及电解质、凝血四项等检查。

（2）其余详见本章第十三节肾上腺静脉取血术的护理常规相关内容。

2. 术中

（1）术中护理详见本章第十三节肾上腺静脉取血术的护理常规相关内容。

（2）熟悉手术过程：穿刺肱动脉或股动脉，以超滑导丝引导送入导管，于第 12 胸椎及第 1 腰椎水平行血管造影了解肾上腺的主要供血动脉的分布走向，肾上腺一般由肾上腺上、中、下三支动脉供血，但有时解剖变异，操作时应注意区分膈下动脉及脊髓动脉。确认病变肾上腺动脉血管走行后，以导丝配合微导管超选择性肾上腺动脉造影，确保微导管头端选择性置于病变部位的肾上腺动脉内，以此阻塞进入靶部位的动脉血流。通过微导管直接推注无水乙醇。如病变部位的肾上腺动脉较粗大，微导管不能阻断血流，可用直径 1.5～2.0mm 的全程交换球囊 OTW 低压阻塞侧支血管和肾上腺动脉的近端，经整体交换球囊（OTW 球囊）导管直接推注无水乙醇，确保无水乙醇完全进入病变部位。栓塞后 5min 左右肾上腺动脉造影复查，如肾上腺动脉内无前向对比剂通过，表明该供血动脉栓塞成功，如仍有前向对比剂通过，需重复之前的操作再次行栓塞治疗，直至目标肾上腺动脉无血流通过。

（3）术中密切观察患者的面色、神志、主诉及生命体征的变化；观察患者穿刺部位有无异常出血情况，避免出现术中并发症；栓塞时询问患者的主观感受，有无疼痛，有无感觉恶心、呕吐等情况，避免出现碘对比剂过敏现象。术中由于无水乙醇的刺激、疼痛应激及肾上腺组织破坏释放儿茶酚胺等因素，术中血压升高、心率增快常见，为避免高血压危象及高血压脑病，术前应控制好高血压，如术中血压剧烈升高，应及时应用硝普钠等处理。少数患者术中可能因疼痛引起的迷走神经张力增高导致血压和心率降低，可静脉注射或肌内注射阿托品，如血压仍低可用多巴胺静脉滴注。部分患者在栓塞时会出现频发室性期前收缩、短暂室性心动过速等心律失常，严密观察心电监护的变化，准备除颤仪和抢救药物。

3. 术后

（1）入住监护室观察 24h，患肢制动，平卧位。向责任护士交接患者手术情况、穿刺部位伤口有无渗血、肿胀；持续心电监护，密切监测患者生命体征及四肢活动等情况，及早发现并发症。

（2）TAAE 失败的患者，给予心理安慰，分析失败的原因，提供进一步的治疗方案。

（3）监测生命体征。观察体温、血压、神志、疼痛和胃肠道症状，警惕疼痛、高血压脑病、迷走神经反射等并发症。

（4）并发症的观察和处理

1）高血压危象或脑病：与栓塞剂（如无水乙醇等）刺激、疼痛应激及肾上腺组织破坏释放儿茶酚胺等因素相关，术中患者出现头晕、头痛、恶心、血压骤然升高等不适，术前应控制过高的血压，如术中血压剧烈升高应立即静脉注射硝普钠控制血压。对极少数怀疑合并肾上腺髓质增生或嗜铬细胞瘤的患者，可按照嗜铬细胞瘤术前备药。

2）疼痛：栓塞时部分患者有不同程度的腰背部疼痛，与穿刺点损伤、栓塞后血管及组织缺血坏死有关。可选择外周静脉注射吗啡或静脉复合麻醉镇痛，或者采用经微导管直接注入利多卡因结合静脉镇痛泵给药。术后若患者主诉出现腹痛、腰痛、肩部放射痛等疼痛，VAS 评分 ≥ 3 分者阶梯用药，24h 后未能缓解（VAS 评分持续超过 3 分），可给予吗啡类镇痛药物注射。肌肉酸痛者，需检测肌酸激酶水平。

3）迷走神经反射：与术中疼痛和坏死物质释放有关。栓塞时评估患者心率、血压，若出现心动过缓，血压快速下降，恶心、呕吐等迷走神经反射症状，可静脉推注或肌内注射阿托品，如血压仍低遵医嘱使用间羟胺、多巴胺等升压药物。加强心理干预，确保患者情绪稳定。

4）发热管理：与栓塞后坏死物质释放相关。嘱患者多饮水，密切监测体温，若持续不降应及时告知医生并协助处理。

5）消化道症状：患者卧床期间，指压按摩脐周减轻腹胀症状，口服胃黏膜保护剂、消化酶药物控制消化道症状。出现消化道绞痛时，可按照疼痛分级处理。患者尽量卧床休息，出现恶心、呕吐，可注射抗呕吐药物。

6）碘对比剂肾病：与肾功能不全、碘对比剂剂量等有关，在进行肾上腺动脉栓塞术前应详细了解患者病史、血肌酐基础值，术中控制对比剂的总量，术后病情允许时嘱咐患者多饮水使碘对比剂尽快排出。

7）误栓其他血管：与医生操作经验，栓塞时推注无水乙醇过快反流到其他小分支有关。

加强对误栓血管供应区域相应症状的观察，遵医嘱给予对症处理。

8）穿刺血管并发症：多由于穿刺技术、拔管技术止血不当等引起。①假性动脉瘤及动静脉瘘：一般发生在术后 24～48h，患者主诉穿刺部位疼痛，发现搏动性包块，局部听诊可闻及明显收缩期血管杂音。有时动静脉瘘局部包块不明显，可无血管杂音，确诊后立即加压包扎处理。②血栓形成：穿刺部位血管因导管或导丝损伤血管壁，或局部斑块被导管或导丝触及而脱落导致血栓栓塞，或因压迫过紧、时间过长形成血栓，患者出现肢体疼痛、发麻，动脉搏动减弱或者消失等。血管超声检查及血管 CTA 有助于诊断，需进行抗凝治疗。③腹膜后血肿：患者术后出现血容量不足、失血性休克的临床表现，即血压进行性下降，患者面色苍白、神志淡漠；不明原因的血红蛋白下降；腹痛腹胀；腰背部疼痛；血尿等。血管超声检查或者造影可以确诊，一旦诊断尽早转外科手术。

五、健康指导

1. 术前　指导患者完善相关检查，调整好心理状态，便于实施手术。

2. 术中

（1）指导患者选择合适的体位配合手术。

（2）指导患者及时向医护人员告知自己的主观不适，尤其是疼痛的发生，便于医护人员及时应对及处理。

3. 术后

（1）指导家庭血压监测，出院后认真测量和准确记录家庭血压值。

（2）改变不良生活方式，戒烟限酒，定期体育锻炼，促进康复。

（3）随访观察：术后 1 个月、3 个月、6 个月及 1 年时复查患者血钾及血压控制水平。

第十五节　子宫动脉栓塞术的护理常规

一、概述

子宫动脉栓塞术（uterine artery embolization，UAE）是指在医学影像设备的引导下，结合临床治疗学原理，通过导管等器械及药物对病变进行灌、堵、通、扩、引等一系列治疗技术，栓塞子宫肌瘤或子宫腺肌症病灶供血动脉，使其病灶缺血、坏死，从而达到治愈、缓解疾病的目的。

二、护理评估

1. 术前

（1）病史询问及评估：全面评估患者病史，包括详细的妇科病史，如月经史、既往妊娠情况、生育计划、妇科疾病情况、既往盆腔手术史；内科病史包括有无出血史、糖尿病、高血压、服用抗凝药等情况。

（2）痛经的密切评估：使用疼痛的视觉模拟评分法（VAS）及慢性疼痛分级量表两组结合评估痛经程度，以便于对比 UAE 的疗效。

（3）月经量的临床评估标准：月经过多是指每个月经周期月经量＞80ml（所用卫生巾多于20片）；月经过少是指每个月经周期月经量＜5ml（所用卫生巾少于1片）。准确评估月经量是判断UAE疗效的重要指标。

（4）术前充分评估患者有无行UAE的适应证（符合下述条件1及其他任何1项均可选择行子宫动脉栓塞术）。

1）患者愿意接受UAE治疗，并理解相关可能的并发症。

2）生育要求的症状性子宫肌瘤，包括月经量多，疼痛，压迫周围器官继发尿频、便秘和腹胀等。

3）无生育要求的症状性子宫腺肌病，包括痛经及月经量多。

4）非手术治疗失败或拒绝手术或有多次手术史而再次手术治疗难度大的子宫肌瘤或子宫腺肌病患者。

5）同时合并盆腔子宫内膜异位症（包括卵巢子宫内膜异位囊肿）的患者，需告知UAE对上述疾病无效，在患者充分理解并要求的情况下，可选择行UAE治疗子宫腺肌病联合腹腔镜治疗盆腔子宫内膜异位症（包括卵巢子宫内膜异位囊肿）。

6）有生育要求的症状性子宫肌瘤或子宫腺肌病患者，慎用UAE；如果患者强烈要求UAE治疗，必须明确告知UAE可能导致卵巢坏死或子宫内膜坏死而继发不孕，虽然少见，但仍有可能发生。

7）研究显示，UAE术后的并发症与肌瘤大小无明确关系，故以下情况在充分评估和医患沟通后可应用UAE：①黏膜下子宫肌瘤的直径＞5cm慎用UAE，术后需积极复查以及时发现并处理肌瘤脱落后可能形成的嵌顿；②直径＞10cm的肌壁间肌瘤慎用UAE；③外突＞50%的浆膜下肌瘤；④子宫颈肌瘤。

8）UAE术后复发患者，经CT血管成像数字化三维重建提示子宫动脉已复通，无卵巢动脉参与病灶供血的患者可行二次UAE治疗。

（5）术前充分评估患者有无行UAE的禁忌证

1）妊娠期子宫肌瘤。

2）合并泌尿生殖系统感染。

3）有肌瘤恶变可能或者高度怀疑子宫肉瘤者。

4）介入栓塞治疗的一般禁忌证，如碘对比剂过敏、穿刺点皮肤感染、肾功能不全或机体严重的免疫抑制。

5）带蒂的浆膜下肌瘤。

6）经CT血管成像数字化三维重建提示病灶主要由双侧卵巢动脉供血的子宫肌瘤或子宫腺肌病患者。

7）绝经后妇女患子宫肌瘤也应当避免行UAE。

（6）评估治疗前相关检查是否完善：特殊的包括协助患者在术前于月经第2～4天行性激素水平检测以评估卵巢功能。子宫腺肌病患者于治疗前后均建议行血CA125水平检测。术前对于较大子宫（如妊娠3个月以上）或有肥胖、糖尿病、高血压等内科并发症、有血栓形成风险的患者，建议行双下肢的静脉彩超检查以评估术前有无血栓情况，此尤为重要。

（7）心理、社会状况：了解患者及其家属对疾病的认知和态度，注意评估患者自我护理相关知识的掌握和家庭照护支持程度。

（8）药物准备：协助医生准备好药物，如栓塞剂、镇痛药物及各种抗过敏药物及抢救药物等。

（9）器械准备：根据患者自身情况及治疗要求备好 UAE 所需要的穿刺针、导丝等器械。

2. 术中

（1）密切评估患者的面色、神志及生命体征。

（2）观察患者穿刺部位有无异常出血情况，避免出现术中并发症。

（3）注意询问患者的主观感受，有无疼痛，有无感觉恶心、呕吐等情况，避免出现碘对比剂过敏现象。

3. 术后

（1）密切监测患者病情：观察患者的生命体征，面色、神志等情况。

（2）密切评估患者穿刺点伤口情况，伤口有无渗血渗液等情况。

（3）注意询问患者的主观感受，评估患者是否有恶心呕吐表现，多发生在术后 48h 内，主要是由碘对比剂、镇痛药物、栓塞后盆腔缺血性疼痛反射性等引起迷走神经兴奋、坏死组织吸收导致的，注意恶心呕吐次数、性质，呕吐物颜色和性状，保持口腔清洁，必要时给予止吐药对症治疗。

（4）评估患者有无腹痛加剧、肢体活动受限等不适，若有不适，立即报告医生做进一步处理。

三、护理关键点

1. 术前

（1）需要密切评估患者的月经史，行子宫动脉栓塞术时应严格避开月经期间。

（2）需要完善相关检查，主要包括 B 超、CT 及 MRI 来明确患者病灶位置，协助缩短手术时间。

2. 术中　指导患者在穿刺过程中尽量避免咳嗽及过度上肢活动。

3. 术后　需要密切监测患者的生命体征及伤口情况，避免大出血及感染的发生。

四、护理措施

1. 术前

（1）协助完成术前相关检查，告知患者目前治疗措施，并协助签署手术操作知情同意书，了解治疗的优势和不足，预期的效果和潜在的并发症。

（2）术前一日指导患者进食少渣及禁食产气食物，术前 4h 禁食禁饮。

（3）常规在患者不穿刺一侧的上肢行留置针穿刺，同时协助患者完成双侧腹股沟备皮，并予以术前 30min 常规留置尿管。

（4）手术前向患者说明在造影过程中可能出现的一些轻度反应如局部发热、皮肤瘙痒等。并训练患者在造影过程中保持的体位及姿势，同时训练患者，造影时屏气，配合手术医生获得最佳的图像信息。

（5）协助做好心理护理，减轻及消除患者的疑惑及恐惧心理，使之积极配合手术治疗。

（6）术前按照栓塞位置等备好栓塞剂及所需药物。

2. 术中

（1）患者进入手术室后，协助患者摆好手术体位，严格执行查对制度，协助患者取下身上带金属的衣物、饰品，并妥善保管；同时安置好心电监护，氧气等设备，予以心理护理，缓解患者陌生感及紧张感，使之配合手术。

（2）协助医生完成手消毒、穿手术衣、戴无菌手套。

（3）手术过程中，密切观察患者的生命体征及神志等变化，经常询问患者有无不适感觉，一旦发现不良反应立即协助处理。

（4）根据手术需要，及时准确地向医生传递各种器械及药物。

（5）监督手术医生及参观者遵守术中无菌技术操作规范，若有污染立即协助更换。

（6）术中用药：由于子宫体经子宫颈、阴道与外界相通，子宫肌瘤或子宫腺肌病患者由于长期月经过多的原因，可能同时合并隐性的子宫内膜炎，尤其是黏膜下肌瘤患者，术后可能存在肌瘤坏死排出或子宫肌瘤部分坏死而加重感染，因此，UAE 术中可使用抗生素预防感染。

3. 术后

（1）体位及活动：术后协助患者取平卧位，保持穿刺侧肢体伸直，常规制动 24h，嘱患者避免屈膝、屈髋，预防血肿形成及栓塞剂移位、出血。卧床期间教会并协助患者踝关节的活动及下肢肌肉的等长运动，协助翻身。术后 24h 后才可下床活动。

（2）密切监测生命体征并观察远端肢体的皮肤颜色、温度、感觉、肌力，注意有无"5p"征（疼痛、麻木、运动障碍、无脉、苍白），若有异常，需紧急通知医生并协助处理。

（3）生活护理：由于术后患肢须制动以防止栓塞剂的异位及血肿，加上留置尿管，患者生活不能自理，故需协助做好生活护理，观察有无栓塞剂异位造成的皮肤损害等。每日口腔护理 1～2 次，外阴护理 2 次，使患者舒适，及时发现病情变化并协助医生处理。

（4）并发症的观察和处理

1）损伤的观察：不完全损伤是指在栓塞治疗中部分栓塞剂进入卵巢的血管床导致卵巢的部分坏死，在临床上表现为术后不排卵、女性激素检测的异常、闭经，一般为术后 3～6 个月即可恢复。完全损伤是指栓塞剂封闭双侧卵巢血管网、血管床，导致卵巢全部或大部分坏死，而致永久性闭经。告知患者如果出现上述表现，加强随访和进一步处理。

2）碘对比剂过敏反应：分为急发型和迟发型碘对比剂过敏反应。预防措施主要是尽量使用非离子型等渗碘对比剂，对有过敏高危因素的患者加强观察，术中、术后备抗过敏的抢救药物。

3）插管并发症：①穿刺点出血或血肿。严密观察穿刺部位有无出血情况，预防止血不彻底、压迫止血不当、肢体移动、穿刺处血凝块脱落引起的皮下血肿或大出血。术后股动脉穿刺处用弹性绷带加压包扎，1kg 沙袋持续压迫股动脉穿刺处 6～8h，保持敷料干燥，预防感染。②血管内膜受损致动脉血栓形成或栓塞。导管过粗、导管在血管内停留时间长、导管表面不光滑，会使血管内膜受损造成血栓形成。术后注意观察患者肢体温度、肤色、足背动脉搏动情况，如发现肢体冷、苍白、无脉或脉弱，表示可能为血栓形成。及时告知手术医生，给予积极的对症处理。③栓塞剂异位，可造成坐骨神经及臀部皮肤等的损害，术后嘱患者严格患肢制动 24h，随时询问患者有无异常感觉。④血管痉挛或损伤。密切观察足背动脉搏动情况，皮肤温度及感觉有无异常。

4）栓塞术后综合征：①疼痛：注意观察患者有无剧烈腹痛的情况，剧烈腹痛多由肌瘤破裂出血引起，如发现应及时报告医生处理。下腹及腰骶部坠胀疼痛多因栓塞部位缺血、肌瘤变性肿胀、坏死及包膜牵拉引起。若疼痛剧烈，可用哌替啶或镇痛泵镇痛。②发热：术后 5d 内，体温一般不超过 38℃，可由栓塞剂、坏死组织的吸收或感染引起，故术后应密切观察体温的变化。发热者可每 4 小时测量体温一次。如体温超过 39℃，可遵医嘱予以降温等对症处理。③恶心、呕吐：多发生于术后 48h 内。主要因栓塞反射性引起迷走神经兴奋。如出现严重的恶心、呕吐，可遵医嘱肌内注射甲氧氯普胺 10mg。若患者食欲缺乏，术后做好心理护理，鼓励患者进食温热的半流质饮食，如稀饭、菜汤等。④乏力、疲倦、厌食：多出现在术后数天，与坏死组织的吸收有关，应做好心理安慰，注意休息，必要时可给予中医调理。⑤皮肤损害：表现为臀部皮肤红肿、硬结及疼痛，此反应较少见，可能是由于动脉栓塞后造成臀肌缺血，加之术后患者平卧时间较长，局部受压，导致局部组织营养障碍，如处理不当可转变溃疡、坏死，护理应加强对患者术后翻身的指导，在术后 6h 开始按摩局部 10 ~ 15min，每 2 小时一次，可有效预防并减少该并发症。会阴皮肤红肿、溃疡：术后 6 ~ 8h 出现。护理措施主要是保持创面干燥，给予 50% 硫酸镁湿敷，TDP 灯照射，每日两次。如有创面可按外科伤口处理。⑥阴道出血、黏膜溃疡：栓塞术后即刻出现少量阴道出血，可能与栓塞子宫供血不足以维持内膜生长有关，患者术后均有少量阴道出血，随后间断性排出黄白色非脓性分泌物。给患者做好健康教育及心理护理，并遵医嘱使用甲硝唑静脉滴注预防感染。

五、健康指导

1. 术前　指导患者完善相关检查，调整好心理状态，便于实施手术。

2. 术中

（1）指导患者选择合适的体位配合手术。

（2）指导患者及时向医护人员告知自己的主观不适，尤其是疼痛的发生，便于医护人员及时应对及处理。

3. 术后

（1）休息与活动：大多数患者术后 3d 即可出院休养，建议术后休息 1 ~ 2 周，待身体无明显不适后可逐步从事部分轻松工作，其间避免过度劳累。

（2）UAE 后的妊娠问题：目前对于 UAE 后妊娠的安全性还没有确切结论，有文献报道 UAE 后妊娠出现流产、早产等不良结局的概率增加，因此，常规指导对于考虑未来生育的妇女，行 UAE 治疗子宫肌瘤或子宫腺肌病时要慎重。

（3）随访：一般术后 3 个月、6 个月、12 个月复诊，首次建议行子宫附件磁共振平扫评估病灶萎缩情况，后期每年复查彩超监测变化即可。

第十六节 肠系膜血管造影及支架植入术的护理常规

一、概述

肠系膜血管疾病主要是指肠系膜血管阻塞、狭窄或供血不足引起的肠壁营养障碍或运动障碍，从而导致缺血性肠病的发生，经肠系膜血管造影及支架术治疗后，取得良好的效果（图10-1）。

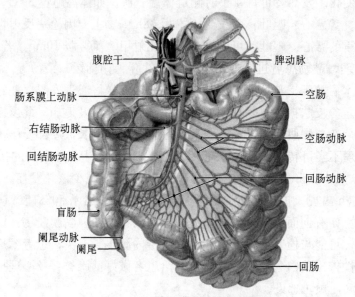

图 10-1 肠系膜上动脉解剖图

引自张传森，党瑞山. 人体系统解剖学实物图谱. 2版. 上海：第二军医大学出版社，2010

二、护理评估

1. 术前

（1）患者评估

1）评估患者身份信息、意识及生命体征、过敏史（尤其是碘对比剂过敏史）和家族史等，能否配合手术。

2）评估各项检查及血液检验指标，尤其是血红蛋白。

3）评估穿刺部位皮肤有无破损、瘢痕等及血管异常情况。

4）评估腹部体征及胃肠道情况：评估有无腹痛，腹痛的部位、性质、时间及疼痛程度，有无腹膜炎表现；有无肠梗死的症状、有无肾功能不全等；评估有无恶心、呕吐、黑便等情况。呕吐早期主要为肠痉挛所致，为胃内容物；若呕吐物为咖啡渣样，则提示进展至肠管坏死渗出。血便多为柏油色或暗红色，若持续出现则为肠管坏死开始表现。

（2）环境评估：评估手术间内是否洁净、层流净化是否开启、温湿度是否适宜。

（3）仪器设备药品耗材评估

1）仪器设备准备：DSA 血管造影机、心电监护仪、急救仪器、急救车是否呈备用状态。

2）**药品耗材准备：**介入专科耗材如股血管鞘组、泥鳅导丝、造影导管、弹簧圈、栓塞颗粒、球囊、支架等；一次性物品及药品如介入手术包、无菌纱布、无菌注射器（5ml 1 支、10ml 2 支、20ml 1 支）；生理盐水 500ml 2 瓶、盐酸利多卡因注射液 2 支、肝素钠注射液 2 支、地塞米松 2 支，备用镇痛药物等。

2. 术中

（1）手术护士、手术医生、技师再次进行三方安全核查。

（2）评估意识、生命体征，如通过数字疼痛评估量表（NRS）进行疼痛评估，如有异常及时告知医生处理。

（3）评估输液通路是否通畅，滴速是否合适。

（4）评估患者腹痛、恶心、呕吐、黑便有无进行性加重。

3. 术后

（1）再次核对患者身份及手术相关信息。

（2）评估患者意识及生命体征。

（3）评估股动脉穿刺处出血情况，有无渗血渗液、皮下血肿，压迫止血是否有效。

（4）及时评估观察患者尾骶部、颈部、背部的皮肤情况，防止发生术中压力性损伤。

（5）评估各管路是否在位通畅：如深静脉置管、输液管路、导尿管等。

（6）评估患者腹痛、恶心、呕吐、黑便、呕血是否改善。

三、护理关键点

1. 术前

（1）护士根据预约申请单核对患者手术信息，包括手术部位、方式、名称，详细询问病史，有疑问应及时与手术医生核对。

（2）**心理护理：**患者多数因急性腹痛入院，无思想准备，加之本身缺乏对疾病的认知，顾虑较多，常伴有紧张、焦虑情绪。护士应主动、热情、耐心与患者交谈，详细讲解疾病相关知识、发病原因、治疗方法及过程、疾病转归及注意配合事项，安慰鼓励患者，消除紧张、焦虑情绪，积极配合治疗。

（3）充分评估病情，筛查有无禁忌证，重点关注阳性指标，严密观察病情，必要时给予镇静、吸氧等措施。

（4）做好术中呼吸配合的宣教告知，即平静呼吸状态下，呼气末屏气约 10s 后再缓慢呼气，以利于获得清晰造影图像。

（5）术前空腹至少 2h，安静休息 10 ～ 20min，排尿、排便。做好安全教育，防止发生跌倒、坠床等不良事件。

2. 术中

（1）密切观察患者意识、生命体征，如有异常及时通知医生处理。

（2）熟练配合医生递送各类耗材，主动询问患者的不适主诉，并对症处理。

（3）医护人员做好自身辐射的防护。

3. 术后

(1) 拔除鞘管后，按压穿刺处大于 10min，妥善包扎穿刺处伤口，观察病情，无异常后由转运人员安全护送返回病房。

(2) 继续密切观察患者病情变化，如有特殊应及时处理。

四、护理措施

1. 术前

(1) 工勤人员准备：根据介入手术预约通知单患者信息与病房责任护士交接核对，无误后转运至介入手术室，为患者正确佩戴口罩和帽子。

(2) 核对信息：责任护士再次核对患者的姓名、年龄、性别、手术部位及方式等。

(3) 饮食护理：局部麻醉患者术前无须禁食，嘱其进食清淡、易消化饮食。需全身麻醉术前禁食 8 ~ 12h，禁饮 4 ~ 6h，如术晨有降压药物按常规服用，降糖药物根据术晨血糖情况遵医嘱服用或停服。

(4) 按要求留置针穿刺，保证静脉通路在位通畅。

(5) 协助配合医生在足背动脉及上肢桡动脉明显处做标记，以备术中和术后对比观察。

(6) 疼痛护理：剧烈的腹部绞痛是肠系膜上动脉血管栓塞首发症状，观察腹痛程度、持续时间，遵医嘱使用镇痛药，评估疼痛缓解情况。

(7) 心理护理：做好患者及其家属的心理护理，鼓励积极配合治疗。

2. 术中

(1) 空气净化消毒：空气层流净化系统循环净化，使手术间达到应有的空气净化级别与适宜的温湿度。

(2) 用物准备：将手术所需仪器设备、手术器械包、精密器械、无菌物品、一次性介入专科耗材、药物备齐，避免术中发生特殊情况时反复出入手术间。

(3) 三方核查：由手术医生、麻醉医生、介入护士共同核对患者病历、床号、姓名、性别、年龄（出生年月）、手术名称、手术部位、身份识别腕带、药物等。

(4) 消毒铺单：放下手术间铅玻璃的卷帘，显露穿刺部位，协助消毒铺巾、穿无菌手术衣，注意保护隐私及保暖。

(5) 体位与监护：指导协助患者摆放正确体位，保持静脉通路通畅，必要时吸氧。

(6) 辐射防护：对 X 线敏感的部位，如生殖腺、甲状腺、晶状体等（除必要检查部位外），予以铅帘遮挡，以防医源性射线伤害。医护人员做好自身的辐射安全防护。

(7) 病情观察与记录：术中严密观察患者意识和生命体征，并注意询问有无不适。尤其是注射含碘对比剂时，注意观察有无相关不良反应，如出现面色苍白、呼吸急促、血压下降、呕吐等，立即停止手术，配合医生抢救，直至危象解除。

(8) 递送手术器材及耗材：关注手术进程，配合医生递送手术所需介入器械及耗材，如导管、导丝、球囊、支架等。

(9) 拔鞘：协助医生对穿刺点加压包扎，按压穿刺部位 30min 并完善介入手术转运交接记录单书写记录。

3. 术后

(1) 体位与活动：经股动脉入路者，术后需平卧 24h，卧床期间注意预防相关并发症，如下肢深静脉血栓形成，24h 后病情允许即可下床活动，活动量不宜过大，需循序渐进。

(2) 穿刺下肢血液循环情况：密切观察足背动脉搏动、皮肤颜色、温度等，双足同时触摸，以便对照。血栓形成多在术后 1～3h 出现症状，当发现趾端苍白、小腿疼痛剧烈、皮温下降、感觉迟钝、足背动脉搏动减弱或消失，则提示有下肢深静脉血栓形成可能，应及时通知医生处理。

(3) 穿刺部位观察：注意观察穿刺点有无渗血、血肿。若有出血应及时更换敷料，保持局部清洁干燥，防止感染。

(4) 病情观察：注意观察患者腹痛缓解情况及排气是否正常，因肠系膜上动脉狭窄导致肠缺血、肠梗阻，使肠黏膜屏障机制受到破坏，可发生细菌移位，导致脓毒血症的发生。

(5) 饮食护理：术前腹痛与进食无关的患者，术后即可进软食。一般术后 12～24h 禁食水或进食流质。

(6) 抗凝药物治疗的护理：遵医嘱应用抗凝剂或改善微循环的药物，用药期间监测凝血酶原时间，若凝血时间为 20～25min，应请示医生调整药量，观察切口渗血情况，注意有无牙龈、皮肤、黏膜的自发出血。观察尿液、粪便的颜色等。

(7) 并发症的护理：协助翻身、叩背，遵医嘱予雾化吸入，指导患者有效呼吸、咳嗽咳痰等，预防术后发生吸入性肺炎；如患者腹腔引流管或切口渗出液体带粪臭味，同时出现局部或弥漫性腹膜炎的表现，应警惕肠瘘发生的可能，应及时通知医生。

(8) 感染的护理：患者因肠管广泛缺血、坏死、导管损伤等使机体抵抗力降低，因此预防感染极为重要。遵医嘱给予足量、有效的抗生素，密切观察体温变化。术后 5d 内密切监测患者体温，保持口腔卫生，可常用漱口液漱口，每班观察口腔及全身皮肤有无感染灶。

五、健康指导

1. 术前

(1) 术前一日晚沐浴，更换洁净病员服，去除金属物品，术前排尿、排便。

(2) 配合医护人员操作前核对患者身份信息。

(3) 到达介入手术室后，请家属在候诊区域等候并及时关注显示屏上的手术进程。

(4) 入室后耐心等待，有任何需求请及时告知医务人员，不要自行起身及下床随意走动，避免发生跌倒等意外事件。

(5) 指导患者提前进行呼吸屏气训练，以利于获得清晰造影图像。

(6) 指导患者按照麻醉方式禁食、禁饮。

2. 术中

(1) 配合平卧于手术床正中位置，双手置于两侧床沿。

(2) 根据医护人员指令做好相应的术中配合。

(3) 不可随意活动四肢，避免术中坠床或影响术者操作。

3. 术后

(1) 教会患者及其家属自我观察症状体征及监测体重。观察患者腹痛的部位、性质、持续时间、有无伴随的症状，记录患者的体重。

（2）指导患者腹痛时禁止使用热水袋等局部热敷。遵医嘱按时用药，注意观察患者的血压、心率，对高血压患者控制血压不可过高或过低。

（3）指导患者保持规律作息、保持情绪稳定，避免劳累。

（4）指导患者进食高蛋白、富含维生素、易消化饮食，2个月内鼓励患者少量多餐饮食，不宜过饱。低脂肪摄入，减少血栓再形成的机会。

（5）指导患者出院后1个月复查，仍需关注排便情况及腹部感觉，如有腹痛、腹胀，停止排气、排便等及时就诊。

（6）支架植入者、需长期口服抗凝药物者，用药期间应注意有无鼻出血、牙龈出血、血尿等情况发生。

（7）指导患者术后3个月、6个月、1年来院复查肠系膜动脉血流情况，定期门诊随访。

第十七节　经颈静脉长期透析导管植入术的护理常规

一、概述

经颈静脉长期透析导管植入术是应用经皮穿刺技术（Seldinger），在皮下建立一个隧道，经撕脱鞘扩张使导管植入颈内静脉，通过导管自身的涤纶套（cuff）与皮下组织粘连，封闭于皮肤入口至中心静脉间隙，可显著降低感染风险，相对动静脉内瘘，具备并发症少，使用寿命长，功能持续稳定等优势。

二、护理评估

1. 术前

（1）参考本章第十二节肾动脉介入术的护理常规相关内容。

（2）评估患者置管部位皮肤情况。

2. 术中　参考本章第九节经皮肝穿刺胆道引流术的护理常规相关内容。

3. 术后

（1）评估患者生命体征情况，是否存在术后并发症，如出血和感染等。

（2）导管维护：需要定期清洗和更换导管，检查导管周围皮肤是否有红肿、渗液、皮疹等异常情况，以及导管周围血管是否有压迹或瘢痕形成等情况。

（3）感染评估：经颈静脉长期透析导管易造成感染，需密切观察患者的体温、白细胞计数和C反应蛋白及导管周围皮肤是否有炎症等情况。

（4）营养评估：在治疗过程中，需对患者进行营养评估，及时纠正营养不良，保证患者的营养需求。

三、护理关键点

1. 术前

（1）穿刺周围的皮肤和穿刺口是否有红肿、渗出等异常情况。

（2）皮肤清洁到位，置管前协助医生对患者进行充分的评估，防范风险。

（3）向患者充分解释置管的必要性和风险。

2. 术中

（1）参考本章第九节经皮肝穿刺胆道引流术的护理常规相关内容。

（2）对患者进行心理疏导，使患者能积极配合手术。

（3）放置导管后，注意使用 X 线确认导管位置是否正确，导管旁无压迫，避免扭曲、拉伸或缠绕。

（4）在植入导管的手术过程中，护士需要密切配合医生，确保手术顺利进行。

（5）密切观察患者生命体征及病情变化，能积极应对术中发生突发事件的应急处理。

（6）参与手术人员应衣帽整洁，洗手、戴外科口罩，严格无菌操作，采取最大无菌屏障。

3. 术后

（1）血液透析导管应专管专用，尽量避免使用导管抽血和输液。

（2）留置导管者每日监测体温，怀疑导管感染时及时处理。

（3）拔管后用无菌纱布有效按压 20 ～ 30min，无菌纱布绷带加压包扎，观察局部有无出血现象。导管置入后 24h 内不予移动和固定。

（4）保持导管周围的皮肤干燥、清洁，定期更换导管的敷料，推荐每周更换一次，注意观察导管周围皮肤和穿刺口是否有红肿、渗液、疼痛等症状，如出现异常应及时报告医生处理。

（5）导管使用后，及时关闭输液通道并进行导管冲洗，以避免导管内形成血栓，注意保持通畅，如发现导管流量减慢或无法顺利使用时应及时向医生汇报。

（6）避免使用含钾过多的药物，避免药物漏入导管内。

（7）严格遵循无菌操作规范，定期更换导管，提高血透治疗的安全性和有效性。

四、护理措施

1. 术前

（1）参考本章第一节肿瘤介入栓塞术的护理常规相关内容。

（2）完善术前凝血功能、血常规、生化指标、输血前三项等常规检查，遵医嘱给予患者药物皮试，做好置管前的皮肤准备，清洁术野区皮肤，须穿好病员服、戴手术帽及手腕带。

（3）环境准备：术前 30min 开启空气层流净化系统、空调系统，以便手术间达到应有的空气净化级别与适宜的温度，建立手术器械台，形成无菌区域。

（4）用物准备：准备术中所需的手术包、无菌物品、介入导管耗材、长期透析导管等用物。

（5）设备设施：C 形臂 X 线机器设备、心电监护仪、超声等。

（6）药品准备：利多卡因、肝素钠、生理盐水、阿托品、地塞米松、对比剂和抢救药品等。

2. 术中

（1）手术配合

1）参考本章第九节经皮肝穿刺胆道引流术的护理常规相关内容。

2）根据穿刺部位，协助患者取仰卧位，去枕、颈部稍垫高，头偏向对侧，术侧上肢外展外旋位，充分显露颈静脉穿刺部位，建立静脉通道，连接好心电监护仪，根据患者皮肤情况，给予压疮预防措施。

3）参考本章第十二节肾动脉介入术的护理常规相关内容。

4）插管前向患者解释穿刺目的、配合方法，以减轻患者恐惧和焦虑心理。

5）安慰患者，消除患者的不适感和恐惧感，认真倾听患者主诉，适时予以回应，手术过程中患者紧张可放轻放音乐减压疗法缓和患者情绪，转移其注意力。

6）关注并跟进手术进程，及时准确地传递手术器械、物品及透析导管。

7）随时监督手术人员，严格遵守无菌操作原则，术中物品有污染或疑似污染均应立即更换。

8）手术结束协助医师处理术口，固定输液港连接导管，撤除手术巾单，粘贴敷料。

（2）病情观察

1）严密观察患者意识、面色及生命体征变化，询问患者有无不适，及时发现问题并处理。

2）置管时观察患者有无心率减慢、血压低、面色苍白等迷走神经反射，予以针对性处理，同时关注患者的安全，预防跌倒等意外事件，对于神志不清、烦躁及不能配合的患者，在手术过程中，必要时可给予适当约束，及时、准确填写介入手术护理记录单。

3. 术后

（1）置管后注意观察置管处是否发生压迫、渗血等，密切观察患者生命体征及病情变化。每次透析注意观察管道是否通畅、感染等症状。

（2）导管周围皮肤护理：每天清洗导管周围皮肤，并及时更换敷料，确保导管周围干燥、清洁，避免感染的发生。

（3）定期检查导管位置是否正确，避免导管移位或扭曲。

（4）避免导管受力：导管植入后，需要避免导管受到过度的拉扯和压迫，防止导管被损坏。

（5）根据医生指示，定期冲洗导管，确保导管畅通。用肝素或肝素稀释液封管时，正压封管，避免血液回流至管腔内。对高凝状态、容易堵管的患者，定期管腔内尿激酶溶栓可防止管腔内血栓形成，延长导管使用寿命。

（6）并发症观察及护理

1）血栓形成：是颈内静脉置管术中常见的并发症，由于导管位于静脉内，因此可能导致血栓形成，严重时可造成静脉回流障碍，加重患者病情。应监测患者的血流情况，若发现导管附壁血栓形成需行溶栓治疗，溶栓后再次复查，随访观察溶栓效果。

2）穿刺部位出血：在手术过程中应选择合适的穿刺部位，并且术后要密切观察穿刺部位的出血情况，如果出现明显的出血情况，应立即进行检查，进行有效的止血处理。

3）感染：由于患者的免疫系统通常较弱，因此感染是一个常见的并发症，术后应注意穿刺口的消毒和换药，嘱患者注意卫生，勤洗手，避免感染。

4）导管脱落：术后患者导管未正确固定，会导致导管脱落，术后应注意导管的妥善固定，并做好导管的标识。

5）血管损伤：为最严重的并发症，极易造成致命性大出血，因此拔管、止血是首要问题。

6）导管尖端异位：是颈内静脉置管术中常见的并发症之一，导管尖端应置于右心房中上部，不在此位置即为异位。

五、健康指导

1. 术前

（1）关心患者，消除患者及家属的思想顾虑，分散注意力等。

（2）指导饮食：综合患者的身体状况和治疗进度制订饮食方案，多食用有营养的食物，禁食刺激性食物。

（3）为患者制订生活、运动计划，叮嘱患者要适量运动，但要严格控制运动强度和运动时间。术前训练患者床上排尿、排便。

（4）协助患者皮肤清洁，用肥皂水清洗皮肤。

2. 术中　参考本章第一节肿瘤介入栓塞术的护理常规相关内容。

3. 术后

（1）饮食指导：告知患者需要注意限制钠、蛋白质等物质的摄入，以减少水肿和代谢负担。

（2）留置透析导管期间加强日常护理，保持局部皮肤清洁干燥。加强伤口局部观察及换药并妥善固定导管，嘱患者避免剧烈活动，家属协助患者共同保护导管，减少并发症。

（3）穿刺处出现红、肿、热、痛现象，或者部分患者还出现发热、导管周围有脓性分泌物溢出的情况，提示导管有感染，应及时通知医院处理。

（4）保持局部皮肤、敷料清洁、干燥，注意睡眠姿势的选择，采取平卧或侧卧位为宜，以免压迫、折叠、扭曲导管，或防止导管脱落、移位，导管一旦滑脱，应压迫止血并立即就诊。

（5）妥善固定透析导管，防止导管滑脱，发现导管部分脱出，不应重新送回血管内，应立即告知医务人员，给予妥善处理。

（6）提高患者透析导管自我护理能力，预防汗液流入置管口而引起感染或破坏管路，养成及时使用干净的毛巾或纸巾擦拭汗液的习惯；淋浴或洗头时，需要使用保护膜对穿刺处进行保护，避免搔抓等，如敷料被淋湿，应当及时进行更换；穿脱衣服要小心以预防把导管拉出体外而发生意外或出血，尽量穿较宽松棉质衣服。

第十八节　输液港置入/取出术的护理常规

一、输液港置入术的护理常规

（一）概述

输液港置入术是一种将植入式静脉给药装置放置于人体皮下的治疗性操作，主要通过在体内置入中心静脉导管和埋置于皮下的输液座来完成，通过输液港进行输液，可以有效避免长期外周输液所导致的静脉炎和血管硬化等并发症，还能防止化疗时药物外渗导致的局部组织坏死。

（二）护理评估

1. 术前

（1）参考本章第一节肿瘤介入栓塞术的护理常规相关内容。

（2）观察患者手术部位周围皮肤是否有红肿、渗出、热感或疼痛等异常情况，以及有无压痛或感染症状，是否有任何过敏反应或其他药物不良反应的历史。

（3）评估患者置港部位皮肤情况。

2. 术中

（1）参考本章第一节肿瘤介入栓塞术的护理常规相关内容。

（2）评估手术体位的摆放。

（3）置入术前仔细评估局部皮肤有无破损、溃烂等情况，利用超声机评估患者血管情况。

（4）环境准备：手术室/导管室或符合置港条件的专科治疗室，保持手术间室温 22～23℃，湿度 45%～55%，手术间环境清洁整齐。

3. 术后

（1）评估患者生命体征、手术部位有无渗血、血肿、感染等情况。

（2）评估患者输液港的通畅性和功能是否正常，是否有漏液、堵塞等情况。

（3）患者的注射方式、注射剂量及药物种类等。

（三）护理关键点

1. 术前

（1）针对不同患者采取相应的心理疏导，自愿配合医护人员进行输液港置入术。

（2）输液港置入部位周围的皮肤要保持清洁干燥，避免感染和污染。

2. 术中

（1）参考本章第九节经皮肝穿刺胆道引流术的护理常规相关内容。

（2）清点手术器械的数目，检查器械完整性。检查输液港导管的完整性，有无破裂、折叠、打结等情况。

（3）参考本章第九节经皮肝穿刺胆道引流术的护理常规相关内容。

3. 术后

（1）术后按时更换敷料，并注意注射方式、注射剂量及药物种类等情况。

（2）患者掌握输液港自我护理方法，输液港周围皮肤要保持清洁干燥，避免感染和污染。

（3）保持输液港管路通畅，避免堵塞或漏液。同时要定期检查输液港的连接处是否松动或漏气。

（四）护理措施

1. 术前

（1）心理护理：向患者及其家属解释植入式静脉输液港知识、治疗目的、优点和意义、手术操作过程及术后注意事项等，尽量消除患者和家属焦虑、疑虑的心理，让患者和家属理解输液港导管置入体内的相关手术知识。

（2）完善术前凝血功能、血常规、生化指标、输血前三项等常规检查，遵医嘱予患者药物皮试及术区备皮。清洁术野区皮肤，须穿好病员服，戴手术帽及手腕带。

（3）用物准备：准备术中所需的手术包、无菌物品、血管手术器械、输液港套件等用物。

（4）设备设施：彩色多普勒超声机、C 形臂 X 线机器设备、心电监护仪等。

（5）药品准备：利多卡因、肝素钠、生理盐水、阿托品、地塞米松和抢救药品等。

2. 术中

（1）手术配合

1）核对患者身份信息、手术名称，以确保手术的正确性，严防医疗事故。

2）协助患者取仰卧位，置港侧肩部垫枕，头偏向对侧，术侧上肢外展外旋位，显露操作区域，建立静脉通道，连接好心电监护仪。

3）心理护理，术中认真倾听患者主诉，适时予以回应，手术过程中患者紧张可放轻音乐减压疗法缓和患者情绪，转移其注意力。

4）环境准备：术前 30min 开启空气层流净化系统、空调系统，以便手术间达到应有的空气净化级别与适宜的温度，建立手术器械台，形成无菌区域。

5）关注并跟进手术进程，及时准确地传递手术器械、物品及输液港装置。

6）随时监督手术人员严格遵守无菌操作规则，术中物品有污染或疑为污染均应立即更换。

7）手术结束协助医生处理术口，固定输液港连接导管，撤除手术巾单，粘贴敷料。

（2）病情观察

1）严密观察患者意识、面色及生命体征变化，询问患者有无不适，及时发现问题并处理。

2）置管时，观察患者有无心率减慢、血压低、面色苍白等迷走神经反射，予以针对性处理和心理护理，对于全身麻醉的患者要注意保持呼吸道通畅，确保患者术中的安全，做好病情的动态观察，及时、准确地填写介入手术护理记录单。

3. 术后

（1）密切观察患者生命体征及有无病情变化，输液港周围有无渗血、肿胀，疼痛等症状，以及是否有发热等不良反应。若输液座、隧道周围皮下软组织发生水肿及药液外渗现象时，应考虑输液港渗漏，应立即停止输液，并报告医生处理。

（2）要注意监测患者的心理状态，给予必要的心理支持和鼓励。

（3）输液港周围的皮肤应保持干燥和清洁，防止细菌感染。应每天对输液港周围的皮肤进行清洁并消毒，避免皮炎、感染等情况的发生。

（4）定期更换敷料：输液港周围的敷料应保持干燥，每天更换一次，防止敷料过期或被污染导致感染。更换敷料时也要注意操作规范，避免引起不必要的创伤。

（5）注射药物的注意事项：在注射药物的时候，要注意注射的速度和剂量，避免过快或过量注射，造成不良反应。同时，应注意药物的种类和不同药物的相互作用，避免药物之间出现不良反应。

（6）输液港通畅性和使用功能：输液港的管路要保持通畅，避免堵塞或漏液，若发现导管不畅，则需要对导管进行冲洗；同时，要定期检查输液港的连接处是否松动或漏气，确保其正常使用。

（7）严格根据流程消毒维护，操作前需要确保输液港周边皮肤是否有压痛、肿胀、血肿、感染、脓肿等现象。洗手遵循六步洗手法，并佩戴好口罩，整个操作遵循无菌技术操作原则。

（8）并发症观察与护理

1）气胸：常因穿刺点位置过低，穿刺时损伤了肺、胸膜组织，气体从肺组织进入胸膜腔内，小量气胸通常无明显的症状和体征，中大量气胸，可出现咳嗽、胸痛、呼吸困难，大量气胸导致肺容量降低，可出现不同程度的血氧饱和度降低，立即遵医嘱给予吸氧，并协助手术医生将患者胸膜腔内气体排出。

2）血胸、血气胸：穿刺中将静脉或动脉壁撕裂或穿透，同时又将胸膜及肺组织刺破，血液可经破口流入胸腔，形成血胸，气体又从肺组织进入胸腔，形成气胸。出血速度慢，量少可无明显症状。当出血量大于1000ml以上时，表现为气急、呼吸困难、胸痛、发绀、血压下降等症状，如果出血没有有效控制，可导致低血容量性休克。积血少于200ml时，可自行吸收无须穿刺抽吸，适当给予抗生素预防感染。积血量超过200ml时，应早期进行胸腔穿刺，尽量抽尽积血，促使肺膨胀，改善呼吸功能。对于500ml以上的血胸，应早期安置胸腔闭式引流，尽快排出积血和积气，使肺及时复张。出血进行性加剧的时候，手术探查血管受损伤部位，清除血肿，手术修补损伤血管。

3）误穿动脉、血肿：误穿动脉是常见的并发症。误伤动脉后的出血具有自限性或通过压迫止住，巨大血肿可压迫气道、动静脉瘘形成等严重并发症。确认误穿动脉后立刻撤针并压迫止血，停止送导丝和血管鞘。当动脉反复损伤或动脉壁破口较大，压迫止血失败时则需外科修复。如血肿压迫气道应行气管插管、切开引流等对症处理。

4）气体栓塞：在穿刺过程中，少量空气进入血管内可无明显症状，一般在5～10min可以被吸收。量大时患者可表现血氧饱和度降低、突发性呼吸困难、心动过速、胸痛、精神状态改变等症状。如果空气经静脉进入右心房后，可引起发绀和缺氧；如果静脉内气栓逆行至脑部，则会引起抽搐，呼吸困难、意识不清、烦躁。最关键的干预措施是快速发现，及时终止空气继续进入血管内，高流量的吸氧，予以患者头低足高体位。当出现心搏骤停时立即行心肺复苏，脑部气体栓塞时行高压氧治疗。

5）心律失常：在输液港置入过程中，由于导丝或导管进入心脏，机械性刺激可引起心律失常。置管过程中发生的心律失常可表现为头晕、心悸、气短、胸前压迫不适感。若患者既往有心律失常等基础疾病，术中要密切观察。

6）导管末端异位：导管植入过浅/过深、导管误入非目标血管。导管末端移位可引起血栓、导管打折、纤维蛋白鞘等并发症。术中发现导管异位，可以即刻重新置管。若移位的导管并发堵管或血栓无法继续使用，应及时取出输液港。

7）神经损伤：穿刺导致神经损伤较少见。颈内静脉走行区域内有臂丛神经、迷走神经、舌下神经及膈神经；锁骨下静脉区域有喉返神经、臂丛神经和膈神经。在穿刺过程中触及神经时，患者可能仅有一过性触电感或其他异常。术中疑似触碰神经时应及时拔针，调整穿刺角度。

（五）健康指导

1. 术前　关心患者，消除患者及家属的思想顾虑，分散注意力等；协助患者皮肤清洁，用肥皂水清洗皮肤；术前训练患者床上排尿、排便。

2. 术中　参考本章第一节肿瘤介入栓塞术的护理常规相关内容。

3. 术后

（1）告知患者置管后避免患侧卧位，1～2周置港侧颈部、胸部和上肢应避免剧烈运动、撞击，上下活动范围不高于肩位，防止局部皮肤破损等。两周后上肢避免过度活动，如打球、练瑜伽等，避免提5kg以上的重物。日常生活中避免剧烈运动、预防感冒引起咳嗽，以预防静脉港导管移位。睡觉时要注意避免碰到患处。

（2）术后注意营养饮食，进食清淡易消化饮食，多食用新鲜水果、蔬菜等。

（3）告知患者输液港的相关知识及注意事项，使患者能够掌握自我护理的技能，共同维护输液港的健康使用。

（4）输液港置入术后，患者在进行洗浴、换衣、更换床单等操作时，要避免对输液港造成不必要的撞击或拉扯，避免引起不必要的疼痛和出血。

二、输液港取出术护理常规

（一）概述

输液港取出术是采用原切口进入，然后将输液底座、导管及附件一并取出。但由于在输液港置入术分离的囊袋深度不一，导致最终的切口可能位于输液底座上方或者静脉导管上方，手术者在拆除输液港时可以分为两种策略：先底座后导管法及先导管后底座法。

（二）护理评估

1. 术前

（1）了解患者的病史，包括既往疾病、手术史、过敏史、药物使用史等，以避免出现手术相关并发症。

（2）患者心理状况评估，包括手术配合程度，文化程度，教育背景、对疾病的理解能力，对压力的承受能力。以及家庭社会支持情况，包括患者家庭成员的组成、文化程度、经济收入等。

（3）观察患者输液港取出部位是否有流血、渗液等情况，并及时更换敷料。

（4）评估患者是否了解本次手术的目的与意义。

2. 术中

（1）评估患者心理及合作程度、生命体征、管道通畅情况，查看病史、查看术前检查、术前谈话签署手术知情同意书。

（2）术中用物准备，包括手术包、无菌物品、介入导管耗材，仪器设备是否完好，防护用品、术中用药及抢救药品是否齐全完好。

（3）评估手术体位的摆放。

（4）环境准备：手术室/导管室或符合置港条件的专科治疗室，保持手术间室温22～23℃，湿度45%～55%，手术间环境清洁整齐。

3. 术后

（1）评估患者生命体征情况，手术部位有无渗血。

（2）进行疼痛评估，手术后患者可能会出现疼痛不适，需要及时采取相应的措施进行疼痛管理。

（3）评估饮食和活动。

4. 其他　管路的正确处理，术口处理避免污染和感染的发生。

（三）护理关键点

1. 术前　输液港置入部位周围的皮肤要保持清洁干燥，保持管道通畅，避免感染和污染。

2. 术中

（1）术中医护人员严格执行三方核查，并严格遵守无菌技术操作原则。

（2）清点手术器械的数目，检查器械完整性。确定所需输液港后，检查输液港导管的完整性，有无破裂、折叠、打结等情况，

（3）密切观察患者生命体征及病情变化，能积极应对术中发生突发事件的应急处理。

（4）做好心理护理，使患者能很好地配合手术。

3. 术后

（1）密切观察穿刺口有无渗血，穿刺部位有无血肿。

（2）患者输液港周围的皮肤要保持清洁干燥。

（四）护理措施

1. 术前

（1）心理护理：向患者及其家属解释输液港取出术的目的、手术方式、手术时间、手术操作过程及术后注意事项等，尽量消除患者紧张焦虑的心理，让患者积极配合手术。

（2）环境准备：手术室 / 导管室做好消毒隔离工作，并保持手术间室温 22 ～ 23℃，湿度 45%～ 55%，建立手术器械台，形成无菌区域。

（3）准备好术中所需物品、耗材、血管手术器械、设备及药品等。

2. 术中

（1）手术配合

1）核对患者身份信息、手术名称，以确保手术的正确性，严防医疗事故。

2）协助患者取仰卧位，置港侧肩部垫枕，头偏向对侧，术侧上肢外展外旋位，显露操作区域，建立静脉通道，连接心电监护仪。

3）做好心理护理，术中认真倾听患者主诉，适时予以回应，手术过程中患者紧张可放轻音乐减压疗法缓和患者情绪，转移其注意力。

4）环境准备：术前 30min 开启空气层流净化系统、空调系统，以便手术间达到应有的空气净化级别与适宜的温度，建立手术器械台，形成无菌区域。

5）关注并跟进手术进程，及时准确地传递手术器械、物品、耗材等。

6）随时监督手术人员严格遵守无菌操作原则，术中物品有污染或疑似污染均应立即更换。

术中跟进手术进程实时提供术中所需耗材。

7）手术结束协助医师处理术口，撤除手术巾单，粘贴敷料。

（2）病情观察：术中严密观察患者意识、面色及生命体征等，询问患者有无不适，及时发现问题并处理，做好病情的动态观察，及时、准确填写介入手术护理记录单。

3. 术后

（1）定期更换敷料：手术后，应对伤口进行覆盖，定期更换敷料，避免感染和局部皮

肤损伤。

（2）注重卫生：术后应保持患者的环境清洁卫生，避免污染和交叉感染。使用干净、消毒过的器具和用品，保持室内的空气流通。

（3）观察患者情况：术后应密切关注患者的生命体征和疼痛程度，如有异常状况应及时采取措施，并与医生沟通。

（4）管路处理：术后应根据需要对管路进行处理，避免管路污染和感染的发生。

（5）疼痛管理：术后可能会出现疼痛不适，应及时询问患者疼痛程度，如有必要应及时给予镇痛药物。

（6）活动管理：根据医生指示控制患者的活动范围，避免活动不当导致手术部位出现问题。

4. 其他　输液港取出术护理措施主要是围绕着预防感染和疼痛管理展开，护理人员需要密切关注患者的情况，严格按照医嘱和操作规范进行护理，确保患者能够尽早康复。

（五）健康指导

1. 术前

（1）关心患者，消除患者及家属的思想顾虑，分散注意力等。

（2）协助患者做好皮肤管理，用肥皂水清洗皮肤。

2. 术中　参考本章第一节肿瘤介入栓塞术的护理常规相关内容。

3. 术后　注意局部的清洁卫生，并避免水浸泡。如果出现局部红肿、疼痛、发热等异常现象，应及时就医。

第十九节　球囊阻断逆行静脉血管栓塞术的护理常规

一、概述

球囊阻断逆行静脉血管栓塞术（balloon-occluded retrograde transvenous obliteration，BRTO）是指当胃底静脉曲张存在自发性脾 - 肾或胃 - 肾分流道门静脉高压时，采用经自发性脾 - 肾或胃 - 肾分流道进行逆行性胃底静脉曲张栓塞术，达到治疗肝硬化门静脉高压胃底曲张静脉破裂出血的目的。

二、护理评估

1. 术前

（1）适应证

1）影像学证实存在自发性脾 - 肾或胃 - 肾分流并具有下列情况为球囊阻断逆行静脉血管栓塞术的适应证。

2）确诊为胃底静脉曲张破裂出血，以胃底静脉曲张为主。

3）门静脉高压症胃底静脉曲张破裂出血，经常规内科治疗失败。

4）手术后或内镜下硬化剂治疗后再出血者。

5）不能耐受紧急手术或内镜治疗禁忌证的胃底静脉曲张破裂出血。

（2）禁忌证

1）肝功能严重损害。

2）大量腹水。

3）有出血倾向。

2. 术中　生命体征、用药及并发症的观察；仪器设备的摆放及性能评估。

3. 术后　患者安全转运评估、生命体征及意识状态评估、穿刺点及肢体血供评估、术后并发症评估。

三、护理关键点

1. 术前　一般检查、影像学检查、术前宣教、药品准备、器械准备。

2. 术中　术中协助、术中观察、术中并发症观察和应急处置、术中安全管理。

3. 术后　病情观察及护理、体位与活动、疼痛护理、穿刺点护理、用药护理、并发症的观察和护理、饮食护理、排便护理。

四、护理措施

1. 术前

（1）患者准备

1）一般检查：血常规、凝血时间、肝肾功能、生化、心电图。肝功能不良者应给予有效的保肝治疗；凝血时间异常、失血性贫血者应给予纠正。

2）影像学检查：施行 BRTO 前必须影像学证实存在自发性脾 - 肾或胃 - 肾分流。判断门静脉高压存在 SGRS 分流道的方法：① B 超；②门静脉 CTV 或 MRI 门静脉血管成像；③门静脉血管造影。

3）术前宣教：加强与患者及其家属沟通，签署手术同意书。向患者扼要说明操作过程，争取患者配合。

（2）药品准备

1）碘对比剂：非离子型碘对比剂。如碘美普尔、碘海醇等。

2）栓塞剂：多选用无水乙醇、聚桂醇、栓塞颗粒、组织黏合剂及纤毛钢圈。

3）降门静脉压药物：垂体后叶素、生长抑素、硝酸甘油、硝苯地平等备用。

4）局部麻醉药：利多卡因。

5）镇痛药：哌替啶等。

（3）器械准备

1）常规血管造影手术包及器械。

2）器械：6 ～ 8F 血管鞘，血管长鞘，5 ～ 7F 双腔球囊导管，球囊直径多选择 10 ～ 15mm，5FCobra.5FSimons 导管及 2.7F 微导管，硬交换导丝（180/260cm）。

2. 术中

（1）术中协助：协助医生术前仔细分析影像学显示的 SGRS 分流道征象，术中再次根据静脉血管造影资料确认。

（2）护理观察：术中持续心电监护，密切监测患者体温、脉搏、呼吸、血压等。保持呼吸道通畅，预防舌后坠及分泌物、呕吐物堵塞呼吸道而产生呼吸困难。并积极做好抢救物品和药品的准备。在使用聚桂醇等一系列栓塞材料时，注意严密观察患者生命体征变化，尤其血氧饱和度情况，防止因栓塞剂引发的异位栓塞。

（3）并发症观察和应急处置：对于胃底静脉曲张介入治疗的患者，术中最常见的并发症是大出血和异位栓塞；尤其是在使用聚桂醇等一系列栓塞材料时，注意严密观察患者生命体征变化，尤其是血氧饱和度情况，防止因栓塞剂引发的异位栓塞。

（4）安全管理：术中应严密观察患者管路情况，确保各管道通畅，避免打折、移位或脱出。留置管道明确并标识管道名称、留置时间等。注意观察各管道接触皮肤情况，必要时给予局部保护，避免压力性损伤的发生。对于躁动患者，安置手术体位时应适当对其进行保护性约束，确保患者安全。

3. 术后

（1）病情观察及护理：术后持续心电监护，密切观察患者生命体征、疼痛、有无出血倾向，保持患者呼吸道通畅，必要时遵医嘱给予氧气吸入。由于该手术在行胃底静脉栓塞后会加重食管静脉曲张程度有再次出血风险，如患者出现恶心、大汗、面色苍白应警惕食管静脉曲张破裂出血，术后密切观察并及时告知医生，遵医嘱给予对症处理，并及时记录。

（2）体位与活动：该手术多为局部麻醉手术，术后取平卧位，绝对卧床休息，留置球囊期间做好管道护理，防滑脱，穿刺侧肢体制动，待球囊导管拔除后穿刺点予以压迫止血。

（3）疼痛护理：术后留置球囊导管 6 ~ 8h 期间患者会有胸骨后疼痛感，向患者解释其原因并遵医嘱予以对症处理。同时教会患者缓解疼痛的方法（如深呼吸、听舒缓的音乐、转移注意力等）；如患者疼痛未缓解或持续加重时，应及时报告医生，遵医嘱给予药物治疗，并密切观察用药后的反应。

（4）穿刺点护理：患者术后穿刺点加压包扎，穿刺侧肢体处于平伸、制动，可给予更换体位，定时按摩受压部位。严密观察穿刺部位局部有无出血、肿胀，压迫止血的装置有无偏移，压迫止血的压力是否合适等，如有异常，应及时告知医生给予处理。

（5）用药护理：密切观察用药反应，使用降门静脉压力药物时，严密观察患者有无再出血倾向，同时有冠心病的患者应该慎用垂体后叶素作为降门静脉压力的药物，密切观察血压变化及用药后的不良反应等。

（6）并发症的观察和护理：血尿、发热、穿刺部位渗血及硬化剂灌注过量会引起脾静脉栓塞、肺栓塞、肝肾衰竭等常见并发症，可进行抗凝、溶栓、给予保肝药物甚至血液透析等治疗。其中穿刺点并发症包括穿刺部位出血或血肿形成、假性动脉瘤或动静脉瘘、腹膜后血肿等。

1）穿刺部位出血或血肿形成：穿刺部位若出现瘀斑或肿块，应及时做好标记，动态观察瘀斑或血肿的大小有无变化，观察穿刺侧肢体的血液循环和皮肤温度是否受影响，此外根据患者情况应给予重新加压包扎并适当延长卧床时间。

2）假性动脉瘤或动静脉瘘：术后应密切观察，若穿刺部位出现搏动性肿块，应立即通知医生，并指导患者卧床休息，协助医生进行床旁彩超，遵医嘱及时给予对症治疗，同时密切观察患者穿刺点情况，并给予患者心理疏导，缓解患者紧张、焦虑情绪。

3）腹膜后血肿：可引起出血性休克，注意观察股动脉穿刺患者有无剧烈腹痛、腹胀、腹围增加、心率增快、血压下降及眼睑、口唇、甲床处颜色苍白等症状，若有以上异常，及时报告医生进行处理。

（7）饮食护理：此介入手术虽为非消化道的局部麻醉手术但有部分患者可能术前存在消化道出血或经内镜治疗后禁食状态，故术后应结合术前饮食遵医嘱予以饮食护理宣教，对可进食患者指导其进食清淡、易消化的流质饮食或半流质饮食后逐渐过渡到肝病饮食。

（8）排便护理：术后须绝对卧床休息，造成患者肠蠕动减慢，同时由于排便方式及饮食的改变，易导致患者发生便秘，因此需保持排便通畅，必要时遵医嘱给予口服乳果糖，同时告知患者避免用力排便。

五、健康指导

1. 术前

（1）手术指导：告知患者手术相关知识，术中患者配合，手术风险及手术可能使用的耗材，签署相关知情同意书。

（2）药物指导：告知患者术中使用碘剂的相关知识及风险，签署碘剂使用风险告知书。

（3）心理护理：指导患者控制情绪的有效方法，保持心情舒畅，避免情绪过度紧张和焦虑。

2. 术中　心理指导，进入介入室患者可能对陌生环境存在紧张，手术顺利与否存在焦虑情绪，可适当行"话聊"帮助患者消除恐惧心理，指导患者放松心情，建立信任关系。

3. 术后

（1）康复指导：告知患者回归家庭后保持心情愉快，劳逸结合，不可过于兴奋激动。1 个月后可做轻体力劳动，仍需注意避免腹部用力、提重物等活动；勿用力咳嗽。

（2）饮食指导：建立合理的饮食结构和饮食习惯，建议高热量、高蛋白质、高维生素、低脂饮食，保持排便通畅。如有肝性脑病前驱症状应该禁食蛋白质摄入量，并且及时就诊。

（3）用药指导：详细向患者介绍药物的名称、剂量、用药时间及方法，教会其观察药物的疗效和不良反应。

（4）并发症观察：告知患者及其家属注意出血症状的观察，如有出血征象、上腹部不适、恶心、呕吐及黑便，应及时就诊。定期门诊随访。

第二十节　食管球囊扩张术/支架植入术的护理常规

一、概述

食管癌是我国发病率及死亡率较高的恶性消化道肿瘤之一，吞咽困难是其临床常见的症状。食管支架植入术是晚期食管癌患者的姑息性治疗方法之一。食管支架植入术是在影像学的引导下，通过导管、导丝等介入器械，将支架放于食管的狭窄处，使之扩张、通畅，可有效消除食管梗阻症状，明显改善进食情况，提高生活质量。具有创伤微小，见效迅速，临床效果好，可重复操作等优点。

二、护理评估

1. 术前

(1) 评估患者有无麻醉药过敏史、高血压、严重的心脏病病史,以及血常规、出凝血时间等。

(2) 评估食管钡剂检查结果,以了解病变的部位、长度、狭窄的程度与周围器官的关系。

(3) 评估患者心理状态及对该治疗方式的了解程度与接受程度。

2. 术中　评估患者是否发生误吸,密切监测患者生命体征。

3. 术后　评估患者是否发生并发症:出血、支架移位或滑脱。

三、护理关键点

(1) 术前根据麻醉方式进行相应患者准备。

(2) 术中备好相关仪器设备及药品。

(3) 术后严密心电监护及血氧饱和度监护,观察穿刺部位情况,及早发现并发症并积极处理。

四、护理措施

1. 术前

(1) 术前指导患者禁食、禁饮 8h,有义齿者提前取出。

(2) 训练患者口含咬合器时正确的吞咽动作,增加手术的成功率并减少手术时间。

(3) 术前 30min 肌内注射山莨菪碱(654-2)、地西泮各 10mg。

2. 术中

(1) 协助患者平卧于手术床上,予以利多卡因胶浆 10ml 口服 3 ~ 5min 后咽下。

(2) 协助手术医生选择合适的支架和释放器。

(3) 插入导丝后患者出现恶心感,甚至呕吐,为防止窒息,应及时清除口腔分泌物,同时密切观察患者的面色、血氧饱和度等生命体征的变化,指导其深呼吸并做吞咽动作,以利于导丝一次性通过。

(4) 在整个手术过程中,护士要不断地鼓励表扬患者,增强其承受术中不适的能力。

3. 术后

(1) 一般护理:保持病房温度 20 ~ 22℃,相对湿度 50% ~ 60%,减少人员探视,术后嘱患者平卧位,床头抬高 10° ~ 30°。

(2) 并发症护理

1) 疼痛:支架植入后,多数患者有不同程度的胸痛、胸骨后异物、胀痛感。由于支架植入后机械压迫扩张所致组织损伤,植入支架应向患者及家属解释,给予精神上的安慰和鼓励,使患者有正确认识,树立信心,增强心理承受能力。

2) 出血:术后有少数患者痰中带血,注意观察其量、性状,观察有无呕血、黑便。

3) 恶心呕吐:由于支架的刺激,术后遵医嘱给予甲氧氯普胺 20mg,肌内注射,观察用药后的效果,以防剧烈呕吐支架随呕吐脱出。

4）支架移位或滑脱：是最严重的并发症之一，主要与支架类型、剧烈呕吐及过早食用固体食物有关。为防止支架移位、滑脱，嘱患者术后静卧 24h，正确指导进食。

5）反流性食管炎：植入支架后，植入段部分食管丧失蠕动功能，而且支架支撑部分无"活瓣"作用，易使胃内容物发生反流。指导患者进食时取半卧位，床上抬高 15°～30°，根据身体状况，进食后站立 1h，睡前站立活动 0.5h，尽量使胃排空，以防反流，严重者可给抑酸剂、黏膜保护剂、胃动力剂予以治疗。

6）再狭窄及穿孔：如发生进食困难，首先要考虑食物嵌塞，或者因两端肿瘤再生长而狭窄，嵌塞的食物可用内镜取出或推入胃内。术后应密切观察患者有无难以忍受的疼痛、呼吸急促、发绀等穿孔症状。

五、健康指导

1. 术前　指导患者禁食、禁饮 8h，有义齿者提前取出。

2. 术中　指导患者口含咬合器时正确的吞咽动作，指导出现不适时如何与医护人员有效沟通。

3. 术后

（1）饮食指导：嘱患者术后忌冰、冷食品，同时也避免进过热的食物，以防支架遇冷热而变形、移位或脱落。食物温度在 40～45℃为宜。支架植入后 2～3h 即可进流质饮食如牛奶、豆浆等，2d 后可酌情进半流质饮食，1 周后即可进易消化的软食，1 个月后可进食普食，但应避免粗纤维食物，如韭菜、芹菜等，以免阻塞支架。术后进食忌过急及暴饮暴食、忌高黏性食物应细嚼慢咽。进食前、后均应饮温开水 200～300ml 以保证支架畅通。进食后 30min 再躺下防止食物反流。

（2）嘱患者保持乐观开朗的心理状态、积极治疗原发病，按时来院复查。

疼痛介入治疗的护理常规

第一节　疼痛的护理常规

一、概述

疼痛是组织损伤的生理反应，对机体有极为重要的保护作用。2020 年国际疼痛研究协会（International Association for the Study of Pain，IASP）将疼痛的定义修订为一种与实际或潜在组织损伤相关的不愉快感觉和情绪情感体验，或与此相似的经历。这表明疼痛不仅仅是一种感觉，而且与情感和认知相关。

二、护理评估

1. 一般护理评估

（1）一般护理：了解患者的个人信息，姓名、性别、年龄、职业、民族、籍贯、文化程度、婚姻状况等。日常生活能力评定（ADL）：评估疼痛对患者生活、工作、睡眠和情绪的影响。

（2）病史评估：询问患者此次患病的情况、用药史，明确患者疼痛的部位、性质、强度、频次、持续时间、诱发因素及缓解情况。了解其服用镇痛药物的种类、剂量及不良反应及患者的有无疼痛经历等。

2. 按疼痛的分类护理评估

（1）疼痛的位置分类与评估：疼痛的位置分类可以根据躯体部位和组织器官、系统进行分类。躯体疼痛可根据部位进行定位。组织器官、系统分类疼痛可以分为躯体痛、内脏痛和中枢神经痛。躯体痛多为局部剧烈疼痛，定位清楚。内脏痛表现为定位不准确，呈隐痛、胀痛、牵拉痛或绞痛。中枢神经痛常难以定位，疼痛性质不固定，多表现为持续性刺痛或麻木，活动加重，病变出现症状的时间不一。

（2）按疼痛的性质分类评估：按疼痛的性质常见分类有刺痛、灼痛和酸痛。刺痛产生迅速、消失快，定位明确，常引起机体的保护性反射。灼痛痛觉产生慢，消失也慢，定位不准确，通常难以忍受。疼痛可反射性地引起同一脊髓节段支配的横纹肌紧张，多伴有心血管和呼吸系统的变化。酸痛定位不准确，描述困难。常伴有内脏和躯体反应，以及较强的情绪反应。其他还包括绞痛、胀痛、钻顶样痛、爆裂样痛、跳动样痛、撕裂样痛、牵拉样痛和压轧样痛等。

（3）按疼痛的原因分类评估：按照疼痛的病因可分为伤害性痛、炎症痛、神经病理性疼痛、癌痛、精神性疼痛及其他原因引起的疼痛。伤害性痛主要是皮肤肌肉、筋膜韧带、骨和关节的损伤等引起的疼痛。炎症痛主要由生物源性或化学源性炎症所致的疼痛。神经病理性疼痛是末梢神经至中枢神经任何部位的神经损伤或病变引起的疼痛，疼痛常呈放电样、针刺样、烧灼样、刀割样，可出现痛觉过敏、痛觉异常。癌痛多为肿瘤侵犯周围器官、损害神经、破坏骨质和侵犯内脏管道发生梗阻。精神性疼痛主要由心理因素或心理障碍引起，多无确切的躯体病变和阳性检查结果，患者常主诉周身痛或多处顽固性痛。主要是因心理因素或心理障碍引起的疼痛，多无确切的躯体病变和阳性检查结果，患者常主诉周身痛或多处顽固性痛。此外，还可见其他因素引起的疼痛，如动静脉栓塞、脉管炎、糖尿病性末梢神经炎和痛风等。

3. 按疼痛持续的时间分类评估　目前尚无明确的时间分类标准，通常根据疼痛持续的时间可分为急性痛、亚急性痛和慢性痛。国际疼痛学会和 NCCN 联合推荐：持续时间 < 1 个月为急性痛，持续时间 1～3 个月为亚急性痛，持续时间 > 3 个月为慢性痛。也有观点认为疼痛持续 6 个月以上为慢性痛，还有一种观点认为无论持续多长时间，只要时间超过正常持续时间即可定义为慢性痛。

三、健康评估

1. 体格检查　疼痛评估中，体格检查对患者建立信任感非常重要，是鉴别解剖性和生理性疼痛非常重要的诊断手段，包括 4 个方面：感觉、运动、反射和共济运动。感觉检查是明确每例患者具体的疼痛所涉及的纤维、神经元类型或神经束。根据疼痛感知的刺激类型不同可分为三类：对挤压和针刺起反应的机械伤害性感受，对 45℃ 以上温度起反应的热伤害性感受，以及对机械、热和化学有害刺激有相同反应的多觉型伤害性感受。

2. 疼痛的护理评估与测量　疼痛是种主观体验，疼痛的评定是指在疼痛治疗前和治疗过程中利用定的方法测定和评价患者的疼痛强度和性质。疼痛会受到生理、心理、个人经历和社会文化等多方面因素的影响，并且个体对疼痛的理解和认知也存在差异。因此，正确客观地评估疼痛，对患者疾病的诊断及后续治疗方案的制订和实施十分关键。目前疼痛的评估量表可以分为单维度疼痛量表、多维度疼痛综合评估量表、神经病理性疼痛筛查专用量表。单维度疼痛量表通过数字、文字、图像等形式使患者可以将主观疼痛感受客观地表达出来。总体来讲，单维度疼痛量表具有评估快速、内容简洁、患者容易理解等特点，因此，是进行疼痛快速评估的首选。

（1）疼痛评定的目的

1）明确诊断，准确地判定疼痛的特征，有助于确定控制疼痛的治疗方案。

2）在疼痛诊疗过程中，结合患者主观感受变化提供较为客观的依据，及时调整治疗方案，减少或避免单纯依赖患者而做出回顾性的比较引起偏差。

3）用定量的方法来估计治疗效果，针对不同的治疗方法，比较和总结各种疗效，进一步选择有效的治疗方法，根据疼痛的消失、减轻或缓解强度或无效，确定后期治疗方针。

4）疼痛研究中，对科研结果做出明确地判断分析和对照比较。

（2）常用疼痛的护理评估方法：疼痛常用的评估方法分为间接评估法和直接评估法，

间接法使用较为广泛。由于间接评估法与患者的年龄阅历水平、语言表达及认知能力密切相关，故对某些特殊人群的疼痛评估有特别的方法和要求，如婴幼儿和老年人的疼痛评估。

1）疼痛间接评估法：是较为常用的评估方法，不对患者施加任何致痛性刺激，让患者自己描述或评估现有疼痛的性质和强度的方法。凭此优势，自评量表评估法目前被认为是疼痛评估的黄金标准。目前临床常用的量表评分法包括视觉模拟评分法（VAS）、口述描绘评分法（VRS）、数字评分法（NRS）、疼痛问卷表和行为疼痛测定法。NRS：患者疼痛用 0～10 这 11 个数字描述最能代表其疼痛强度的数字：0：无痛；1～3：轻微疼痛，能忍受；4～6：中度疼痛，影响睡眠，尚能忍受；7～10：疼痛剧烈难忍。使用 VAS 时注意，不适用的人群：①视觉和书写功能有严重缺损者；②精神错乱者；③服用镇静药者；④抽象理解能力受损者。

2）疼痛直接评估法：是依据刺激反应的原则，直接给患者以某种致痛性刺激，观察刺激达到何种强度或持续作用多长时间患者才感到疼痛；或随机地施加不同强度的刺激，让患者分辨强、弱的评估方法。这类方法多用于研究患者接受某些镇痛药物或治疗方法前后的对比，对患者痛阈、耐痛阈、痛分辨能力或对痛反应态度的变化进行评估，以观察药物或治疗方法对患者疼痛反应的影响。常用评估法包括痛阈测定和生理生化指标测定。

3）单维度疼痛量表：简化版 McGill 疼痛问卷（表 11-1），称为 SF-MPQ（short form of McGill pain questionnaire，SF-MPQ），由 11 个感觉类和 4 个情感类对疼痛的描述词及 PPI 和 VAS 组成。单维度疼痛量表是对患者的疼痛强度单方面进行评估。单维度疼痛量表通过数字、文字、图像等形式使患者可以将主观疼痛感受客观地表达出来，经解释后在 1min 内完成评估。总体来讲，具有简单易行、评估快速等特点。因此，单维度疼痛量表是进行疼痛快速评估的首选。

表 11-1　SF-MPQ

项目	无	轻度	中度	严重
跳痛（throbbing）	0）＿＿	1）＿＿	2）＿＿	3）＿＿
闪电样疼痛（shooting）	0）＿＿	1）＿＿	2）＿＿	3）＿＿
刺痛（stabbing）	0）＿＿	1）＿＿	2）＿＿	3）＿＿
锐痛（sharp）	0）＿＿	1）＿＿	2）＿＿	3）＿＿
烧灼痛（hot-burning）	0）＿＿	1）＿＿	2）＿＿	3）＿＿
酸痛（aching）	0）＿＿	1）＿＿	2）＿＿	3）＿＿
坠胀痛（heavy）	0）＿＿	1）＿＿	2）＿＿	3）＿＿
触痛（tender）	0）＿＿	1）＿＿	2）＿＿	3）＿＿
爆炸样痛（splitting）	0）＿＿	1）＿＿	2）＿＿	3）＿＿
疲惫耗竭感（tiring-exhausting）	0）＿＿	1）＿＿	2）＿＿	3）＿＿
病怏样（sickening）	0）＿＿	1）＿＿	2）＿＿	3）＿＿
恐惧感（fearful）	0）＿＿	1）＿＿	2）＿＿	3）＿＿
罪恶感（punishing-cruel）	0）＿＿	1）＿＿	2）＿＿	3）＿＿

续表

用以上表格评估你的疼痛强度，在这条线上表标记，标记出你的疼痛强度落在"无痛"和"最严重的疼痛"指尖的那个点上，然后在第二个表上勾选适合的数字。

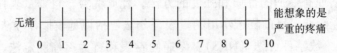

0 无痛（no pain）；1 轻度疼痛（mild）；2 难受（discomforting）；3 痛苦不安（distressing）；4 极其痛苦（excruciating）

资料来源：于生元，王家双，程志祥译，2017. 疼痛医学精要（第 3 版）[M]. 北京：北京大学医学出版社.

3. 疼痛的心理评估　疼痛是一种不愉快的感觉和情绪体验，常具有主观性和个体性，慢性疼痛的心理表现尤为突出。随着对慢性疼痛的研究逐渐加深，心理治疗被认为是慢性疼痛治疗中重要的组成部分。大量的事实表明，疼痛的直觉、反应、行为变化及对疼痛的耐受强度受个体的心理、社会因素的影响。分散注意力、放松、恐惧及家庭和社会支持因素都可以调节疼痛体验，说明心理状态对慢性疼痛能产生一定的影响。随着对痛阈和耐痛阈的研究和测量工具出现，逐步明确了影响疼痛的生理、心理和社会因素。疼痛还受文化背景、宗教信仰、疼痛经验、心理素质、人格特征、情绪、心理暗示和药物等多方面因素的影响。慢性疼痛患者通常还存在不同程度的心理和情绪问题，如抑郁、焦虑或躯体化情绪障碍等。因此，充分评估患者的心理状态有利于指导慢性疼痛患者的治疗和康复。

四、护理关键点

（1）教会患者和家属学会利用 NRS 评估疼痛及控制情况，并做好相关数值记录。

（2）判定疼痛患者服用镇痛药物后的镇痛效果、服药的依从性、不良反应及耐受性等。

（3）评估患者的心理状态，教会患者如何进行情绪疏导、宣泄和转移注意力等。

（4）观察患者使用镇痛药后的效果、副作用或潜在不良反应的处理等。

五、护理措施

1. 建立良好的护患关系　主动介绍住院环境，了解并告知疼痛的原因及诱发因素。对实施介入手术治疗患者，要做好术前宣教，尊重其隐私和权力，术中要做好患者的保暖和照护工作。

2. 疼痛的护理　询问患者疼痛的情况，明确疼痛的部位、性质、强度、频次、持续时间、诱发因素及缓解情况；患者服用镇痛药物后的镇痛效果。

（1）教会患者和家属学会用 NRS 和 VAS 对疼痛进行评分，并做好相关记录，如发生时间、持续时间、疼痛评分及疼痛时服用药物后缓解情况和对日常生活的影响等。

（2）耐心解释使用不同药物的剂量、服用方法、服药后可能存在的并发症及应对措施等，帮助患者提升战胜疼痛的信心，建立良好的护患关系、遵医行为和服药依从性等。

（3）对于使用镇痛泵镇痛的患者，要详细讲解使用镇痛泵的使用方法、日常维护和护理，并留有紧急联系方式；同时让其学会观察可能出现的感染、副作用或并发症等，一旦出现感染或严重的并发症等立即就医。

3. 根据疼痛的性质和强度采用药物和（或）非药物等措施帮助缓解疼痛

（1）提供安静、温湿度适宜的舒适环境，避免进入一些嘈杂、喧闹的场所。

（2）协助采取舒适的体位，纠正因慢性疼痛导致的不良姿势。

（3）运用心理疏导、放松、倾听及转移注意力等方法缓解疼痛，如听轻音乐、散步、打太极拳和练瑜伽等。

（4）严格遵医嘱给药，注意观察药物疗效及不良反应，做好阿片类药物上锁管理，同时观察使用阿片类药物后有无不良反应，如便秘、恶心、呕吐、呼吸抑制、过度镇静、皮肤瘙痒、痛觉过敏、免疫抑制、神经毒性和药物成瘾等。

（5）评估患者的疼痛部位、性质、持续时间及影响因素，学会选择疼痛评估工具给予合理的评估。

（6）对于因疼痛而使生活自理受限患者，必要时给予合理的生活照护。

（7）慢性疼痛患者多伴有焦虑、抑郁症状，密切观察焦虑、抑郁者的自杀倾向，做好安全防范和家属的宣教指导工作。

六、健康指导

1. 心理支持和疏导　鼓励并倾听患者的诉说，介绍成功手术案例，增强患者的信心。对于拟行手术的患者：介绍手术体位和配合的方式，让患者熟悉手术过程，帮助患者缓解焦虑、恐惧等不良心理。

2. 认知干预　帮助患者正确认识病情，指导患者提高认知能力和应对能力，积极配合治疗和护理。

3. 健康教育　指导患者熟悉疾病、手术的相关知识及术后的注意事项，使得患者对手术的风险及可能出现的并发症有足够的认识和心理准备。

4. 出院随访指导

（1）教会居家老年患者利用 NRS 进行自我评估和记录疼痛的方法。

（2）指导居家老年患者学会放松训练、听轻音乐或阅读等非药物方法缓解疼痛，建立良好的遵医行为，告知居家老年患者镇痛效果不佳或疼痛加重时及时就诊。

（3）对于长期服用镇痛药的患者，教会患者及其家属掌握用药后副反应的表现，并做好定期门诊随访复查。

第二节　腰交感神经阻滞镇痛术的护理常规

一、概述

腰交感神经阻滞术（lumbar sympathetic block，LSB）是一种手术。腰交感神经干（lumbar sympathetic trunk）由 5 对腰交感神经节和连于其间的节间支组成，位于腹后壁的腹膜外组织内，在腰椎体的前外侧，沿腰大肌的内侧缘下降。腰交感神经节（lumbar sympathetic ganglion）是内脏传出神经，属于椎旁神经节。交感神经手术较常用于治疗和缓解患者的疼痛（图 11-1，图 11-2）。

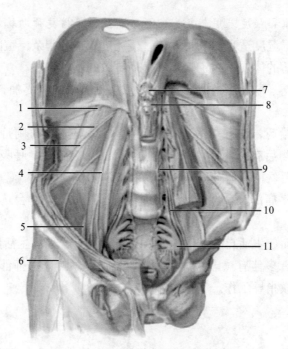

图 11-1　腹壁后交感神经位置示意图

1.肋下神经；2.髂腹下神经；3.髂腹股沟神经；4.闭孔神经；5.股神经；6.股外侧神经；7.腹腔神经节；
8.肠系膜上神经节；9.腹腔神经节；10.腰骶神经节；11.骶神经丛

引自：薛朝霞.腰交感神经节阻滞疗法中国疼痛学专家共识.中华疼痛学杂志，2022.

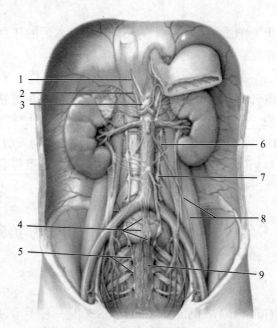

图 11-2　交感神经干的毗邻与分支示意图

1.内脏大神经；2.内脏小神经；3.腹腔神经节；4.腹腔下神经；5.灰交通支；6.交感神经干；7.交感神经节；
8.睾丸/卵巢神经丛；9.盆腔内脏神经丛

引自：薛朝霞.腰交感神经节阻滞疗法中国疼痛学专家共识.中华疼痛学杂志，2022.

二、护理评估

1. 术前

(1) 评估患者的性别、年龄、文化程度、宗教信仰及营养状况等，育龄期女性有无妊娠情况，有无潜在压疮、跌倒/坠床的危险因素。评估患者的生活状况和自理强度，穿刺部位皮肤的完好性，有无红斑、肿胀、溃疡等。

(2) 其服用镇痛药物的种类、剂量及患者的疼痛控制情况等，有无高危跌倒/坠床的风险因素，术前相关手术体位的训练情况及同一体位的耐受力等。

(3) 评估患者有无肝、肾或严重肺功能障碍等器质性疾病或慢性损伤史等；患者有无过敏史，观察患者是否属于过敏或超敏体质；手术相关部位节段的椎板间隙、硬膜外腔、脊髓情况等，有无金属置入装置等。

(4) 评估患者的血常规、凝血功能、血生化检查结果等有无异常。

(5) 评估医学影像装备是否处于备用完好状态，了解医用防护装备、屏风及相关急救装备等医学装备是否备齐，医用无菌保护套是否在有效期内，手术器械的准备情况。

(6) 手术环境准备：评估温湿度是否在正常范围，适宜的温度为 18 ~ 22℃，适宜的湿度为 50% ~ 60%。

(7) 心理-社会状况：观察患者的情绪变化，了解其对疾病的认知及对手术的了解程度，有无紧张、焦虑或恐惧心理；评估患者的家庭及支持系统等。

(8) 依据术中获得性压力性损伤风险评估量表评估相关危险性，评估患者因手术改变体位后，有无骨突部位受压及皮肤完整性受损的风险。

2. 术中

(1) 密切观察并记录术中患者的生命体征、血氧饱和度的变化，及时询问患者有无不适等。

(2) 心理状况评估：密切关注患者术中配合的依从性，有无紧张、焦虑和恐惧心理，保障手术顺利进行。

(3) 密切评估患者有无过敏反应，神经阻滞区域的感觉和运动功能变化。

3. 术后

(1) 了解患者术中的麻醉方式、手术名称、术中输液及出血的情况，评估患者有无留置引流管、数量及位置。

(2) 身体状况评估：术后监测患者生命体征，观察伤口的渗血、渗液及引流液颜色、性状和液量；评估有无排尿困难和尿潴留等。

(3) 利用 VAS 评分在实施交感神经阻滞术前后观察患者的疼痛缓解和症状改善情况。

(4) 实施交感神经阻滞后，观察患者的下肢胫骨前、足背、足底皮肤温度升高，且术后温度持续升高，可使用血氧饱和度监测仪进行测量，对比实施前后区域的足趾脉搏氧饱和度 (SpO_2) 是否升高，对比术前术后受支配区域的下肢感觉及运动功能。

(5) 对于有溃疡创面的手术患者，观察术后 2 ~ 3d 观察溃疡的创面是否有结痂、有新鲜肉芽组织长出。

(6) 心理-社会状况观察患者的情绪变化，有无紧张、恐惧心理；能否配合术后的功能训练。

三、护理关键点

1. 术前

（1）指导合理用药，教会其利用 NRS 对疼痛的情况进行自评和记录。

（2）协助患者完善相关辅助检查完成情况，避免延长手术等待时间。

（3）指导患者术前体位训练，缓解患者的焦虑、紧张的心情。

（4）做好患者和家属的健康教育与指导工作，协助患者建立良好的社会支持系统。

2. 术中

（1）与患者建立良好的护患互动关系，关注患者有无焦虑、恐惧心理，利于配合完成手术。

（2）密切关注有无过敏反应，监测心电监护，做好配合抢救工作。

（3）做好术中无菌技术的配合和管理，减少术中感染的风险。

3. 术后

（1）观察手术穿刺部位有无出血、疼痛或感染情况，评估并对比术后双下肢的感觉运动情况有无变化。

（2）评估实施交感神经阻滞后的效果，利用 VAS 观察其疼痛情况，及时指导患者用药。

（3）观察有无并发症的发生，做好护理、健康宣教指导工作。

四、护理措施

1. 术前护理

（1）术前 8h 禁食油炸或高脂食物或肉类，患者在术前 2h 内不能饮用任何液体。注意：嚼口香糖也可产生唾液及刺激胃液分泌，应等同于清流质看待。

（2）协助准备好影像学摄片如胸部 X 线片、CT 或 MRI 等。

（3）向患者介绍手术相关过程，指导患者练习手术体位，观察患者耐受力等情况。

（4）评估患者的疼痛情况，疼痛评分≥4 分即可对症处理，根据患者疼痛给予合理的镇痛，改善患者的生活质量。

（5）了解患者及其家属对治疗的需求，介绍本次手术治疗方式，鼓励已实施相关手术的患者共同参与分享其接受治疗的相关经验，缓解患者及其家属的焦虑、紧张心情。

（6）检查病历完整性，核对有无术前用药或所需相关的影像学资料等。做好术前宣教：做好全身清洁，不穿内衣、内裤；进入手术室前需要取下所有金属首饰等。术晨：用手术专用记号笔规范标记手术部位，鼓励患者共同参与核对手术部位；更换病员服，取下活动性义齿，排尿、排便等。

2. 术中配合

（1）经典盲穿法

1）环境及物品准备：核对曲安奈德、利多卡因、罗哌卡因及生理盐水的药名剂量是否与医嘱相符，备一次性注射器数支。无菌治疗包 1 个，长穿刺针头 2 根，连接管 1 根，备好抢救备用药品等。

2）吸氧：遵医嘱给予患者低流量鼻导管吸氧 3L/min。

3）麻醉与体位：手术以局部麻醉为主。患者取健侧卧位，患侧在上。躯干向前弯，髋关节和膝关节屈曲。

4）常规手术步骤及护理配合：①在第 2～5 腰椎棘突处，用记号笔标出；在距棘突 6cm 处用 0.5% 普鲁卡因做皮试。②用 20 号或 22 号腰椎穿刺针，与脊柱矢状面成 20°～30° 的方向进针。深 4～5cm 可触及横突，将针向上或向下倾斜越过横突，继续深入 2～3cm，即达椎体旁接近腰交感神经节。③注入 1% 普鲁卡因 15～20ml。每次可阻滞 2～3、3～4 和 4～5 三个节段腰交感神经节。④观察 5～15min，如患肢发热、皮肤潮红、温度升高、足背动脉搏动增强、疼痛减轻时，即为有效。

（2）超声引导下的手术配合

1）协助患者取俯卧位，并于腰下垫一软枕，充分显露手术视野，同时协助医生使用超声仪在患者腰背部选定穿刺点，并做上标记，物品准备同前，给予低流量吸氧 3L/min。

2）以穿刺点为中心，协助医生消毒、无菌铺巾，用注射器按每种所需浓度依次配制好，连接一次性导管及穿刺针备用。根据穿刺部位的深浅来选择超声探头，在无菌保护套内挤入适量耦合剂，将包裹超声探头的无菌套绷紧，并用无菌带子固定住，避免探头表面出现皱褶，影响超声的显示效果。按超声定位的深度，锁定神经部位后将穿刺针缓慢精准刺入，注入药物后观察药物的分散强度。

3）术中密切观察患者的主诉及病情变化，观察患者有无麻、胀、头晕等不适，嘱咐患者在医生行神经阻滞治疗过程中勿随意移动身体，以免针尖误刺入动、静脉，造成危险。如果出现局部剧烈疼痛或身体其他部位不适，应立即告诉医生，给予及时处理。

4）手术完成后，观察 20～30min，判定患者生命体征稳定、神经阻滞效果良好、患者未述特殊不适等，送患者返回病房。

（3）C 形臂引导下腰交感神经节阻滞的手术配合

1）在 X 线 C 形臂引导下，腰交感神经节阻滞需要在防辐射手术间完成，术前准备、吸氧及体位同前。

2）术前准备常规开通静脉、输液，监测生命体征，采用透明贴片将温度探头紧贴至双侧足底以测温。备 21G，15cm 穿刺针，准备对比剂、局部麻醉药。

3）患者取体位俯卧或患侧在上的侧卧位，腹下垫薄枕以减少腰椎前凸。

4）定位使用前后位透视成像确定目标腰椎并标记，以相应椎体棘突下缘旁开 6～7cm 处为穿刺点，该点旁开中线的参考距离。理想靶点一般位于 L_2 椎体下 1/3、L_3 椎体上 1/3、L_4 椎体上下 1/2 水平前外侧缘。

5）具体实施步骤：①局部浸润麻醉后，利用 C 形臂在斜位透视引导下，将穿刺针刺入腰椎的前外侧缘。在正位、侧位和斜位透视下确认针尖位置后，回吸观察有无出血或脑脊液。②进行造影试验：注射碘对比剂 1～2ml，确认有无周围充分扩散，并排除任何肌内、血管或椎管内扩散。③进行局部麻醉阻滞试验：注射 1% 利多卡因 3ml 进行阻滞试验，如阻滞 5min 后患侧皮肤温度较前升高 ≥ 1℃ 并无体神经阻滞时认为阻滞有效，继续注射 0.33%～0.50% 罗哌卡因 5ml，阻滞后 30min 患侧皮肤温度较前升高 ≥ 2℃，认为腰交感神经阻滞成功。若要行腰交感神经节化学毁损，则于阻滞试验后各点注射 6% 酚溶液各 3ml 或 95% 乙醇溶液各 1.5ml，注射后拔针前再注射 0.5ml 空气，并保持俯卧位 30min，以减少药液向腰大肌内扩散。协助翻身仰卧位观察 20 ～ 30min，观察患者的生命体征、疼痛和主诉等有无异常，手术结束。

（4）CT 引导下腰交感神经节阻滞的手术配合

1）参考本节 C 形臂引导下腰交感神经节阻滞的手术配合相关内容。

2）定位腰部皮肤表面摆放金属标记条。采用多层螺旋 CT，根据术前阻滞计划对 $L_{1～4}$ 椎体进行常规 CT 扫描，层厚、层距均为 1.0 ～ 2.0mm。根据 CT 骨窗及软组织窗显示，分别确定穿刺层面、穿刺点、穿刺路径、进针角度和穿刺针到达目标椎体前侧缘的距离并标记。

3）具体实施步骤：①局部浸润麻醉后，将穿刺针经 CT 标记穿刺点和预定穿刺路径向靶点穿刺，利用 CT 引导下，将针尖穿刺到预定位置，回吸，观察有无出血或脑脊液。②进行造影试验：注入碘对比剂 3ml，观察对比剂分布范围，以未超过 L_2 椎体上缘为宜。③进行局部麻醉阻滞试验：注射 1% 利多卡因 3ml 行局部麻醉阻滞试验，观察方法同前，送患者安全返回病房。

（5）操作注意事项

1）严格执行无菌技术操作，以避免注射和封闭局部发生感染。

2）做好手术前后的麻醉前、术前及离室前的三方安全核查工作。

3）局部进针点和进针方向要准确，以免损伤附近主要结构。

4）注射时应密切注意患者血压、脉搏和脸色，并应询问患者有无不适，如有虚脱、休克等现象，应立即停止，并予以对症处理。

5）注射完毕，应观察有无交感神经阻滞表现，如未见阻滞表现，说明穿刺部位不准确，应另换方向，重新穿刺。每次注射总量不宜超过 15ml。

3. 术后护理

（1）密切观察手术切口敷料有无渗血、渗液，有异常则报告医生及时进行换药和处理。

（2）密切观察生命体征和患者主诉有无头晕或心慌等不适，因交感神经被阻滞术后，其支配区域的阻力血管和容量血管扩张，导致外周血管血液重新分布，下肢血液回流减缓，部分患者可能出现低血压，一旦发生给予加快输液补充血容量，必要时可静脉注射麻黄碱提升血压。

（3）观察切口和受支配区域疼痛的情况，鼓励患者表达感受，有助于观察疼痛的部位、性质、规律等，协助判定神经阻滞后的效果和及时对症处理。

（4）嘱患者平卧休息 4 ～ 6h，穿刺点有无渗血渗液，敷料浸湿后要及时换药，注意严格无菌操作，以减少交叉感染的发生。

（5）观察有无恶心、呕吐或腹胀，因腰交感神经阻滞后，部分患者的肠蠕动受抑制，有呕吐者及时清除呕吐物，防止误吸；若有腹胀可推迟进食时间，观察患者的肠蠕动的恢复情况；对于腹痛者，观察造成疼痛的原因，及时对症处理。无腹部不适者术后 3 ～ 6h 即可进食，鼓励患者早期进食，手术当日建议摄入少量流质饮食并观察患者进食后有无不适，饮食以清淡不产气食品为主。

（6）疗效判定：对于适应证范围的相关病变，下述指标的改善认为腰交感神经阻滞有效。

1）皮肤温度：阻滞后腰骶、下肢胫骨前、足背、足底皮肤温度升高，且术后温度持续升高，认为阻滞前后同一部位皮肤温度差≥2℃视为有效。有报道，腰交感神经无水乙醇或射频毁损后 1 年的下肢温度比术前高 1.96～2.55℃，而足底表面皮温变化更能反映腰交感神经节阻滞的效果。

2）支配区域血液循环改善：足趾脉搏血氧饱和度（SpO₂）升高，可应用 PI 激光散斑血流图、脉搏传导时间、红外热成像皮肤温差的变化进行评估。

3）疼痛评分：临床上使用 VAS 或 NRS 进行阻滞前后疼痛强度评定。术后即刻疼痛减轻 75% 以上为优效，减轻 74%～50% 为良效，49%～25% 为差效，少于 25% 为无效。

4）下肢溃疡面愈合：腰交感神经节阻滞 / 毁损术后，7d 后患侧的肢体溃疡病灶会出现明显变化。评价标准：面积不变或范围加大为无效；溃疡面渗出减少为好转，周边红润；溃疡面干燥并缩小 2cm×2cm 以上、部分结痂、有肉芽长出为明显好转；溃疡面结痂愈合为痊愈。

5）对于腰椎术后疼痛综合征患者，腰交感神经阻滞有效的标志是在没有使用阿片类药物、加巴喷丁和阿米替林等药物的情况下，疼痛减轻或消失，3 个月至 1 年疼痛无复发。

（7）并发症的观察与护理

1）局部感染：密切观察伤口有无渗血、渗液，及时更换敷料，观察有无感染征象，有问题及早处理。

2）药液意外注入蛛网膜下腔：注射前可用局部麻醉阻滞试验，观察患者下肢的感觉，观察 5～10min，如没有误入即可注射，如误入蛛网膜下腔立即缓慢退出，再次利用 C 形臂 X 线影像辅助定位。

3）局麻药毒性反应：多因药物误入血管或被吸收过快所致，因此，提醒在注药前必须回抽，确认没有回血，再行缓慢注射。

4）损伤引起局部血肿或硬膜外血肿。①观察局部有无皮下淤血或伤口渗血，给予加压包扎，必要时伤口缝合止血。②观察患者的疼痛变化和患者的主诉，如有突发背部剧烈疼痛，进行性脊髓压迫症状，伴肌无力、尿潴留，严重时血肿压迫脊髓可并发截瘫；发现症状后立即汇报医生，协助立即行硬膜外穿刺抽血，必要时行急诊椎板切开减压术，清除血肿。

五、健康指导

1. 术前

（1）介绍手术环境，耐心解释手术过程，鼓励并倾听患者的诉说，尊重患者的隐私和权力，增强患者的信心，帮助患者缓解焦虑、紧张或恐惧等心理状态。

（2）帮助患者正确认识和对待病情，指导患者提高自身的认知能力和应对能力，积极配合治疗和护理。

（3）介绍并帮助患者了解手术的相关知识及术后的注意事项，使其对手术可能的风险及潜在的并发症有足够的认识和心理准备。

2. 术中

（1）介绍手术体位和配合的方式，让患者熟悉手术过程，帮助患者缓解焦虑、恐惧等不良心理。

（2）让患者了解术中麻醉试验的必要性和配合过程的必要性，保障手术顺利进行。

3. 术后

（1）告知神经阻滞患者早期因局部水肿、吸收等因素，需要联合服用非甾体或阿片类镇痛药来缓解局部疼痛，对于需要联合用药镇痛者，要指导其严格遵从医嘱服药，疼痛缓解后及时就医和调整治疗方案。

（2）指导居家患者缓解疼痛的非药物性舒缓方法，建立良好的遵医行为。

（3）指导患者学会自我评估和观察术后的疗效，告知患者及其家属镇痛效果不佳或疼痛加重时及时就诊。

第三节　脊髓电刺激术治疗顽固性疼痛的护理常规

一、概述

顽固性疼痛为传入神经因物理与化学性刺激感受器产生的痛觉或传入神经感应产生的持续存在的疼痛反应。按致痛原因的不同分为伤害性疼痛和传入阻滞性疼痛。

脊髓刺激术是指将脊髓刺激器的电极置于硬膜外腔后部，通过电流刺激脊髓后柱的传导束和后角感觉神经元，从而治疗疼痛或其他疾病。电极以受刺激节段支配的肌肉发生颤搐（或异感）的范围是否能覆盖于全部疼痛区为定位成功的判断标准。

二、护理评估

1. 术前

（1）参考第6章第二节急症介入手术的护理常规相关内容。

（2）评估疼痛的特点，有无加重或减轻的相关因素。是否服用镇痛药物或其他治疗措施，有无药物滥用史或服用免疫抑制剂等。有无植入性心律转复除颤器或对起搏器依赖者（脉冲发生器可能会损害这些设备的功能）等。

（3）评估有无局麻药过敏史，观察手术部位有无局部感染或全身感染症状等。

（4）评估患者的精神状态及对压力的反应，有无焦虑、抑郁和躯体化障碍等。评估患者的家庭及社会支持系统等，脊髓电刺激术的成本高昂，评估其对医疗费用的承担和接受能力。

2. 术中

（1）评估患者术中的意识、疼痛、生命体征及血氧饱和度的变化，及时关注患者有无异常。

（2）手术体位改变后相关性压力性损伤的风险评估（详情见第6章第二节急症介入手术的护理常规）。

（3）动态评估患者脊髓电刺激前后的感觉运动变化情况，发现异常及时处理。

（4）评估患者有无紧张、恐惧心理，保障积极配合完成手术。

3. 术后

（1）评估患者的麻醉方式、手术名称、术中有无异常等，伤口及引流液颜色、性状和液量；查看电极和引流管的位置、固定情况等。

（2）评估患者的生命体征，评估患者有无排尿困难和尿潴留等。

（3）观察患者手术前后疼痛的变化，预防术后并发症的发生。

（4）评估患者术后穿刺点平面以下部位的感受及运动功能，避免意外性伤害风险。

（5）观察患者的情绪变化和心理状态，能否配合完成早期的观察和随访。

三、护理关键点

1. 术前

（1）评估患者的心理状态，了解患者及家属对本次手术的疑虑、接受强度和诉求等。

（2）指导患者手术体位配合，观察局部皮肤准备情况，观察有无主诉不耐受或不适等。

（3）根据手术方式检查相关医学装备和急救生命支持装备的性能和做好准备工作。

2. 术中

（1）在注射麻醉药物时，密切观察患者的反应和生命体征的变化，做好抢救的准备和配合工作。

（2）做好手术的护理配合，加强术中的保暖工作。

（3）术中严密观察心电监护、血氧饱和度的变化，保持与患者积极沟通，观察术中有无不适或过敏反应。

3. 术后

（1）评估患者的手术部位有无出血、渗血或皮下血肿等情况。

（2）严密观察术后患者疼痛的变化、感觉和运动功能有无异常。

（3）术后疼痛的管理与脊髓电刺激参数的调整管理与评估：根据患者疼痛的病情变化，及时根据疼痛的强度、分级、持续时间等及时调整脊髓电刺激器的参数，并做好护理记录。

（4）观察术后早期有无电极移位、电极折断或脱落、脑脊液漏或感染等风险。

（5）指导患者术后按时服药，建立良好的日常生活习惯等，避免电极脱落、折断或感染等。

四、护理措施

1. 术前

（1）心理护理：选择脊髓电刺激治疗的患者多遭遇疼痛的长期折磨，需求迫切，常伴有焦虑、抑郁等症状。脊髓电刺激作为一种神经调控方法只能减轻 50% ～ 70% 的疼痛，因此，术前要与患者及其家属保持充分的沟通，消除对其治疗的恐惧和顾虑。

（2）饮食准备：患者术前禁食 6h、禁饮 4h，评估患者穿刺区域皮肤是否完好，有无破损、感染。

（3）辅助检查：评估血常规检查、凝血功能和肝肾功能等有无显著异常，手术部位影像学检查结果有无异常等。

（4）知识宣教：脊髓电刺激的术前准备、术中电极安放部位及术后仪器参数的调整等都需要患者全程配合，患者的主观感受和自控角色都无可取代。只有积极配合治疗、严格的自我管理，才能使疗效达到最佳。

（5）血糖的控制及护理：糖尿病患者要做好血糖控制，建议术前空腹血糖在 7.25 ～ 8.34mmol/L 较为适宜，24h 尿糖低于 5 ～ 10g 且无酮症或酸中毒的情况下即可。

（6）术前用药的护理：如有长期服用抗凝药物等，应与医师做好汇报沟通工作，一般术前 7d 左右停用抗凝药物，阿司匹林可不停用。血栓高风险的患者遵医嘱给予皮下注射抗凝剂，术前 12h 内不得使用低分子量肝素，观察有无出血征象。若有长期服用降压药、抗癫痫药物或作为麻醉方案使用的药物或手术当日须遵医嘱服用的药物，术前几小时给予一小口水或流质送服常规药物。手术当天禁食者须停止注射胰岛素或口服降糖药。

（7）筛选试验：患者在置入永久性电极之前需要进行筛选试验，便于初步评估脊髓刺激术的疗效和副作用，以减少治疗失败和并发症的发生率。筛选试验的时间一般为 1 ～ 3 周，通过调节参数进行治疗，观察患者疼痛缓解的强度，以及能否耐受刺激的副作用。如果患者疼痛减轻不到 50%，或不能耐受刺激的副作用，只能放弃脊髓刺激术治疗；反之，则植入永久性电极。

（8）术前准备

1）环境及物品准备：将手术室温度及湿度调节至适宜 21 ～ 25℃，并注意患者的保暖，核对曲安奈德、利多卡因、罗哌卡因及生理盐水的药名剂量是否与医嘱相符，备一次性注射器数支。无菌治疗包 1 个，长穿刺针头 2 根，连接管 1 根。C 形臂或超声等开机预热、检查，协助调整好各项参数，保证仪器性能完好，并且放于合适位置。

2）核对患者的手术相关信息，建立静脉通道，术前 0.5 ～ 1h 遵医嘱给予静脉滴注头孢第一代或第二代抗生素。

3）安置体位：患者取俯卧位，并于腰下垫一软枕，充分显露手术野。手术体位的安置原则：在以患者感到舒适为前提下，充分显露手术视野，注意密切观察其有无肢体麻木或感觉异常风险。同时协助医生使用多普勒彩色超声仪或 C 形臂，协助在患者腰背部选定穿刺点，并做上标记。

2. 术中

（1）刺激试验操作配合

1）协助医生消毒皮肤，协助医生将电极导联通过标准硬膜外穿刺针置入硬膜外腔。在 C 形臂 X 线透视引导下，将导联插入到所需的解剖位置。

2）在电极被植入后，协助唤醒患者，根据刺激部位的麻木感能否全面覆盖患者的疼痛区域来判定电极是否置入最佳位置。

（2）永久性电极置入操作配合

1）测试满意后，局部麻醉下，协助剪开缝合线并取出电极，将永久导联放到测试时的位置并连接可植入式脉冲发生器，其余操作同上，为了防止电极移位，可将电极下端缝合在腰背肌筋膜上。

2）植入外科板状电极时，局部麻醉下，在与疼痛范围相对应的脊髓节段下缘行半椎板切开，将电极送入硬膜外腔，并连接体外刺激器进行术中测试。为防止移位，可将电极下端固定在棘突上。

（3）护理要点

1）密切观察患者的生命体征，特别是呼吸道保持通畅，避免窒息风险。

2）密切观察并保持镇静药物的持续畅通泵入，避免折叠、挤压或滑脱风险。

3）密切观察患者意识的变化，避免患者处于深度睡眠或烦躁状态，防止意外伤害风险。

3. 术后

（1）参考第 6 章第二节急症介入手术的护理常规相关内容。

（2）严密观察生命体征，卧床休息 24h，密切观察切口敷料情况：有无渗血、肿胀，如切口敷料渗出多时及时通知医生并协助更换。

（3）观察患者术后疼痛发生的部位、强度、频率和持续时间等，及时准确地评估、调整参数和联合用药等措施。若患者异物感明显，可遵医嘱应用镇静药物，并做好患者的心理护理和转移注意力等。

（4）密切关注脊髓电刺激器的使用状态，记录各项参数，参照患者的反映和医生医嘱调整参数，需要根据患者的慢性疼痛、周围性疾病的评估和临床治疗效果来设置参数。

（5）潜在并发症的护理

1）电极移位：①根据患者的特点选择适宜的电极，如青壮年、运动员或接受过脊柱手术的患者，建议优选外科电极，减少移位风险。②健康宣教：术后 24h 内严格限制患者的脊柱活动度，可以降低电极移位的风险。③发现患者出现的因电极轻微移位引致的刺激作用强度不够和覆盖范围缺陷时，及时进行调整电极位置。

2）电极脱落或折断：①日常生活注意要确保头与腰部之间的同向性，避免手臂上举高于头部和肩部，规避实施用力伸展运动及提拉重物行为。②一旦发生电极脱落或电极折断，需手术取出之前的脊髓电刺激系统，待病情许可时再次手术置入。

3）硬脊膜血肿：①观察伤口有无出血、渗液，引流管是否保持通畅状态，皮下有无血肿。②观察患者有无剧烈背痛、肌无力、尿潴留、括约肌功能障碍等，双下肢有无感觉运动障碍。③发现硬脊膜血肿，立即汇报医生，并协助行硬脊膜外血肿穿刺抽血，必要时行紧急术前准备。

4）感染及脑脊液漏：①术后将床头抬高 30°，观察伤口的渗血、渗液情况。②遵医嘱合理使用抗生素预防感染。③观察局部伤口有无红、肿、热、痛或全身感染症状，一旦发生感染需手术取出脊髓电刺激系统，待病情许可时再次置入。

5）刺激耐受：脊髓电刺激持续一段时间后会出现刺激耐受，部分患者早期出现刺激耐受后，密切观察患者的疼痛变化及症状改善情况，发现刺激不能解决患者疼痛后，立即汇报医生，并协助调整刺激参数改变刺激方式来解决。

五、健康指导

1. 术前

（1）建立良好的护患关系，做好患者的心理支持和疏导工作（参考第 6 章第二节急症介入手术的护理常规相关内容）。

（2）帮助患者正确认识病情，指导其提高认知能力和应对能力。

（3）帮助患者认识疾病及提醒安装脊髓电刺激器后的注意事项，使得患者对手术的风险及可能出现的并发症有足够的认识和心理准备。

2. 术中

（1）耐心解释术中配合的注意事项，尊重患者的隐私和做好保暖工作，让患者熟悉手术过程和顺利配合手术。

（2）术中需要持续被动手术体位，要关注患者同一体位的耐受性，避免影响手术操作。

3. 术后

（1）指导患者术后体位不可过伸、弯腰动作，避免电极移位。

（2）脊髓电刺激器的保护：安置电极部位不透热疗法，禁止 MRI 检查。

（3）嘱患者术后参与随访的重要性和必要性，在第 1 个月内因椎管内的阻抗变化最大，因此，需多次随访、调节模式和参数；术后 2 个月阻抗基本稳定，刺激模式和参数也较稳定，随访期间可逐渐延长。

（4）告诉患者脊髓电刺激手术完成只是治疗的开始，术后需要程控来获得和维持良好的疗效。由于患者疼痛的复杂性和对电刺激耐受力的逐渐增加，应引导其参与对自身疾病的长期管理，要让其明白此治疗仅是减轻疼痛而不是完全排除疼痛。

第四节　外周神经射频技术的护理常规

一、概述

射频（radio frequency，RF）疗法是利用电解质中的离子在射频中往复运动，离子运动通过分子摩擦加热了电解质，离子的逸散是使得射频在组织中变热，从而使得组织产生、变性到凝固。同时，电极尖端周围组织的发热会被射频针尖端的温度传感器监测和调控温度，从而将射频控制在可控范围。

二、护理评估

1. 术前

（1）参考第 6 章第二节急症介入手术的护理常规相关内容。

（2）评估患者的一般情况、手术相关性压力性损伤、过敏史及心理状况评估，了解患者手术部位有无安装起搏器、脊髓电刺激器等。

（3）评估患者疼痛的特点、持续时间及对日常生活的影响。有无血流动力学不稳定，射频治疗可能会因局部血液循环的改变而影响邻近脊髓的供血而出现射频部位对侧的不全麻痹。

（4）评估患者相关体位的训练情况，有助于判定术中是否因体位导致不适。

（5）评估辅助检查及影像学检查结果有无异常。X 线片上所见脊柱侧弯，椎体边缘增生及椎间隙变窄等均提示退行性改变。

2. 术中

（1）评估患者术前的准备情况及心理状态，评估疾病相关知识的了解情况，检查手术所需器械和医学装备的准备情况。

（2）术中体位改变后的压力性损伤评估。

（3）密切监测患者的生命体征的变化，关注患者的主诉有无不适或异常反应。

3. 术后

（1）参考第 6 章第二节急症介入手术的护理常规相关内容。

（2）密切观察患者的生命体征、伤口情况以及引流液颜色、性状和液量等；评估有无排尿困难和尿潴留。

（3）评估手术前后疼痛的变化，观察双下肢的感觉和运动有无异常，预防术后并发症的发生。

（4）观察患者的情绪变化，有无紧张、恐惧心理，能否配合完成早期随访。

三、护理关键点

1. 术前

（1）患者的心理护理与健康宣教。

（2）疼痛的控制与护理。

（3）协助完善术前检查，如有糖尿病的患者协助做好血糖控制与护理。

（4）相关医学装备、相关操作器械准备工作完成情况。

2. 术中

（1）加强术中的血压监测与控制。

（2）完善相关压力性损伤风险的评估与管理，做好术中患者的保暖工作。

（3）做好术中的无菌敷料和手术配合，预防手术部位感染。

3. 术后

（1）观察手术部位有无出血、疼痛或感染情况等发生。

（2）观察患者术前和术后疼痛变化的对比情况。

（3）做好患者的健康宣教，观察切口部位有无感染，预防并发症的发生。

四、护理措施

1. 术前

（1）参考本章第三节脊髓电刺激术治疗顽固性疼痛的护理常规相关内容。

（2）心理护理：术前向患者及家属详细解释手术的过程和可能的风险，以及术后的恢复过程，帮助患者保持良好的心态，减轻紧张和焦虑。

（3）疼痛的护理：术前疼痛患者的管理应采用以 NSAID 为基础的多模式调整镇痛方案，以减少阿片类药物用量。

（4）术前知识宣教：向患者及家属介绍微创射频技术的特点，讲明患者术中需要配合的要点和术后可能出现的不适，帮助其树立信心，以稳定的心态配合手术。

（5）术前环境准备：保证手术室的无菌环境，严格消毒手术器械。医护人员需严格执行无菌操作规程。

（6）评估患者的用药史，做好术前用药的护理（参考本章第三节脊髓电刺激术治疗顽固性疼痛的护理常规）。

（7）术前呼吸道准备：对于需要俯卧位或胸腰椎间盘射频治疗的患者，教会患者正确掌握深呼吸、有效咳嗽咳痰的方法，减少引起疼痛的刺激因素。

（8）了解患者辅助检查的完成情况，当发现检查有异常，及时汇报医生对症处理。

2. 术中

（1）参考第 6 章第二节急症介入手术的护理常规相关内容。

（2）术前准备情况：一次性手术包、根据治疗需求准备探针和负极板，检查相关医学装备性能，需要提前开机并预热的医学装备协助开机预热准备和检查准备工作。

（3）测试前患者的准备与配合：告诉患者术中测试的重要性，术前观察评估受压神经支配部位的感觉和运动功能情况。

（4）严格执行麻醉前、手术前和离室前的手术三方安全核查工作，鼓励清醒患者共同参与安全核查工作。

（5）周围神经射频手术的配合与护理

1）脊神经根射频治疗操作配合：①协助患者安置手术体位：俯卧位。②行神经阻滞：无菌铺巾，协助稀释 1% 利多卡因 0.2 ～ 0.3ml 用于阻滞神经，观察患者有无过敏反应和局部神经阻滞后效果。③穿刺定位：协助 C 形臂 X 线，在透视引导下进行穿刺定位，注意观察患者有无不适反应。④感觉和运动测试：在判定针尖到达预定靶点后，协助调节射频模式和参数，观察有无诱发相应脊神经支配区的麻木、疼痛、异感或相应神经支配区的肌肉跳动。然后进行预测试验，根据腰部疼痛酸胀或发热沉重等感觉测试结果记录电压或电流值，预设射频电凝温度。⑤再次神经阻滞：再次沿穿刺部位行局部神经阻滞，观察神经阻滞效果。⑥射频治疗：根据已设模式进行射频热凝治疗，评估患者射频热凝后支配区域神经的感觉和运动功能变化。⑦手术结束操作：拔出电极针和负极板，穿刺点消毒后用无菌贴膜覆盖，手术结束，患者取平卧位，观察患者无不适后送患者返回病房。

2）神经干射频手术的配合与护理：①三叉神经分支射频：取仰卧头后仰位，行神经阻滞（操作同脊神经根射频治疗操作配合②行神经阻滞）。上颌神经定位：在 X 线等影像引导下确定圆孔位置，根据影像引导进行穿刺调整针尖方向，进针深度 5 ～ 6cm 时可至圆孔外口，会出现上颌神经分布区的放射痛。下颌神经定位：X 线影像引导下采用颧弓下入路，或经传统 Hartel 前入路，穿刺针触及下颌神经会出现下颌神经分布区的放射痛。眶上神经定位：采用眶上孔入路，穿刺针与皮肤垂直刺入进针 0.5 ～ 2cm 可至眶上神经。眶下神经定位：采用眶下孔入路，穿刺针进入皮肤后斜向后上方进针 1 ～ 3cm 时即可进入眶下孔，进孔 1 ～ 2cm 即可，不宜过深以免损伤眼球。先进行感觉和运动测试，然后进行射频治疗，手术结束操作同前。②舌咽神经：患者取仰卧头后仰位，行神经阻滞（操作同脊神经根射频治疗操作配合②行神经阻滞）。在影像引导下从乳突尖端和下颌角连线中点垂直进针，刺向茎突，进针 1.5 ～ 3.0cm 可遇到茎突，然后稍向前上方滑过约 0.5cm 到达颈静脉孔下方。经感觉和运动测试寻找舌咽神经，感觉测试可诱发咽喉部麻木或疼痛；运动测试可诱发咳嗽，若诱发膈肌抽动，应调整针尖位置。定位准确后进行射频治疗，手术结束操作同上。③蝶腭神经节：在实施蝶腭神经节射频治疗前，应特别强调诊断性阻滞有效才可实施。常采用颧弓下入路，穿刺点位于患侧耳屏前 3 ～ 4cm，颧弓切迹下 0.5 ～ 2.0cm 处。X 线影像引导确定穿刺针进入翼腭窝后，分别给予感觉和运动测试，感觉测试时患者会感到鼻根部深处的酸胀痛；在运动测试时，以 1.0V 以上电压无面部抽动为最佳穿刺位置。

测试定位准确后，进行蝶腭神经节射频治疗。④脊神经后支射频操作：常规取俯卧位，行神经阻滞（神经阻滞操作步骤同上）。局部麻醉起效后递穿刺针，穿刺时在影像引导下将针尖穿刺至相应脊神经后支的靶点。进行感觉和运动测试，感觉测试可诱发相应神经支配区的麻木、酸胀或疼痛；运动测试可诱发椎旁肌肉跳动。临床判断初步依据疼痛症状部位，查体疼痛体征位置及影像学病变位置综合考虑，必要时可行局麻药阻滞诊断试验，一般选择病变节段及上一节段脊神经后支。脊神经后支可选择标准射频，也可选择脉冲射频治疗，手术结束后操作同上。

3）其他周围神经：枕神经和肋间神经穿刺可在超声引导下进行定位，针尖到达靶点神经后均需进行感觉和运动测试。

附：局部麻醉药阻滞诊断试验操作流程。在 C 形臂 X 线影像引导下实施，利用脊神经后支注射技术对每个目标后支注射 2% 利多卡因 0.5ml，评估患者注射药物后 15min 疼痛变化情况，如疼痛明显缓解，且有与利多卡因阻滞匹配的缓解时间为阳性；为减少因患者的主观因素引起误判，可采用双阻断模式，即对发现有阳性反应的患者，在保证患者对使用局部麻醉药类型不知晓情况下，使用 0.5% 丁哌卡因 0.5ml 以同样的方式进行第 2 次阻滞，如患者出现同样疼痛缓解强度，且与布比卡因阻滞匹配的更长缓解时间为阳性。

（6）末梢神经射频治疗

1）头皮末梢神经：局部麻醉穿刺点，射频穿刺针沿穿刺点进入皮下，边进针边进行感觉测试，诱发到原有疼痛或异感时停止进针，再进行运动神经测试，以避免损伤运动神经。

2）残肢末梢神经：采用超声引导进行穿刺，局麻后穿刺针进入残肢神经瘤，患者通常会有疼痛反应。然后进行感觉和运动测试，感觉神经测试能诱发原有疼痛或异感，运动测试能诱发肌肉颤动。标准射频治疗下需采用多次循环治疗，直至超声结果显示患者的整个神经瘤转化为强回声团才可结束手术。

3. 术后

（1）观察手术切口敷料有无渗液及渗出液的颜色、性状、液量等，有异常则及时报告医生处理。

（2）密切观察患者的生命体征、血氧饱和度的变化，询问患者有无主诉不适等反应。

（3）观察患者穿刺点和术后受支配区域神经疼痛的变化，鼓励患者表达感受，有助于判定疼痛的部位、性质、规律和及时处理。

（4）嘱患者平卧休息 4～6h，穿刺点有渗血渗液时及时换药，注意换药时严格无菌操作，减少感染机会。

（5）观察患者有无恶心、呕吐或腹胀者，术后 3～6h 即可进食，鼓励患者早期进食，饮食以清淡不产气食品为主；部分患者射频治疗后舌咽部的感觉神经支受抑制或损毁，注意避免食用过热食物，防止烫伤；部分患者因射频治疗后肠蠕动受抑制，有呕吐者及时清除呕吐物，防止误吸；若有腹胀可推迟进食时间，观察患者的肠蠕动的恢复情况；对于腹痛者，观察造成疼痛的原因，及时对症处理。

（6）并发症的观察与护理

1）三叉神经痛半月节射频治疗的并发症：①面部感觉障碍，在标准射频热凝时，发生率高达 94%，大多数患者表现为触觉减退或麻木。这也证明，在射频治疗时相应三叉神经支配区的感觉明显减退或消失时疼痛才能去除。②眼部损害，以角膜反射减退为主，其发生率为 3% ～ 27%，而出现明显的神经性麻痹的发生率为 1% ～ 5%。术后应注意检查角膜反射，若出现角膜充血水肿等应及时涂眼药膏，戴防风镜，禁用热敷。角膜反射一旦消失，应立即戴眼罩或缝合眼睑。③三叉神经运动支损害，患者主要表现为咬肌或翼肌无力，咀嚼障碍。其间流质或半流质饮食，以高蛋白、易消化和吸收的饮食为主。这种情况一般在 6 ～ 9 周后恢复。④颈内动脉损伤，少见，但十分危重，一旦发生，立即停止手术，密切观察，出血严重者应手术治疗。⑤脑脊液漏，很少见，嘱患者术后应平卧 48h，术侧脸部始终位于上方。一旦发生脑脊液漏，多半在腮部形成皮下积液，经穿刺抽吸、加压包扎一般可治愈。⑥其他，包括脑神经麻痹、动静脉瘘、脑膜炎、唾液分泌异常等。

2）神经损伤：极少见，术后观察患者有无可疑的非支配区域的神经受损，一旦出现后，给予营养神经类药物辅助对症治疗。

3）血管损伤：一旦出现，立即停止手术，密切观察患者生命体征和患者的主诉，积极对症治疗，出血严重时行手术治疗。

4）低血压：射频治疗后，因交感神经受抑制，部分患者出现组织血管灌注再改变，密切观察患者生命体征和主诉有无不适等，一旦出现低血压，可给予输液等积极对症处理。

5）感染：术前做好皮肤的清洁；术中严格执行无菌操作和消毒；术后密切观察穿刺点有无红肿热痛等现象；观察射频治疗部位有无感染征象，一旦出现积极对症处理。

6）皮肤烧伤：术中操作要仔细，停止射频治疗时要注意避免误操作，避免误操作导致患者出现烧伤。

五、健康指导

1. 术前

（1）参考第 6 章第二节急症介入手术的护理常规相关内容。

（2）帮助患者认识手术，使得患者对手术过程和可能出现的风险有足够的认识和心理准备，能积极配合治疗和护理。

2. 术中

（1）心理护理：耐心解释手术过程和术中进行麻醉试验的必要性，帮助患者缓解焦虑、恐惧等不良心理。

（2）做好术中配合和沟通：向患者介绍手术配合的操作指令及术中配合的注意事项，保障手术顺利进行。

3. 术后

（1）射频手术后早期因局部水肿、渗出等原因导致疼痛未能及时缓解，告知患者需要持续服药联合镇痛。

（2）改善术后早期的疼痛，如遇突发疼痛加重或效果不佳注意及时就诊。

第五节　胶原酶溶解术的护理常规

一、概述

胶原酶溶解术是将胶原蛋白水解酶（简称胶原酶）注入病变椎间盘的突出物内和（或）其周围，依靠胶原酶分解胶原蛋白的药理作用来溶解胶原组织，使突出物减小或消失，以缓解或消除其对神经组织的压迫，并可减轻或消除神经根的炎性反应，从而使患者的临床症状得到改善。腰椎间盘突出症（lumbar intervertebral disc herniation，LDH）是指在腰椎间盘退变、损伤的病理学基础上发生椎间盘局限性突出，压迫和（或）刺激神经根、马尾神经而出现腰痛、神经根性疼痛、下肢麻木无力、下肢放射痛、排尿、排便功能障碍等症状。

二、护理评估

1. 术前

（1）参考第 6 章第二节急症介入手术的护理常规相关内容。

（2）询问患者是否有先天性的椎间盘疾病，既往有无颈腰部外伤、慢性损伤史，如经常弯腰、搬运重物和慢性腰拉伤，是否做过腰部手术。特别注意有无凝血功能障碍或存在未控制的感染性疾病等。

（3）询问患者有无急性扭伤或损伤史。询问受伤时患者的体位、外来撞击的着力点，受伤后的症状和疼痛的特点和强度、致痛加剧或减轻的相关因素、有无采取制动和治疗措施。

（4）评估患者疼痛的部位及性质，诱发及加重的因素，缓解疼痛的措施及效果等；评估疼痛发作后是否进行过相关的治疗或对症处理，患者肢体的感觉、运动和反射情况，观察患者行走的姿势、步态，有无跌倒风险；询问患者有无排尿排便失禁现象，有无病理征阳性。

（5）完善血常规检查、凝血功能和肝肾功能检查等，根据病史、症状体征完善相关的辅助检查，如 CT、MRI 等。

2. 术中

（1）询问患者术前体位的训练情况和手术皮肤的清洁情况。

（2）了解患者术前的准备和对术中配合的相关注意事项掌握情况，消除患者的紧张、恐惧心理，积极配合完成手术。

（3）依据术中获得性压力性损伤风险评估量表评估相关危险因素评分，评估患者因手术体位改变后受压部位的皮肤完整性、潜在受损的风险。

3. 术后

（1）评估患者伤口有无渗血、渗液，密切观察手术部位及腰背部的疼痛变化情况。

（2）观察患者生命体征和血氧饱和度有无异常，询问患者有无胸闷、气促等现象，观察有无迟发性过敏反应等。

三、护理关键点

1. 术前

（1）评估患者的生活自理能力和跌倒风险因素，做好健康宣教和预防性指导，对于生活自理受限（或部分受限）的患者要留家属陪伴和做好协助护理。

（2）指导患者手术体位的训练与配合，观察患者有无不耐受或不适等。

（3）介绍手术的流程和注意事项等，减轻患者焦虑或紧张心理。

（4）相关医学装备的检查和准备工作，加强术中的保暖工作。

2. 术中

（1）做好手术的护理配合，严格无菌操作原则，减少交叉感染风险。

（2）术中安置体位时，操作过程中注意对患者的保护，避免压力性损伤和跌倒风险；安置过程中观察患者的呼吸是否通畅。

（3）注射麻醉药物时，密切观察患者的反应和生命体征的变化，做好抢救准备和配合工作。

（4）注射胶原酶药物溶解时，严密监测心电、血氧饱和度的变化，观察患者有无不适或异常反应，做好抢救准备和配合工作。

3. 术后

（1）观察手术部位有无出血、疼痛或感染情况，评估患者肢体的感觉运动情况有无变化。

（2）密切观察患者术后疼痛的变化，并做好积极对症处理。

（3）脊髓麻醉或延迟性脊髓麻醉、感染、脑脊液漏或神经根粘连等的预防与护理。

四、护理措施

1. 术前

（1）由于长期的疼痛折磨，部分患者表现出不同程度的焦虑或抑郁。术前要给予心理护理，建立良好的护患关系。对于精神过度紧张者，在进行耐心细致的心理疏导的同时可在术前一晚适当给予镇静药，如地西泮 10mg 肌内注射。

（2）指导患者深呼吸功能锻炼。胶原酶溶解术后，应在术前一段时间戒烟，术前要预防感冒，避免上呼吸道感染。呼吸锻炼方法同腰椎间盘突出术前呼吸锻炼。

（3）颈椎间盘突出症指导患者推拉气管练习：手术前 1d 巡回护士应指导和示范练习推拉气管，目的是防止术中损伤气管，开始时每次 5 ～ 10min，以后逐渐增加至 10 ～ 20min，如此训练 1 ～ 2d，以适应术中穿刺顺利。为避免咳嗽，有吸烟习惯的患者，向患者讲解术中体位，并嘱患者积极配合戒烟和练习。

（4）患者根性痛严重者，可以遵医嘱术前予以静脉滴注七叶皂苷钠 20mg + 生理盐水 250ml，连续应用 7 ～ 14d，密切关注患者的疼痛症状有无改善，做好记录并向医生汇报。

（5）术前向患者解释手术过程的安全性及可能发生的意外和并发症，以及医生在术中所采取的应对措施。

（6）做好手术环境、辅助医学装备和急救医学装备的检查，检查手术无菌物品的准备工作。

2. 术中

（1）密切监测患者的生命体征和血氧饱和度变化，给予低流量吸氧等。

（2）建立静脉通道，遵医嘱术前 30min 肌内注射阿托品 0.5mg（抑制腺体分泌，防止吞咽），术前 30min ～ 1h 静脉滴注抗生素预防感染，予以地塞米松 5mg 静脉注射预防过敏反应。

（3）严格落实麻醉前、手术前和离室前的手术三方安全核查制度。

（4）协助患者取俯卧位，下腹部垫软枕，高约 15cm；注意防止坠床风险；头部垫俯卧啫喱垫，术中要保持患者呼吸通畅，术中观察患者呼吸频率、血氧饱和度和患者有无呼吸困难等。

（5）协助皮肤消毒后无菌铺巾，协助医生行局部麻醉。局部麻醉过程中，要密切注意观察患者的心电监护、血压波动和患者的主诉症状等，密切观察有无过敏反应。待患者局部麻醉效果满意后，在 C 形臂引导下，进行穿刺定位，待穿刺针位置、纤维环与穿刺针距离均确认无误后，进行局部麻醉药阻滞试验，若患者各指标无异常后，可为其注入 300 ～ 600U 胶原酶，注意控制速度不可过快，注射过程中密切注意观察患者的反应，注射完毕拔除导管，贴无菌敷料，轻微按压后外敷伤口敷贴，俯卧位观察 20 ～ 30min，再协助患者仰卧位休息 10 ～ 20min，如患者生命体征、疼痛辐射区域和患者的主诉等无异常后，即可送患者安全返回病房。

（6）手术配合

1）椎间盘内注射法的手术配合：①盘内法穿刺路径：安全三角区入路适用于椎板内缘间距小于硬膜囊横径者；关节突关节内缘入路适用于椎板内缘间距大于硬膜囊横径者。②注射方法：在 C 形臂 X 线机或 CT 监测下穿刺，常规后外侧入路，穿刺到位后，先注入试验剂量的局部麻醉药（1.5% ～ 2% 利多卡因 3 ～ 5ml）行延迟性脊髓麻醉试验，观察 20min 无脊髓麻醉现象之后，缓慢注入复方倍他米松注射液（得宝松）7mg/ml，再缓慢注射胶原酶（每间隙注射不超过 600U）。外侧型突出患侧向下侧卧，中央型突出者俯卧 8h 后改为仰卧位，术后绝对卧床 24h。穿刺针进入椎间盘后，拍摄腰椎正位及侧位 X 线片，以明确进针的确切位置。术中行椎间盘造影术，判断纤维环、后纵韧带有无破裂及破裂的强度，有助于判断预后和确定注射方法。对于术后确定为破裂型者，当确认穿刺针已进入病变的椎间盘内，注入 300 ～ 600U/0.5 ～ 2.0ml 的胶原酶溶液，注射速度宜缓慢，以防止注药速度过快引起腰痛加剧。目前国内推荐盘内注射剂量由 600U 逐渐下降至不超过 0.3 ～ 0.5ml（200U）。

2）椎间盘外注射法的手术配合：①经骶裂孔硬膜外前间隙法：适用于中央型、脱出型多节段腰椎间盘突出症的患者。a. 穿刺用具准备：选用 16cm 长、18G 特制骶管斜面穿刺针及带钢丝内芯硬膜外导管 1 根，5ml 玻璃注射器 1 支，局部麻醉药及其他消毒用具；b. 体位：患者取俯卧位，下腹部垫一个薄枕。c. 体表定位：术者先触及骶裂孔，以中指摸到尾骨尖，用拇指尖从尾骨沿中线向上摸，可触及骶骨末端呈 "V" 形或 "U" 形的凹陷，此凹陷即骶裂孔。于骶裂孔两侧可触及的结节是骶骨角。骶裂孔中心与髂后上棘连线呈一等边三角形，可作为寻找骶裂孔的参考。另外髂后上棘连线相当于第 2 骶椎，即硬脊膜囊终止部位。d. 以骶裂孔为中心行皮肤消毒，同时注意尾骨尖部皮肤消毒，铺无菌洞巾；e. 穿刺方法：确定骶裂孔中心，用 7 号短针头与皮肤成直角进针，先行局部浸润麻醉，同时可以试探骶裂孔的进针方向。局部麻醉后，将穿刺针向尾侧倾斜，与皮肤成 30°～45°角穿刺，斜面朝下，当穿透骶尾韧带时可有落空感，将穿刺针斜面紧贴骶管前壁继续进针 1～2cm，连接注射器进行回抽，无血和脑脊液，注气无阻力、皮下组织无气肿，穿刺成功，置入带钢丝内芯的硬膜外导管。在 X 线或 CT 引导下定位，到达预定髓核突出部位，即可退出导管内钢丝，经导管回抽无血和脑脊液，注射对比剂 1～2ml 于影像显示器下观察正侧位对比剂分布，特别是 X 线侧位像对比剂在硬膜外前间隙呈线样分布；若 CT 下定位轴位像显示对比剂在硬膜外前间隙，均表明置管成功，保持导管位置不变退出穿刺针。局部麻醉药阻滞试验：为防止将胶原酶注入患者蛛网膜下腔，盘外注射胶原酶前必须进行局部麻醉药阻滞试验。具体方法：在影像下确认穿刺针到达注射部位后，注射 1.5%～2.0% 利多卡因 3～5ml，观察患者 20min 有无脊髓麻醉现象，无蛛网膜下腔麻醉表现才可注射胶原酶。注射剂量：盘外注射胶原酶推荐剂量为 2～3ml（600～1200U）。②经小关节内缘硬膜外前侧间隙穿刺法：此方法适用于外侧型腰椎间盘突出症，而且髓核突出或脱出到侧椎管，临床神经根症状明显者。患者取俯卧位，沿 L_5/S_1 间隙采用小关节内缘入路，经内缘的水平线与 L_5 棘突的交点，根据两点长度确定穿刺点，经测量后在体表定位。垂直进针找到小关节内缘穿破黄韧带，遇落空感和空气阻力消失即进入硬膜外腔。穿刺到位后，回抽无血和脑脊液即可，行正侧位椎管造影、确认穿刺针位于硬膜外前、侧间隙。先注入试验剂量的局部麻醉药行延迟性脊髓麻醉试验，观察 20min 若无脊髓麻醉现象。

3）经椎板间隙穿刺置管硬膜外前侧间隙法的手术配合：本方法适用于外侧型颈、腰椎间盘突出症患者或骶裂孔法穿刺失败的患者。本法即传统的经后正中棘突间隙硬膜外穿刺法至病变相应节段的硬膜外后间隙，回抽无血液、脑脊液，置入不带钢丝的硬膜外导管，向患侧侧间隙置管 2～3cm，导管遇有骨性感，表明导管前端抵达椎体后缘，然后再置入 1cm，回抽无血和脑脊液，即可行正侧位椎管造影，确认导管位于硬膜外前、侧间隙，其他操作参考本节护理措施术中手术配合 2）椎间盘外注射法的手术配合相关内容。

4）臭氧联合胶原酶化学髓核溶解疗法的手术配合：①内破裂型，用臭氧髓核化学溶解疗法，椎间盘内注射臭氧 50μg/ml，总量 10～20ml，退出椎间盘在椎间孔注射臭氧（30μg/ml）5～10ml，复方倍他米松注射液（得宝松）1ml。②突出型，应用臭氧联合胶原酶化学髓核溶解疗法，椎间盘内注射臭氧 50μg/ml，总量 10～20ml 加椎间孔注射胶原酶 600U/ml，倍他米松 1ml。③破裂型：椎间盘内和椎间孔分别注射胶原酶 300U/0.5ml 加椎间孔注射倍他米松 1ml。从椎间盘内退针到椎间孔注射胶原酶前必须注射 1.5%～2.0% 利多卡因 2～3ml 做延迟性脊髓麻醉试验。

5）射频联合胶原酶消融术的手术配合与护理：射频联合胶原酶消融术是先盘内注射胶原酶再通过盘内射频热凝减灭椎间隙内部分胶原酶活性，从而在不影响弥散至椎间盘突出物内胶原酶活性的同时，降低溶解后高压期可能造成的神经损害风险。在 DSA 引导下，再次确定穿刺深度、部位，调整针芯，使其辐射范围必须为突出物组织，避免损伤神经，选择射频参数，置入射频电极并测试。实施感觉及运动刺激，未诱发出四肢感觉及肌肉运动异感，根据不同射频设置功率、温度和时间。射频结束温度下降至 45～50℃后，拔出针芯。配制胶原酶 600U/1.2ml，突出物内给予小剂量胶原酶 100U/0.2ml。射频治疗能够促使颈椎病、腰椎间盘突出患者突出的髓核收缩，将体积缩小，并使其神经根受压状态改变，从而促使椎间盘内部压力下降，大幅减轻疼痛感。

（7）操作中配合和观察项目：根据术中患者反应、VAS 评分和 Remesay 评分，指导患者行踇趾、踝关节和小趾肌力测试，作为术中与术前对比依据。术中出现以下任意情况之一时，即停泵或降低泵速：① VAS 评分达 2～3 分；② SpO_2、$P_{ET}CO_2$ 出现异常；③ Remesay 评分达 2 级；④瑞芬太尼泵速达 6μg/（kg·h）或丙泊酚泵速达 2mg/（kg·h）；⑤测试踇趾、踝关节、小趾肌力时，怀疑与术前有差异。术中均给予持续鼻导管吸氧 2L/min。吩咐患者深吸气。记录心动过速、血压超过原血压值 20%、烦躁、VAS > 3 分的发生情况。

（8）潜在并发症的防范及护理

1）过敏反应：在注射胶原酶之前，术前 30min 至 2h 遵医嘱给予肌内注射地西泮 10mg 和静脉滴注地塞米松 5mg。注射胶原酶的患者术后即应仰卧 6h，持续心电监护和备好抢救用药，教会患者和其家属共同参与观察患者的生命体征参数和用药后的不良反应，严密观察有无主诉不适、头晕、恶心、皮肤瘙痒或荨麻疹等；严重的过敏反应有皮疹、哮喘或低血压等，此时应立即遵医嘱静脉注射肾上腺素和地塞米松，积极配合抢救。

2）化学性脑脊髓膜炎：由胶原酶误注入蛛网膜下腔引起，一旦发生后果很严重。因此，严格遵守操作规程，在盘外法穿刺到位后，提醒医生必须行局部麻醉试验并严格观察 20min 以上，在确保患者无蛛网膜下腔麻醉表现后才可传递已抽吸的可注射胶原酶。如果不慎将胶原酶注入蛛网膜下腔，应立即配合采取补救措施，包括降颅压、营养神经和脑脊液置换等措施。

3）神经根损伤：可分为术中与术后损伤。术中损伤多为操作不当所致，应强化术前、术中规范操作与管理，包括术前仔细阅片，正确选择穿刺路径；术中依据 X 线影像指导，循序渐进；如一旦发生神经刺激症，立即停止操作。术后损伤多见于溶解术后水肿膨胀压迫或胶原酶浸润溶解所致，主要表现为下肢疼痛加重或肌力下降；发生后立即行 MRI 等检查以明确病因，根据具体情况选择继续卧床、脱水、消炎、营养神经或手术探查减压等处理措施，后期可配合康复治疗及功能锻炼，多数能够得到康复。

3. 术后

（1）疼痛护理：由于局部椎间盘组织的热肿胀或水肿作用，可使神经根压迫加重，疼痛可持续数小时甚至数天，术后部分患者出现疼痛，持续时间较长，要密切评估患者疼痛的强度、持续时间等，是否影响患者的睡眠质量等。疼痛严重者给予镇静药如地西泮或口服抗炎镇痛药，水肿严重者遵医嘱给予静脉滴注脱水剂以减轻神经根水肿，必要时还可给予麻醉性镇痛药物。术后部分患者出现较长时间的腰痛，要耐心讲解药物注入椎管硬膜外腔会引起椎管内组织暂时性的充血、水肿，血管通透性增大而引起疼痛，同时又因为胶原酶分解胶原时使髓核膨胀，压力增加，引起神经压迫加重，从而使疼痛加剧。巡回护士应细心地安慰患者，消除其焦虑的心情，疼痛严重者，可给予口服或注射镇痛药。

（2）卧床休息：椎间盘外注射法的患者术后绝对卧床 3d，椎间盘内注射法患者术后绝对卧床 5～7d，具体时间视手术的方式及个体病情变化而定。

（3）饮食护理：向患者及其家属讲解健康饮食的重要性，在饮食中增加新鲜水果、蔬菜及粗粮等含高纤维素的食物，术后1周禁食海鲜类、牛奶、鸡蛋等异种高蛋白或产气食品，女性患者禁用化妆品及洗面奶1周，避免出现便秘或过敏反应。颈椎间盘突出症术后，观察患者有无饮水呛咳、吞咽困难、声音嘶哑的表现，以确定术中是否刺激或损伤喉返神经及喉上神经等。观察有无头晕、头痛、恶心、呕吐、疼痛加重及穿刺部位有无红肿渗出，敷料有无污染。

（4）深静脉的血栓预防及护理：长期卧床者可以适当按摩、肢体气压治疗，推荐早期床上训练，肌肉训练、直腿抬高锻炼和腰背部肌肉训练（训练方法同上），以预防静脉血栓。

（5）便秘的预防及护理：常规术后需要卧床3d，颈椎手术需要卧床5～7d，老年人体质问题需要延长卧床时间。长期卧床患者胃肠蠕动减慢，食欲缺乏，摄入少，肠内容物不足以刺激正常蠕动；术后药物、饮食因素也可引起便秘风险。指导患者和家属按摩顺时针腹部刺激肠蠕动，指导合理健康的饮食，多食高蛋白、富含粗纤维的食物。

（6）潜在并发症的观察与护理

1）脊髓麻醉及延迟性脊髓麻醉：常规硬膜外后间隙穿刺法所致全脊髓麻醉的发生率平均为0.24%。经骶裂孔穿刺置管脊髓麻醉的发生率为2.06%，但未见全脊髓麻醉发生，其中延迟性脊髓麻醉的发生率为1.22%，其特点是回抽无脑脊液，但注入试验剂量的局部麻醉药后，15～20min后出现脊髓麻醉。常见原因：①带钢丝的导管与硬脊膜发出的神经根袖成直角，而且根袖处硬脊膜较薄弱，有刺破的可能性；②椎间盘突出过大，长期压迫和刺激硬脊膜，产生粘连或硬脊膜菲薄，置入带钢丝的导管时，容易刺破硬脊膜，产生脊髓麻醉或延迟性脊髓麻醉。预防措施：置管成功后，注入1.5%～2.0%的利多卡因3～5ml，注射后密切观察患者的下肢感觉及运动情况。观察20min后，待确定患者双下肢无麻痹、肌力无明显下降等脊髓麻醉现象后才能注射胶原酶。

经小关节内缘行硬膜外前侧间隙穿刺法穿刺到位后，如果固定不牢或患者肢体活动极易刺破神经根袖，在注射局部麻醉药后，可产生脊髓麻醉或延迟性脊髓麻醉。若操作不慎或违反操作规范可发生胶原酶误入蛛网膜下腔。预防措施：操作时应该固定好穿刺针，必须行延迟性脊髓麻醉试验。

2）穿刺置管并发症：据报道骶管后壁存在缺损约有22%，这种缺损可发生于一侧、两侧或中部，也有时因相邻椎板未愈合而在中间呈锯齿状。同时观察患者的主诉，有无急腹痛的症状和体征，便于积极对症处理。

3）尿潴留的观察与护理：多见于经骶裂孔穿刺置管后出现脊麻，骶髓排尿中枢的骶神经和阴部神经受到阻滞，可发生尿潴留。观察患者的排尿频次、尿量，有无尿频、尿急等症状，必要时留置导尿，对于膀胱充盈者，第一次放尿不得超过800ml。

4）感染的预防与护理：术后密切观察患者伤口红、肿、热、痛，伤口渗液较多时及时换药；术前遵医嘱预防性应用抗生素，术中严格监督执行无菌操作等；预防椎间隙感染，一旦发生感染，及时给予患者腰部制动、遵医嘱合理使用抗生素治疗。必要时，需积极配合完成穿刺减压、冲洗引流或手术等措施。

（7）溶酶残留的处置与护理：密切观察患者腰部及腿部疼痛有无加重现象，胶原酶髓核溶解术后残留痛及麻木处理胶原可引起下腰部及腿痛加重，一般4～8d疼痛可达到高峰，以后疼痛逐渐减轻，尤以盘内注射法较明显。但随着溶核术方法的改进，术后近期发生疼痛者已明显降低。若术后出现残留痛及麻木时处理措施如下。

1）遵医嘱合理应用抗炎镇痛药物：如草乌甲素片 0.4mg/ 次，口服 3 次 / 天，一般疗程为 10 ～ 15d。

2）术后第 4 天可以加用磁疗，10d 一个疗程。

3）术后残留麻木者，可用穴位神经刺激治疗仪治疗效果较好。

五、健康指导

1. 术前

（1）参考第 6 章第二节急症介入手术的护理常规相关内容。

（2）鼓励并倾听患者的诉说，耐心解释手术过程中胶原酶化学髓核溶解术的流程、费用和潜在风险等，增强患者的信心。

（3）术前要向患者解释手术过程的安全性及可能发生的意外和并发症，以及医生在术中所采取的应对措施。帮助患者正确认识病情，指导患者提高认知能力和应对能力，积极配合治疗和护理。

2. 术中

（1）介绍手术环境，注意做好术中的保暖工作，做好心理支持和疏导。

（2）让患者明确胶原酶溶解术配合过程的必要性和重要性，保障整个手术的顺利进行。

3. 术后

（1）告知患者胶原酶早期出现疼痛是溶解术后的正常现象，介绍疼痛产生的原因和机制，让患者充分了解并学会转移注意力环节等，服用镇痛药者做好服用依从性指导。一般 2 ～ 3 个月疼痛逐渐消除，3 ～ 6 个月为效果增强期，以后为效果持续稳定期，远期效果更好。

（2）让患者学会自我评定和记录 NRS 数值。由于疼痛的复杂性，应引导患者参与到对自身疾病的长期管理中，帮助其树立正确的慢性疼痛管理理念，明确治疗的功能改善目标，以期待提高患者的生活质量。

第六节　腰椎间盘等离子射频消融术的护理常规

一、概述

等离子射频消融术是一种常用的椎间盘源性腰痛微创治疗方式，利用可控温度作用于神经节、神经干、神经根、椎间盘等部位负责传导温痛觉的 Aδ 和 C 纤维，使其蛋白质凝固，阻断伤害性神经冲动向中枢传导的一种物理性神经阻滞疗法。

二、护理评估

1. 术前

（1）参考第 6 章第二节急症介入手术的护理常规相关内容。

（2）了解患者是否有先天性的疾病、免疫系统性疾病或凝血功能障碍等。患者既往有无外伤、慢性损伤史或脊柱手术史等。椎间盘感染、结核、椎体骨折或肿瘤等，有无严重的强直性脊柱炎、类风湿关节炎；有无脊髓受压变性，出现锥体束征等症状。

（3）观察患者的疼痛部位，患者疼痛的性质、强度、频次、持续时间、诱发因素及缓解情况。评估疼痛对患者生活质量的影响，以及对生活、睡眠和情绪的影响。此外需评估患者有无神经学方面的缺陷。

（4）完善辅助检查和穿刺部位的 CT 或 MRI 等检查。CT 可显示骨性椎管形态，黄韧带是否增厚及椎间盘突出的大小、方向等，对本病有较大的诊断价值。MRI 可准确地判断腰椎间盘是否存在病变，也可在矢状面上了解髓核突出的强度和位置、突出物大小、神经受压情况等。并鉴别是否存在椎管内其他占位性病变和主要引起症状部位的诊断。了解穿刺部位腰椎有无椎体边缘增生及椎间隙变窄等，上述均可提示是否发生退行性改变或突出等。一旦出现以下病变，慎选射频治疗术：①椎间盘突出巨大、脱出、游离或钙化，后纵韧带钙化；②中、重度椎管狭窄，侧隐窝狭窄；③病变椎间盘间隙小于邻近正常椎间盘高度的 25%；④既往有该节段手术史；⑤髓核严重破坏、脊柱骨折、肿瘤、感染、精神疾病及严重的全身性疾病；⑥安装起搏器、脊髓电刺激器的患者慎用。

2. 术中

（1）评估患者术前准备情况：手术部位皮肤的准备情况，评估术前相关检查和手术器械的准备情况。

（2）评估手术相关性压力性损伤的危险性评分。

（3）询问患者术前手术体位的相关训练配合情况，有助于判定患者在术中有无不适症状等。

（4）了解患者术前的准备情况，以及对手术体位及术中配合的相关注意事项。

3. 术后

（1）做好交接并了解患者的麻醉方式、手术名称、术中情况、引流管的数量，评估患者有无排尿困难和尿潴留，有无导尿管。

（2）观察身体状况评估生命体征、伤口情况以及引流液颜色、性状和量；评估双下肢的感觉及运动等。

（3）在实施射频消融术后，利用 VAS 评分评估患者的疼痛缓解和症状的改善情况。

（4）观察患者的情绪变化，有无紧张、焦虑等心理，能否配合术后的功能训练。

三、护理关键点

1. 术前

（1）指导患者术前饮食、体位训练等工作，缓解患者的焦虑、紧张的心情。

（2）做好术前环境、医学装备和无菌器械的准备和检查工作。

2. 术中

（1）询问并观察患者注射药物后的感受和反应。

（2）预防过敏反应，积极配合抢救工作。

3. 术后

（1）评估在实施射频消融术后腰椎间盘疼痛的症状改善情况。

（2）观察有无潜在并发症的发生，做好术后护理和健康指导工作。

四、护理措施

1. 术前

（1）参考第 6 章第二节急症介入手术的护理常规相关内容。

（2）疼痛的护理：在排除可能影响镇痛的因素或禁忌证后尽早开始镇痛，采用以 NSAID 为基础的多模式调整镇痛方案，减少阿片类药物用量，并注意预防及时处理并发症。

（3）协助完善术前常规检查，完善 X 线、CT 或 MRI 等相关辅助检查。

（4）体位管理及训练

1）指导患者卧硬板床，采取正确的卧位：膝下垫软枕，保持下肢微屈曲状态，以放松背部肌肉，禁止半卧位。

2）指导练习手术相关体位：俯卧位。腰椎手术采用俯卧位，持续时间 1 ～ 2h，在术前 1 ～ 2d 开始手术卧位训练，有助于患者适应手术体位，提高其对俯卧位的耐受力。方法：患者取俯卧位，在胸腹部垫纵向软垫，头偏向一侧，上肢可以置于身体旁边或头部周围，应注意保持肩和肘关节外展 ≤ 90º，以避免神经根和臂丛神经的压迫，每次 10 ～ 15min，每天 3 ～ 4 次，逐渐增加时长，直至能持续坚持每次 1 ～ 2h。

3）教会患者腰背肌功能锻炼、直腿抬高运动、轴线翻身及卧位上下床方法，使患者术后能够正确有效地进行康复训练及为生活做准备，提高脊柱手术的耐受力。

（5）呼吸道管理及护理

1）指导吸烟者戒烟：讲解戒烟重要性，吸烟容易刺激呼吸道而引起咳嗽，而咳嗽又能使腹压增加，造成腰椎间盘所受压力增加，对术后切口及深部组织的恢复不利。同时，术前注意避免感冒。

2）呼吸功能训练：术前呼吸道准备是确保术后快速康复的重要环节之一。巡回护士必须教会患者正确掌握深呼吸、有效咳嗽咳痰的方法。呼吸功能训练方法：常用的是两种呼吸模式，即腹式呼吸法和缩唇呼气法。此种模式能加强呼吸肌和膈肌的肌耐力。腹式呼吸是吸气时让腹部凸起，吐气时腹部凹入的呼吸法。选用何种体位进行练习先询问医生确定患者有无肺部原发疾病，初学者宜选半卧位练习，再选择仰卧位、侧卧位、俯卧位。可每天练习，每次 5 ～ 15min，逐渐养成平稳而缓慢的腹式呼吸习惯。指导注意避免上呼吸道感染，因感染可使机体抵抗力降低，同时咳嗽也能使腹压增加，从而使腰椎间盘所承受的压力迅速增加，既不利于切口的恢复，又增加患者痛苦。

（6）用药护理：参考本章第三节脊髓电刺激术治疗顽固性疼痛的护理常规相关内容。

（7）做好与患者的沟通，向患者和家属介绍疾病的相关知识，手术的相关步骤和术前需要的配合、术后可能出现的症状及应对措施等，帮助其缓解紧张、焦虑或恐惧心理。

2. 术中

（1）手术准备

1）物品准备：包括椎间盘射频消融的相关手术相关器械、无菌敷料包、一次性无菌物品、俯卧位体位垫等。建立静脉通道，连接心电监护仪，监测血氧饱和度，准备好局部麻醉药和抢救用药等。

2）医学装备：检查手术需要的医学装备性能是否完好，并按照手术物品定位原则放置，需要开机预热的器械提前开机预热。

3）心理护理：再次沟通手术配合过程，并取得患者的信任与配合，缓解患者的焦虑与恐惧心理。

（2）操作及注意事项

1）安置俯卧位手术体位，避免影响患者呼吸，注意骨突部位压力性受损风险。

2）密切观察患者的生命体征及血氧保护度，观察患者有无主诉不适等。

3）严格落实麻醉前、手术前和离室前的三方手术安全核查工作，鼓励清醒患者参与核查。

4）手术结束后，协助患者平卧位后注意观察 20 ～ 30min，密切观察患者生命体征及有无不适反应。

（3）手术配合与护理

1）双极射频治疗的手术配合与护理：①安置手术体位。②根据体表骨性标识，进行局部麻醉。③在 CT 定位安全引导下，将一根射频针穿刺至突出物内。④用射频针，在 CT 引导下，然后经安全三角穿刺置入另外一根射频针，使其尖端位于椎间盘中央或后 1/3 位置。⑤ CT 定位，确认两射频针前端距离不超过 1.0cm。⑥调节射频参数，进行感觉和运动测试，观察患者下肢的感觉和运动功能，确定两根射频针位于安全位置。⑦确认位置安全后，调节参数给予射频治疗，注意术中有无神经放电。⑧再次评估患者射频热凝后支配区域神经的感觉和运动功能变化。⑨拔出穿刺针和射频针，穿刺点消毒后用无菌贴膜覆盖，手术结束。

2）椎间盘射频纤维环成形术的手术配合与护理：①安置手术体位。②协助根据体表骨性标识，进行局部麻醉。③用穿刺针采用 FK Introducer 弯型针在 C 形臂引导下健侧穿刺，同时接电极检测电阻，根据电阻的变化值及影像监测，针尖到达椎体后缘纤维环内，进针深度约 10cm，将热凝导丝沿纤维环后壁插入，并盘绕到对侧（膨出侧），使电凝导丝完全包裹纤维环内层破裂部。④用测温电极：在患侧同一平面旁开 7 ～ 8cm 穿刺一测温电极，接机顶测温仪，经 C 形臂正位侧位及双斜位定位，确定电极位置位于纤维环后壁，观察针尖的位置与导丝在一平面。⑤感觉和运动测试：先给予 50Hz 感觉功能测定（通过电压或电流）记录患者出现腰部疼痛酸胀或发热沉重等感觉时的电压或电流值；再给予 2Hz 行运动功能测定。测试中需特别注意患者有无下肢的感觉，根据测试电压确定射频电凝温度：0.7V 给予电凝温度 60℃时，每次刺激 3min；给予 0.7 ～ 1.25V 电凝温度 65℃时，每周期刺激 3min；1.25V 给予电凝温度 70℃时，每次刺激 3min。⑥射频热凝：根据刺激的阈值的不同。分别给予 60℃、65℃ 或 70℃三个热凝周期，每个周期 3min，在升温中注意当温度达到预定的温度时才开始计时，同时注意患者的主诉：腰部的疼痛、酸胀、沉重、热感，特别注意有无下肢的放射痛。对侧放置温度监测探针于盘外，针尖部位接近热凝导丝的平面（目的是监测椎间盘外层温度，避免温度过高对神经根造成损伤），在热凝周期中测得温度上升超过 3℃时要经测温针注入冰盐水或生理盐水降温，同时在两个热凝周期间射频仪显示热凝导丝的温度应降至接近热凝前的温度再开始第 2 个热凝周期。⑦轻柔拔出穿刺针和测温电极，注意动作轻柔，避免穿刺针折断，穿刺点消毒后用无菌贴膜覆盖，手术结束。

3）椎间盘源性下腰痛双极冷水射频治疗的手术配合与护理

A. 手术操作在 C 形臂引导下进行。

a. 安置手术体位。

b. 根据体表骨性标识，进行局部麻醉。

c. 在 C 形臂引导下，定位穿刺点和穿刺角度。局部麻醉后，于安全三角位置与棘突成 20º ～ 30º 的角度把套管针穿刺入纤维环后外侧，套管针位于椎间隙中央且与椎间隙方向一致。

d. 置入射频电极并根据影像调整至最佳位置：一侧斜位显示同侧射频针呈点状且位于上关节突外缘，反之亦然；侧位显示两个射频针重叠在一起，位于椎间隙中央且与椎间盘方向平行，轻微旋转 C 形臂可显示两个射频针；前后位显示双极射频针位于椎弓根内侧缘，不透光标记及射频针其余部分必须位于椎间隙。

e. 连接双极冷水主机，启动双极冷水射频程序，设定温度和治疗时间，开启射频治疗。

f. 拔出两根射频针，避免穿刺针折断，穿刺点消毒后，用无菌贴膜覆盖，手术结束。

B. 手术操作在 CT 引导下进行

a. 安置手术体位。

b. 用穿刺针（完成术前的手术安全核查），CT 扫描下定位穿刺点、穿刺角度和深度，局部麻醉下于安全三角以与棘突成 20° ～ 30° 的角度把套管针穿刺入纤维环后外侧，定位像显示，两个射频针平行椎间隙插入后侧纤维环。

c. 置入射频电极并根据影像调整至最佳位置，使射频电极尖端位于后外侧纤维环内层。

d. 连接双极冷水主机，启动双极冷水射频程序，设置参数，开启射频治疗。

e. 拔出两根射频针，避免穿刺针折断，穿刺点消毒后，用无菌贴膜覆盖，手术结束。

3. 术后护理

（1）要密切观察患者的生命体征变化，观察伤口有无渗血、渗液，防止切口出血、感染等。

（2）术后 6h 尽可能以平卧位为主，2h 翻一次，翻身时保持躯干在同一平面，切忌扭曲；密切观察双下肢的感觉平面、肌力变化情况，腰腿疼痛、麻木等症状有无改善，肛门及尿道括约肌功能有无改变，并与术前比较。

（3）患者术后康复训练的最大障碍就是疼痛导致的患者对康复训练的依从性。观察患者疼痛的变化情况，术后即常规应用非甾体药物口服，根据患者对疼痛的耐受强度可行肌内注射镇痛药物的处理措施，术后给予镇痛泵也是一个不错的选择。

（4）术后密切观察有无排尿无力、尿潴留或者尿失禁等异常情况。对于患者自行排尿困难时，可采用听流水声等诱导或使用热滚动按压法刺激排尿，注意使用热水袋时避免烫伤风险。必要时留置导尿，每 2 小时开放排尿一次以训练膀胱功能，术后尽早，2 ～ 3d 可拔除尿管以减少尿路感染的风险。

（5）患者术后 6h 先进少量温开水，无恶心、呕吐、腹痛、腹胀再进食半流质饮食。术后 3d 内禁进食牛奶、甜食等产气食品。给予清淡、易消化富有营养的食物。患者术后需长时间卧床肠蠕动减慢，为预防腹胀、便秘的发生，术后予顺时针按摩腹部 20min/ 次，以促进胃肠蠕动恢复。

（6）潜在并发症的护理

1）椎间盘感染：应严格无菌操作，在手术前预防性使用抗生素，术后及时更换伤口敷料，观察伤口有无红、肿、热、痛等征象。

2）椎体终板的热损伤：术中严格影像定位，测试中密切观察针尖位置是否定位准确，一旦出现神经异常症状，立即停止治疗。

3）电极折断：穿刺动作轻柔，穿刺中用 C 形臂辅助定位引导，一旦发现阻碍后患者不适等立即暂停继续穿刺，并定位确认准确后再次继续穿刺；一旦折断遗留体内，可行局部切开手术拔除残端，并确认有无残留。

4）血管损伤：可导致腹膜后血肿、腰大肌血肿、纵隔血肿等。操作时尽量减少穿刺次数，穿刺针拔除后压迫针道，防止针孔深部渗血形成血肿。

（7）功能康复训练：应遵循尽早进行，先小幅度后大幅度，先局部后整体，先轻后重的原则。术后早期建立阶段性核心运动可促进血液流通，改善肌肉内的血液循环和防止血栓发生，还可促进神经肌肉活动功能的尽快恢复，从而达到保证手术效果和防止复发的目的。术后 6h 即可进行双足背伸跖屈等运动，术后 24h 可进行四肢肌肉、关节的功能锻炼。

五、健康指导

1. 术前　帮助患者认识该疾病手术相关知识，使患者对手术的风险或潜在的并发症有足够的认识和心理准备。

2. 术中　耐心解释手术过程中配合的注意事项，让患者了解术中配合的重要性和必要性。

3. 术后　建立良好的健康饮食，饮食宜清淡易消化，多进食高蛋白食物。指导避免用力咳嗽、打喷嚏，以免增加腹压，教会患者自我功能锻炼。

第七节　低温等离子射频消融术治疗腰椎间盘病变的护理常规

一、概述

低温等离子射频消融术是通过等离子刀将射频能量作用于椎间盘内部，汽化消融部分椎盘髓核组织，然后再利用精确的热皱缩技术使髓核内的胶原纤维汽化、收缩和固化，缩小椎间盘总体积，从而降低椎间盘内的压力，减轻盘间组织对神经根的刺激，以缓解椎间盘突出对神经根压迫的目的。椎间盘突出对神经根造成压迫，从而引起神经根的水肿、渗出等炎症反应。因此，解除神经根压迫、清除其周围致痛介质或改善局部微循环是治疗腰椎间盘突出的关键。

二、护理评估

1. 术前

（1）参考第 6 章第二节急症介入手术的护理常规相关内容。

（2）评估穿刺部位腰椎有无椎体边缘增生及椎间隙变窄等均提示退行性改变或突出等，明确患者是否适应该手术指征，并鉴别是否存在椎管内其他占位性病变和主要引起症状部位的诊断。

2. 术中

（1）评估术前相关检查、器械准备、手术部位皮肤的准备及术中配合等情况。

（2）做好手术相关性压力性损伤的危险性评分。

（3）评估患者的身体状态及术前手术体位的训练情况。

（4）鼓励患者积极诉说自己的紧张或不适等，便于了解患者的心理状态。

3. 术后　评估患者的身体状态，观察手术前后患者腰背部、双下肢的感觉和运动状态。

三、护理关键点

1. 术前

（1）指导患者合理用药，教会其利用 NRS 评估疼痛的情况，并进行自评和记录。

（2）指导患者术前饮食、体位训练等工作，缓解患者焦虑、紧张的心情。

（3）做好患者和家属的健康教育与指导工作，协助患者建立良好的社会支持系统。

2. 术中

（1）建立良好的护患互动关系，积极配合手术完成。

（2）询问并观察患者注射药物后的感受和反应，预防过敏反应，积极配合抢救工作。

（3）做好无菌操作技术的配合和管理工作，减少术中感染的风险。

3. 术后

（1）观察手术穿刺部位有无出血、疼痛或感染情况，评估术后患者下肢的感觉运动情况有无变化。

（2）评估在实施射频消融术后腰椎间盘疼痛的症状改善情况。

（3）观察有无潜在并发症的发生，做好术后护理和健康指导工作。

四、护理措施

1. 术前

（1）参考本章第六节腰椎间盘等离子射频消融术的护理常规相关内容。

（2）明确疼痛原因，并在排除可能影响镇痛的因素或禁忌证后尽早开始镇痛。术前疼痛管理应采用以 NSAID 为基础的多模式调整镇痛方案，减少阿片类药物用量，并注意预防和及时处理并发症。

（3）体位训练

1）评估患者身体状况，评估有无躯体障碍等不耐受因素，指导患者卧硬板床，采取正确的卧位：膝下垫软枕，保持下肢微屈曲状态，以放松背部肌肉，禁止半卧位。

2）指导练习手术体位：腰椎手术采用俯卧位，在术前 1 ～ 2d 开始手术卧位训练，持续时间 1 ～ 2h，有助于患者适应手术体位，提高其对俯卧位的耐受力。方法：患者取俯卧位，在胸腹部垫纵向软垫，头偏向一侧，上肢可以置于身体旁边或头部周围，应注意保持肩和肘关节外展 ≤ 90º，以避免神经根和臂丛神经的压迫，初始练习每次 15 ～ 30min，3 ～ 4

次／日，逐渐增加时长，直至能持续坚持 1～2h。

3）教会患者腰背肌功能锻炼、直腿抬高运动、轴线翻身及卧位上下床方法，使患者术后能够正确有效地进行康复训练及为生活做准备，提高脊柱手术的耐受力。

2. 术中

(1) 手术准备

1）物品准备：备好椎间盘射频消融术的相关手术器械、无菌敷料包、一次性无菌物品、俯卧位体位垫等；连接心电监护、监测血氧饱和度，准备局部麻醉药和抢救用药等。

2）医学装备：检查手术需要的医学装备性能是否完好，并按照手术物品定位原则放置，需要开机预热的器械提前开机预热。

3）心理护理：了解患者的术前训练和健康宣教情况，再次沟通手术配合过程，并取得患者的信任与配合，缓解患者的焦虑与恐惧心理。

(2) 手术配合与护理

1）协助患者取前屈俯卧位，注意协助安置体位，避免坠床或跌倒风险。

2）在 C 形臂 X 线透视下定位病变的椎间隙，标记进针点，协助常规消毒，手术铺巾。

3）根据体表骨性标识，协助行局部麻醉，注意避免损伤神经根。

4）在 C 形臂 X 线引导下，穿刺针与腰背平面成 45° 倾斜角，从进针点调节针尖方向与椎间盘间隙平行，穿刺针尖到达预定位置。

5）穿刺成功后拔出穿刺针针芯，在 C 形臂 X 线引导下置入连接到消融主机的腰椎专用低温消融刀头；确定刀头的位置确切（距椎间盘后缘约 3mm），设置能量挡为 3 挡、足踩消融键时间为 0.5～1s（若有明显刺激症状则立即停止，重新放置刀头；若无明显刺激症状，继续踩消融键 10～15s）。

6）在椎间盘内 2、4、6、8、10、12 点钟 6 个方向移动工作棒重复以上消融过程。

7）调节为气化消融模式，然后匀速 360° 缓慢转动刀头进行低温等离子气化消融，逆时针方向行气化热凝；将刀头连同套管针一起拔出 3mm，退至椎间盘中央，再次消融，方法同上。

8）结束时旋出刀头、拔出穿刺针，清洁消毒术野，粘贴敷料。手术过程中及结束时询问患者的自主感觉，若有需要可行第 2 个椎间盘消融术。

9）如需臭氧联合手术治疗：术毕取出刀头，通过穿刺套针于每个病变椎间盘内缓慢注入浓度为 40μg/ml 臭氧 3～5ml。拔出射频消融针，局部加压止血，用无菌敷料贴敷术口。

10）手术结束，协助患者仰卧位，观察 20～30min，观察患者有无不适，生命体征稳定，下肢感觉、运动功能无异常等。

(3) 等离子射频治疗术中操作注意事项

1）治疗术须全程在 C 形臂 X 线机或 CT 引导下操作，准确定位。

2）穿刺针宜从上、下椎体间置入椎间盘且应平行于间盘轴，避免损伤上下软骨板，遗留术后疼痛。

3）穿刺过程中若患者突感剧烈疼痛或下肢呈放电样麻木，应立即停止操作，检查是否正常，以免损伤神经根，或重新选择穿刺点，改变穿刺方向，准确置入椎间盘。

4）在插入刀头旋转前先踩一下消融键，观察患者是否有神经刺激等不适，如有不适可略退出一点刀头再试，如无神经刺激症状，则开始操作。

5）术中如遇刀头旋转困难，不可勉强，可退针重新穿针。

6）进行椎间盘组织的汽化和固化时，应注意工作棒的深度、范围、方向和工作的时间。

3. 术后

（1）参考本章第六节腰椎间盘等离子射频消融术的护理常规相关内容。

（2）要密切观察患者生命体征变化，观察伤口有无渗血、渗液，防止切口出血、感染等。

（3）术后需卧床 3d，尽可能以平卧位为主，每 2 小时翻身 1 次，翻身时保持躯干在同一平面，切忌扭曲；密切观察双下肢的感觉平面、肌力变化情况，腰腿疼痛、麻木等症状有无改善，肛门及尿道括约肌功能有无改变，并与术前比较。

（4）评估患者疼痛的变化情况，术后即常规应用非甾体药物口服，根据患者对疼痛的耐受强度可行肌内注射镇痛药物的处理措施，术后也可以使用镇痛泵。

（5）术后根据临床应用结果标准和改良 Macnab 标准进行疗效评价。

1）临床应用结果疗效评价标准

优：直腿抬高试验大于 70°，痛觉消失，脊柱侧弯消失，肌力，皮肤感觉正常。

良：直腿抬高试验大于 70°，脊柱侧弯消失，肌力小于 5 级偶有疼痛，活动不受限制。

可：直腿抬高试验较前增高，但小于 70°，侧弯部分纠正，常有疼痛。

差：直腿抬高试验小于 50°，脊柱侧弯未纠正，疼痛无改善。

2）改良 Macnab 标准评价疗效

优：治疗后原有症状缓解，神经功能恢复，恢复原工作和生活。

良：仍有轻微腰痛、小腿麻木感，不影响日常生活，基本能从事原工作，无须服用镇痛药物。

可：有明显改善，仍有轻度肢体麻木疼痛症状，需服用 NSAID 药物。

无效：原症状未见明显改善或加重，需服用阿片类镇痛药物。

（6）潜在并发症的预防与护理：低温等离子髓核成形术治疗椎间盘突出症临床并发症的报道较少，可表现为穿刺部位的疼痛或新出现疼痛区域，一般均可自行缓解，也有可能发生脊髓、硬脊膜和神经根损伤，血管损伤形成血肿，术后下腰痛症状没有改善甚至椎间盘突出。

1）血肿或神经损伤：注意手术定位准确，观察穿刺过程有无血管损伤，操作中注意掌握深度和稳定性，大血管和神经的损伤是可以避免的。

2）感染：术中无菌操作，手术前后遵医嘱合理应用抗生素，观察伤口渗血、渗液，并及时更换；做好家属的健康宣教，避免手术切口被污染，均可预防切口及椎间隙感染。

3）手术效果不佳：术后 3d 早期患者椎间盘髓核有水肿高峰期，可以遵医嘱使用激素或脱水剂对症处理，密切观察术后疗效。手术治疗无效者，还可以择期其他手术来缓解症状。

（7）功能康复训练：应遵循尽早进行，先小幅度后大幅度，先局部后整体，先轻后重的原则。术后早期建立阶段性核心运动可促进血液流通，改善肌肉内的血液循环和防止血栓发生，从而达到保证手术效果和防止复发的目的。

五、健康指导

1. 术前

（1）介绍住院及手术环境，鼓励并倾听患者的诉说，了解患者及其家属的诉求、疑虑和治疗需要，及时评估其心理状态，帮助患者缓解焦虑、恐惧等。

（2）帮助患者认识手术知识及低温等离子射频消融术后的注意事项，使得患者对手术的风险及可能出现的并发症有足够的认识和心理准备，指导其提高认知和应对能力。

2. 术中　耐心解释术中配合的注意事项，尊重其隐私和权力，做好术中的保暖工作。

3. 术后

（1）参考本章第六节腰椎间盘等离子射频消融术的护理常规相关内容。

（2）做好饮食和日常生活指导：建立良好的健康饮食，日常生活腰背伸直无负重生活1个月，避免用力咳嗽、打喷嚏，以免增加腹压。

第八节　微创内镜下椎间盘髓核突出摘除术的护理常规

一、内镜下腰椎间盘髓核摘除术的护理常规

（一）概述

腰椎间盘突出症（lumbar intervertebral disc herniation，LDH）是由于椎间盘变性、纤维环破裂、髓核组织突出刺激和压迫马尾神经或神经根所引起的一种综合征，是腰腿痛最常见的病因之一。腰椎间盘突出症好发部位是 $L_{4,5}$ 与 L_5/S_1，发生率约占90%。腰椎间盘突出症的预后较好，大多数经过康复治疗可达到缓解及改善，仅 10% ~ 20% 的患者需手术治疗。导致腰椎间盘突出的原因主要是由腰椎退行性变引起的。

（二）护理评估

1. 术前评估

（1）参考本章第六节腰椎间盘等离子射频消融术的护理常规相关内容。

（2）症状与体征评估

1）腰痛是常见最先出现的症状，发生率约91%。疼痛范围主要表现在下腰部及腰骶部，多为持久性钝痛，坐骨神经痛为最常见的症状。一侧下肢坐骨神经区域放射痛是本病的主要症状，多为刺痛。典型表现为从下腰部向臀部、大腿后方、小腿外侧直至足部的放射痛，伴麻木感，常伴有间歇性跛行。腰椎间盘突出在一侧时，多表现为单侧疼痛。中央型腰椎间盘突出症可有双侧坐骨神经痛。咳嗽、打喷嚏时，因腹压增高，疼痛加剧。如压迫马尾神经，出现马尾综合征，表现为鞍区的感觉迟钝，大小便功能障碍。

2）体征：腰部活动在各方向均有不同强度的障碍，神经根受压严重时会引起代偿性腰椎侧凸畸形（图11-3）。棘突旁侧1cm处有深压痛和叩痛，并向同侧下肢放射。直腿抬高试验及加强试验呈阳性；感觉及运动功能减弱：由于神经根受损，导致其支配区域的感觉异常、肌力下降和反射异常。患者出现皮肤麻木、发凉、皮温下降等，部分患者出现踝反射、肛门反射减弱或消失。

3）密切观察患者疼痛的部位及性质，诱发及加重的因素，缓解疼痛的措施及效果等；评估本次疼痛发作后是否进行过相关的治疗或对症处理；评估下肢的感觉、运动和反射情况，观察患者行走的姿势、步态；询问患者有无大小便失禁现象。

查体体征：患者是否有为减轻疼痛常出现腰椎侧弯性代偿畸形和腰部的活动受限，或伴有压痛、骶棘肌的疼痛性痉挛，直腿抬高试验、加强试验等是否出现阳性反应。

辅助检查：结合病史、症状体征完善相关辅助检查，查看患者辅助检查等完善情况。

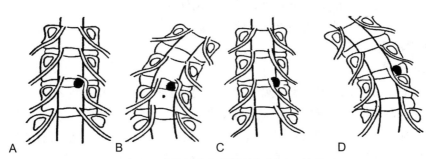

图 11-3　脊柱侧弯与缓解神经根受压的关系

引自：李乐之，陆潜. 外科护理学. 北京：人民卫生出版社，2021

2. 术中

（1）评估手术部位皮肤、术前准备等情况。

（2）依据术中获得性压力性损伤风险评估量表（CORN）评估患者的评分，评估受压部位的皮肤完整性和有无潜在的受压皮肤破损风险。

（3）与患者积极主动交流，对手术体位及术中配合相关事项的知晓情况，患者是否处于紧张、恐惧心理，能否配合完成手术。

3. 术后

（1）评估麻醉方式、术中情况；详细询问患者手术名称、伤口情况；观察引流管引流液颜色、性状和液量。

（2）观察患者的意识和监测生命体征的变化；躯体感觉、运动和各项生理功能恢复情况。

（3）评估术后的受累区域的感觉和运动功能，评估双下肢的感觉和运动情况，患者有无排尿困难和尿潴留，有无并发症发生的征象等。

（4）观察患者的情绪变化，有无疼痛、紧张、焦虑或恐惧心理。

（三）护理关键点

1. 术前

（1）利用 VAS 评分进行评估，做好疼痛的护理。

（2）做好患者跌倒风险的评估和护理，加强术前宣教。

（3）根据手术方式做好相关医学装备的检查和准备工作。

2. 术中

（1）注射麻醉药物时，严密观察患者的反应和生命体征的变化，做好抢救的准备和配合工作。

（2）做好手术的护理配合，加强术中的保暖工作。

（3）严密监测心电监护、血氧饱和度的变化，保持与患者积极沟通，观察患者的心理、情绪，询问其有无不适或异常状态。

3. 术后

（1）观察手术部位有无出血、疼痛或感染情况，评估术后患者双下肢的感觉运动情况有无变化。

（2）评估及对比手术前后双下肢体感觉和运动功能的变化情况。

（3）观察脑脊液漏或神经根粘连等风险。

（四）护理措施

1. 术前护理

（1）参考本章第六节腰椎间盘等离子射频消融术的护理常规相关内容。

（2）心理护理：腰椎间盘突出症患者病史长，反复发作，因此，需充分掌握患者心理状态的基础上制订合理的护理对策：①鼓励、安慰患者，向患者耐心讲解有关知识，使之明白手术治疗的必要性。②介绍手术治疗椎间盘突出症的治疗水平，并介绍手术医生的情况，增加患者对治疗的信心。③根据患者及家属的文化针对性地给予耐心讲解，消除其恐惧心理。教会患者借助 VAS 或 NRS 进行疼痛评估，以及何时、如何向医护人员诉说疼痛，并制订个性化镇痛方案。

（3）疼痛的护理：对于腰椎间盘突出的患者，要求在第一时间即使用 VAS 对患者进行疼痛评估，以明确疼痛原因，并在排除可能影响镇痛的因素或禁忌证后尽早镇痛。骨科手术患者术前常因机械压迫导致神经病理性疼痛，可通过神经病理性疼痛评估量表（Douleur Neuropathique 4 Questions，DN4）评估其是否存在神经病理性疼痛。术前疼痛管理应采用以 NSAID 为基础的多模式镇痛方案，减少阿片类药物用量，并注意预防和及时处理并发症。

（4）胃肠道的准备及护理：术前一晚，巡回护士使用甘油灌肠剂（10ml）为患者进行肠道准备。灌肠后通常会排出少量稀便或水样便，不要求达到清洁灌肠效果。手术当日早晨部分患者有排便，都属于正常情况。根据指南推荐在麻醉前对经口进食液体和固体食物限制不同的时间，从而使手术时胃容量减到最小，防止误吸。

（5）做好术前血糖的监测与管理，术前空腹血糖控制在 7.25 ～ 8.34mmol/L，24h 尿糖低于 5 ～ 10g 且无酮症或酸中毒的情况下即可手术。高血糖患者术前血糖控制在理想指标（空腹血糖建议控制在 5.0 ～ 7.2mmol/L，糖化血红蛋白应小于 7.0%），手术当天早晨禁食者须停止注射胰岛素或口服降糖药。

2. 术中

（1）手术准备：交接前再次检查患者的准备情况，检查手术相关器械的灭菌准备情况，内镜主机、手术床、中心负压吸引、监护仪等性能是否良好。

（2）体位配合：患者术中取俯卧位，安置体位前评估受压部位皮肤有无潜在破损风险，必要时给予泡沫敷料减压。使用俯卧位体位架时，观察胸腹部是否受压及影响患者的呼吸，给予患者吸氧，密切观察患者的血氧饱和度有无异常变化。

（3）心理护理：巡回护士要主动手术配合注意事项，清醒的患者术中保持积极有效的沟通，缓解患者的焦虑、紧张或恐惧心理，指导患者积极配合手术。

（4）手术步骤和配合

1）术前准备：建立静脉通道，遵医嘱术前 0.5 ～ 1h 静脉滴注抗生素，协助患者取俯卧位。

2）手术配合与护理：第一步，椎间孔扩大，切除部分上关节突，使得内镜可以穿过椎间孔进入神经根管，此过程在 C 形臂 X 线引导下进行，也将是手术成功的关键；第二步，镜下操作，经椎间孔置入内镜，全程监控下完成手术，手术内容：椎间盘摘除、黄韧带切除或成型、增生纤维韧带组织切除、关节突增生部分的切除和神经根减压等。确定进针体位手术入路取后外侧入路，患者体位可选健侧卧位或俯卧位于手术床，显露腰背部，腰下或腹下垫枕，髋膝关节屈曲，在 C 形臂 X 线透视下确定病变椎间隙的体表投影，并做标记。X 线侧位方向为病变椎间盘的椎间孔外口，正位进针方向指向椎间盘中心。

3）手术步骤：协助局部麻醉，依次行皮下至肌层穿刺途径逐层麻醉，包括皮肤、深筋膜和关节突。注意：注射前进行回抽观察有无回血，防止麻醉药物误入血管；同时，在注射麻醉过程中要保持与患者连续沟通，密切观察生命体征、患者的主诉有无不适或严重过敏反应等。待麻醉效果确认满意后，用穿刺针自穿刺点刺入后，在 C 形臂 X 线引导下进行缓慢进针，针尖抵达小关节突位置后，调整针尖位置滑过关节突；C 形臂 X 线影像下再次定位后，通过穿刺针将针尖刺入椎间盘内，注入碘对比剂 1ml 进行椎间盘造影，通过疼痛诱发试验确定病变椎间盘位置。退出穿刺针芯，插入导丝，X 线确认导丝尖端越过关节突，沿着导丝退出穿刺针；用 20 号手术刀，用手术刀将穿刺点处皮肤做 6 ～ 8mm 的切口，用导丝置换穿刺针，沿导丝用扩张器逐级扩大软组织，置入定位器，根据需要在上关节突上打孔。再逐级使用带有神经保护头的骨钻进行椎间孔扩大，该过程中可酌情切去部分内聚的上关节突，用环锯磨除部分关节突，取出骨钻置入工作套管，将工作套管插入硬膜外前间隙，置入椎间孔镜。置入椎间孔镜后，打开连接有生理盐水 3000ml + 50μg/ml 臭氧 50ml 的大输液袋，调节适合的水流量和压力，取得良好显示效果，分辨突出髓核、纤维环、硬膜囊等组织后，观察退变蓝染的髓核组织，用髓核钳摘除突出髓核及椎间盘内退变的髓核组织。镜下行椎间盘髓核摘除后，同时切除椎体后缘对神经根造成压迫的外层纤维环及其边缘附近的硬化或骨化的结构修整或切除部分黄韧带。保留后纵韧带但切除与之粘连的增生结缔组织。对神经根进行全面松解，特别是神经根下方的微小硬化结构，将是影响手术疗效的关键。神经根表面的血供明显改善，血管充盈，神经根复位。术中行直腿抬高试验，可见神经根被牵拉后滑移自如。然后探查硬膜囊走行神经根及出口神经根，彻底冲洗创面后，射频止血，电凝修复开窗的纤维环，拔除工作套管，缝合切口，创面内置硅胶引流管一根，自切口引出体外并固定，无菌敷料覆盖。

4）注意事项：要严格做好麻醉前、手术前和离室前等环节的手术安全核查工作，保障手术安全进行。

3. 术后

（1）观察生命体征、伤口敷料、疼痛等方面：观察手术切口敷料有无渗液及渗出液的颜色、性状、液量等，预防感染；伤口引流管护理防止引流管脱出、折叠，观察并记录引流液颜色、性状和液量，有无脑脊液漏，是否有活动性出血，有异常则及时报告医生处理；观察患者术后有无疼痛，疼痛严重者予以镇痛药或镇痛泵。术后患者平卧休息，2h 后可通过轴线翻身侧卧。

（2）观察受压神经节段支配区域感觉、运动情况及直腿抬高角度等进行双侧肢体对比、并与术前进行对比（表11-2）。

表 11-2　神经功能观察附表

突出的椎间盘	$L_{3,4}$	$L_{4,5}$	L_5/S_1
受累神经	L_4	L_5	S_1
疼痛部位	骶髂部、髋部、大腿前内侧、小腿前侧	骶髂部、髋部、大腿和小腿后外侧	骶髂部、髋部、大腿、小腿足跟和足外侧
感觉（麻木部位）	小腿前内侧	小腿外侧或足背包括跚趾	小腿和足外侧包括外侧三足趾
运动（肌力改变）	伸膝无力	跚背伸无力	足趾屈及屈跚趾无力
反射改变	膝反射减弱或消失	无改变	踝反射减弱或消失

（3）术后及时评估患者疼痛，告知患者学会运用疼痛评估标尺合理评估伤口及四肢疼痛情况，疼痛达到时 4 ～ 6min 请及时进行镇痛处理。

（4）潜在并发症的观察与护理

1）切口内出血的观察及护理

A. 常见原因：常因骨面渗血或术中止血不完善而引起伤口出血。临床表现为术后当日易出现深部血肿，尤其在 12h 内，患者伤口剧痛，进行性脊髓压迫，伴肌无力、尿潴留、括约肌功能障碍，严重时可并发截瘫。

B. 护理措施：术后注意观察生命体征、伤口敷料及引流液；检查是否有活动性出血，如 1h 内伤口引流液 ≥ 100ml 及时报告医师处理；若引流量多且呈淡红色，考虑有脑脊液漏发生，及时报告医生处理；肿胀明显加重时，立即报告医生并协助剪开伤口缝线、清除血肿等减压措施。

2）神经根粘连的预防及护理：术后及时评估脊髓神经功能情况，鼓励患者抬高下肢运动，频率：抬高放下 2 次 / 分，每组运动 30min，2 ～ 3 组 / 天，以能耐受抬放时间相等为限，逐渐增加抬腿幅度，以防神经根粘连。观察下肢感觉、运动情况，并与健侧和术前对比，评估术后疼痛的缓解情况。

3）脑脊液漏的护理：脑脊液漏（cerebrospinal fluid leakage，CSFL）是腰椎管狭窄症术后常见的并发症之一。腰椎管狭窄症患者中骨化的韧带常与硬膜粘连，局部硬膜同样也可发生硬化，因此术中分离时极易损伤硬膜。术中硬脊膜损伤后应及时修补，损伤面积较大时可应用腰背筋膜或人工补片覆盖，逐层严密缝合，可减少脑脊液漏的发生。术后脑脊液漏可通过俯卧位 5 ～ 7d 延长术区引流时间、经皮蛛网膜下腔引流等方法治疗，同时补液及控制电解质平衡，一般疗效较好。

4）功能锻炼及下肢深静脉血栓的预防及护理：术后早期予以肢体气压治疗仪进行双下肢按压促进血液回流；麻醉消退后即可进行卧床练习：握拳动作、踝关节主动屈伸（踝泵运动）。①四肢肌肉、关节的功能锻炼：卧床期间坚持定时活动四肢关节，以防关节僵硬。②直腿抬高锻炼：臀大肌、股四头肌等长收缩、盆底肌群训练术后即可开始训练，直腿抬高锻炼，频率：2 次 / 分，抬放时间相等，每次 15 ～ 30min，2 ～ 3 次 / 日，以能耐受为限，逐渐增加抬腿幅度，以防神经根粘连。③腰背肌锻炼：根据术式及医嘱，指导患者锻炼腰背肌，以增加腰背肌肌力、预防肌肉萎缩和增强脊柱稳定性，一般术后第 7 天开始，用五点支撑法，用三点支撑法：30 ～ 50 秒 / 组，3 ～ 4 组 / 日，循序渐进，逐渐增加次数。但腰椎有破坏性改变、感染性疾病、内固定物植入、年老体弱及心肺功能障碍者不宜进行腰背肌锻炼。

（五）健康指导

1. 术前

（1）介绍住院和手术环境，了解患者及其家属的诉求、疑虑和病情治疗需要，给予解释和安慰，做好心理支持和疏导。

（2）帮助患者认识疾病、手术的相关知识及内镜下腰椎间盘髓核摘除术后的注意事项，使得患者对手术的风险及可能出现的并发症有足够的认识和心理准备。

2. 术中

（1）介绍手术配合及注意事项，尊重其隐私和权力。

（2）做好术中的配合和有效沟通。

3. 术后

（1）术后早期因术后水肿等因素会出现疼痛，密切观察并合理用药减缓疼痛。

（2）指导患者采取正确卧坐、立行和劳动姿势，减少急慢性损伤发生的机会。

二、内镜下颈椎间盘髓核摘除术的护理常规

（一）概述

颈椎间盘突出症（cervical disc herniation）是指由于退行性变、颈部创伤等因素引起纤维环破裂，髓核从破裂处脱出，刺激或压迫颈神经根或脊髓等组织而引起相应的症状和体征。颈椎间盘退行性变是颈椎间盘突出发生与发展的主要因素，慢性劳损是颈椎骨关节退行性变的最常见因素。根据病变的位置不同可以分为三类：中央突出型、侧方突出型和旁中央突出型。

（二）护理评估

1. 术前

（1）参考本章第六节腰椎间盘等离子射频消融术的护理常规相关内容。

（2）症状与体征：颈椎间盘突出多表现为慢性脊髓或神经根受压，颈部神经在椎管内走行距离短，游离度小，突出的颈椎间盘常压迫和刺激脊髓和邻近神经根，出现颈椎间盘突出症系列临床表现。根据颈椎间盘向椎管内突出的位置不同，其临床表现有所差异。侧方突出型由于颈脊神经根受到刺激或压迫，常表现为单侧的根性症状。轻者出现患侧上肢的麻木感，重者可出现受累神经节段的剧烈疼痛，如刀割样或烧灼样，同时伴有针刺样或过电样串麻感，疼痛症状可因咳嗽而加重。中央突出型早期症状以感觉障碍为主或以运动障碍为主，晚期则表现为不同强度的上运动神经元或神经束损害的不全痉挛性瘫痪。旁中央突出型除有侧方突出型的表现外，尚可出现不同强度的单侧脊髓受压的症状，表现为病变水平以下同侧肢体肌张力增加、肌力减弱、腱反射亢进、浅反射减弱，并出现病理反射，

可出现触觉及深感觉障碍；对侧则以感觉障碍为主，即有温度觉及痛觉障碍，而感觉障碍的分布多与病变水平不相符合，病变对侧下肢的运动无明显障碍；突出部位偏向一侧而在脊髓与脊神经之间，因此可以同时压迫而产生单侧脊髓及神经根症状，表现为患侧下肢无力、活动不便、踩棉花感等。评估疼痛的部位及性质，诱发及加重的因素，缓解疼痛的措施及效果等；评估本次疼痛发作后是否进行过相关的治疗或对症处理，如使用镇痛药、肌肉松弛剂等药物；评估四肢的感觉、运动和反射情况，观察患者上肢发沉、无力、握力减退、持物坠落等现象，行走时是否存在下肢无力、活动不便、踩棉花感等；询问患者有无胸、腰部束带感，大小便失禁等现象。查体体征：患者是否有出现触觉及深感觉障碍，是否出现呼吸困难，四肢肌张力增加肌力减弱，进行臂丛神经牵拉试验、髌阵挛及踝阵挛，观察是否出现阳性反应。

（3）评估相关辅助检查有无异常，根据病史、症状体征选择影像学检查。CT 可见突出椎间盘压迫脊髓，增生骨赘突入椎管内，但常规 CT 检查通常不能确诊。CTM（脊髓造影 +CT 扫描）则可较清晰地显示脊髓和神经根受椎间盘压迫的影像。MRI 对颈椎间盘突出症的诊断具有重要价值，可直接显示颈椎间盘突出部位、类型及脊髓和神经根受损的强度。为颈椎间盘突出症的诊断、治疗方法选择及预后提供可靠依据。MRI 对颈椎间盘突出症诊断的准确率显著大于 CT 和 CTM。在中央型突出者可见突出椎间盘明显压迫颈髓，使之局部变扁或出现凹陷，受压部位的颈髓信号异常。在侧方型突出者，可见突出的椎间盘使颈髓侧方受压变形，信号强度改变，神经根消失或向后移位。完善肌电图检查确定神经根损害的强度、定位，肌电图阴性表示神经根功能尚好，预后良好。

2. 术中

（1）参考本章第六节腰椎间盘等离子射频消融术的护理常规相关内容。

（2）观察患者的生命体征变化、血氧饱和度等，是否伴有呼吸困难。

3. 术后

（1）评估术中麻醉方式、手术名称、术中情况、引流管的数量及位置。

（2）评估生命体征、伤口情况及引流液颜色、性状和液量。

（3）评估患者四肢的深浅感觉和运动功能，有无大小便失禁。

（三）护理关键点

1. 术前

（1）加强体位的护理，评估患者有无跌倒风险，防止意外损伤或跌倒风险。

（2）向患者介绍疾病的特点、手术方式和注意事项等，缓解患者的焦虑、紧张情绪等。

（3）做好术前体位训练，避免术中牵拉引起不适或术后并发感染的风险等。

2. 术中

（1）根据手术方式做好相关医学装备的检查和准备工作。

（2）密切观察患者的反应和生命体征的变化，做好抢救的准备和配合工作。

（3）做好手术的护理配合，加强压力性损伤的预防和术中的保暖工作。

（4）术中严密监测心电、血氧饱和度的变化，观察有无不适或异常。

3. 术后

（1）观察手术部位有无出血、疼痛或感染情况，评估患者四肢的感觉运动情况。

（2）密切评估病情变化，评估患者的恢复情况和耐受力，制订合理的康复训练计划。

（3）观察有无呼吸困难、伤口出血或脊髓神经根粘连等风险。

（四）护理措施

1. 术前

（1）做好患者的心理护理，向患者解释病情，告知其治疗周期较长，嘱患者做好充分的思想准备。

（2）加强体位护理，如颈椎部位行内固定植骨融合者，加强颈部制动。患者取平卧位，颈部稍前屈，两侧颈肩部予以沙袋以固定头颈部，侧卧位时枕与肩宽同高，在搬动或翻身时，保持头、颈和躯干在同一平面上，维持颈部相对稳定。下床活动时，须行头颈胸支架固定颈部。

（3）术前训练

1）呼吸功能训练：由于颈髓受压致呼吸功能降低，术前指导患者练习深呼吸、行吹气泡或吹气球等训练，以增加肺的通气功能；吸烟者术前 1 ～ 2 周戒烟，使痰液明显减少以后，减少肺部感染的风险。

2）气管、食管推移训练：适用于颈椎前路手术患者，以适应术中反复牵拉气管、食管的操作，避免术后出现呼吸困难、咳嗽、反复吞咽困难等并发症。指导患者用自己的 2 ～ 4 指插入切口侧的内脏鞘与血管神经鞘间隙处，持续将气管、食管向非手术侧推移。开始用力尽量缓和，训练中如出现局部疼痛、恶心呕吐、头晕等不适，可休息 10 ～ 15min 后再继续，直至患者能适应。训练时间：术前 3 ～ 5d 开始，开始每次 5 ～ 15min，以后逐渐增至每次 30 ～ 60min，使气管推移超过中线。

3）俯卧位训练：适用于后路手术患者，以适应术中长时间俯卧位并预防呼吸受阻。

（4）安全护理：患者肌力下降致四肢无力时应防烫伤和跌倒，指导患者不要自行倒开水；穿平跟鞋，保持地面干燥，走廊、浴室、卫生间等日常生活场所有扶手，以防步态不稳而跌倒。

（5）皮肤准备：后路手术患者在手术前 1d 剃头，剃头的范围为发际线上 10cm，约枕骨粗隆处。

2. 术中

（1）严格执行麻醉前、手术前和离室前的三方安全核查。

（2）在手术切皮前、关切口前和缝合皮肤的前后，严格执行手术用物清单清点制度。

（3）密切观察患者术中的生命体征及受压部位有无压力性损伤风险。

（4）颈椎间盘突出经皮椎间盘摘除术的手术配合：①患者仰卧，颈后及肩背部垫高，颈略后伸；② C 形臂 X 线透视下定位，穿刺点选择在颈动脉鞘与内脏鞘之间的间隙；③穿刺点消毒，小横切口，小弯钳分离筋膜，将气管推向对侧；④正侧位判断针位置正确时，将套管针由细到粗逐级扩张，最后将外套管插入并固定拔出其余内套管和穿刺针；⑤沿外套管送入小型环锯，切割纤维环；⑥伸入髓核钳，钳取髓核组织；⑦最后植入套管式内切割器，连接冲洗液和负压吸引器，进行冲洗切割，负压吸引；⑧拔出工作套管针道加压包扎，术毕。

（5）侧后方入路经皮腰椎间盘摘除术的手术配合：①患者取侧卧位，患侧向上，透视下使用不透 X 线标尺标定预穿刺椎间盘在体表的投影，划定位线距棘突旁开 8 ～ 12mm 处标记穿刺点；②常规消毒，铺无菌手术单，用 1% 的利多卡因局部麻醉；③穿刺点切开约 5mm 长小口，深达真皮；④将穿刺针至定位线与人体矢状面成 60°～ 80° 穿刺入椎间盘中心，转动 C 形臂，正侧位验证穿刺针位置，正位针头应在椎间盘中心，侧位应在椎间盘中后 1/3 交界处附近；⑤位管准确无误后，沿针芯逐级置入穿刺套管扩张针道，保留最外层套管，经套管插入环锯，切开纤维环，取出环锯，插入髓核钳取出髓核组织；⑥随后取出髓核钳，经套管插入负压旋切冲洗吸引装置，尽量将髓核碎片吸引出来；⑦向椎间盘内注入高浓度的抗生素预防感染；⑧取出工作套管，穿刺点加压止血，无菌敷料包扎，手术结束。

3. 术后

（1）病情观察：包括患者的生命体征、伤口敷料、伤口引流管、疼痛情况等。观察手术切口敷料有无渗液及渗出液的颜色、性状和液量等；观察引流管是否通畅及引流液的颜色、性状、液量等；疼痛严重者予以镇痛药或镇痛泵。

（2）体位护理：颈内固定植骨融合者，加强颈部制动。椎间盘摘除或消融术者在搬运时应保持患者颈部中立位，避免扭转、过伸、取平卧位，将小棉枕垫于颈后，头部两侧用盐袋或颈托固定，防止颈部前屈位 2 ～ 3h 可侧卧，用枕头将头与肩部垫平，保持头、颈、躯干在同一水平，防止颈部屈曲。侧卧位时枕与肩宽同高，在搬动或翻身时，保持头、颈和躯干在同一平面，防止颈部屈曲。

（3）并发症的观察与护理

1）呼吸困难：是颈椎前路手术最危急的并发症，多发生于术后 1 ～ 3d。患者常表现为呼吸困难、张口状急迫呼吸、应答迟缓、口唇发绀等。护理措施：颈椎前路手术患者床旁应常规准备气管切开包；术后加强患者呼吸频率、节律的观察，一旦发生，立即通知医生，并做好气管切开及再次手术的准备。

2）伤口出血：常表现为术后当日颈深部血肿，尤其在 12h 内，患者颈部明显肿胀，并出现呼吸困难、烦躁、发绀等。出血量大、引流不畅时，可压迫气管导致呼吸困难甚至危及生命。护理措施：术后注意观察生命体征、伤口敷料及引流液，注意观察颈部情况，检查颈部软组织张力；检查是否有活动性出血，如 1h 内伤口引流液 ≥ 100ml，及时报告医生处理；若引流量多且呈淡红色，考虑有脑脊液漏发生，及时报告医生处理；观察患者颈部肿胀、有无淤血或呼吸困难等，可用软尺测量颈部周径，发现肿胀加重或主诉呼吸困难时，立即报告医生并协助剪开伤口缝线、清除血肿等减压措施，若血肿清除后呼吸困难、血氧饱和度等仍无法改善，应尽快实施气管切开术。

3）脊髓神经损伤：不同的神经损伤表现不同，常见原因：手术牵拉、周围血肿压迫均可损伤脊髓及神经。喉返神经损伤时，患者可有声音嘶哑、憋气、伤侧声带麻痹等症状；喉上神经损伤时，可出现饮水呛咳；脊髓神经受损时可出现四肢感觉运动障碍及排尿、排便功能障碍。护理措施：手术牵拉所致的神经损伤为可逆的，一般在术后 1 ～ 2d 明显好转或消失，护理上应注意观察患者病情变化；血肿压迫所致的损伤为渐进性的，术后应注意观察，以便及时发现问题、汇报医生并处理。

4）植骨块脱落、移位：多发生在手术后 5 ～ 7d，是由于颈椎活动不当，椎体与植入骨块之间产生界面间的剪切力而使骨块移动、脱出。所以，颈椎术后应重视患者的活动指导。

5）食管瘘：颈椎前路穿刺手术，如出现咽痛、发热时，口服亚甲蓝，或行食管钡剂检查，食管镜检查即可确诊有无食管瘘。并发食管瘘的患者，应禁食、禁饮，并营养支持，控制感染，充分引流。

（4）疼痛的护理：术后及时评估清醒后患者的疼痛变化，可使用口服、肌内注射或持续静脉镇痛泵镇痛，使用镇痛泵时密切观察患者有无呼吸抑制风险。

（5）颈部支具的佩戴：颈椎术后，局部伤口、肌肉、骨质和神经功能均需要逐渐愈合。在肌肉愈合前，要使用适合的颈托保护颈部，一般需佩戴 6 周左右，主要目的是纠正姿势、促进软组织愈合。

（6）深静脉血栓的预防：术后早期给予肢体气压治疗，鼓励患者卧床四肢训练，观察患者有无深静脉血栓的风险。

（7）饮食指导：术后根据患者生命体征、神志情况及有无胃肠道反应，若以上都正常，即可饮水 10ml，饮水后观察患者反应，若无特殊，增加饮水量，饮水至 100ml 后即可半流质饮食（稀饭、汤汁、面条），温度不宜过高，吞咽速度不宜过快，卧床期间少食产气类食物，多食粗纤维食物，可以增加肠道蠕动，以防便秘发生。但不要饮牛奶，因为术后胃肠道功能减弱，而牛奶又不容易消化，在胃里积存时间稍长后容易发胀、反酸等不适感。24h 后，即可以恢复正常饮食。卧床期间进食、饮水应采取侧卧位，禁止平卧位，避免呛咳或窒息。

（五）健康指导

1. 术前、术中　参考本节一、内镜下腰椎间盘髓核摘除术的护理常规相关内容。

2. 术后

（1）注意纠正不良姿势，最佳的伏案工作姿势是保持颈部正直，始终保持颈部中立位，平视前方，保持正常曲度，微微前倾，不要扭转、倾斜；工作时间超过 1h，应休息 10 ～ 15min，做颈部运动或按摩，以缓解颈部肌肉的慢性劳损。睡觉时，建议卧硬板床；且枕头选择以中间低两端高、透气性好、长度超过肩宽 10 ～ 16cm，高度以头颈部压下后一拳高为宜，避免长时间低头动作。

（2）在秋冬季穿高领衣服或戴围巾保暖；睡眠时，应注意防止颈部受凉；天气炎热时，空调温度不宜低于 26℃。

（3）一般情况下，去除颈托后才可开始颈部活动的锻炼。练习颈部活动时应遵循循序渐进的原则。行走或劳动时注意避免损伤颈肩部；乘坐机动车时，戴好颈托固定保护；避免乘坐高速汽车，以防紧急制动引起挥鞭性损伤而导致高位截瘫风险；一旦发生损伤，应尽早诊治。

第九节　胸椎管狭窄症椎板减压术的护理常规

一、概述

胸椎管狭窄症（thoracic spinal stenosis，TSS）是指由胸椎管内韧带肥厚与骨化、椎间盘硬性突出、椎体后缘骨赘、椎管发育性狭窄等病理改变中的一种或多种因素作用导致胸椎管容积减小、胸脊髓和（或）神经根受到压迫而产生的一组临床综合征。胸椎管狭窄症好发部位为下胸椎，主要位于 $T_{7～11}$ 节段。胸椎黄韧带骨化是导致胸椎管狭窄症的最常见病因。

二、护理评估

参考本章第八节微创内镜下椎间盘髓核突出摘除术的护理常规相关内容。

三、护理关键点

1. 术前

（1）术前准备和辅助检查的完成情况，劝诫患者戒烟，指导患者做好呼吸、咳嗽、翻身等训练。

（2）感染和压力性损伤的预防：对下肢感觉、运动和生理性障碍的患者要预防压力性损伤或感染的发生。

（3）疼痛护理与康复训练：观察患者疼痛改善情况，对下肢感觉和运动异常者，积极参与肌肉功能训练。

2. 术中

（1）检查手术器械、手术植入内固定装置的准备情况。准备好各种止血类物品，对于术中脑脊液漏的修补还需要准备好耳脑胶、特殊缝线等备用物品。

（2）严格执行并逐项核对手术用物清单清点制度、手术安全核查制度。

（3）做好手术体位安置，避免易损伤部位受压风险。

（4）做好手术的感染预防和术中保暖工作。

3. 术后

（1）严密观察患者的生命体征。

（2）观察手术部位的伤口渗血、渗液、疼痛或感染情况等发生，潜在并发症的观察与护理。

（3）观察患者术后下肢的感觉与运动功能恢复情况。

（4）预防长期卧床肌肉萎缩或关节僵硬，预防深静脉血栓的发生。

四、护理措施

1. 术前

（1）参考本章第六节腰椎间盘等离子射频消融术的护理常规相关内容。

（2）卧床休息：卧位时椎间盘承受的压力比站立时降低50%，卧床休息可减轻对椎间盘的压力和缓解疼痛。视病情需要绝对卧床休息、半休息或限制活动量，绝对卧床休息主要用于急性期病情突然加重者。

（3）体位与活动：对于一侧下肢感觉和运动功能异常者，可借助拐杖辅助活动；双下肢的感觉和运动情况异常者，可辅助轮椅活动；对于绝对卧床的患者要翻身，预防跌倒风险和压力性损伤的风险。

（4）疼痛护理：部分患者出现慢性背痛，没有明确的痛点或诱发因素，很容易被误诊为"腰背部肌筋膜炎"或"腰背肌劳损"，可以配合腰背部理疗缓解疼痛，指导其遵医嘱服用镇痛药物。因疼痛影响入睡时，遵医嘱给予服用非甾体抗炎药、活血化瘀药物，外敷镇痛消炎药膏，理疗等，缓解疼痛。

（5）心理护理：慢性疼痛患者常伴有不同程度的焦虑，帮助患者掌握正确的应对技巧，教会其学会放松和转移注意力等；鼓励患者多与家属交流，与家庭成员共同参与和制订护理计划，帮助建立良好的医护患关系和社会支持系统。

（6）适应性训练：参考本章第八节微创内镜下椎间盘髓核突出摘除术的护理常规相关内容。

2. 术中

（1）手术准备

1）体位安置：患者取俯卧位。根据患者胸廓和腹腔的容量调节俯卧弓形体位架的中间空隙，使患者在通气时胸腔、腹腔可自行舒缩，以维持正常的呼吸频率、通气功能及静脉回流。俯卧位时身体主要的受力点如为脂肪较薄或骨隆突处。

2）手术压力性损伤的风险护理：由于长时间的被动体位很容易发生皮肤压力性损伤，注意必要的减压措施。特别注意保护男性生殖器、眼部等避免受压，面部受力点要做好间歇减压。

3）患者保暖：全身麻醉手术患者肌肉松弛，产热减少，以及体表及手术野的显露，均会导致患者体温的降低，会影响切口愈合和改变药物的体内代谢，导致凝血机制的改变。应重视患者的保暖，做好体温监测，加盖暖风毯，输血输液时使用加温仪。

4）根据术前临时医嘱备用好抗生素，必要时术中 3h 追加抗生素。

（2）感染的预防与护理：脊柱后路椎弓根螺钉系统内固定术后感染与手术时间、术中出血量有关。而此类手术创伤大、显露时间长，并有内固定植入物，使手术感染的概率增加。因此，检查植入性器材和植入物灭菌合格，术中严格无菌管理，在 C 形臂 X 线下行正、侧位透视时，需用无菌中单覆盖好手术区域，以预防术后感染的发生。

（3）手术配合与护理

1）完成术前清点物品：器械巡回护士整理无菌器械台后，与巡回护士共同完成物品清点，关注器械及物品的数量、性能、完整性。

2）消毒皮肤，协助医生铺巾，协助术者穿手术衣，器械护士协助铺巾，术野贴手术薄膜；用 45cm×45cm 含碘手术薄膜，固定好手术用物，巡回护士连接电刀，吸引器连接管等，依次沿切口标识部位做中线切口，切开皮肤、皮下组织及筋膜。

3）分离皮肤、皮下组织、筋膜，分离筋膜肌肉，剥离显露椎板至关节突关节水平。用电刀、干纱布止血，用骨膜剥离器、直角拉钩、椎板拉钩，显露手术野。C 形臂 X 线机用无菌保护套保护，手术切口无菌单保护，C 形臂 X 线辅助正位透视定位。

4）定位：使用咬骨钳去除骨皮质、使用定位针定位。用 C 形臂 X 线机器正侧位透视定位是否满意。

5）螺钉置入：用开口器、开路器。定深度，用探针。丝攻、螺丝刀和相应的椎弓根螺钉置钉。

6）切除病变椎间盘、椎间隙和终板的准备。再置入螺钉连接棒。

7）冲洗切口：温盐水冲洗。

8）安置引流管，缝合切口。

9）清点，放置引流，缝合切口：用生理盐水反复冲洗创口，放置并固定引流管，清点器械、敷料等数目无误，依次缝合深筋膜、浅筋膜、皮下及皮肤。

10）手术结束，协助将患者体位由俯卧位转入仰卧位，等待患者复苏，观察患者术后下肢的感觉和运动功能恢复情况。

11）严格执行麻醉前、手术前和离室前的手术安全核查制度，手术大于 3h 以上要追加抗生素。

3. 术后

（1）生命体征的监测：严密观察生命体征变化，术后 6h 内严密观察并记录观察伤口引流液的颜色、性状、液量及注意观察切口渗血情况，并注意观察有无恶心呕吐、头痛等脑脊液漏的症状。

（2）卧位护理：仰卧硬板床 6h 以减轻伤口疼痛和术后压迫止血。麻醉清醒后每 2 小时在巡回护士的协助下给予轴向翻身一次，翻身时保持整个脊柱平直，勿屈曲、扭转，避免拖、拉、推动作，以保持脊柱稳定性。

（3）疼痛的护理：根据患者对疼痛的耐受强度可选择口服、肌内注射或镇痛泵泵入镇痛药物。对于因疼痛入睡困难者，辅助镇静催眠药缓解患者症状。一旦突发疼痛加剧或感觉异常应立即向医生汇报。

（4）神经功能观察：术后 72h 内应严密观察双下肢感觉、运动变化情况，并与术前做比较，及早发现神经功能的损伤。

（5）压力性损伤的预防与护理：如果患者处于全身麻醉再叠加手术时间的延长（超过 3h），受压部位发生压力性损伤的风险增加。因此，术前做好受压部位减压措施，如使用减压贴或使用啫喱垫。

（6）饮食护理：参考本章第八节微创内镜下椎间盘髓核突出摘除术的护理常规相关内容。

（7）用药护理：部分患者在术后需使用甲泼尼龙以减轻脊髓损伤和神经根的水肿，促进神经生理功能恢复。用药期间应密切观察患者症状和体征，短时间内大剂量使用甲泼尼龙可能会引起应激性消化性溃疡、高血压、低血钾、颅内压增高等副作用。

（8）胸腔闭式引流管的护理：患者术中如有胸膜腔破裂，常需放置胸腔闭式引流管。置管期间，应密切观察引流液的性状和液量，观察引流液的波动情况，引流瓶的位置要低于胸壁引流口平面 60～100cm，若 24h 内无气体逸出，引流＜50ml/d，胸部 X 线证实无胸腔积液或积气时，可考虑拔除胸腔闭式引流管。

（9）泌尿系统的护理：胸椎管狭窄症较严重时，会让脊髓中神经传导束的信息上传、指令下达发生严重障碍，从而导致排尿无力、尿潴留或尿失禁等异常情况。一般术中常规留置导尿，术后应指导患者家属夹闭尿管，每 2 小时开放排尿一次以训练膀胱功能，术后尽早 2～3d 可拔除尿管以减少尿路感染的风险。

（10）深静脉血栓的预防与护理：患者术后需卧床 2～3 周，易造成下肢血液淤滞回流不畅，加上创伤性应激导致血小板反应性变化形成高凝状态，可引起深静脉血栓。因此，术后 6h 开始，指导患者做运动功能训练，以防止神经根粘连、水肿；指导家属从足跟开始做压力递减的挤压运动，促进血液回流。

（11）潜在并发症的观察与护理

1）术后神经功能恶化：术后密切观察双下肢的感觉运动功能变化。胸椎管减压术后神经功能恶化的发生率明显高于腰椎和颈椎，常见手术对脊髓的直接损伤、术后脊髓缺血再灌注损伤，从而导致脊髓功能恶化。必要时行 MRI 检查，一旦确诊为脊髓缺血再灌损伤即刻给予大剂量泼尼松龙、脱水药、神经营养药、抑酸药等，以及一些常规的辅助治疗，如吸氧、补充维生素及相关的营养支持。

2）硬膜外血肿：术后保持引流管的通畅，避免折叠、脱落等风险，及时观察引流液的性状和液量。一旦发现因血肿导致脊髓受压引起神经功能恶化等症状，立即急诊手术行血肿清除术。

3）脑脊液漏：是胸椎管狭窄症术后常见的并发症之一。因胸椎管狭窄症患者中骨化的韧带常与硬膜粘连，因此术中分离时极易损伤硬膜。术中硬脊膜损伤后应及时修补，损伤面积较大时可用腰背筋膜或人工补片覆盖，逐层严密缝合，可减少脑脊液漏的发生。术后脑脊液漏可通过俯卧位 5～7d 延长术区引流时间、经皮蛛网膜下腔引流等方法治疗，同时补液及控制电解质平衡，一般疗效较好。

五、健康指导

1. 术前

（1）部分患者仍存在腰背部疼痛、酸胀等，指导其遵从医嘱合理服用药物，如非甾体消炎镇痛药可短期服用以缓解腰背痛或肋间神经痛等症状。

（2）认知教育和健康宣教：帮助患者认识疾病、手术的相关知识及注意事项，使得患者对疾病可能出现的症状有足够的认识和心理准备，对突发状况有快速识别和应对能力。

2. 术中

（1）建立良好的护患关系，介绍手术环境，耐心解释手术过程。

（2）因手术需要显露较多，做好与患者的解释与沟通工作，尊重患者的隐私和权力。

（3）介绍手术体位和配合过程中的注意事项，帮助患者缓解焦虑、恐惧等不良心理。

3. 术后

（1）术后早期下肢肌张力异常增高的患者需服用减轻下肢肌张力的药物，从而缓解发僵不适和步态不稳；服用一些营养神经类药物，促进神经修复等。

（2）胸椎管狭窄症术后的患者有必要进行早期的康复锻炼，以促进脊髓功能的恢复。而对于症状较为严重的患者而言，术后尽快到专业的康复机构进行一段时间的系统的康复治疗是非常必要的。

（3）腰椎手术患者术前通常行动不便，对手术后的预后期望高。胸椎管狭窄症手术后除了腰背部疼痛、酸胀外，术前的束带感、下肢麻木等症状在术后会继续存在。这些脊髓受损后的症状需要较长时间的恢复，需要有足够的耐心和坚持康复锻炼。术后康复期需要 6个月至 1 年的时间，恢复慢的患者可能需要 2～3 年时间。所以要有正确、客观的心理预期，避免引起不必要的心理落差。

第十节　癌性疼痛/镇痛泵置入术的护理常规

一、癌性疼痛患者的常规护理

（一）概述

疼痛是恶性肿瘤患者最常见的症状之一，70%的癌症患者都会出现癌性疼痛（简称癌痛）。晚期肿瘤患者病情发展至后期，癌组织对患者神经及骨骼进行侵犯引发的强烈疼痛感，是恶性肿瘤最常见的并发症之一。2019年3月，在中国颁布的第11版国际疾病分类（ICD-11）中将"慢性癌性疼痛"列为独立病种。

（二）护理评估

1. 健康评估

（1）病史评估：询问患者疼痛的部位、时间、性质、频次、诱因及缓解情况等；询问患者此次患病的情况、用药史，了解其服用镇痛药物的种类、剂量、不良反应及患者的疼痛经验等。

（2）既往史：了解疼痛与肿瘤发病和治疗的时间关系，患者是否有呼吸功能异常或慢性肾功能不全等。

（3）询问并了解影响癌性疼痛改变的因素及对生活的影响，是否还接受其他的治疗方式等。

（4）做好辅助功能检查，明确有无肝肾功能及凝血功能异常。

（5）评估患者是否有违禁药物、酒精依赖、药物滥用史等，此类患者可能需要更高药物剂量以获得疼痛控制效果。

2. 体格检查评估

（1）根据患者的主诉及全面的体检等，明确患者疼痛的部位和性质，特别是当肿瘤部位出现疼痛或其他部位有疼痛时，明确疼痛是否由肿瘤引起的。

（2）协助完善辅助检查和影像学检查，在临床疼痛的评估和诊断中具有重要的作用。

（三）护理关键点

（1）癌痛的评估与护理：利用VAS进行评估，明确患者疼痛的部位、性质、强度、频次、持续时间、诱发因素及缓解情况，观察患者服用镇痛药后的镇痛效果。

（2）日常生活能力评定（ADL）：评估疼痛对患者生活质量的影响，介入/外科治疗患者的跌倒风险，疼痛是否对生活、睡眠和情绪的影响。

（3）对使用阿片类、美沙酮等镇痛药的不良作用观察和护理。

（4）了解患者心理的状况，是否有焦虑、抑郁等症状；了解患者及其家属对疼痛治疗的期望等；了解患者及其家属的文化背景、宗教信仰、疼痛经验、人格特征和情绪等多方面因素影响。熟悉对于患者的年龄、状况和认知状态而言适当的疼痛筛查、评估和再评估标准。

（四）护理措施

1. 疼痛的护理　癌痛患者的评估应当遵循"常规、量化、全面、动态"的原则，应遵循

"三阶梯疗法"，明确个性化治疗方案及用药后的镇痛效果，观察患者使用药物后有无皮肤瘙痒、呼吸抑制、便秘、谵妄或认知障碍等。

2. 教会患者采用非药物措施帮助缓解疼痛　①提供安静、温湿度适宜的舒适环境；②协助取舒适体位，纠正因慢性疼痛导致的不良姿势；③运用心理疏导、放松、倾听及转移注意力的方法缓解疼痛；④评估患者的疼痛部位、强度、持续时间及对干扰因素等，必要时给予生活照护；⑤密切观察焦虑、抑郁者的自杀倾向，做好安全防范。

3. 阿片类及美沙酮药物的安全管理　对于服用阿片类及美沙酮药物的患者，应做好患者及其家属的宣教和指导工作。

（1）患者和家属的健康宣教：明确讲解阿片类及美沙酮镇痛药属于严控管制药品；此类镇痛药只能用来治疗疼痛，而不用于辅助睡眠、焦虑或其他情绪问题；且仅限本人服用，不得擅自调整剂量或使用频率，并避免不良副作用。

（2）认知干预：不应与酒精或违禁物品混合使用；服用药物期间谨慎从事有关机械操作或机动车驾驶等。

（3）阿片类及美沙酮镇痛药管理：必须上锁管理，不需要的药物必须妥善处理。

4. 潜在并发症的预防与护理

（1）便秘：建议维持足够的膳食纤维摄入量，指导患者维持足够液体摄入，建立良好的排便习惯，日常锻炼，腹部按摩等护理措施。

（2）恶心：评估患者出现恶心原因，对于既往使用阿片类药物出现恶心的患者，强烈推荐预防性使用抑制药物。

1）遵医嘱常规使用丙氯拉嗪、甲氧氯普胺或氟哌啶醇口服。

2）对于长期使用以上药物可能诱发迟发性运动障碍的患者，尤其体质虚弱的老年患者，需要考虑使用 5- 羟色胺轻抗剂替代治疗、奥氮平、东莨菪碱（可能导致或加重便秘）等。

3）如果恶心持续 1 周以上重新评估恶心的原因和严重程度，考虑阿片类药物轮换；必要时考虑使用神经轴索镇痛、神经损毁术或其他干预措施来减少阿片类药物剂量。

（3）瘙痒：评估引起患者出现瘙痒的因素，并与过敏反应区分。瘙痒是药物过敏反应，遵医嘱给予抗组胺药处理。

（4）呼吸抑制：密切评估诱发通气功能障碍的风险因素：年龄、体重、鼾症、吸烟、使用镇静类药物、未治疗的阻塞性睡眠呼吸暂停综合征或胸部切口等。具体措施如下：

1）遵医嘱减少或停止使用阿片类药物、增加阿片类药物给药间隔或更改评估透皮制剂等给药方式（如被遗忘的芬太尼贴剂）。

2）对于发生呼吸抑制或阿片类药物诱导的过度镇静，可用无创呼吸支持，直至呼吸状态改善。

3）对于患者病情不稳定或呼吸抑制采取以上措施仍缓解不充分者，可使用纳洛酮（谨慎使用逆转剂），但做好重复给药的准备。

表 11-3　STOP-BANG 评估量表

1. 打鼾（Snoring）：您在睡觉时是否会大声打鼾？

2. 疲倦（Tired）：您是否经常在白天感到疲惫、劳累或嗜睡？

3. 观察（Observed）：其他人是否曾在您睡觉期间发现您存在呼吸暂停的情况？

4. 血压（blood pressure）：您是否患有高血压或正在因高血压接受治疗？

5. 您的体重指数（BMI）是否大于 35kg/m² ？

6. 您的年龄（age）是否大于 50 岁？

7. 您的颈围（neck circumference）是否大于 40cm ？

8. 您的性别（gender）是否为男性？

引自：刘余，冰雪. STOP-Bang 量表预测阻塞性睡眠呼吸暂停通气综合征的价值评估 [D]. 重庆医科大学，2018.

5. 过度镇静　密切观察患者的意识，镇静常发生在呼吸抑制之前，如果出现过度镇静排除导致过度镇静的其他原因，评估患者的疼痛在较低剂量可以得到控制的情况下，则考虑减少给药剂量，增加给药频率，以降低阿片类药物峰浓度等预防措施；必要时，考虑更换阿片类药物或联合使用非阿片类镇痛药，以减少阿片类药物的剂量等预防措施。

6. 使用美沙酮注意事项　①复查心电图，检查心电图 QT 有无异常延长。对于临终患者，根据预后、治疗目标和风险 / 收益比，可能没有指征行心电图检查。②根据每日口服吗啡的剂量换算成美沙酮剂量，将每日口服美沙酮的总剂量分为 2 ～ 4 次给药，且初始剂量不得超过 45mg/d。

7. 密切评估患者的日常生活能力和跌倒风险　特别是接受神经阻滞的介入或手术治疗患者，观察患者的行走步态与姿势等，必要时给予帮助和辅助支持。

8. 使用阿片类药物，制订个性化的监测和护理　对于癌痛患者的个体差异，以及不同患者疼痛部位、疼痛强度和疼痛性质，癌痛患者所需镇痛药物剂量和产生的药物不良反应也存在较大差异，且晚期恶性肿瘤患者病情复杂多变，单一给药方式通常不能完全满足镇痛需求，因此在准确评估病情前提下设计个体化的精准镇痛方案势在必行。

（1）根据用药频率、给药方式和静脉注射阿片类药物疗法的持续时间对使用静脉注射类阿片类药物的患者面临的风险进行评估。

（2）不应只使用数字量表（1 ～ 10）或主观量表（轻度、中度、重度）为患者进行持续的疼痛评估。疼痛评估应包括根据患者护理目标制订的功能标准（如活动能力和睡眠能力）。根据护理人员的判断、患者主诉信息和护理目标进行疼痛评估。

（3）应在患者静脉注射阿片类药物后约 15min，口服阿片类药物后 30min 对患者的镇静水平进行定期护理评估。

（4）使用阿片类药物和其他类镇静药物时要注意：应使用镇静量表、疼痛评分、护理人员的判断和功能评估观察来决定必要时给药或按计划给药的方式。

（5）制订个性化的监测方案，包含用药后持续脉搏血氧饱和度和二氧化碳液形的监测，密切观察患者用药后的反应。

9.心理 - 社会支持系统的护理　明确患者及其家属 / 照顾者对疼痛治疗的教育需求，根据其文化程度，以确保其理解宣教内容。准确地向患者和家属 / 照顾者传达疼痛管理的相关信息：疼痛的缓解非常重要。对于持续存在的疼痛，按时服用镇痛药物有助于控制疼痛。

（五）健康指导

1.提高患者服药的依从性　遵从医嘱服药的重要性，不得擅自更改剂量或增加频次。

2.提高认知和法律意识　阿片类药物必须上锁管理，不得随意处置，避免触犯法律风险。

二、癌性疼痛患者镇痛泵置入术的常规护理

（一）概述

患者自控镇痛（patient controlled analgesia，PCA）是一种由医护人员根据患者疼痛强度和身体情况，预先设置镇痛药物的剂量，再交由患者"自我管理"，患者可以通过自控按钮将一次镇痛药物注入体内，从而达到镇痛目的。患者自控镇痛技术是指将一个特制的储药泵通过管道连接在患者身上，将泵内镇痛药物以特定的速度持续注入患者体内，患者疼痛时也可以按压自我控制按钮达到镇痛的作用，实现按需按压和持续给药。按给药途径分为硬膜外 PCA（PCEA）、鞘内 PCA，适用于晚期癌症患者的镇痛。其中患者静脉自控镇痛（patient controlled intravenous analgesia，PCIA）是应用最多的一种自控给药途径。

（二）护理评估

参考本章第三节脊髓电刺激术治疗顽固性疼痛的护理常规相关内容。

（三）护理关键点

（1）参考本章第三节脊髓电刺激术治疗顽固性疼痛的护理常规相关内容。

（2）做好术前护理、术中护理和术后护理，加强阿片类药物泵入镇痛后的效果观察与护理。

（四）护理措施

1.术前

（1）参考本章第三节脊髓电刺激术治疗顽固性疼痛的护理常规相关内容。

（2）筛选：排除任何确诊或疑似感染，全身脓毒血症、颅内压增高，椎管内肿瘤转移，控制不良的糖尿病。

（3）心理护理：患者对此新疗法了解极少，大多数患者术前较为紧张，有恐惧感，须先介绍鞘内或硬膜外埋入式输注系统联合自控镇痛泵的原理、工作方式和优缺点等。同时，请周围已植入的病友介绍成功经验，消除患者的顾虑，取得患者的信任与合作，以良好的心态接受手术。

（4）镇痛泵镇痛的相关知识宣教：向患者及其家属展示镇痛泵工作方式和日常管理等。详细讲解此种镇痛方法过程、注意事项及潜在的风险等。

2.术中

（1）建立静脉通道，监测生命体征、血氧饱和度，给予低流量吸氧等；协助准备并核对麻醉药品、止吐药物和抢救药品等。

（2）手术体位：协助取左侧卧位或右侧卧位，充分显露 $L_{2,3}$ 或 $L_{3,4}$ 棘突间隙等穿刺点。

（3）手术配合与护理

1）硬膜外镇痛泵技术：①协助皮肤消毒后铺巾显露手术野，协助医生行局部麻醉。局部麻醉过程中，要密切注意观察患者生命体征、主诉及有无过敏反应等。②协助行硬膜外穿刺，经标准技术确认达硬膜外腔后，顺利置入埋入式导管，导管在硬膜外腔内至少保留 10cm。鞘内（即蛛网膜下腔）置管时，埋入式导管管尖放置于疼痛部位相应的脊髓节段，需在 C 形臂 X 线下确认是否到达预定位置。

2）鞘内镇痛泵植入方法：①常规消毒皮肤铺巾显露手术野，行局部麻醉，根据病情选择合适的椎管间隙进行穿刺，当穿刺针经过硬膜外腔顺利到达蛛网膜下腔时，用导管助插器将导管插入穿刺针，将导管放入选定位置，一般蛛网膜下腔留置导管约 5cm。回吸观察，如见脑脊液无血液时将穿刺针退出蛛网膜下腔，并保持导管不动，将固定装置拧到导管上，并缝于皮下筋膜上。于左腹或右腹处做一 2cm 切口里，用导针在皮下打一个隧道，经隧道自穿刺点将导管和输液壶紧密连接，导管在皮下松紧度适中，确认管路通畅后，逐层缝合两个切口，用无损伤针头经皮穿刺至输液壶，然后注入 0.9% 氯化钠注射液 2ml，再次确认管路通畅后用无菌敷料包扎伤口。用 90° 无损伤蝶形针垂直刺入输液壶底部，蝶形针另一端通过连接管和体外全自动输注泵相连，泵上装有一次性储药盒，内放置镇痛药物的输注泵，将药液均匀缓慢地经导管输送到蛛网膜下腔，根据患者情况可将药物剂量、浓度随时调整以达到最佳镇痛效果。②注意事项：皮下隧道和输液壶置入部位要避开胃肠造口部位，置入操作时，要严格无菌操作。

3. 术后

（1）切口的观察与护理：观察切口有无渗血、渗液。术后 3d 内为切口水肿、疼痛高峰期，用具有透气性的粘贴伤口敷料固定。

（2）病情的观察与护理：密切观察患者生命体征、神志变化、肢端感觉、并发症、药物不良反应、手术切口和腰部、肋部穿刺点及周围皮肤有无异常。

（3）观察硬膜外 / 鞘内镇痛泵的运行是否正常，疼痛缓解强度，教会患者用 NRS 准确评估疼痛，根据疼痛评分、患者的反应，遵医嘱调整给药剂量。应根据患者的疼痛情况及用药剂量确定监测时间、频率，动态全面评估，尤其是在应用初期或剂量调整时，建议患者住院监测。若患者在应用 PCIA 时出现疼痛状况变化，需排查有无病情进展或病情变化，如病理性骨折、消化道穿孔等肿瘤急症引起的疼痛加重。

（4）PCA 泵的护理管理：PCA 泵为全自动注药泵，是一种安全、有效、简便、精确的镇痛装置，以持续和按需给药的方式给药。患者自己按需调控注射镇痛药的时机和剂量，达到个性化的镇痛需求。护理时要注意：

1）遵医嘱配药，连接延长管、排气，严格无菌操作，防止污染。将所使用药物的名称、浓度、剂量、时间在泵上做好明显标记。根据医嘱调整好各种参数，接头处用纱布包裹，并用胶布捆紧，防止接头被灰尘、碎屑等污染，再用别针固定于靠近前腹切口的衣服上。

2）告知 PCA 泵应放在离患者较近的地方或随身携带，注意不要用力牵拉，以防蝶形针拔出；保持导管通畅，防止扭曲、折叠；若有异常报警提示。因 PCA 泵属于微电脑电子泵，应防止沾水、碰撞、摔坏。

3）教会患者使用自控镇痛功能：教会患者正确使用镇痛泵和遇到堵塞报警的简单处理。

（5）PCA 异常情况的观察及处理

1）蝶形针脱出：患者不慎将蝶形针拔出，应严格无菌操作，更换蝶形针，消毒后，对准皮下输液壶重新插入和固定。

2）蝶形针插入皮下输液壶的穿刺点渗液：这是由于蝶形针脱出至输液壶与皮肤之间，导致液体未进入输液壶而渗出，可见蝶形针明显脱出，蝶形针针梗部有清亮液体渗液，蝶形针穿刺的周围皮下肿胀，患者疼痛控制不佳。应在无菌操作下挤出皮下积液，更换蝶形针，消毒输液壶所在位置的皮肤，对准输液壶重新插入，直至触及输液壶底部（有硬物感），推注生理盐水通畅，无液体渗出，回抽无血、无气。

3）PCA 泵与蝶形针接头处漏液：此接头是螺旋接口，未拧紧或用力不当造成蝶形针接头断裂、衔接不紧出现漏液。若未拧紧，给予消毒后拧紧，观察无漏液即可。若蝶形针接头损坏，需更换蝶形针。

4）切口裂开：疾病的消耗，全身营养状况差，免疫力低，咳嗽时腹压增加均会导致切口裂开，轻者给予重新缝合，营养、支持、抗感染治疗，经治疗仍不能愈合者，为避免硬膜外腔或蛛网膜下腔感染，需取出输注系统。

5）脑脊液外漏：发生于蛛网膜下腔给药的患者，因患者营养不良、消瘦、低蛋白血症、放化疗后导致导管植入蛛网膜下腔的穿刺点愈合不良；或脑脊液压力增高、激烈咳嗽致腹压增高，导致脑脊液从导管植入蛛网膜下腔的穿刺点沿皮下隧道漏至输液壶及周围皮下，或沿插入输液壶的蝶形针针梗漏出。可见输液壶周围皮下肿胀或蝶形针针梗处有清亮液体渗出，挤压肿胀部位的皮肤，可见清亮液体沿蝶形针针梗渗出，蝶形针未脱出，按压蝶形针，针尖触及输液壶底部（有硬物感），患者镇痛效果无影响。有皮下积液者应在严格无菌操作下挤出所有积液，用纱布覆盖，消毒腰部穿刺点，折叠两块纱布用胶布固定在穿刺点上，再用弹性绷带加压固定，同时嘱患者加强营养，治疗导致脑脊液压力增高或腹压增高的因素。每天更换敷料两次，严密观察脑脊液渗漏情况，敷料渗湿随时更换，严格无菌操作，防止感染，直至渗漏停止再继续加压一周。

（6）潜在并发症及药物不良反应的观察与护理：镇痛药物主要是吗啡与局部麻醉药，可能会出现头痛、下肢瘫痪、感染、恶心、呕吐、排尿困难、尿潴留、皮肤瘙痒、血压下降、呼吸抑制、下肢无力、多汗、头晕等，特别是老年患者更易发生。PCIA 要遵循操作规范，避免发生感染、空气栓塞、剂量不准确等风险。

1）密切观察患者的意识、呼吸、血压、体温、脉搏等生命体征的变化，必要时进行心电监护，并做好护理记录。吗啡类药物最严重的不良反应是易引起患者呼吸抑制，因此用药过程中应严密观察并监测患者呼吸频率、节律、深浅。一旦发现异常情况，及时汇报并做好处理。

2）妥善安放输注系统：保持输注管路通畅将输注泵放在专用输注泵包内，妥善安放并固定在床边、枕边或患者衣服上。注意观察输注管路有无扭曲、打折受压等情况，特别是患者翻身时，严密观察有无管道折叠、脱落的情况。

3）注意保持储药盒、连接管及蝶形针的无菌状态，防止感染。一般输注泵上的储药盒、连接管、蝶形针等使用有效期为 7d，使用时应注意严格控制使用天数。按照规定及时更换，以防感染。更换时要注意观察皮肤有无红肿、渗出等。更换时严格消毒局部皮肤，妥善固定蝶形针及输注管路，并保证输液通畅。

4）镇痛药物剂量使用的选择：评估患者疼痛强度，应用输注泵时应将患者疼痛控制在 1～3min 轻度疼痛的水平。根据患者病情，单次药量一般为每次 2～4ml，如疼痛未缓解或缓解不明显，可再次给予单次泵入药物，但两次用药间歇时间不少于 30min，以防药物过量引起不良反应或药物中毒。药物使用过程中，一定要掌握用药时机，不要等到患者疼痛加重时再给予药物加量，这样镇痛效果最佳。

（7）使用镇痛泵并发症的护理

1）头痛：多发生在麻醉作用消失后数小时至 24h，2～3d 最剧烈，7～14d 消失，少数人可持续更长时间，头痛的原因可能与脑脊液外漏致颅内压降低有关。术后嘱患者平躺 3～4d，老年患者延长 1～2d，再逐渐抬高床头直至坐直后无头痛感为止。

2）下肢瘫痪：除穿刺对脊髓的直接损伤外，其主要原因可能是药物的化学性刺激引起粘连性蛛网膜炎，应注意药物的浓度、渗透压及药物的纯度等因素。注意观察患者肢端的感觉，及时发现异常报告医生。

3）感染：由于肿瘤患者免疫力低下，术中严格无菌操作，推荐术中使用抗生素冲洗，并定期评估植入部位是否存在疼痛、红斑、压痛、肿胀、发热和白细胞增多。如发现局部感染，给予消毒、抗感染治疗，必要时拔出蝶形针，取下 PCA 泵，待感染控制后再使用。此外，要加强对患者进行导管护理教育，做好导管接口、皮肤消毒，增强免疫力等主要措施。

4）恶心、呕吐：观察其频率、呕吐物的颜色、液量和性状，保持呼吸道通畅，指导患者餐前半小时口服甲氧氯普胺 10mg，3 次 / 天，直至症状消失，再逐渐减量至停药。

5）排尿困难及尿潴留：多发生于老年男性并伴有前列腺肥大的患者，可以采取流水诱导法、热敷下腹部及热水冲会阴法和（或）膀胱区按摩法诱导排尿，诱导排尿失败者，留置尿管 1～3d，同时训练膀胱收缩功能，拔出尿管后可自行排尿。

6）血压下降、呼吸抑制：阿片类药物可引起血压下降、呼吸抑制，严重时出现呼吸暂停、深昏迷、循环衰竭、心脏停搏、死亡。应严密观察患者生命体征及神志变化，对重症患者进行心电监护，每 1～2 小时观察血氧饱和度、呼吸、心率、血压的情况，观察时间不少于 72h，呼吸抑制给予疼痛刺激，保持呼吸道通畅，吸氧，必要时辅助或控制通气，遵医嘱给予纳洛酮 0.4mg 加入 10ml 生理盐水中静脉注射。并备抢救药品和物品。

7）下肢无力：多出现在老年患者、体质虚弱者用药初期。嘱患者卧床休息，家属 24h 陪护，下床搀扶，以防摔伤。及时汇报医生，并调整药物剂量。

8）多汗：及时更换衣服，以防着凉，多喝水，注意补充水分和营养，以防虚脱，必要时给予补液。

9）皮肤瘙痒：发生率极低，轻者无须处理，注意皮肤卫生，避免搔抓、摩擦、强刺激性外用药、强碱性肥皂等，贴身内衣宜选择质地柔软的棉制品；重者可局部或全身用药对症处理。

10）头晕：多发生于老年人、体质虚弱、合并贫血的患者用药初期，一周左右可逐渐消失。嘱患者卧床休息，起床缓慢，家属陪护，以防摔伤，严重者遵医嘱给予对症处理。

（五）健康指导

（1）参考本章第三节脊髓电刺激术治疗顽固性疼痛的护理常规相关内容。

（2）细心介绍镇痛泵置入术的流程、费用和潜在风险等，增强患者战胜疾病的信心；做好手术操作中注意事项及沟通，保障患者顺利配合手术。

（3）指导患者及其家属使用 NRS 正确评估疼痛和记录疼痛的动态变化情况，根据疼痛的变化给予个体化的调整，教会患者在使用时掌握观察要点和注意事项，有任何疑问与医务人员联系。

（4）教会患者及其家属正确认识和使用镇痛泵，安装部位不可接触强电磁环境或实施理疗等，并附带操作流程和医务人员的电话，及时与医护人员反映。

（5）观察切口有无疼痛加重或瘙痒等，生活中避免被打湿或污染等。

第十一节　颈动脉内膜剥脱术配合常规

一、概述

颈动脉狭窄多是由于颈动脉粥样斑块导致的颈动脉管腔狭窄，多发生于颈总动脉分叉和颈内动脉起始段，可分为无症状性颈动脉狭窄和有症状性颈动脉狭窄，其病因主要有动脉粥样硬化、大动脉炎及纤维肌性发育不良等，其中约 90% 是由动脉粥样硬化所致。颈动脉狭窄临床治疗主要为药物治疗、血管内介入治疗和外科手术颈动脉内膜剥脱术（carotid endarterectomy，CEA）。

二、护理评估

1. 术前

（1）做好术前一般情况、血糖及心理 - 社会支持系统的护理评估（参考本章第二节腰交感神经阻滞镇痛术的护理常规相关内容）。

（2）既往史评估：了解患者既往有无头晕、黑矇、失语、思维模糊、体位性眩晕、双眼失明、共济失调等症状发生情况。评估患者有无感觉异常、麻木，一过性肢体偏瘫等，评估患者有无高危跌倒因素。

（3）血压的评估（参考本章第八节微创内镜下椎间盘髓核突出摘除术的护理常规相关内容）。

（4）呼吸道评估

1）参考本章第八节微创内镜下椎间盘髓核突出摘除术的护理常规相关内容。

2）评估患者的吸烟和近期戒烟情况。研究表明，颈动脉病变严重程度和吸烟量呈正相关，香烟中的烟碱对动脉血管有着明显的刺激作用，导致动脉的收缩甚至狭窄，加重缺血症状。上呼吸道感染患者的近期感染控制情况等。

（5）颈动脉狭窄的分级评估：颈动脉狭窄可以根据狭窄强度进行分级。

1）轻度狭窄：颈动脉狭窄度 < 30%，这类患者可以无明显症状，也可能出现头部昏沉感。

2）中度狭窄：狭窄度为 30% ~ 69%，由于颈内动脉直接供应脑部血管，中度狭窄后这类患者可能出现脑供血不全，甚至脑梗死的症状，如突发言语不清、肢体麻木、肢体无力、吞咽困难、饮水呛咳、声音嘶哑、头痛头晕、恶心呕吐等。

3）重度狭窄：狭窄度70%～99%，这类患者脑血管堵塞且代偿不全的情况下，可能突发大面积脑梗死，可能导致突发失语、意识不清、呕吐咖啡色胃内容物、肢体抽搐、中枢性高热等，情况较危急，必要时需要进行手术治疗。

4）完全闭塞：闭塞前状态测量狭窄度＞99%。

（6）抗血小板和抗凝治疗情况：观察患者是否使用的抗血小板药物等进行治疗，治疗后有无牙龈出血、皮下淤血或伤口出血延迟等现象，实验室检查凝血功能有无异常等。低剂量阿司匹林（75～150mg/d）可以获得与高剂量相同的疗效，CEA术后如果没有出血等并发症，推荐至少使用阿司匹林。阿司匹林联合氯吡格雷可降低心血管事件的发生率，应警惕出血风险。

2. 术中

（1）评估患者手术中对出现的风险有无应对措施或应急预案等。

（2）评估患者有无压力性损伤、电灼伤或低体温的风险。

3. 术后

（1）评估患者的血压控制情况及戒烟等情况。

（2）评估使用抗凝药物后有无不良反应发生。

（3）糖尿病患者评估患者的血糖控制情况。

（4）评估患者的社会认知和健康教育情况。

三、护理关键点

1. 术前

（1）患者生命体征特别是血压的监测与护理。

（2）糖尿病患者的血糖控制与护理。

（3）患者术前服用抗凝药物的观察与护理。

（4）认知和健康教育：饮食、戒烟和呼吸功能训练。

2. 术中

（1）相关医学装备的检查和准备工作。

（2）术中生命体征的变化，尤其做好血压的监测与管理。

（3）压力性损伤的评估与管理，做好术中的保暖。

（4）手术配合与感染的预防。

3. 术后

（1）血压的监测与控制，特别是转流阻断过程中血压的稳定情况。

（2）观察手术部位有无出血、疼痛或感染情况等发生。

（3）潜在并发症的观察与护理。

四、护理措施

1. 术前

（1）血压的监测与控制：对于合并高血压的手术患者，若术前血压控制不稳定，术后易出现伤口出血、皮下血肿等并发症，严重者可发生脑出血的风险。因此，术前控制好患者的血压尤为重要。常规情况下，给予口服药物控制血压，并做好血压的动态监测，必要时，需测量患者的双上肢血压进行对比，以便于掌握患者的血压波动变化。

（2）抗凝药物的治疗：术前，临床上常规推荐给予单一的抗血小板聚集药物治疗以降低血栓聚集的风险，如：推荐口服阿司匹林（100mg/d，PO）或氯格雷（75mg/d，PO），不推荐大剂量应用抗血小板药物；术中，在阻断颈动脉前 5min 给予肝素进行抗凝治疗，使得术中患者的活化凝血时间或活化部分凝血活酶时间延长 1.5 倍以上；术后至少使用单一的抗血小板聚集治疗 4 周。此外，在围手术期，还可以根据患者的情况选用西洛他唑、沙格雷酯、贝前列素钠片等药物进行抗血小板聚集。

（3）血糖的控制：在围手术期，患者的血糖易受手术、麻醉和应激反应等因素影响而升高。通常情况下，中、小手术可使血糖升高 1.11mmol/L，大手术可使血糖升高 2.05 ～ 4.48mmol/L，部分麻醉剂也可使血糖升高 0.55 ～ 2.75mmol/L。常规推荐将患者的空腹血糖控制在 7.25 ～ 8.34mmol/L，24h 尿糖低于 5 ～ 10g 及无酮症或酸中毒的情况下即可手术。此外，若患者的术前血糖过低，极易引起术中及术后低血糖的发生。对于患有糖尿病的患者，术前要密切监测患者的三餐前、后及睡前的血糖。

（4）心脏功能的评估：常规行心电图、超声心动图，必要时行核素心肌显像检查、冠状动脉 CTA 或者冠状动脉造影检查，以排除手术禁忌证和高危因素。

（5）术前准备：完善患者的术前各项辅助检查，除颈动脉的血管影像学检查和心脏方面检查之外，还包括胸部 X 线片、血常规、凝血四项、肝肾功能、血型等。

（6）心理护理：向患者介绍住院环境，倾听患者及家属的诉求，耐心介绍手术流程和注意事项，给患者营造一个安静、温馨、舒适地环境。

（7）术前护理：术前一天皮肤准备，告知患者术前 12h 禁食，4h 禁水。对于入睡困难者，术前晚给予地西泮片口服，保证充足睡眠。

2. 术中

（1）手术准备：备无菌手术包、颈动脉内膜剥脱手术器械、一次性缝针、止血耗材、高频电外科系统及耗材等；建立静脉通道，遵医嘱分别在术前 0.5 ～ 1h 和术中 3h 后时给予抗生素预防感染。

（2）麻醉方式及手术体位：此手术麻醉方式为全身麻醉，患者的手术体位选择为颈仰卧过伸位，头偏向健侧，注意患者的头部固定，用无菌贴膜粘贴保护好双眼，避免被消毒液溅入眼。

（3）手术切口：胸锁乳突肌前缘斜行切口或颈横纹切口。

（4）手术步骤与护理配合

1）做好术前消毒及铺巾，颈动脉剥脱术的消毒范围：上至患者的下唇，下至胸部乳头部位，两侧至斜方肌前缘。

2）依次切开皮下组织：①用酒精纱布再次消毒切口，纱布擦干，贴无菌手术贴膜。②用 20 号刀片切开皮肤，用弯钳配合高频电刀笔切开皮下、皮下组织、肌肉；用纱布、小巾钳保护切缘。③用两把弯钳，配合剪刀，依次切断颈阔肌，4 号线结扎。④用乳突牵开器及甲状腺拉钩，显露切口。

3）显露颈动脉：①显露颈内静脉后，用弯钳在颈内静脉内、下方解剖，显露颈总动脉；②用阻断及蚊式钳，标记颈总动脉；③显露面静脉，用弯钳及 1 号丝线结扎并切断面静脉；④显露颈动脉分叉，封闭颈动脉窦用 5ml 注射器 4 号针头，在颈脉分叉部外膜下注射 1%利多卡因；⑤用弯钳及血管剪刀，分别解剖显露颈内动脉及颈外动脉；⑥用阻断带及蚊式钳，分别标记颈内动脉及颈外动脉。

4）阻断颈动脉：①根据患者血管的情况及手术医生的习惯，传递合适的阻断钳或者阻断夹；②用阻断钳及无损伤镊依次阻断颈内动脉、颈总动脉、颈外动脉。

5）切开颈动脉：①用 11 号刀片切开颈总动脉；②用前向剪、无损伤镊，剪开颈内动脉并向上延长切口，直至超越斑块远端。

6）放置转流管：①用无损伤镊及转流管，用无损伤镊夹住转流管带蓝色标记的一端，向近心端插入颈总动脉；②用 1ml 注射器，抽取肝素水，打起水囊，并排出管道内气体；③采取以上方法将远心端插入颈内动脉。

7）剥离颈内动脉内膜：①松开颈内动脉及颈总动脉的阻断钳，用无损伤镊及剥离子，逐步剥离颈动脉内斑块；②用 20ml 注射器及 18 套管针，抽取肝素盐水，沿血流方向冲洗颈动脉内壁；③用无损伤镊去除疏松的碎屑及漂浮的内膜；④用无损镊、弹簧针持夹血管缝线及行内膜固定；⑤用肝素盐水再次冲洗内膜，确保没有碎屑及组织残余。

8）血管补片修补颈：①用无损伤镊、血管剪刀，将血管补片修剪成合适形状，颈动脉缝合至 3/4 时，取出转流管；②用 1ml 注射器，抽取颈内动脉水囊内的肝素水；③用无损伤镊夹住转流管，拔出转流管颈内动脉端，拔出转流管颈总动脉端动脉，选择合适阻断钳，再次阻断颈内动脉及颈总动脉；④用血管弹簧针持，夹血管缝线，继续缝合剩余颈动脉切口，缝合完毕，松开颈总动脉及颈内动脉的阻断钳，恢复颈动脉血液供应。

9）止血，放置引流管：①用止血纱布及血管镊，将止血纱布放置于补片缝合处止血；②用干纱布及血管镊，放置于止血纱布上；③撤出干纱布，检查伤口内有无出血；④用 11号刀片及弯血管钳，在切口下缘放置引流管。

10）逐层关闭切口：①清点手术用物；②用 24 号圆针及 4-0 丝线，平镊缝合肌肉层；③用 24 号圆针及 1-0 丝线，平镊缝合皮下组织；④再次清点手术用物；⑤撤掉贴膜，乙醇擦拭伤口外皮肤；⑥用牙镊和皮肤缝合器，缝合皮肤。

11）覆盖伤口：伤口敷料覆盖手术切口。等待复苏，待患者苏醒后，送回病房继续观察。

（5）手术注意事项

1）密切观察有创血压的波动情况，发现异常及时提醒协助医生处理。

2）配制肝素水药物时，严格落实查对制度，按照配制浓度配制。

3. 术后

（1）血压的监测：密切监测患者的生命体征。术后患者有不同强度的血压升高，围手术期做好严格的个体化血压管理，必要时使用微量泵泵入药物（硝酸甘油、尼莫地平、乌拉地尔）控制性降压，根据患者的血压波动情况调整微量泵泵入的速度，在不合并其他血管狭窄的情况下，建议血压控制在 140/90mmHg 以下。

（2）伤口护理：密切观察伤口及引流管的渗血、渗液情况，颈部伤口使用沙袋压迫，以防止血肿；观察伤口敷料处有无肿胀情况；保持伤口引流管通畅；勿扭曲、勿打折、勿受压。询问患者感受：有无呼吸困难、颈部不适等症状，一旦出现伤口活动性出血或张力性血肿。呼吸道受压性呼吸困难等症状，应使用床旁备用的气管切开包紧急拆除伤口缝线，解除血管压迫，必要时行气管切开。

（3）体位及活动指导

1）卧位：对于全身麻醉尚未完全清醒患者，给予去枕平卧头偏向健侧，保持呼吸道通畅，清醒后应注意观察患者有无声音嘶哑、咳痰困难等脑神经麻痹症状。患者清醒后，协助患者抬高床头 20º～30º，以利于伤口引流，指导患者翻身动作轻柔，防止颈部过度活动引起血管扭曲、牵拉、伤口疼痛及吻合口出血。

2）卧床训练：①上肢锻炼：握拳练习 10 次 / 组，3～4 组 / 日，预防指间关节僵硬；抬臂练习 10 次 / 组，3～4 组 / 日，逐渐增量。②踝泵训练（踝关节屈伸运动）：两腿伸直，双足或单足做足背伸（绷足尖）屈（勾足尖），频率：10～30/ 组，3～4 组 / 日；屈和伸，每个动作各坚持 5～10s。③直腿抬高训练：膝关节尽量伸直，下肢抬至足跟距离床面 15cm 处；抬离床面保持 10s 后放下，10～30/ 组，3～4 次 / 日。

3）下床活动指：患者若无不适，24h 后可下床活动。可下床活动坚持 3min/ 次：①下床时先侧起坐床边，坚持坐 3min；②靠床边站立，坚持站 3min；③无头晕、心悸、大汗等现象可适量病室内行走，活动逐渐加量。

（4）严密观察：患者神志及肢体活动情况，观察舌体是否居中、声音有无嘶哑、饮水有无呛咳及吞咽困难，如有异常及时汇报医生对症处理。

（5）抗凝治疗：推荐围手术期单一抗血小板聚集治疗，有效的抗凝治疗可防止血栓形成，颈动脉血栓形成常发生于术后 7d 内，故术后应遵医嘱积极抗凝治疗。颈动脉血栓形成后，患者 15min 内会出现烦躁、偏瘫、昏迷等严重脑损害症状、体征。

（6）预防感染：保持切口清洁、干燥，及时更换敷料，引流管于术后 24～48h 拔除。

（7）饮食护理：术后注意保持口腔清洁，术后次日晨可进半流食（米粥、面条汤等）易消化食物；进食、饮水速度要缓慢，避免呛咳。

（8）并发症的观察与护理

1）脑缺血及脑卒中：术中暂时性阻断颈动脉时脑缺血、动脉硬化的斑块脱落等原因，易造成脑卒中的发生。因此，术后特别注意手术对侧肢体有无偏瘫，肢体活动障碍，了解患者有无肢体的运动、感觉障碍及视觉障碍，及时发现及时纠正。

2）过度灌注脑损伤：由于术前高度狭窄远端的脑部存在相对较低的灌注状态，当重度狭窄纠正后，脑部灌流增加，会导致脑水肿致头痛脑出血，患者表现为头痛、抽搐、意识障碍。术后有效控制血压，有利于预防过度灌注综合征的发生，术后控制血压，在不合并其他血管狭窄的情况下，术后血压建议控制在 140/90mmHg 以下。一旦发生高灌注综合征，可选用甘露醇、呋塞米、糖皮质激素等对症支持治疗，密切观察意识及瞳孔变化情况。

3）神经损伤：由于颈动脉周围神经组织丰富，其次包括迷走神经、舌下神经、舌咽神经、喉返神经及喉上神经等，手术可能引起神经损伤。最常见舌下神经迷走神经、副神经等，多为暂时性，可能与手术牵拉水肿有关，一般在术后 1～2 周好转。如患者术后出现声音嘶哑，提示可能喉返神经损伤。同时因为全身麻醉术中气管插管，局部刺激导致咽喉部水肿和损伤也可能引起声音嘶哑，通常此类情况恢复较快。一旦出现神经损伤症状，应遵医嘱应用神经营养药物对症治疗，多在 6 ～ 12 个月恢复。皮神经损伤一般很难避免，术后患者出现下颌周围或耳后麻木，但不会造成其他影响，一般在术后 6 个月左右会有不同程度改善。

4）颈部血肿与喉头水肿：前者大多与局部止血不彻底、动脉缝合不严密有关后者可能和麻醉插管等相关，需密切观察患者氧饱和度，强化缝合技术仔细止血，尤其是预防大范围的静脉和淋巴结在分离中损伤，血肿和喉头水肿发生后应防止窒息。

5）血栓形成和再狭窄：注意肝素抵抗情况，围手术期口服抗血小板聚集、抑制内膜增生等药物，相关的原因包括术中处理不当、术后药物治疗不充分平滑肌和内膜过度增生等，对于 CEA 后再狭窄的患者优先推荐 CA 治疗避免二次手术困难。

五、健康指导

1. 术前

（1）指导患者积极做好血压的监测。高血压是老年人脑卒中最危险的风险因素，有高血压的患者脑卒中的危险要高出正常人的 4 倍。指导患者做好血压的自我监测，测血压时要做到"三定"：定时、定体位、定部位，避免监测差异性变化。患者要注意服药后自我观察，避免服药后因一过性的体位变化导致头晕不适、跌倒，严重时可致摔伤、骨折或脑外伤等风险。

（2）合理的饮食指导，控制血糖和血脂水平。糖尿病是动脉硬化发生发展的重要危险因素，胰岛素抵抗和糖尿病的治疗能减少脑卒中的发生。有研究表明，高血脂的存在与颈动脉狭窄相关，而且经过他汀类药物治疗后脑卒中风险会减少对血管壁厚度、腔内面积和内 - 中膜厚度的进展都有控制作用，建议颈动脉狭窄患者使用他汀类药物降脂治疗。对于具有卒中高风险的颈动脉狭窄患者，建议控制低密度脂蛋白水平在 100mg/dl 以下。

2. 术中

（1）积极与患者保持良好的互动关系，介绍手术室的环境及手术流程等，缓解患者的焦虑、紧张心情。

（2）加强围手术期患者的保暖，减少不适等刺激因素。

3. 术后

（1）教会患者做好血压的自我监测和记录，监测血压时建议选用同一血压计监测，便于能动态准确地反映血压的变化。同时指导患者定期矫正血压计，避免出现误差。

（2）术后建立良好的遵医行为，正规口服抗凝、抗血小板药物。通常用药为阿司匹林 100mg，1 次 / 天，长期服用，氯吡格雷 75mg，1 次 / 天，口服 3 ～ 6 个月，学会自我观察有无皮下出血等症状，定期随访。

第三篇 影像辅助下介入护理常规

第 12 章
CT 辅助下介入护理常规

第一节 CT 引导下经皮穿刺活检术的护理常规

一、概述

20 世纪 60 年代以来，随着 X 线机影像增强透视、实时超声和 CT 等医学影像系统的发展，用细针经皮穿刺病变器官或组织，取得细胞学或组织学标本，做出细胞学、病理学诊断的方法得到迅速发展。经皮穿刺抽吸活检是一种简便、安全和有效的诊断手段，现已广泛应用于全身各个部位。影像引导下经皮穿刺活检术是临床上诊断肺部疾病的重要手段，具有定位准确、分辨率高、准确性高等优点。

二、护理评估

1. 术前

（1）患者评估

1）了解患者的信息（姓名、性别、年龄、住院号、手术名称等），评估意识及生命体征，是否能平卧配合手术。

2）评估患者各项检查及血液检验等相关化验指标，重点是肝肾功能和凝血功能等项目。

3）评估患者有无严重凝血功能障碍（国际标准化比值＞5），严重心力衰竭、肺衰竭、肾衰竭，颈部瘢痕及静脉病变等。

4）评估患者有无过敏史、家族史等，尤其是碘对比剂过敏史。

5）评估患者穿刺部位皮肤有无破损、瘢痕及血管情况。

（2）环境评估：评估手术房间内是否清洁干净，层流净化空气消毒是否开启，温湿度是否适宜。

（3）仪器设备药品耗材评估

1）CT、B 超、磁共振及手术间内抢救仪器、抢救车是否呈备用状态，能否正常工作。

2）准备各种型号的引流管及相关物品，物品是否准备齐全呈备用状态。

2. 术中

（1）护士、手术医生再次核对患者信息（姓名、性别、年龄、住院号、手术名称等），进一步核实手术部位、手术方式、手术名称，对手术有疑问时，及时核查。

（2）评估患者的意识、生命体征，如有异常及时通知医生进行处理。

（3）评估患者术中舒适度，如出现疼痛时通过 NRS 进行评估并对症处理。

（4）评估患者输液通路是否在位通畅，滴速是否适宜。

3. 术后

（1）护士、手术医生结束手术后再次核对患者信息（姓名、性别、年龄、住院号、手术名称等），术毕手术部位、手术方式、手术名称。

（2）评估术后有无恶心、呕吐、胸闷、憋喘；穿刺部位有无渗血、渗液、疼痛。

（3）评估患者意识及生命体征。

（4）评估患者骶尾部、颈部、背部的皮肤，防止发生术中压力性损伤。

（5）评估患者管路是否通畅，如深静脉置管、输液管路、导尿管等。

（6）评估患者术后有无其他并发症。

三、护理关键点

1. 术前

（1）穿刺活检前，操作者必须全面了解病史、临床诊断相关临床检查资料，对有出血史和药物过敏史者在实施操作全过程中应谨慎及严密观察。

（2）向患者及家属解释穿刺的目的、过程及可能出现的并发症，请家属签字。

（3）进行血常规、凝血功能、血小板计数、肝肾功能、胸部 X 线片、心电图等检查。

（4）对高龄患者，应注意心肺功能。

（5）做局部麻醉药物的过敏试验及青霉素过敏试验。

（6）做好急救措施的准备工作，如急救药品、吸引器、氧气、气管导管、胸腔引流穿刺抽吸等设备的准备。

2. 术中

（1）热情接待患者，做到"四对""四查"，做好解释工作，减轻患者紧张心理。

（2）穿刺前向患者解释，屏住呼吸可减少肺组织损伤，以便主动配合。

（3）协助患者仰卧于治疗台上，注药后协助患者翻身，防止坠床。

（4）测量血压、脉搏、呼吸，观察双侧足背动脉搏动情况，建立静脉通道，及时清除呼吸道内血液，并给予吸氧，常规心电监护及监测血氧饱和度，保持呼吸道通畅，氧气吸入。

（5）随时注意手术进展情况，及时提供物品及药物，术中所需各种药物都应严格执行"三查七对"制度，在整个治疗中应严格遵守无菌操作规程。

（6）术中严密观察患者的精神、意识及生命体征等变化。

（7）经常询问患者的感觉，注意观察有无休克前期征象出现，一旦出现病情变化，积极主动配合医生抢救。

3. 术后

（1）患者术后需卧床 4h 左右，3d 内避免剧烈咳嗽运动。

（2）观察患者呼吸，如发生呼吸困难应立即给予吸氧并报告医生，查明原因并及时处理。

（3）观察穿刺部位有无出血情况，保持敷料干燥。

（4）密切观察患者生命体征的变化，以便发现病情变化及时处理，并询问患者有无不适，如胸闷、憋气及疼痛等，告知患者术后可有胸部微痛、痰中带血等症状。

四、护理措施

1. 术前护理

(1) 心理护理

1) 建立良好的护患关系：对待患者态度礼貌温和，通过适当的沟通技巧取得患者信任，尊重其权利和人格，营造安全舒适的术前环境。

2) 给予心理支持和疏导：鼓励患者表达感受并倾听其诉说，帮助患者宣泄恐惧、焦虑等不良情绪；必要时进行心理危机干预。

3) 认知干预：帮助患者了解疾病、手术、用药的相关知识，耐心解释手术前准备的必要性，帮助其逐步掌握术后配合技巧及康复知识，提高其认知和应对能力。

4) 术前准备：进行全面评估，完善术前检查，如肝功能、肾功能、凝血功能、血常规、肺功能、心电图、CT、MRI 检查等。

(2) 患者准备

1) 皮肤准备：给予手术部位皮肤准备，对于毛发多的部位给予备皮，术前 30min 给予患者下肢留置针开放输液通路，上肢留置 CT 专用静脉留置针，便于术中高压注射含碘对比剂。

2) 嘱患者更换病员服，上衣前后反穿，去掉任何饰品及活动的义齿；备好所需 CT 或 MRI 片，并填写介入交接单。

3) 饮食护理：常规术前 2h 禁食。常规口服降压药物患者，可正常服用药物。

4) 体位训练：屏气及呼吸功能锻炼，吸烟患者入院即戒烟，术前进行呼吸功能锻炼 3 次 / 天，每次 20min，练习腹式呼吸及缩唇呼吸；根据患者身体情况，在护士指导下坚持平地步行，每日步行 20 ～ 30min 提高术中穿刺针定位准确性；在保证机体需氧量的同时，尽量减少每分钟呼吸频率，使术中穿刺定位时不会因呼吸频率过快或呼吸幅度过大而导致穿刺针移位。

5) 根据医嘱必要时给予镇咳药物。

(3) 急救物品及药品准备：备齐手术所需物品及药品，并核实无误，确保处于完好备用状态。

2. 术中护理　参考本节护理关键点术中护理内容。

3. 术后护理

(1) 一般护理

1) 生命体征观察：密切观察生命体征变化，如有异常及时通知医生并对症处理。术后观察体温变化，体温低于 38.5℃，一般无须处理。如果超过 38.5℃，可遵医嘱给予物理降温，必要时给予解热镇痛药物治疗。

2) 伤口观察：注意观察伤口出血及肿胀情况。

3) 疼痛护理：术后疼痛与穿刺伤口、病灶吸收或壁层胸膜受刺激有关。准确及时对患者进行疼痛评估，评估疼痛的程度、部位、性质、持续时间、诱发因素及伴随的症状等，如为轻度疼痛可通过分散注意力休息等方式缓解，如为中重度疼痛，要及时通知医生遵医嘱应用镇痛药物，并及时观察用药效果及药物的不良反应。

4）术后体位：术后妥善安置患者，指导患者舒适体位，卧床休息，指导适宜的床上活动，避免压疮发生，术后尽快拔除下肢的输液通路。病情允许的情况下尽早下床活动，预防下肢深静脉血栓的发生。下床时注意缓慢起床，循序渐进，避免突然坐起或站立引发直立性低血压，继而出现头晕或晕厥导致跌倒。

5）术后饮食：以清淡易消化为主，如无恶心、呕吐等不适可尽早进食，从流质饮食开始逐渐过渡至普通饮食。若出现咯血、恶心、呕吐等不适应遵医嘱适当延长禁食时间。

（2）病情观察：密切观察患者症状及时倾听患者主诉，发现问题及时向医生报告给予相应处理。对于肺部穿刺活检术患者，密切观察咳嗽咳痰情况，如出现痰中带血，及时汇报医生并记录；如出现大咯血时及时将患者头偏向一侧，并进行呼吸道负压吸引，避免误吸和窒息的发生，积极开放多条静脉通路进行补液，采血备血，积极抢救。

（3）心理护理

1）给予心理支持和干预：加强巡视，鼓励患者表达自身感受并耐心倾听，明确其心理状态，满足其合理需要，帮助患者缓解术后不适，必要时进行心理危机干预。

2）帮助患者建立疾病康复的信心：告知患者配合治疗与护理要点，鼓励并帮助其恢复生活自理能力，指导其正确面对疾病及预后。

（4）并发症观察与护理

1）气胸：是肺穿刺活检术后最常见的并发症。气胸可在穿刺活检过程中即出现，也可在活检结束后行 CT 扫描时出现。迟发性气胸也应引起注意。

①术后密切关注患者病情变化，如出现胸闷、气促、血氧饱和度下降等症状，伴有大汗、发绀、重度呼吸困难，考虑气胸可能，立即通知医生并备好胸腔闭式引流瓶，配合抽气、引流。②如气胸量＞30%，立即抽取，并根据具体情况行胸腔闭式引流；若气胸量＜30%，而患者无明显胸闷、喘憋等症状时，暂不予处理，可密切观察，一般 4 ～ 14d 完全自行吸收。③嘱患者卧床休息，避免用力咳嗽和深呼吸，如有胸闷、憋喘等症状，立即报告医生处理。保持排便通畅，防止排便用力。

2）出血：主要表现为咯血、血胸、失血性休克和急性呼吸衰竭，其中咯血和血胸常见，应严密观察出血量及呼吸等情况。

3）感染：术后患者体温 38.5℃的患者，给予物理降温或吲哚美辛栓直肠给药。如体温持续不退，超过 39℃，应注意有无感染征象，检查血常规，必要时遵医嘱给予抗生素等对症治疗。鼓励患者多饮水，出汗较多者及时更换衣服和床单，保持皮肤干燥，保证患者舒适。

五、健康指导

（1）指导患者补充营养，避免冰冷、辛辣、滚烫等刺激性的食物。

（2）保持良好的心态，注意休息，适当锻炼身体，增强抵抗力。

（3）注意保暖，避免呼吸道感染。

（4）鼓励患者戒烟、戒酒，避免暴露在污染的空气或多尘的环境中，以减少呼吸道刺激。

（5）遵医嘱定期随访。

第二节　CT 引导下穿刺/置管引流术的护理常规

一、概述

CT 引导下穿刺/置管引流术是在 CT 引导下通过穿刺针、引流导管等器械，经皮穿刺引流，必要时置管引流，有效地治疗血肿、气胸、脓肿、胸腔积液、腹水及囊肿等一系列病变的技术。穿刺引流术可诊断液体的性质、解除积液的压迫症状，缓解梗阻或感染，改善患者器官功能，是临床应用最广泛的经皮引流体内积液的术式之一。

二、护理评估

1. 术前　参考本章第一节 CT 引导下经皮穿刺活检术的护理常规相关内容。

2. 术中　参考本章第一节 CT 引导下经皮穿刺活检术的护理常规相关内容。

3. 术后　参考本章第一节 CT 引导下经皮穿刺活检术的护理常规相关内容。

三、护理关键点

1. 术前　参考本章第一节 CT 引导下经皮穿刺活检术的护理常规相关内容。

2. 术中　参考本章第一节 CT 引导下经皮穿刺活检术的护理常规相关内容。

3. 术后　参考本章第一节 CT 引导下经皮穿刺活检术的护理常规相关内容。

四、护理措施

1. 术前

（1）工勤人员准备：工勤人员根据介入手术预约通知单，推转运床至病房，与病房责任护士交接核对后护送手术患者至导管室，为患者正确佩戴手术口罩和帽子。

（2）术前 2h 禁食、禁饮。

（3）按规范流程进行留置针穿刺，保证静脉通路在位通畅。

（4）置管前与患者充分沟通，穿刺过程中关注患者感受，避免因情绪紧张影响介入手术进行。

（5）核对信息：责任护士再次核对患者的姓名、年龄、性别、手术部位及方式等。

2. 术中

（1）空气净化消毒：空气层流净化系统循环净化，使手术间达到应有的空气净化级别与适宜的温湿度。

（2）用物准备：将手术所需的无菌物品、手术器械包、精密器械、仪器设备、一次性介入耗材、药物备齐，避免术中发生特殊情况时反复出入手术间。

（3）三方核对：由手术医生、器械护士共同核对患者的床号、姓名、性别、年龄（出生年月）、身份识别腕带、病历、手术名称、手术部位、药物等。

（4）消毒铺单：显露穿刺部位，注意保护隐私，协助消毒铺巾、穿无菌手术衣，注意保暖。

（5）手术体位摆放：协助患者取合适体位，注意患者的隐私保护和保暖。

（6）辐射防护：对 X 线敏感的部位如甲状腺、生殖腺、性腺等，予以铅衣遮挡，以防医源性射线伤害。医护人员着铅衣、铅裙、铅围脖及铅帽进行手术。

（7）病情观察与处置：正确连接心电监护仪，根据医嘱单正确执行医嘱；严密观察患者意识及生命体征；监测心率、心律、心电图波形，观察有无心律失常的发生，主动询问患者有无疼痛等不适症状；一旦发生病情变化，立即停止手术，配合医生进行抢救，直至解除危象。

（8）术中配合：及时准确传递无菌物品和药品，协助医生穿脱无菌手术衣，严格执行无菌技术操作原则，配合医生完成置管工作。

（9）碘对比剂不良反应的观察与处理：发现患者面色潮红、皮疹、恶心、呕吐、血压下降、呼吸困难甚至休克时应考虑过敏反应，护士应引起高度重视，遵医嘱及时处理和抢救。

3. 术后

（1）保持引流管通畅。

1）体位：如病情允许，床头抬高 30°～50°，维持半卧位，利于引流。如患者向插管侧翻身时，注意不要压迫胸腔引流管。

2）保持引流管通畅，防止引流管扭曲、折叠、堵塞等。

3）加强对患者的巡视，液气胸的患者需要观察引流管的水柱是否随呼吸上下波动，呼气时引流管的水柱下降，吸气时上升，当咳嗽时引流管的水柱会波动，表示引流管通畅；引流管水柱正常波动范围在 4～6cm，如高于 6cm 应考虑为肺不张，若波动停止，常提示引流系统有堵塞或肺已完全扩张；若术后引流量很少或没有，应挤压引流管，扶患者坐起咳嗽，处理无效报告医生及时处理。

4）观察并记录引流液的颜色、性状及液量：当术后胸腔引流液量多（每小时大于 100ml）、呈鲜红色、有血凝块，患者出现烦躁不安，血压下降、脉搏增快、尿少等血容量不足的表现时，应考虑有活动性出血，要密切观察生命体征及患者出入量情况，注意胸腔引流量及颜色，并及时汇报医生处理。

（2）妥善固定引流管

1）引流管道各连接处应固定牢固，气胸患者应将水封瓶放在地上或悬挂于床边缘，防止被绊倒。

2）按时巡视，密切观察引流管情况，发现问题及时处理。

3）对患者及其家属详细讲解引流管的重要性和脱出的危险性及注意事项。

4）保持管道密闭，更换引流瓶或搬动患者时，应先用止血钳双向夹闭引流管，防止空气进入胸膜腔。

5）严格交接班，做好活动指导，避免脱管。

6）处理意外事件：若引流管滑脱，及时消毒处理后，使用凡士林纱布封闭伤口，并协助医生进一步处理；若引流瓶损坏或引流管与引流装置连接处脱落，立即用双钳夹闭胸壁引流管，并更换引流装置。

（3）漏液、漏气的相关护理

1）密切观察引流管的排出情况，及时处理。

2）如胸腔穿刺后出现引流管漏液、漏气情况，多为肺断面漏气，此时应保持引流管通畅，密切观察漏气情况及有无皮下气肿；如患侧胸部、颈部、面部等皮肤发现皮下气肿时，触诊多有捻发感，及时报告医生处理。

3）根据漏气情况，遵医嘱给予持续负压吸引，如胸腔穿刺术后肺创面及缝针处出现漏气，胸腔引流管可见气体逸出，可接负压吸引（压力：$-0.5 \sim 1.5$ kPa），负压吸引开始应设置在低负压水平，根据患者情况进行缓慢微调，不可随意调整或中断负压吸引，防止复张的肺泡再次发生萎陷。负压吸引时应严密观察胸腔压力的变化，密切观察患者有无胸闷、气短、发绀、血性引流液增多等情况，判断气管是否居中，听诊双肺呼吸音是否对称，负压吸引一般应在术后 24h 后开始使用，防止过早使用而出现胸腔内渗血。

（4）预防并发症

1）感染：主要见于引流不畅，引流时间过长引起伤口逆行感染；引流液倒流入胸腔、腹腔、囊腔；未遵守无菌操作原则等。预防与处理：①严格无菌操作，切实执行手卫生规范，规范消毒及操作一切手术相关无菌物品，必要时环境消毒，防止交叉感染。②手术时应按规程操作，规范放置引流瓶，维持引流瓶呈直立状态，以免液体逆流入胸腔、腹腔及囊腔引起感染。③更换引流瓶时应严格无菌操作，盖严瓶塞，所有的接头应连接紧密，引流管一旦脱落，禁止将其再插入，防止感染。④观察引流管的敷料有无渗血、渗液，如有污染或被分泌物浸湿，应及时更换。⑤密切观察患者体温变化，一旦出现体温升高，胸部、腹部及穿刺部位疼痛加剧等应及时报告医生，并予以处理。

2）出血：主要见于凝血功能障碍、手术操作损伤大血管、病损部位或胸腹腔内压力过高及手术切开过大或缝线结扎较松等引起出血。预防与处理：①术前充分评估患者基础状态，规避手术风险。②规范手术操作，保护重要人体结构、器官、血管。③术后密切观察患者生命体征、手术部位敷料有无渗透及引流情况，及时报告医生。

3）疼痛：主要见于患者疼痛耐受度低，手术操作暴力，术后引流管牵拉切口等。预防与处理：①给予充分术前、术后沟通，细化手术操作。②术后引流瓶悬挂位置适宜，避免牵拉、拖拽，密切观察患者病情变化，如疼痛剧烈，及时报告医生。

4）引流管脱落：常见于患者术后不耐受引流管，活动较快，引流管移位甚至脱落、疼痛表现；预防与处理：观察患者术后，如出现引流管脱出，及时夹闭引流管，嘱患者减少活动，避免引流管牵拉，及时报告医生。

5）休克：主要见于患者过度紧张，疼痛耐受差；药物过敏反应；手术失血量大；急性心脑血管卒中等。预防与处理：①有效的术前沟通，缓解患者紧张焦虑情绪，②术前准备应充分，询问具体药物、食物及其他接触性物品过敏史，排查心脑血管疾病；③密切观察术后病情变化，监测生命体征和手术部位情况。

（5）拔管的护理

1）拔管指征：如胸腔闭式引流管留置 $48 \sim 72$h 后，如果引流瓶中无气体逸出且引流液颜色变浅，24h 流量 < 50ml，脓液 < 10ml；胸部 X 线显示肺复张良好无漏气，患者无呼吸困难或气促，即可考虑拔管。

2）拔管方法：当拔出胸腔引流管时，应协助医生拔管，嘱患者先深吸一口气，在深吸气末屏气，迅速拔管，并立即用凡士林纱布和厚敷料封闭胸壁伤口，包扎固定。

3）拔管后护理：拔管后 24h，应注意观察患者是否胸闷、呼吸困难、发绀、切口漏气、渗液、出血和皮下气肿等，如发现异常及时通知医生处理。

五、健康指导

1. 术前

（1）指导患者术前 1d 沐浴，更换洁净病员服，进介入手术室前排尿、排便。

（2）指导患者配合医护人员执行操作前的身份核对，如科室、床号、姓名等。

（3）到达介入手术室后，请陪同家属在手术室门口止步，候诊区域等候并及时关注电子显示屏上的手术进程。

（4）嘱患者手术室后在转运床上耐心等待，不要自行翻越或起身、下床随意走动，避免发生跌倒等意外事件。

（5）告知患者手术中注意事项，若有需求及时告知。

（6）对需要置入胸腔引流者，应指导患者呼吸训练，以确保术中穿刺的安全性。

2. 术中

（1）告知患者平卧正中位置，双手置于床侧边缘，不可自行移动，有需求及时告知医护人员，避免术中坠床或影响术者操作。

（2）指导患者根据手术要求在术中需配合医务人员，不可随意活动四肢，如有不适，及时告知。

3. 术后

（1）指导患者术后不要过度活动，避免管道脱出，穿刺部位保持干燥，避免污染。

（2）指导患者术后当日给予流质饮食，逐步过渡到高蛋白、高维生素、清淡易消化饮食，避免粗糙、干硬和刺激性食物，直至正常饮食。忌烟、酒，少饮咖啡、浓茶。

（3）为避免患者出现腹压增高，应根据患者自理能力和个体情况，指导患者活动。

（4）告知患者及其家属保持穿刺部位干燥，并观察置管处有无渗血、渗液、皮下血肿等，如敷料处出现渗血、渗液、卷边污染等，及时通知医护人员。

（5）指导患者严格遵医嘱使用药物，不可自行随意加减药物用量，以免影响疗效，同时还应注意药物不良反应，若出现不良反应及时停药并咨询医生。

（6）遵医嘱定期复查与随访。

4. 管道指导

（1）患者和其家属了解放置胸腔、腹腔、囊腔引流的目的。

（2）患者和其家属了解有效活动配合引流，如咳嗽、多饮水等。

（3）患者和其家属掌握引流瓶放置位置，并保持直立状态，下床时不可用力牵拉引流管并妥善固定引流装置。

（4）患者和其家属掌握引流瓶内长管不能离开水面，流瓶被打翻或长管离开水面，应立即夹住管道或用手反折捏住导管，通知医护人员处理。

（5）告知患者和其家属处理导管意外事件的方法。

第三节　CT 引导下微波/射频消融术的护理常规

一、概述

消融术，也称硬化术或减灭术，是通过强烈的理化条件刺激，引起细胞内外蛋白及核酸不可逆变形，导致细胞快速死亡的一种操作方法。临床常见的有微波消融、射频消融、激光消融、冷冻消融等。

二、护理评估

1. 术前

（1）参考本章第一节 CT 引导下经皮穿刺活检术的护理常规相关内容。

（2）仪器设备药品耗材评估

1）CT 设备及手术间内抢救仪器、抢救车是否呈备用状态，能否正常工作。

2）物品是否准备齐全呈备用状态：备好病历、术中使用的器械及耗材、一次性物品耗材及药品，并检查心电监护仪、氧气装置均呈备用状态。物品准备清单：心电监护仪、微波机器、一次性微波消融针、穿刺针、活检枪、酒精针；一次性无菌介入手术包、无菌敷贴；5ml 注射器 1 支、10ml 注射器 2 支、20ml 注射器 1 支；生理盐水 500ml 2 袋、盐酸利多卡因注射液 2 支、血凝酶 2 支、碘海醇注射液 1 支，遵医嘱备用镇痛药物。

2. 术中　参考本章第一节 CT 引导下经皮穿刺活检术的护理常规相关内容。

3. 术后

（1）护士和手术医生在结束手术后再次核对患者信息（姓名、性别、年龄、住院号、手术名称等），术毕手术部位、手术方式、手术名称。

（2）评估患者意识及生命体征。

（3）评估患者穿刺伤口的出血情况及有无渗血渗液、皮下血肿。

（4）评估患者尾骶部、颈部、背部的皮肤，防止发生术中压力性损伤。

（5）评估患者管路是否在位通畅，如深静脉置管、输液管路、导尿管等。

（6）根据消融术前、术后造影情况评估患者的病情有无进展，为后续治疗做准备。

三、护理关键点

1. 术前

（1）参考本章第二节 CT 引导下穿刺/置管引流术的护理常规相关内容。

（2）做好呼吸锻炼的宣教，即平静呼吸状态下，在呼气末屏住呼吸，屏气时间约 10s，呼气时将嘴唇缩起呈吹笛状，缓慢地呼出气体，以利于术中配合。

（3）做好介入手术室的安全教育，防止发生跌倒坠床等不良事件。

2. 术中　参考本章第二节 CT 引导下穿刺/置管引流术的护理常规相关内容。

3. 术后

（1）拔除消融针后，消毒穿刺点，按压穿刺处，妥善包扎穿刺处伤口，观察病情，无异常后将患者安全护送返回病房。

（2）继续密切观察患者病情变化，如有特殊应及时处理。

（3）饮食管理：术后 1 ～ 2h 进食水，2h 后少量进流质饮食、半流质饮食，注意补充营养，忌生冷刺激性食物。

（4）运动注意：术后需要卧床 12 ～ 24h，4h 后适当活动，但避免剧烈运动。

四、护理措施

1. 术前

（1）工勤人员准备：工勤人员根据介入手术预约通知单，推转运床至病房，与病房责任护士交接核对后护送手术患者至介入手术室，为患者正确佩戴手术口罩和帽子。

（2）核对信息：责任护士再次核对患者的姓名、年龄、性别、手术部位及方式等。

（3）术前因病变部位或手术的需要而对需要禁食的患者按时通知禁食，不需要禁食的患者术前 2h 进食，并嘱咐患者不要进食太多。

（4）按规范流程进行留置针穿刺，保证静脉通路在位通畅。

（5）根据病变位置和穿刺消融需求进行备皮。

（6）高血压患者将血压控制在正常范围，心功能不好的患者及血糖过高的患者应进行相应的处理。

（7）消融前应与患者充分沟通，消融过程中关注患者感受，避免因情绪紧张加重消融疼痛感。

2. 术中

（1）参考本章第二节 CT 引导下穿刺 / 置管引流术的护理常规相关内容。

（2）手术体位摆放：根据患者病灶位置协助患者取合适体位，进行常规 CT 扫描后，选择合适的穿刺点进行标记；保持呼吸道通畅，避免因憋闷影响消融过程，给予吸氧及心电监测。

（3）消毒铺单：显露穿刺部位，注意保护隐私和保暖，协助消毒铺巾、穿无菌手术衣。

（4）术中配合：及时准确传递无菌物品和药品，协助医生穿脱无菌手术衣，严格执行无菌技术操作原则。对于术中咳嗽患者，尽量给予镇咳措施，如让患者用吸管吸入少许的水缓缓咽下等。

（5）辐射防护：对 X 线敏感的部位如甲状腺、生殖腺、性腺等，予以铅衣遮挡，以防医源性射线伤害。医护人员着铅衣、铅裙、铅围脖及铅帽进行手术。

（6）病情观察与处置：正确连接心电监护仪，根据医嘱单正确执行医嘱；严密观察患者意识及生命体征；监测心率、心律、心电图波形，观察有无心律失常的发生，主动询问患者有无疼痛等不适症状；一旦发生病情变化，立即停止手术，配合医生进行抢救，直至解除危象。

（7）碘对比剂不良反应的观察与处理：发现患者面色潮红、皮疹、恶心、呕吐、血压下降、呼吸困难甚至休克时应考虑过敏反应，护士应引起高度重视，遵医嘱及时处理和抢救。

3. 术后

（1）术毕，按压穿刺点，指导患者卧床休息不要活动，避免穿刺点出血及血肿，无菌敷料包扎，观察穿刺处局部情况。如凝血功能差或穿刺误入动脉应适当延长按压时间。

（2）术后常规进行 CT 扫描，无异常情况可推平车返回病房。

（3）清点所有物品及耗材，与医生进行核对，正确记录、收费及粘贴一次性介入耗材条形码。分类处置医疗废物，严格手卫生。

（4）护理文书：客观、真实、准确、及时、完整填写介入诊疗安全核查 / 转运交接单，如遇抢救、输血等突发情况时，完善临时医嘱本及危重患者护理记录单。

（5）并发症的护理

1）疼痛：是患者最常见的症状，其发生率为 60%～80%。发生于治疗中并可持续至治疗后数天。疼痛多为轻至中度，一般无须治疗，一周左右自行消失。15%～25% 的患者需给予镇痛药治疗。

2）发热：50%～75% 的患者于治疗后的 1～3d 出现发热，可持续 3～10d，约 15% 的患者体温超过 38.5℃，多因为肿瘤坏死导致机体的吸收热。患者发热的程度常与肿瘤灭火的范围有关，大范围的灭火及肿瘤坏死可引起高热，一般发热无须处理，当温度超过 38.5℃时，及时告知主管医生，给予物理降温。如患者体温持续 3d 超过 38.5℃，应及时告知医生，进行及时处理。

3）恶心：多于麻醉后出现，多因治疗过程中给予镇痛药所致，及时告知医生，并对症处理。

4）肝功能异常：治疗后 1～2d 出现氨基转移酶升高时，及时通知主管医生给予保肝处理等。

5）出血：出血量少时密切观察生命体征，如果出血量大、生命体征不稳定，要立即进行止血、抢救等治疗，必要时进行 DSA 造影栓塞或外科手术止血。

6）血气胸：大部分气胸容易治疗或是自限性的，无须治疗即可自愈。严重者可行胸腔闭式引流治疗。如果患者经过胸腔闭式引流仍然有气体漏出，可持续负压吸引、行胸膜固定术等。

7）积液：消融后经常见到少量胸腔积液，积液量少时可自行吸收，积液量多可放管引流。

8）咯血：多数具有自限性，可持续 3～5d。非手术治疗无效时，可行介入栓塞治疗或开胸探查术。

五、治疗后观察与护理

1. 心理护理　术后多数患者会出现腹胀、治疗区轻微疼痛、低至中等程度发热等症状，多为治疗后反应，一般 1 周左右可自行恢复，此期间需对患者进行必要的心理安慰，帮助缓解紧张情绪。

2. 一般护理　消融后对机体创伤轻，无并发症者可 6h 轻微下床活动，虚弱患者应卧床休息，保持排便通畅，必要时遵医嘱服用缓泻剂。

3. 监测生命体征及吸氧　按静脉麻醉术后常规处理，监测生命体征。术后 24h 给予低流量吸氧。

4. 膳食护理　指导患者从流质饮食、半流质饮食至软食，应少食多餐，逐渐增加，严禁术后暴食。

5. 尿液观察　鼓励患者多饮水，密切观察尿量、尿液颜色，保证 24h 尿量＜2000ml。

六、健康指导

1. 术前

(1)指导患者术前 1d 沐浴,更换洁净病员服,去除身上的金属物品,进介入手术室前排尿、排便。

(2) 指导患者配合医护人员执行操作前的核对身份信息, 如科室、床号、姓名等。

(3) 到达介入手术室后, 请陪同家属在手术室门口止步, 候诊区域等候并及时关注电子显示屏上的手术进程。

(4) 入室后在转运床上耐心等待, 不要自行翻越或起身、下床随意走动, 避免发生跌倒等意外事件。

(5) 术前有任何不适请及时呼叫, 医护人员也会经常巡视并满足需求。如需排尿、排便, 请告知医护人员。

(6) 指导患者进行呼吸训练, 即深吸一口气后屏住呼吸 10 ～ 15s 后缓慢呼气, 反复多次练习后, 以配合术中造影时获得清晰的血管图像。

(7) 指导咳嗽的患者术前可给予镇咳药物, 精神极度紧张、焦虑的患者术前 30min 肌内注射地西泮或口服地西泮。

2. 术中　参考本章第二节 CT 引导下穿刺 / 置管引流术的护理常规相关内容。

3. 术后

(1) 术后指导患者不要过度活动, 避免穿刺点出血或血肿, 穿刺部位保持干燥, 避免污染。

(2) 指导患者术后当日给予流质饮食, 逐步过渡到高蛋白、高维生素、清淡易消化饮食, 避免粗糙、干硬和刺激性食物, 直至正常饮食。忌烟、酒, 少饮咖啡、浓茶。

(3) 指导消融术后患者常规口服或静脉滴注 3 ～ 5d 抗生素, 预防感染。

(4) 指导患者及其家属观察伤口有无渗血渗液、皮下血肿等, 如果敷料处出现渗血渗液、卷边污染等, 及时通知医护人员。

(5) 指导患者不可自行去除伤口敷料, 伤口需保持 1d 清洁干燥, 1d 后等伤口结痂即可去除敷料贴。

(6) 指导患者严格遵医嘱使用药物, 指导患者定期复查及随访。

第四节　CT 引导下组织间粒子植入术的护理常规

一、概述

CT 导向下组织间粒子植入术是根据治疗计划系统（TPS）制订治疗计划, 在 CT 引导技术下, 将放射性粒子植入肿瘤靶区, 通过持续释放低能量 λ 射线, 对肿瘤组织进行杀伤的一种治疗方法, 属于近距离治疗的范畴。该技术具有微创、靶区剂量高和周围组织剂量快速跌落、对组织损伤小等特点。

二、护理评估

1. 术前评估

（1）患者评估：参考本章第一节 CT 引导下经皮穿刺活检术的护理常规相关内容。

（2）环境评估：评估手术房间内是否清洁干净，层流净化空气消毒是否开启，温湿度是否适宜。

1）评估植入粒子源术后的患者有无适当的辐射屏蔽。

2）评估植入粒子源患者是否有临时专用病房并将其划为临时控制区。

3）评估接受植入粒子源治疗的前列腺患者和胃肠道患者是否有专用便器或专用浴室和卫生间。评估患者或家庭成员发现患者体外的粒子源时，是否会应急处理。

4）评估临时控制区内物品，是否知道被污染物品按放射性废物如何处理。

5）评估科室是否可以及时建立登记制度并给患者提供一张信息卡。

（3）仪器设备药品耗材评估

1）评估 CT 机及手术间内抢救仪器、抢救车是否呈备用状态，能否正常工作。

2）评估碘粒子密封子源数量、活度、消毒及抽检情况。

2. 术中评估　参考本章第一节 CT 引导下经皮穿刺活检术的护理常规相关内容。

三、护理关键点

1. 术前

（1）护士根据手术预约申请单与病历核对是否一致，核对患者信息（姓名、性别、年龄、住院号、手术名称等）。详细询问病史，进一步核实手术部位、手术方式、手术名称，对手术有疑问时，应及时与手术医生核对。

（2）对植入治疗的粒籽源，植入前应至少抽取 10%（至少不能少于 3 颗）或全部（植入数≤5 颗）进行源活度的质量控制检测。消毒备用。

（3）向患者和其家属运用通俗易懂的语言讲解组织间粒子植入术的安全性、必要性，消除紧张情绪，使其以最佳的身心状态接受并配合此项手术。

（4）评估患者病情，完善相关检查结果，关注阳性指标，重点是肝肾功能和凝血功能检查，筛查有无手术禁忌证，确定患者是否需要镇静、吸氧等，严密观察病情变化。

（5）做好呼吸锻炼的宣教，以利于术中配合。

（6）做好介入手术室的安全教育，防止发生跌倒坠床等不良事件。

2. 术中

（1）密切观察患者的意识、生命体征，如有异常及时通知医生，进行处理。

（2）熟练配合医生递送各类耗材，主动询问患者的主诉及不适症状，并遵医嘱对症处理。

（3）在穿刺、置入器械及子源过程中避免空气进入，防止发生气胸或空气栓塞等并发症；在安静状态、平稳呼吸时，进行穿刺。避免在咳嗽、抽搐时穿刺植入，以免影响手术治疗的准确性。穿刺过程中如发生咳嗽、体位改变等情况，应记录说明。

（4）医护人员做好自身的辐射安全防护。

3.术后

（1）妥善包扎穿刺处伤口，观察病情，无异常后将由转运人员安全护送返回病房。

（2）继续密切观察患者病情变化，如有特殊应及时处理。

（3）做好术后患者及其家属辐射安全防护。

四、护理措施

1.术前护理

（1）一般护理

1）参考上述护理关键点内容。

2）做好介入手术室的安全教育，防止发生跌倒坠床等不良事件。

3）术前准备：术前进行全面评估，完善术前检查，如肝功能、肾功能、凝血功能、血常规、肺功能及心电图和 CT 或 MRI 检查等。

（2）患者准备

1）患者准备：术前给予手术部位皮肤准备，对于毛发多的部位给予术前备皮。术前半小时给予患者开放静脉通路，备于术中使用；患者更换病员服，并去掉任何饰品及活动的义齿；备好所需 CT 或 MRI 片。并填写介入交接单。

2）根据医嘱术前给予止血、止吐和镇静等药物。

3）饮食护理：常规术前 6h 食固体类食物。

4）屏气及呼吸功能锻炼：吸烟患者入院即戒烟，术前每日在护士指导下进行呼吸功能锻炼 3 次 / 天，每次 20min。每日步行 20 ～ 30min 提高术中穿刺针定位准确性；在保证机体需氧量的同时，尽量减少每分钟呼吸频率，为术中穿刺定位时不会因呼吸频率过快或呼吸幅度过大而导致穿刺针移位。

5）做好介入手术室的安全教育，防止发生跌倒坠床等不良事件。

（3）物品准备

1）穿刺针、植入装置、防护用的铅衣、铅围脖、铅手套、铅眼镜（要求无菌）、铅罐、放射线检测仪等。

2）对植入治疗的粒子源，植入前至少抽取 10%（至少不能少于 3 颗）或全部（植入数≤ 5 颗）进行源活度的质量控制检测。经高压灭菌后的碘 -125 粒子源消毒备用。

3）急救物品及药品准备：准备手术用各种物品、药品及器械、设备，检查核对无误。

4）手术间准备：安排在具有屏蔽放射线的手术间，备好放射性废物桶。

2.术中

（1）术中护理参考本章第二节 CT 引导下穿刺 / 置管引流术的护理常规相关内容。

（2）术中并发症的观察与处理：密切观察患者意识、生命体征，如有异常及时通知医生，遵医嘱及时处理和抢救。

（3）粒子源植入后应使用合适的影像方法，确认植入粒子源个数。建立粒子源使用登记。

（4）手术结束后应对手术区域使用剂量率仪进行检测，以排除粒子源在手术植入过程中遗漏的可能。拿出手术室的敷料等均应进行检测，防止粒子源粘连带出手术室。

3. 术后

(1) 一般护理

1) 生命体征观察：密切观察患者生命体征变化，连接心电监护，给予氧气吸入，如有异常及时通知医生并对症处理。术后观察体温变化，体温低于 38.5℃，一般无须处理。如果超过 38.5℃，遵医嘱给予物理降温，必要时给予解热镇痛药物治疗。

2) 伤口观察：注意观察伤口出血及肿胀情况。

3) 疼痛护理：穿刺部位可有轻微疼痛，一般无须处理，对于疼痛严重者，可根据医嘱给予镇痛药物。

4) 术后常规 4～6h 饮食，口干者可以漱口或者行口内温水喷雾，4～6h 可进少量温水。无恶心、呕吐等不适可逐渐过渡至普通饮食并进易消化、清淡饮食。

5) 清点所有物品及耗材，与医生进行核对，正确记录、收费及粘贴一次性介入耗材条形码。分类处置医疗废物，严格手卫生。

6) 护理文书：客观、真实、准确、及时、完整填写介入诊疗安全核查 / 转运交接单，如遇抢救、输血等突发情况时，完善临时医嘱本及危重患者护理记录单。

(2) 心理护理

1) 加强巡视，鼓励患者表达自身感受并耐心倾听，明确其心理状态，满足其合理需要，帮助患者缓解术后不适。

2) 告知患者配合治疗与护理要点，鼓励并帮助其恢复生活自理能力，指导其正确面对疾病及预后。

(3) 并发症观察与护理

1) 出血：多见于腹部和颅脑穿刺，也可见于胸部穿刺（表现为咯血或血胸），咯血是术中穿刺针将肺内小血管和支气管贯穿连通所致。临床表现：针道出血，少量出血可自行停止。护理：①术后加强巡视，严密观察 4h，连续观察 3d。②定期查看患者穿刺点是否渗血，密切监测血压、脉搏变化。③出血量较多者，穿刺途径可用明胶微粒栓塞，并使用止血药。④对于咯血者应将头偏向一侧，及时清理口腔内积血，必要时用吸痰管吸出，防止窒息，加强口腔护理。

2) 气胸：肺癌粒子植入术气胸的发生率为 10%～30%。一般发生在术后 48h，其发生率与病灶部位、穿刺针型号、穿刺技术熟练程度、胸膜穿刺层数、咯血与穿刺部位等有关。护理：①严密观察病情变化，如出现胸闷、气促、血氧饱和度下降等症状，伴有大汗、发绀、重度呼吸困难，考虑气胸可能，立即通知医生并备好胸腔闭式引流瓶，配合抽气、引流。②若气胸量 > 30%，立即抽取，并根据具体情况行胸腔闭式引流；若气胸量 < 30%，而患者无明显胸闷、喘憋等症状时，暂不予以处理，可密切观察，一般 4～14d 可自行吸收。③嘱患者卧床休息，避免用力咳嗽和深呼吸，如有胸闷喘憋等症状，立即报告医生处理。

3) 感染：放射性粒子治疗为侵入性操作，存在感染可能，术中要严格执行无菌操作规程，注意观察穿刺处有无渗液、红肿、疼痛。

4) 胸膜反应：连续咳嗽、头晕、出汗、面色苍白、心悸、脉细、四肢发凉、血压下降、胸部压迫感、虚脱甚至意识障碍等症状。护理：①立即停止操作取平卧位，注意保暖，观察脉搏、血压、神志的变化。②症状轻者，经休息或心理疏导即能自行缓解。③对于出汗明显、血压低的患者，给予吸氧及补充液体。必要时肌内注射 1 ∶ 1000 肾上腺素 0.3 ～ 0.5ml，防止休克。

5）肺栓塞：是放射性粒子植入治疗最严重的并发症之一。主要表现为突然出现呼吸困难、胸痛、咳嗽、咯血，并伴心率加快、发绀等症状。护理：①立即嘱患者绝对卧床休息，勿深呼吸，避免剧烈活动，严密观察生命体征，给予高流量吸氧，建立双静脉通路，遵医嘱应用抢救药物。②粒子脱出：由于手术部位表浅或剧烈活动及随着肿瘤的缩小有可能导致粒子脱出，告知患者及其家属如粒子脱出切勿徒手拿取，应立即通知医护人员，用镊子夹起，放于铅罐内保存，联系负责部门做妥善处理。

（4）放射防护

1）粒子植入术后置于单人间或统一病房管理，穿 0.25mm 铅当量铅衣或盖铅毯，使用铅屏风，病房内放置铅罐备用。

2）选择屏蔽防护、距离防护（距离 1m）和时间防护（6 个月内）的方法。

3）禁止串门，避免孕妇儿童探视患者。

4）护理操作选择健侧或在床尾操作。

5）如有粒子脱落，应立即通知医护人员，不可自行处理。

6）前列腺粒子植入患者需备专用尿壶，收集尿液后纱布过滤，以发现和收集排出的粒子。

7）患者出院后要对病室环境用射线检测仪进行安全检测，以保证环境安全。

五、健康指导

1. 术前

（1）参考本章第一节 CT 引导下经皮穿刺活检术的护理常规相关内容。

（2）术前扫描过程中有任何不适请及时呼叫，医护人员会尽可能调整较为舒适的体位。

（3）指导患者进行呼吸训练，即平静呼吸时在呼气末屏住呼吸，反复多次练习后，以配合术中扫描时获得清晰的图像。

2. 术中

（1）配合医护人员平卧或侧卧，不可自行活动，有需求及时告知医护人员。

（2）指导患者根据医护人员指令做好相应的术中配合，如有任何不适，及时告知。

（3）术中不能随意活动肢体，如有任何需求，请及时告知医护人员协助。

3. 术后粒子防护指导

（1）建议屏蔽防护，穿铅衣，少去人群聚集场所，自觉远离陌生人群，待粒子衰变至安全剂量才可接触。植入粒子源患者，在植入 240d 后（除到医院复诊外），应尽量避免到公共场所活动。

（2）陪护者和探视者与患者长时间接触时，距离至少应保持 1m。

（3）儿童和孕妇不得与患者同住一个房间。患者不能长时间接触或拥抱儿童。

（4）为保证放射性粒子植入体后不丢失，肺部或气管植入粒子源患者，在住院期间应戴口罩，以避免粒子源咳出丢失在周围环境。对前列腺植入粒子的患者，要求戴两周避孕套，以防粒子源随精液排出而丢失。为防止随尿液排出，在植入两周内，应使用容器接尿液，推荐对尿液用 4cm×4cm 的药用纱布过滤。如果出现植入粒子源流失到膀胱或尿道，用膀胱内镜收回粒子源，放入铅罐中储存。

（5）粒子源植入前列腺的患者治疗后数天内应避免性生活，2～3 周后才可过性生活，宜使用避孕套。植入粒子源后的前 4 个月，尤其是前两周内，日常生活中应与配偶保持 60cm 的距离。

（6）一旦发现粒子脱出，勿用手拿，应使用勺子或镊子夹起，放置于带盖的玻璃瓶或铅罐内，安全放置并及时与医院联系。

第五节　CT 引导下外科术前定位与评估的护理常规

一、概述

外科术前定位是指外科手术前，对病变较小、生长位置特殊、手术医生无法触及的肺结节，在 CT 引导下，根据病变位置，设计穿刺路径及穿刺点，放置栓塞弹簧圈或其他定位针进行定位。便于术中可以迅速、准确地找到结节，缩短手术时间，在病变治疗原则的前提下最大可能保留健康肺组织，提高患者术后的生活质量。

二、护理评估

1. 术前评估

（1）患者评估

1）参考本章第一节 CT 引导下经皮穿刺活检术的护理常规相关内容。

2）评估患者有无呼吸道相关感染情况。

3）评估患者有无剧烈咳嗽，能否耐受并配合肺穿刺。

（2）环境评估：评估手术房间内是否清洁干净，层流净化空气消毒是否开启，温湿度是否适宜。

（3）仪器设备药品耗材评估

1）CT 设备及手术间内抢救仪器、抢救车是否呈备用状态，能否正常工作。

2）物品是否准备齐全呈备用状态：术中使用的器械及耗材、一次性物品耗材及药品，并检查心电监护仪，氧气装置是否呈备用状态。物品准备清单：心电监护仪、吸氧装置、不同规格型号栓塞弹簧圈、18G×15cm 穿刺针、一次性使用无菌介入手术包、无菌纱布、无菌敷料若干；5ml 注射器 1 支、20ml 注射器 1 支；生理盐水 500ml 2 袋、10% 葡萄糖 500ml 1 袋、盐酸利多卡因注射液 2 支、注射用血凝酶 1 支、地塞米松 1 支，遵医嘱备用镇痛药物、盐酸肾上腺素注射液 1 支。

2. 术中评估　参考本章第一节 CT 引导下经皮穿刺活检术的护理常规相关内容。

3. 术后评估　参考本章第一节 CT 引导下经皮穿刺活检术的护理常规相关内容。

评估患者有无其他并发症：如低血糖、气胸、出血等。

三、护理关键点

1. 术前　参考本章第一节 CT 引导下经皮穿刺活检术的护理常规相关内容。

2. 术中

（1）协助患者取合适卧位，显露穿刺部位，注意隐私及保暖。

（2）为患者吸氧，连接心电监护，密切观察患者的意识、生命体征，如有异常及时通知医生，进行处理。

（3）协助医生消毒，铺单，穿手术衣，熟练配合医生递送各类耗材，严格执行无菌操作。

（4）在穿刺定位过程中观察患者的主诉及不适症状，并遵医嘱对症处理。

（5）医护人员做好自身的辐射安全防护。

3. 术后

（1）拔除穿刺针后，协助医生妥善包扎穿刺部位，观察病情，无异常后将患者转运至病房。

（2）继续密切观察患者病情变化，如有特殊应及时处理。

四、护理措施

1. 术前

（1）核对信息：介入室护士再次核对患者的姓名、年龄、性别、手术部位及方式等。

（2）家属携带预约定位单、CT 胶片及定位用药，推轮椅送患者至介入手术室，与介入手术室护士交接核对后填写介入登记单。

（3）术前告知患者和其家属穿刺风险并签署知情同意书。穿刺定位于手术当天术前 2h 进行，定位前，根据 CT 图像明确结节位置、大小、形态、至胸膜间距离、与周围组织关系等，根据结节位置确定所需体位。患者准备：患者贴身穿病员服，去除身上所有物品，嘱患者穿刺定位过程中呼吸平稳，避免剧烈咳嗽。

（4）术前按外科手术要求禁食、禁饮。

（5）按规范流程进行留置针穿刺，保证静脉通路通畅。

（6）心理护理：定位前应与患者充分沟通，了解患者的心理感受，配合医生详细告知穿刺定位的过程，让患者克服对穿刺定位的焦虑、恐惧心理，避免因情绪紧张影响定位穿刺。

2. 术中

（1）空气净化消毒：空气层流净化系统循环净化，使手术间达到应有的空气净化级别与适宜的温湿度。

（2）用物准备：将手术所需的无菌物品、手术器械包、精密器械、仪器设备、高值耗材、药物备齐，避免术中发生特殊情况时耽搁时间。

（3）核对：由手术医生、器械护士共同核对患者的床号、姓名、性别、年龄（出生年月）、身份识别腕带、病历、手术名称、手术部位、药物等。

（4）体位摆放：根据病灶定位位置，协助患者取舒适体位，并相对固定该体位，于 CT 扫描后在患者皮肤上用记号笔标记穿刺进针点。

（5）消毒铺单：显露穿刺部位，注意保暖及隐私，协助消毒铺巾、穿无菌手术衣。

（6）术中配合：及时准确传递无菌物品和药品，协助医生穿脱无菌手术衣，严格执行无菌技术操作原则。指导患者进行正确的呼吸并密切观察患者的生命体征，包括脉搏、面色、呼吸等；观察患者是否存在咯血、气促、头晕、出汗、胸闷等情况。

（7）参考本章第一节 CT 引导下经皮穿刺活检术的护理常规相关内容。

3. 术后

（1）定位结束后，立即用碘伏消毒穿刺伤口，用无菌纱布按压穿刺部位 5～10min，并粘贴 3M 无菌敷料。

（2）穿刺结束后常规平卧扫描 CT，了解有无气胸和血胸的发生。

（3）清点所有物品及耗材，与医生进行核对，正确记录、收费及粘贴高值耗材条形码。

（4）分类处置医疗废物，严格手卫生。

（5）及时遮盖患者，注意保暖，协助患者转运至轮椅上。无异常情况返回病房等待外科手术。

（6）观察患者意识、生命体征、血氧饱和度等数值及穿刺点情况，注意有无渗血、渗液、皮下血肿，并注意保持局部干燥，尤其注意有无胸闷、气急、心慌、出汗及咯血等不适。

（7）常见并发症及护理

1）低血糖：患者由于术前禁饮食及紧张焦虑情绪，穿刺定位后容易发生低血糖症状，一般表现为心慌，出虚汗，手抖，乏力，甚至可能晕厥，这时需静脉滴注葡萄糖缓解低血糖症状。

2）疼痛：一般轻微疼痛感，不用处理，回病房静卧等待手术即可；定位病灶位置靠近胸膜，穿刺到肋间神经可能会出现明显疼痛，遵医嘱给予镇痛药物。

3）气胸：通常发生于术后 1h 以内，反复多次穿刺、穿刺过程中咳嗽、穿刺部位周围有肺大疱等因素均可导致气胸发生率升高。如为少量气胸，只需遵医嘱静卧吸氧、监护；如为中等量气胸，则需配合医生进行穿刺抽取胸腔气体；如为大量气胸，外科手术可以接台直接送至手术室进行外科手术，未到外科手术时间则需进行胸腔闭式引流，严密观察引流情况。

4）出血：一般为痰中带血或少量出血，少部分出现咯血或血胸，护士应耐心向家属及患者进行相关知识宣教，告知少量咯血为定位穿刺后常见并发症，多数短时间内自行停止，嘱患者安静休息，头偏向一侧，可以轻咳，排出气道内血液，遵医嘱吸氧及给予止血药物，对患者心率、血压、呼吸、神志等指标变化予以密切监测，观察患者是否出现发绀、大汗淋漓、烦躁不安等窒息先兆，一旦出现上述不适情况，立即通知医生，配合完成气管插管。

五、健康指导

（1）参考本章第一节 CT 引导下经皮穿刺活检术的护理常规相关内容。

（2）告知患者不要让胸腔有强烈起伏变化，术前进行平静呼吸或屏住呼吸训练，即深吸一口气后屏住呼吸 10～15s 后缓慢呼气，反复多次练习后，以配合定位穿刺过程。对于胸部起伏剧烈的患者，术前可以为其提供 30mg 的可待因口服。

（3）指导患者定位穿刺后不要大幅度活动、剧烈咳嗽和大声说话，避免穿刺后疼痛，穿刺部位保持干燥避免污染。

（4）指导患者及家属观察伤口有无渗血渗液、皮下血肿等，如果敷料处出现渗血渗液、卷边污染等，及时通知医护人员。

（5）告知家属及患者穿刺定位后轻微不适感，属于正常现象，以免引起紧张焦虑，回病房后可吸氧缓解，如有加重，及时告知医务人员。

第六节 CT引导下经皮腹腔神经丛毁损术的护理常规

一、概述

腹腔神经丛毁损术（neurolytic celiac plexus block，NCPB）是指通过对腹腔神经丛所在部位注射神经破坏药物，阻断支配内脏的交感神经，从而有效缓解疼痛并减少镇痛药物使用带来的胃肠道反应等。尤其适用于胰腺源性的癌痛，自1914年首次应用于临床以来，NCPB已在全世界广泛开展。近年来，世界卫生组织癌症缓解计划已推荐NCPB为缓解上腹部癌症患者疼痛的方式。临床常用的毁损剂主要是无水乙醇和苯酚。效果主要是取决于注射的部位及毁损剂弥散的程度，注射部位常位于腹腔干及肠系膜上动脉两侧。目的不是消除疼痛，而是通过毁损来降低镇痛药物的使用量，从而减轻镇痛药物带来的不良反应，提高患者的生活质量。

二、护理评估

1. 术前

（1）患者评估：参考本章第二节CT引导下穿刺/置管引流术的护理常规相关内容。

（2）环境评估：参考本章第二节CT引导下穿刺/置管引流术的护理常规相关内容。

（3）仪器设备药品耗材评估

1）CT设备及手术间内抢救物品及抢救车是否呈备用状态。

2）物品是否准备齐全呈备用状态：备好病历、术中使用的器械及耗材、一次性物品耗材及药品，并检查心电监护仪、呼吸门控装置是否均呈备用状态。物品准备清单：中等型号柔性多功能线圈、心电监护仪、穿刺针18G×15cm或18G×20cm数支备用；无菌介入手术包、无菌纱布若干；5ml注射器2支、10ml注射器4支、20ml注射器2支；生理盐水500ml 2瓶、盐酸利多卡因注射液数支、无水乙醇20ml 2支、注射用血凝酶2U，遵医嘱备用镇痛药物。

2. 术中 参考本章第二节CT引导下穿刺/置管引流术的护理常规相关内容。

3. 术后 参考本章第二节CT引导下穿刺/置管引流术的护理常规相关内容。

三、护理关键点

1. 术前

（1）护士根据手术预约申请单与病历核对是否一致，核对患者信息（姓名、性别、年龄、住院号、手术名称等）。详细询问病史，进一步核实手术部位、手术方式、手术名称，对手术有疑问时，应及时与手术医生核对。

（2）让患者了解腹腔神经丛毁损术的意义、方法，可能出现的并发症、不良反应及处理措施等，减缓患者的焦虑情绪。

（3）评估患者病情，完善相关检查结果，关注阳性指标，重点是肝肾功能和凝血功能检查，筛查有无手术禁忌证，确定患者是否需要镇静、吸氧等，严密观察病情变化及疼痛情况。

（4）术前禁食 6 ～ 8h，安静休息 10 ～ 20min，排尿、排便。

（5）术前 3 ～ 4h 应用镇痛药物或镇痛措施，以利于判断阻滞及毁损效果。

（6）术前建立静脉通路，尽量建立在不影响术者操作的肢体部。

（7）做好呼吸配合的宣教，即平静呼吸状态下，在呼气末屏住呼吸，屏气时间约 10s，以利于术中配合。

（8）做好介入手术室的安全教育，防止发生跌倒坠床等不良事件。

2. 术中

（1）给予心电监护，密切观察患者血压、血氧饱和度、心率等指标的变化，尤其是血压，治疗过程中及治疗后都需重点关注。同时严密观察患者的意识、疼痛程度、心率、消化道反应等，如有异常及时通知医生，进行处理。

（2）熟练配合医生递送各类耗材，主动询问患者的主诉及不适症状，并遵医嘱对症处理。

3. 术后

（1）拔除穿刺针后，按压穿刺点，加压包扎穿刺处，观察病情，无异常后将由转运人员安全护送返回病房。

（2）术后需继续心电监护 4 ～ 6h 持续观测血压、血氧饱和度及心率的变化。如有特殊应及时处理。

四、护理措施

1. 术前

（1）工勤人员准备：工勤人员根据介入手术预约通知单，推转运床至病房，与病房责任护士交接核对后护送手术患者至介入手术室，为患者正确佩戴手术口罩和帽子。

（2）术前 6 ～ 8h 禁食、禁饮。

（3）按规范流程进行留置针穿刺，保证静脉通路在位通畅。

（4）治疗前应与患者充分沟通，治疗过程中关注患者各项生命体征。

（5）责任护士再次核对患者的姓名、年龄、性别、手术部位及方式等。

2. 术中

（1）介入室和消毒用物准备，患者核对、消毒铺单、手术体位摆放等参考本章第二节CT 引导下穿刺 / 置管引流术的护理常规相关内容。

（2）辐射防护：如联合碘 -125 粒子植入时，注意保护甲状腺、生殖腺、性腺等，予以铅衣遮挡，以防医源性射线伤害。医护人员着铅衣、铅裙、铅围脖及铅帽进行手术。

（3）病情观察与处置和术中配合：参考本章第二节 CT 引导下穿刺 / 置管引流术的护理常规相关内容。

3. 术后

（1）治疗结束，协助医生按压穿刺点，指导患者卧床休息，避免穿刺部位出血，无菌敷贴加压包扎，观察穿刺处局部情况。

（2）密切观察生命体征变化，经常询问有无其他不适，以利于随时发现病情变化而及时处理。

（3）清点所有物品及耗材，与医生进行核对，正确记录、收费及粘贴一次性介入耗材条形码。

（4）分类处置医疗废物，严格手卫生。

（5）护理文书：客观、真实、准确、及时、完整填写介入诊疗安全核查/转运交接单，如遇抢救、输血等突发情况时，完善临时医嘱本及危重患者护理记录单。

（6）并发症的护理：最常见的并发症为局部背痛，发生率高达96%，可能与膈肌刺激辐射到肩部有关，通常在72h缓解。术后腹泻和短暂性低血压是较为常见的并发症，发生率分别为44%～60%、10%～52%，可能与副交感神经活性未受拮抗而导致肠蠕动亢进、分泌亢进和腹泻有关，一般持续时间不超过48h最严重的神经并发症包括截瘫、震颤无力、感觉障碍等，其中约0.15%的患者出现截瘫，可能与脊髓损伤或脊髓前动脉损伤等有关。其他并发症包括局部血肿、气胸、乳糜胸、化学性心包炎、胃瘫、肠系膜上静脉血栓形成、血尿、阳痿、主动脉夹层和腹膜后纤维化等。

1）低血压：立即予以仰卧位、吸氧、加快补液，并报告医生，遵医嘱用药。

2）消化道反应：部分患者会出现恶心、呕吐、腹泻腹痛等消化道症状，及时补充水分及电解质防止脱水，遵医嘱适当给予止泻药。

（7）注意穿刺点情况，有无渗血渗液、皮下血肿，并注意保持局部干燥。

五、健康指导

1. 术前　参考本章第二节CT引导下穿刺/置管引流术的护理常规相关内容。

2. 术中　参考本章第二节CT引导下穿刺/置管引流术的护理常规相关内容。

3. 术后

（1）术后指导患者卧床休息，避免出血或血肿，穿刺部位保持干燥避免污染。

（2）指导患者术后当日进清淡易消化饮食。

（3）根据患者自理能力指导患者活动，一般术后4～6h可下床活动，以卧床休息为主。

（4）指导患者及其家属观察穿刺点有无渗血渗液、皮下血肿等，如果敷料处出现渗血渗液、卷边污染等，及时通知医护人员。

（5）指导患者不可自行去除伤口敷料，伤口需保持3d清洁干燥，3d后等即可去除敷料贴。

（6）指导患者严格遵医嘱使用药物。

（7）定期复查。

第 13 章

MR 辅助下介入护理常规

第一节　MR 引导下微波 / 冷冻消融术的护理常规

一、概述

消融术，也称硬化术或减灭术，是通过在强烈的理化条件刺激下，引起细胞内外蛋白及核酸不可逆变形，导致细胞快速死亡的一种操作方法。临床常见的有微波消融、射频消融、激光消融、冷冻消融等。消融手术创伤小，安全性高，恢复快，并发症少，不能接受常规外科手术的老年患者及手术后复发患者、中晚期患者、消融术后肿瘤有残留或肿瘤复发的患者，可以继续进行消融手术，一直达到肿瘤完全消融为止。

二、护理评估

1. 术前

（1）患者评估

1）了解患者的信息（姓名、性别、年龄、住院号、手术名称等），评估意识和生命体征，以及是否能平卧或侧卧配合手术。

2）评估患者各项检查及血液检验等相关化验指标，重点是肝肾功能和凝血功能等项目。

3）评估患者有无严重凝血功能障碍（国际标准化比值＞ 5）、严重心力衰竭、肺衰竭、肾衰竭等。

4）评估患者有无过敏史、家族史等。

5）评估患者穿刺部位皮肤有无破损、瘢痕等。

6）评估患者是否安装心脏起搏器、人工耳蜗，以及体内有无铁磁性植入物等。

（2）仪器设备药品耗材评估

1）评估 MR 设备及手术间内抢救仪器、抢救车是否呈备用状态，性能完好。

2）物品是否准备齐全呈备用状态：备好病历、术中使用的器械及耗材、一次性物品耗材及药品，并检查心电监护仪、氧气装置均呈备用状态。物品准备清单：心电监护仪、微波机器（冷冻消融机）、一次性微波消融针（冷冻消融针）；一次性无菌介入手术包、无菌敷贴；5ml 注射器 1 支、10ml 注射器 2 支、20ml 注射器 1 支；生理盐水 500ml 2 袋、盐酸利多卡因注射液 2 支、血凝酶 2 支，遵医嘱备用镇痛药物。

2. 术中

（1）护士、手术医生再次核对患者信息（姓名、性别、年龄、住院号、手术名称等），进一步核实手术部位、手术方式、手术名称，对手术有疑问时，及时核查。

（2）评估患者的意识、生命体征，如有异常及时通知医生进行处理。

（3）评估患者术中舒适度，如出现疼痛时通过 NRS 进行评估并对症处理。

（4）评估患者输液通路是否在位通畅，滴速是否合适。

3. 术后

（1）护士、手术医生结束手术后再次核对患者信息（姓名、性别、年龄、住院号、手术名称等），术毕手术部位、手术方式和手术名称。

（2）评估患者意识及生命体征。

（3）评估患者穿刺伤口的出血情况及有无渗血渗液、皮下血肿。

（4）评估患者骶尾部、颈部、背部的皮肤，防止发生术中压力性损伤。

（5）评估患者管路是否在位通畅，如深静脉置管、输液管路、导尿管等。

（6）评估患者的病情有无进展，为后续治疗做准备。

三、护理关键点

1. 术前

（1）做好呼吸锻炼的宣教，即平静呼吸状态下，在呼气末屏住呼吸，屏气时间约 10s，呼气时将嘴唇缩起呈吹笛状，缓慢地呼出气体，以利于术中配合。

（2）做好介入手术室的安全教育，防止发生跌倒坠床等不良事件。

2. 术中

（1）护士、手术医生再次核对患者信息（姓名、性别、年龄、住院号、手术名称等），进一步核实手术部位、手术方式、手术名称，对手术有疑问时，及时核查。

（2）评估患者的意识、生命体征，如有异常及时通知医生进行处理。

（3）评估患者术中舒适度，如出现疼痛时通过 NRS 进行评估并对症处理。

（4）评估患者输液通路是否在位通畅，滴速是否合适。

3. 术后

（1）拔除消融针后，消毒穿刺点，按压穿刺处，妥善包扎穿刺处伤口，观察病情，无异常后将患者安全护送返回病房。

（2）继续密切观察患者病情变化，如有特殊应及时处理。

（3）饮食管理：术后 1～2h 进食水，2h 后进少量流食、半流质饮食，注意补充营养，忌生冷刺激性食物。

（4）运动注意：术后需要卧床 12～24h，4h 后适当活动，避免剧烈运动。

四、护理措施

1. 术前

（1）工勤人员准备：工勤人员根据介入手术预约通知单，推转运床至病房，与病房责任护士交接核对后护送手术患者至介入手术室，为患者正确佩戴手术口罩和帽子。

（2）核对信息：责任护士再次核对患者的姓名、年龄、性别、手术部位及方式等。

（3）术前需要禁食的患者，需提前告知患者按手术要求禁食，不需要禁食的患者，嘱患者术前 2h 少量进食。

（4）按规范流程进行留置针穿刺，保证静脉通路在位通畅。

（5）根据病变位置和穿刺消融需求进行备皮。

（6）高血压患者将血压控制在正常范围，心脏功能不好的患者及血糖过高的患者应进行相应的处理。

（7）消融前应与患者充分沟通，消融过程中关注患者感受，避免因情绪紧张加重消融疼痛感。

2. 术中

（1）空气净化消毒：空气层流净化系统循环净化，使手术间达到应有的空气净化级别与适宜的温湿度。手术体位摆放：根据患者病灶位置协助患者取合适体位，进行常规 MR 扫描后，选择合适的穿刺点进行标记；保持呼吸道通畅，避免因憋闷影响消融过程，给予吸氧及心电监测。

（2）消毒铺单：显露穿刺部位，注意保护隐私和保暖，协助消毒铺巾，穿无菌手术衣。

（3）术中配合：及时准确传递无菌物品和药品，协助医生穿脱无菌手术衣，严格执行无菌技术操作原则。对于术中咳嗽患者，可给予镇咳药物。

（4）病情观察与处置：正确连接心电监护仪，根据医嘱单正确执行医嘱；严密观察患者意识及生命体征；监测心率、心律、心电图波形，观察有无心律失常的发生，一旦发生病情变化，立即停止手术，配合医生进行抢救。

3. 术后

（1）术毕，按压穿刺点，指导患者卧床休息不要活动，避免穿刺点出血及血肿，无菌敷料包扎，观察穿刺处局部情况。若患者凝血功能差或穿刺误入动脉应适当延长按压时间。

（2）术后常规进行 MR 扫描，无异常情况可推平车返回病房。

（3）清点所有物品及耗材，与医生进行核对，正确记录、收费及粘贴一次性介入耗材条形码。分类处置医疗废物，严格手卫生。

（4）护理文书：客观、真实、准确、及时、完整填写介入诊疗安全核查 / 转运交接单，如遇抢救、输血等突发情况时，完善临时医嘱本及危重患者护理记录单。

（5）并发症的护理

1）疼痛：是患者最常见的症状，其发生率为 60% ～ 80%，发生于治疗中并可持续至治疗后数天。疼痛多为轻至中度疼痛，一周左右自行消失。15% ～ 25% 的患者需给予镇痛药治疗。

2）发热：50% ～ 75% 的患者于治疗后的 1 ～ 3d 出现发热，可持续 3 ～ 10d，约 15% 的患者体温超过 38.5℃，多因为肿瘤坏死导致机体的吸收热。患者发热的程度常与肿瘤灭活的范围有关，大范围的灭活及肿瘤坏死可引起高热，一般发热无须处理，当温度超过 38.5℃时，进行对症处理。

3）恶心：多见于麻醉后出现，多因治疗过程中给予镇痛药所致，及时告知医生，并对症处理。

4）肝功能异常：治疗后 1～2d 出现氨基转移酶升高时，及时通知主管医生给予保肝处理等。

5）出血：出血量少时密切观察生命体征，如果出血量大、生命体征不稳定，要立即进行止血、抢救等治疗，必要时进行 DSA 造影栓塞或外科手术止血。

6）血气胸：严重者可行胸腔闭式引流治疗。如果患者经过胸腔闭式引流仍然有气体漏出，可持续负压吸引、进行胸膜固定术等。

7）积液：消融后经常见到少量胸腔积液，积液量少时可自行吸收，积液量多时可放管引流。

8）咯血：多数具有自限性，可持续 3～5d。非手术治疗无效时，可行介入栓塞治疗或开胸探查术。

五、健康指导

1. 术前

（1）指导患者术前 1d 沐浴，更换洁净病员服，去除身上的金属物品，进介入手术室前排尿、排便。

（2）指导患者配合医护人员执行操作前的核对身份信息，如科室、床号、姓名等。

（3）到达介入手术室后，请陪同家属在手术室门口止步，候诊区域等候并及时关注电子显示屏上的手术进程。

（4）入介入手术室后在转运床上耐心等待，不要自行翻越或起身，不要下地随意走动，避免发生跌倒等意外事件。

（5）术前有任何不适请及时呼叫，医护人员也会经常巡视并满足需求。患者如需排尿、排便，请告知医护人员。

（6）指导患者进行呼吸训练，即深吸一口气后屏住呼吸 10～15s 后缓慢呼气，反复多次练习后，以配合术中造影时获得清晰的图像。

（7）指导咳嗽的患者术前可给予止咳药物，精神极度紧张、焦虑的患者术前 30min 肌内注射地西泮或口服地西泮。

2. 术中

（1）手术床较窄，上手术台后请配合医护人员平卧于正中位置，双手置于床侧边缘，不可自行移动，有需求及时告知医护人员，避免术中坠床或影响术者操作。

（2）指导患者根据医护人员指令做好相应的术中配合，如有任何不适，及时告知。

（3）术中不能随意活动四肢，如有任何需求，请及时告知医护人员协助。

3. 术后

（1）术后指导患者不要过度活动，避免穿刺点出血或血肿，穿刺部位保持干燥避免污染。

（2）指导患者术后当日给予流质饮食，逐步过渡到高蛋白、高维生素、清淡易消化饮食，避免粗糙、干硬和刺激性食物到正常饮食。

（3）指导患者及其家属观察伤口有无渗血渗液、皮下血肿等，如果敷料处出现渗血、渗液、卷边、污染等，及时通知医护人员。

（4）指导患者不可自行去除伤口敷料，保持敷料清洁干燥，3d 后即可去除敷料。

（5）指导患者严格遵医嘱使用药物，指导患者定期复查及随访。

第二节　MR 引导下组织间粒子植入术的护理常规

一、概述

MR 引导下组织间粒子植入术是根据治疗计划系统（TPS）制订治疗计划，在 MR 导向技术下，将放射性粒子植入肿瘤靶区，通过持续释放低能量 γ 射线，对肿瘤组织进行杀伤的一种治疗方法，属于近距离治疗的范畴。该技术具有微创、靶区剂量高和周围组织剂量快速跌落、对组织损伤小等特点。MR 成像具有良好空间、时间和软组织分辨率，多方位、多平面、多功能成像和无放射线损伤、无造影剂副作用等优点，越来越成为临床发展介入技术的重要手段，并广泛运用于临床诊断和治疗。

二、护理评估

1. 术前

（1）患者评估：参考本章第一节 MR 引导下微波 / 冷冻消融术的护理常规相关内容。

（2）仪器设备药品耗材评估

1）评估 MR 设备及手术间内抢救仪器、抢救车是否呈备用状态。

2）物品是否准备齐全呈备用状态：备好病历、术中使用的器械及耗材、一次性物品耗材及药品，并检查心电监护仪、氧气装置均呈备用状态。物品准备清单：心电监护仪、18G 10cm/15cm 穿刺针数支、一次性无菌介入手术包、无菌敷贴；5ml 注射器 1 支、10ml 注射器 2 支；生理盐水 500ml 1 袋、盐酸利多卡因注射液 2 支、血凝酶 2 支，遵医嘱备用镇痛药物。

（3）评估植入子籽源术后的患者有无适当的辐射屏蔽

1）评估植入粒子源患者是否有临时专用病房并将其划为临时控制区。

2）评估接受植入粒子源治疗的前列腺患者和胃肠道患者是否有专用便器或专用浴室和卫生间。评估患者或家庭成员发现患者体外的粒子源时，是否会应急处理。

3）评估对于临时控制区内物品，是否知道被污染物品按放射性废物如何处理。

4）评估科室是否可以及时建立患者登记制度并给患者提供一张信息卡。

（4）仪器设备药品耗材评估

1）评估 MR 机及手术间内抢救仪器、抢救车是否呈备用状态，能否正常工作。

2）评估碘粒子密封子源数量、活度、消毒及抽检情况。

2. 术中　参考本章第一节 MR 引导下微波 / 冷冻消融术的护理常规相关内容。

3. 术后　参考本章第一节 MR 引导下微波 / 冷冻消融术的护理常规相关内容。

三、护理关键点

1. 术前

（1）根据手术预约申请单与病历核对是否一致，核对患者信息（姓名、性别、年龄、住院号、手术名称等）。详细询问病史，进一步核实手术部位、手术方式、手术名称，对手术有疑问时，应及时与手术医生核对。

（2）对植入治疗的粒子源，植入前应至少抽取 10%（至少不能少于 3 颗）或全部（植入数≤5 颗）进行源活度的质量控制检测，消毒备用。

（3）向患者及其家属运用通俗易懂的语言讲解组织间粒子植入术的安全性、必要性，消除紧张情绪，使其以最佳的身心状态接受并配合此项手术。

（4）评估患者病情，完善相关检查结果，关注阳性指标，重点是肝肾功能和凝血功能检查，筛查有无手术禁忌证，确定患者是否需要镇静、吸氧等，严密观察病情变化。

（5）做好呼吸锻炼的宣教，以利于术中配合。

（6）做好介入手术室的安全教育，防止发生跌倒坠床等不良事件。

2. 术中

（1）密切观察患者的意识、生命体征，如有异常及时通知医生，进行处理。

（2）熟练配合医生递送各类耗材，主动询问患者的主诉及不适症状，并遵医嘱对症处理。

（3）在穿刺、置入器械及植入粒子源过程中避免空气进入，防止发生气胸或空气栓塞等并发症；在安静状态、平稳呼吸时，进行穿刺。避免在咳嗽、抽搐时穿刺植入，以免影响手术治疗的准确性。穿刺过程中如发生咳嗽、体位改变等情况，应记录说明。

（4）医护人员做好自身的辐射安全防护。

3. 术后

（1）妥善包扎穿刺处伤口，观察病情，无异常后将由转运人员安全护送返回病房。

（2）继续密切观察患者病情变化，如有特殊应及时处理。

（3）做好术后患者及其家属辐射安全防护。

四、护理措施

1. 术前

（1）护士核对手术预约申请单与病历是否一致，核对患者信息（姓名、性别、年龄、住院号、手术名称等）。询问病史，进一步核实手术部位、手术方式、手术名称，对手术有疑问时，应及时与手术医生核对。做好介入手术室的安全教育，防止发生跌倒坠床等不良事件。

（2）进行全面评估，完善术前检查，如肝功能、肾功能、凝血功能、血常规、肺功能、心电图及 MRI 等。

（3）更换病员服，并去掉任何饰品及活动的义齿及铁磁性物品；备好所需 CT 或 MRI 片，并填写介入交接单。根据医嘱术前给予止血、止吐和镇静等药物。

（4）物品准备

1）穿刺针、植入装置、防护用的铅衣、铅围脖、铅手套、铅眼镜、铅罐、放射线检测仪等。

2）对植入治疗的粒籽源，植入前至少抽取 10%（至少不能少于 3 颗）或全部（植入数≤5 颗）进行源活度的质量控制检测。经高压灭菌后的碘 -125 子源消毒备用。

3）急救物品及药品准备：准备手术用各种物品、药品及器械、设备，检查核对无误。

2. 术中

(1) 并发症的观察与处理：密切观察患者意识、生命体征，如有异常及时通知医生，遵医嘱及时处理和抢救。

(2) 粒子源植入后应使用适宜的影像学方法，确认植入粒子源个数。建立粒子源使用登记本。

(3) 手术结束后应对手术区域使用剂量率仪进行检测，以排除粒子源在手术植入过程中遗漏的可能。拿出手术室的敷料等均应进行检测，防止粒子源粘连带出手术室。

3. 术后

(1) 密切观察生命体征变化，连接心电监护，给予氧气吸入，如有异常及时通知医生并对症处理。

(2) 注意观察伤口出血及肿胀情况。穿刺部位可有轻微疼痛，一般无须处理，对于疼痛严重者，可根据医嘱给予镇痛药物。

(3) 术后常规 4～6h 饮食，口干者可以漱口或行口内温水喷雾，4～6h 可进少量温水。无恶心、呕吐等不适可逐渐过渡至普通饮食并进易消化、清淡饮食。

(4) 清点所有物品及耗材，分类处置医疗废物，严格手卫生。填写介入诊疗安全核查 / 转运交接单，如遇抢救、输血等突发情况时，完善临时医嘱本及危重患者护理记录单。

(5) 并发症观察与护理

1) 出血：多见于腹部和颅脑穿刺，也可见于胸部穿刺（表现为咯血或血胸），咯血是术中穿刺针将肺内小血管和支气管贯穿连通所致。术后加强巡视，严密观察 4h，连续观察 3d。定期查看患者穿刺点是否渗血，密切监测血压、脉搏变化。对于咯血者应将头偏向一侧，及时清理口腔内积血，必要时用吸痰管吸出，防止窒息。

2) 气胸：严密观察患者病情变化，如出现胸闷、气促、血氧饱和度下降等症状，伴有大汗、发绀、重度呼吸困难，考虑气胸可能，立即通知医生配合抽气、引流。若气胸量＜30%，暂不予以处理，可密切观察。嘱患者卧床休息，避免用力咳嗽和深呼吸，如有胸闷憋喘等症状，立即报告医生处理。

3) 感染：放射性粒子治疗为侵入性操作，存在感染可能，术中要严格执行无菌操作规程，注意观察穿刺处有无渗液、红肿、疼痛。

4) 胸膜反应：连续咳嗽、头晕、出汗、面色苍白、心悸、脉细、四肢发凉、血压下降、胸部压迫感、虚脱甚至意识障碍等症状。立即停止操作取平卧位，注意保暖，观察脉搏、血压、神志的变化。症状轻者，经休息或心理疏导即能自行缓解。对于出汗明显、血压低的患者，给予吸氧及补充液体。必要时皮下注射 1：1000 肾上腺素 0.3～0.5ml，防止休克。

5) 肺栓塞：主要表现为突然出现呼吸困难、胸痛、咳嗽、咯血并伴心率加快、发绀等症状。立即嘱患者绝对卧床休息，勿深呼吸，避免剧烈活动，严密观察生命体征，给予高流量吸氧，建立双静脉通路，遵医嘱应用抢救药物。

(6) 放射防护

1) 粒子植入术后置于单人间或统一病房管理，穿 0.25mm 铅当量铅衣或盖铅毯，使用铅屏风，病房内放置铅罐备用。

2) 选择屏蔽防护、距离防护（距离 1m）和时间防护（6 个月内）的方法。

3）禁止串门，避免孕妇儿童探视患者。

4）护理操作选择健侧或在床尾操作。

5）如有粒子脱落，应立即通知医护人员，不可自行处理。

6）前列腺粒子植入患者备铁尿壶，收集尿液后纱布过滤，以发现和收集排出的粒子。

7）出院后要对病室环境用射线检测仪进行安全检测，以保证环境安全。

五、健康指导

1. 术前 参考本章第一节 MR 引导下微波 / 冷冻消融术的护理常规相关内容。

2. 术中 参考本章第一节 MR 引导下微波 / 冷冻消融术的护理常规相关内容。

3. 术后

（1）建议屏蔽防护，穿铅衣，少去人群聚集场所，自觉远离陌生人群，待粒子衰变至安全剂量才可接触。植入粒子源患者，在植入 240d 后（除到医院复诊外），应尽量避免到公共场所活动。

（2）陪护者和探视者与患者长时间接触时，距离至少应保持 1m 远处。

（3）儿童和孕妇不得与患者同住一个房间。患者不能长时间接触或拥抱儿童。

（4）为保证放射性粒子植入体后不丢失，肺部或气管植入粒子源患者，住院期间应戴口罩，以避免粒子源咳出丢失在周围环境。对前列腺植入粒子的患者，要求戴两周避孕套，以防粒子源随精液排出而丢失。为防止随尿液排出，在植入两周内，应使用容器接尿液，推荐对尿液用 4cm×4cm 的药用纱布过滤。如果出现植入粒子源流失到膀胱或尿道，用膀胱内镜收回粒子源，放入铅罐中储存。

（5）粒子源植入前列腺的患者治疗后数天内应避免性生活，2～3 周后才可过性生活，宜使用避孕套。植入粒子源后的前 4 个月，尤其是前两周内，日常生活中应与配偶保持 60cm 距离。

（6）一旦发现粒子脱出，勿用手拿，应使用勺子或镊子夹起，放置于带盖的玻璃瓶或铅罐内，安全放置并及时与医院联系。

第三节 MR 引导下经皮穿刺活检术的护理常规

一、概述

经皮穿刺活检是一种简便、安全和有效的诊断手段，用细针经皮穿刺病变器官或组织，取得细胞学或组织学标本，再做出细胞学、病理学诊断的方法，现已广泛应用于全身各个部位。MR 导向下经皮穿刺活检术是临床上诊断肺部疾病的重要手段，具有定位准确、分辨率高、准确性高等优点。

二、护理评估

1. 术前

（1）患者评估：参考本章第一节 MR 引导下微波 / 冷冻消融术的护理常规相关内容。

（2）仪器设备药品耗材评估

1）MR 设备及手术间内抢救仪器、抢救车是否呈备用状态，能否正常工作。

2）物品是否准备齐全呈备用状态：备好病历、术中使用的器械及耗材、一次性物品耗材及药品，并检查心电监护仪、氧气装置均呈备用状态。物品准备清单：心电监护仪、适合型号的穿刺针及切割枪；一次性无菌介入手术包、无菌敷贴、10ml 注射器 1 支、生理盐水 100ml 1 袋、盐酸利多卡因注射液 2 支、血凝酶 2 支，遵医嘱备用镇痛药物。

2. 术中　参考本章第一节 MR 引导下微波 / 冷冻消融术的护理常规相关内容。

3. 术后　参考本章第一节 MR 引导下微波 / 冷冻消融术的护理常规相关内容。

三、护理关键点

1. 术前　参考本章第一节 MR 引导下微波 / 冷冻消融术的护理常规相关内容。

2. 术中　参考本章第一节 MR 引导下微波 / 冷冻消融术的护理常规相关内容。

3. 术后

（1）患者术后需卧床 4h 左右，3d 内避免剧烈咳嗽运动。

（2）观察患者呼吸情况，如发生呼吸困难立即给予吸氧吸入，并报告医生。

（3）观察穿刺部位有无出血情况，保持敷料干燥。

（4）密切观察患者生命体征的变化，以便发现病情变化及时处理，并询问患者有无不适，如胸闷、憋气及疼痛等，告知患者术后可有胸部微痛、痰中带血等症状。

四、护理措施

1. 术前　参考本章第一节 MR 引导下微波 / 冷冻消融术的护理常规相关内容。

2. 术中　参考本章第一节 MR 引导下微波 / 冷冻消融术的护理常规相关内容。

3. 术后

（1）生命体征观察：密切观察生命体征变化，如有异常及时通知医生并对症处理。伤口观察：注意观察伤口出血及肿胀情况。

（2）疼痛：术后疼痛与穿刺伤口和病灶吸收或与壁胸膜受刺激有关，准确及时对患者进行疼痛评估。

（3）术后饮食：术后饮食以清淡易消化为主，如无恶心、呕吐等不适可尽早进食，从流质饮食开始逐渐过渡至普通饮食。如出现咯血、恶心、呕吐等不适应遵医嘱适当延长禁食时间。

（4）并发症护理：①气胸。如出现胸闷、气促、血氧饱和度下降等症状，伴有大汗发绀、重度呼吸困难，考虑气胸，立即通知医生并配合抽气、引流。若气胸量 < 30%，暂不予以处理，可密切观察。嘱患者卧床休息避免用力咳嗽和深呼吸，如有胸闷憋喘等症状，立即报告医生处理。②出血。主要表现为咯血、血胸、失血性休克和急性呼吸衰竭，其中咯血和血胸常见，应严密观察出血量及呼吸等情况。③感染。术后患者体温 38.5℃的患者，给予物理降温或吲哚美辛栓直肠给药。如体温持续不退，超过 39℃，应注意有无感染征象，必要时遵医嘱给予抗生素等对症治疗。鼓励患者多饮水，出汗较多者及时更换衣服和床单，保持皮肤干燥，保证患者舒适。

五、健康指导

参考本章第一节 MR 引导下微波／冷冻消融术的护理常规相关内容。

第四节　MR 引导下颅脑外科术前定位与评估的护理常规

一、概述

颅脑外科术前定位是指颅脑外科手术前，对病变生长位置手术医生无法准确地定位体表范围，而在 MR 引导下，根据病变位置，在体表做出相应标记后画出精确的范围、深度确定进行定位。便于术中可以迅速、准确地找到病变，减少患者创伤，缩短手术时间，提高患者术后的生活质量。

二、护理评估

1. 定位前

（1）患者评估

1）核对患者的信息（姓名、性别、年龄、住院号、手术名称等），评估意识及生命体征，是否能平卧或者侧卧配合定位。

2）评估患者有无过敏史、家族史等。

3）评估患者头部皮肤有无破损、瘢痕等。有无按照手术标准理发。

4）评估患者是否安装心脏起搏器、人工耳蜗、体内有无铁磁性植入物等。

（2）环境评估：评估手术房间内是否清洁干净，层流净化空气消毒是否开启，温湿度是否适宜。

（3）仪器设备药品耗材评估

1）MR 设备及手术间内抢救仪器、抢救车是否呈备用状态，能否正常工作。

2）物品是否准备齐全呈备用状态：定位使用的器械、一次性物品耗材及药品，并检查心电监护仪，氧气装置呈备用状态。物品准备清单：心电监护仪（备用）、吸氧装置（备用）、20ml 注射器 2 支、钆喷酸葡胺注射液 15ml 1 支、生理盐水 10ml 2 支。

2. 定位中

（1）手术医生、护士、技师再次核对患者信息（姓名、性别、年龄、住院号、手术名称等），进一步核实手术部位、手术方式、手术名称，对手术有疑问时，及时核查。

（2）评估患者的意识、生命体征，如有异常及时通知医生进行处理。

（3）注意有无对比剂过敏，不良反应类别与程度：主要按照 Shehadi 分类法评定，划分为重度变态反应、中度变态反应、轻度变态反应、非变态反应共四种。其中重度反应主要表现：面色苍白、心搏骤停、呼吸抑制、心律失常、血压降低、休克等；中度反应主要表现：呼吸困难、气促、胸闷等；轻度反应主要表现：皮肤瘙痒、皮疹、皮肤潮红等。

3. 定位后

(1) 评估患者有无迟发的对比剂过敏。

(2) 评估患者生命体征。

三、护理关键点

1. 定位前

(1) 核对患者的信息 (姓名、性别、年龄、住院号、手术名称等)，评估意识及生命体征，是否能平卧或者侧卧配合定位。

(2) 评估患者有无过敏史、家族史等。

(3) 评估患者手术部位皮肤有无破损、瘢痕等。

2. 定位中

(1) 协助患者取适宜卧位。

(2) 密切观察患者的意识、生命体征，如有异常及时通知医生，进行处理。

(3) 协助技师合理摆放头部线圈，遵医嘱注射对比剂。

(4) 在定位过程中观察患者的主诉及不适症状，并遵医嘱对症处理。

3. 定位后　继续密切观察患者的病情变化，如有特殊应及时处理。

四、护理措施

1. 定位前

(1) 核对信息：介入室护士再次核对患者的姓名、年龄、性别、手术部位及方式等。

(2) 家属携带预约定位单、MR 胶片及定位用药，推轮椅送患者至介入室，与介入手术室护士交接核对后填写介入登记单。

(3) 定位前告知患者及其家属对比剂过敏风险并签署知情同意书。体表定位于手术当天或手术前一天进行，定位前，根据 MR 图像明确病变位置、大小、形态等，根据病变位置与患者外科手术体位确定所需体位。

(4) 指导患者贴身穿病号服，嘱定位过程中保持体位不动。

(5) 按规范流程进行留置针穿刺，保证静脉通路通畅。

(6) 定位前应与患者充分沟通，避免因情绪紧张影响定位。

2. 定位中

(1) 核对：由手术医师、护士共同核对患者的床号、姓名、性别、年龄（出生年月）、身份识别腕带、病历、手术名称、手术部位、药物等。

(2) 手术体位摆放：根据病灶定位位置，协助患者取舒适体位，并相对固定该体位，于超声扫描后在患者皮肤上用记号笔标记手术范围。

(3) 定位中配合：密切观察患者的生命体征，包括脉搏、面色、呼吸等；观察患者是否有过敏反应。

3. 定位后

(1) 定位结束后，标记好手术范围，待干。

(2) 协助患者转运至轮椅上。无异常情况返回病房等待外科手术。

（3）观察患者意识、生命体征、有无胸闷、气急、心慌、出汗等不适。

（4）常见并发症及护理

1）低血糖：患者由于术前禁饮食加上紧张焦虑情绪，容易发生低血糖症状，一般表现为心慌，出虚汗，手抖，乏力，甚至可能晕厥，这时需静脉滴注葡萄糖缓解低血糖症状。

2）对比剂过敏：轻度的过敏遵医嘱给予 5～10mg 地塞米松静脉注射，平卧、吸氧，患者病情经处理后得到控制。重度过敏患者，皮下注射 1mg 肾上腺素，平卧、吸氧，转移到急救室静脉滴注生理盐水 500ml 联合多巴胺 100mg，葡萄糖氯化钠溶液 500ml 联合地塞米松 5mg。

五、健康指导

嘱患者勿擦除皮肤体表标记点。其他以外科术后护理为主。

第五节 MR 引导下穿刺/置管引流术的护理常规

一、概述

MR 引导下穿刺引流术是指在 MR 引导下通过穿刺针、引流导管等器械，经皮穿刺引流，必要时置管引流，有效地治疗血肿、气胸、脓肿、胸腔积液、腹水及囊肿等一系列病变的技术。穿刺引流术可诊断液体的性状、解除积液的压迫症状，缓解梗阻或感染，改善患者器官功能，是临床应用最广泛的经皮引流体内积液的术式之一。

二、护理评估

1. 术前

（1）患者评估：参考本章第一节 MR 引导下微波/冷冻消融术的护理常规相关内容。

（2）环境评估：参考本章第一节 MR 引导下微波/冷冻消融术的护理常规相关内容。

（3）仪器设备药品耗材的评估

1）磁共振机器及手术间内抢救物品及抢救车是否呈备用状态，能否正常工作。

2）物品是否准备齐全呈备用状态：备好病历、术中使用的器械及耗材、一次性物品耗材及药品，并检查心电监护仪、呼吸门控装置均呈备用状态。物品准备清单：合适的线圈、心电监护仪；穿刺引流导管及附件、无菌介入手术包、无菌纱布若干、10ml 注射器 2 支、生理盐水 500ml 2 瓶、盐酸利多卡因注射液 1 支、注射用血凝酶 2U。

2. 术中 参考本章第一节 MR 引导下微波/冷冻消融术的护理常规相关内容。

3. 术后

（1）护士、手术医生结束手术后再次核对患者信息（姓名、性别、年龄、住院号、手术名称等），术毕手术部位、手术方式、手术名称。

（2）评估患者意识及生命体征。

（3）评估患者穿刺点的出血情况，有无渗血渗液、皮下血肿，引流管固定是否妥当。

（4）评估患者管路是否在位通畅。

三、护理关键点

1. 术前　参考本章第一节 MR 引导下微波 / 冷冻消融术的护理常规相关内容。

2. 术中　参考本章第一节 MR 引导下微波 / 冷冻消融术的护理常规相关内容。

3. 术后

（1）患者术后需卧床 4h 左右，3d 内避免剧烈咳嗽运动。

（2）观察患者呼吸情况，如发生呼吸困难立即给予吸氧，并报告医生。

（3）观察穿刺部位有无出血，保持敷料干燥。观察引流管有无弯曲折叠。

（4）密切观察患者生命体征的变化，以便及时处理，并询问患者有无不适，如胸闷、憋气及疼痛等，告知患者术后可有胸部微痛、痰中带血等症状。

四、护理措施

1. 术前　参考本章第一节 MR 引导下微波 / 冷冻消融术的护理常规相关内容。

2. 术中　参考本章第一节 MR 引导下微波 / 冷冻消融术的护理常规相关内容。

3. 术后　参考本章第三节 MR 引导下经皮穿刺活检术的护理常规相关内容。

五、健康指导

参考本章第一节 MR 引导下微波 / 冷冻消融术的护理常规相关内容。

第六节　MR 引导下经皮腹腔神经丛毁损术的护理常规

一、概述

腹腔神经丛毁损术（neurolytic celiac plexus block，NCPB）是指通过对腹腔神经丛所在部位注射神经破坏药物，阻断支配内脏的交感神经，从而有效缓解疼痛并减少镇痛药物使用带来的胃肠道反应等。临床常用的毁损剂主要是无水乙醇和苯酚。临床常用的导向方式有超声、CT、MRI 等。磁共振导向技术对软组织对比度、血管流空效应等可以清晰地显示腹腔干及肠系膜上动脉。利用不同的扫描序列可以清晰显示毁损剂弥散的程度。另外，无电离辐射可以更好地保护患者和医护人员。

二、护理评估

1. 术前

（1）患者评估：参考本章第一节 MR 引导下微波 / 冷冻消融术的护理常规相关内容。

（2）环境评估：参考本章第一节 MR 引导下微波 / 冷冻消融术的护理常规相关内容。

（3）仪器设备药品耗材评估

1）磁共振机器及手术间内抢救物品及抢救车是否呈备用状态，能否正常工作。

2）物品是否准备齐全呈备用状态：备好病历、术中使用的器械及耗材、一次性物品耗材及药品，并检查心电监护仪、呼吸门控装置是否均呈备用状态。物品准备清单：中等型号柔性多功能线圈、心电监护仪、磁共振兼容穿刺针 18G15cm/18G20cm 数支备用；无菌介入手术包、无菌纱布若干；5ml 注射器 2 支、10ml 注射器 4 支、20ml 注射器 2 支；生理盐水 500ml 2 瓶、盐酸利多卡因注射液数支、无水乙醇 20ml 2 支、注射用血凝酶 2U，遵医嘱备用镇痛药物。

2. 术中　参考本章第一节 MR 引导下微波 / 冷冻消融术的护理常规相关内容。

3. 术后　参考本章第一节 MR 引导下微波 / 冷冻消融术的护理常规相关内容。

三、护理关键点

1. 术前

（1）参考本章第一节 MR 引导下微波 / 冷冻消融术的护理常规相关内容。

（2）让患者了解腹腔神经丛毁损术的意义、方法，可能出现的并发症、不良反应及处理措施等，减缓患者的焦虑情绪。

（3）评估患者病情，完善相关检查结果，关注阳性指标，重点是肝肾功能和凝血功能检查，筛查有无手术禁忌证，确定患者是否需要镇静、吸氧等，严密观察病情变化及疼痛情况。

（4）术前禁食 6 ～ 8h，安静休息 10 ～ 20min，排尿、排便。

（5）术前 3 ～ 4h 不应用镇痛药物或镇痛措施，以利于判断阻滞及毁损效果。

（6）术前建立静脉通路，尽量建立在不影响术者操作的肢体部。

（7）做好呼吸配合的宣教，即平静呼吸状态下，在呼气末屏住呼吸，屏气时间约 10s，以利于术中配合。

（8）做好介入手术室的安全教育，防止铁磁性物品进入手术室，防止发生跌倒坠床等不良事件。

2. 术中　参考本章第一节 MR 引导下微波 / 冷冻消融术的护理常规相关内容。

3 术后

（1）拔除穿刺针后，按压穿刺点，加压包扎穿刺处，观察病情，患者无异常后将由转运人员安全护送返回病房。

（2）继续心电监护 4 ～ 6h，持续观察血压、血氧饱和度及心率的变化，如有特殊应及时处理。

四、护理措施

1. 术前　参考本章第一节 MR 引导下微波 / 冷冻消融术的护理常规相关内容。

2. 术中

（1）空气净化消毒：空气层流净化系统循环净化，使手术间达到应有的空气净化级别与适宜的温湿度。

（2）用物准备：将手术所需的无菌物品、介入手术包、仪器设备、一次性介入耗材、药物备齐，避免术中发生特殊情况时反复出入手术间。

（3）核对：由手术医生、器械护士共同核对患者的床号、姓名、性别、年龄（出生年月）、身份识别腕带、病历、手术名称、手术部位、药物等。

（4）消毒铺单：显露穿刺部位，注意保护隐私，协助消毒铺巾、穿无菌手术衣，注意保暖。

（5）手术体位摆放：协助患者平卧或侧卧，保持呼吸道通畅，给予吸氧。注意患者的隐私保护和保暖。

（6）辐射防护：如联合 ^{125}I 治疗时，注意保护甲状腺、生殖腺、性腺等，予以铅衣遮挡，以防医源性射线伤害。医护人员着铅衣、铅裙、铅围脖及铅帽进行手术。

（7）病情观察与处置：正确连接心电监护仪，正确执行医嘱；严密观察患者意识及生命体征；监测心率、心律波形，主动询问患者疼痛程度等不适症状；一旦发生病情变化，立即停止手术，配合医生进行抢救，直至解除危象。

（8）术中配合：及时准确传递无菌物品和药品，协助医生穿脱无菌手术衣，严格执行无菌技术操作原则。

3. 术后

（1）治疗结束，协助医生按压穿刺点，指导患者卧床休息，避免穿刺部位出血，无菌敷贴加压包扎，观察穿刺处局部情况。

（2）清点所有物品及耗材，与医生进行核对，正确记录、收费及粘贴一次性介入耗材条形码。

（3）分类处置医疗废物，严格手卫生。

（4）护理文书：客观、真实、准确、及时、完整填写介入诊疗安全核查/转运交接单，如遇抢救、输血等突发情况时，完善临时医嘱本及危重患者护理记录单。

（5）并发症的护理

1）低血压可影响重要器官灌注，立即给予仰卧位、吸氧、加快补液，立即报告医生，遵医嘱用药。

2）部分患者会出现恶心、呕吐、腹泻腹痛等消化道症状，及时补充水分及电解质防止脱水，遵医嘱适当给予止泻药。

3）注意穿刺点情况，有无渗血、渗液、皮下血肿，并注意保持局部干燥。

五、健康指导

1. 术前　参考本章第一节 MR 引导下微波/冷冻消融术的护理常规相关内容。

2. 术中　参考本章第一节 MR 引导下微波/冷冻消融术的护理常规相关内容。

3. 术后

（1）指导患者术后患者卧床休息，避免出血或血肿，穿刺部位保持干燥避免污染。

（2）指导患者手术日当天清淡易消化饮食。

（3）根据患者自理能力指导患者活动，一般术后 4～6h 可下床活动，以卧床休息为主。

（4）指导患者及其家属观察穿刺点有无渗血渗液、皮下血肿等，如果敷料处出现渗血渗液、卷边污染等，及时通知医护人员。

（5）指导患者不可自行去除伤口敷料，伤口需保持 3d 清洁干燥，3d 后等即可去除敷料贴。

（6）指导患者严格遵医嘱使用药物，不可自行随意加减药物用量，以免影响疗效，同时还应注意药物不良反应，若出现不良反应及时停药并咨询医生。

（7）指导患者定期复查及门诊随访复查，了解自身情况。

第 14 章

超声介入诊疗科的护理常规

第一节　超声引导下置管引流术的护理常规

一、概述

自 20 世纪 80 年代初介入超声在我国兴起，30 年来它已经成为超声医学最活跃的领域，应用几乎覆盖了全身各个器官，成为临床治疗中不可或缺的手段。由于超声介入治疗的优越性越来越被临床认可，涉及内科、外科、妇科、儿科、放射科、肿瘤科、麻醉科、神经内外科等 10 余个学科。目前，介入超声除了由于引导穿刺获取体内组织、抽吸、引流、注药外，各种超声引导下的穿刺置管技术（囊肿、血肿、脓肿、液气胸等治疗）、组织消融（微波、射频、激光、冷冻在内的物理消融和化学消融）、术中超声等也广泛应用于临床。

二、护理评估

1. 术前

（1）患者评估

1）了解患者的信息（姓名、性别、年龄、住院号、手术名称等），评估意识及生命体征，是否能平卧配合手术。

2）评估患者各项检查及血液检验等相关化验指标，重点是肝肾功能和凝血功能等项目。

3）评估患者有无严重凝血功能障碍（国际标准化比值＞5）、严重心力衰竭、肺衰竭、肾衰竭、颈部瘢痕及静脉病变等。

4）评估患者有无过敏史、家族史等，尤其是碘对比剂过敏史。

5）评估患者穿刺部位皮肤有无破损、瘢痕等，以及血管情况。

（2）环境评估：评估手术间内是否清洁干净，层流净化空气消毒是否开启，温湿度是否适宜。

（3）仪器设备药品耗材评估

1）CT、B 超、磁共振机及手术间内抢救仪器、抢救车是否呈备用状态，能否正常工作。

2）准备各种型号的引流管及相关物品，物品是否准备齐全呈备用状态。

2. 术中

（1）护士、手术医生再次核对患者信息（姓名、性别、年龄、住院号、手术名称等），进一步核实手术部位、手术方式、手术名称，对手术有疑问时，及时核查。

（2）评估患者的意识、生命体征，如有异常及时通知医生进行处理。

（3）评估患者术中舒适度，如出现疼痛时通过 NRS 进行评估并对症处理。

（4）评估患者输液通路是否在位通畅，滴速是否适宜。

3. 术后

（1）护士、手术医生结束手术后再次核对患者信息（姓名、性别、年龄、住院号、手术名称等），术毕手术部位、手术方式、手术名称。

（2）评估术后有无恶心、呕吐、胸闷、憋喘；穿刺部位有无渗血、渗液、疼痛。

（3）评估患者意识及生命体征。

（4）评估患者骶尾部、颈部、背部的皮肤，防止发生术中压力性损伤。

（5）评估患者管路是否在位通畅，如深静脉置管、输液管路、导尿管等。

（6）评估患者术后有无其他并发症。

三、护理关键点

1. 术前

（1）护士根据手术预约申请单与病历核对是否一致，核对患者信息（姓名、性别、年龄、住院号、手术名称等）。详细询问病史，进一步核实手术部位、手术方式、手术名称，对手术有疑问时，应及时与手术医生核对。

（2）向患者及其家属运用通俗易懂的语言讲解置管引流的安全性、必要性，消除紧张情绪，使其以最佳的身心状态接受并配合此项检查。

（3）评估患者病情，完善相关检查结果，关注阳性指标，重点是肝肾功能和凝血功能检查，筛查有无手术禁忌证，确定患者是否需要镇静、吸氧等，严密观察病情变化。

（4）测量前空腹至少 2h，安静休息 10～20min，排尿、排便，保持心情舒畅。

（5）做好呼吸锻炼的宣教，即平静呼吸状态下，在呼气末屏住呼吸，屏气时间约 10s，呼气时将嘴唇缩起呈吹笛状，缓慢地呼出气体，以利于术中配合。

（6）做好超声介入手术室的安全教育，防止发生跌倒坠床等不良事件。

2. 术中

（1）密切观察患者的意识、生命体征，如有异常及时通知医生，进行处理。

（2）熟练配合医生递送各类耗材，主动询问患者的主诉及不适症状，并遵医嘱对症处理。

（3）在穿刺、调零、置入器械过程中避免空气进入，防止发生空气栓塞及检查结果；在安静状态、平稳呼吸时，进行压力测定。避免在咳嗽、抽搐时读取数值，以免影响测压数值的准确性。测量过程中如发生咳嗽、体位改变等情况，应记录说明。

（4）医护人员做好自身的辐射安全防护。

3. 术后

（1）妥善包扎固定引流管，观察病情，无异常后将由转运人员安全护送返回病房。

（2）继续密切观察患者病情变化，如有特殊应及时处理。

四、护理措施

1. 术前

(1) 工勤人员准备：工勤人员根据介入手术预约通知单，推转运床至病房，与病房责任护士交接核对后护送手术患者至导管室，为患者正确佩戴手术口罩和帽子。

(2) 术前 2h 禁食、禁饮。

(3) 按规范流程进行留置针穿刺，保证静脉通路在位通畅。

(4) 置管前与患者充分沟通，穿刺过程中关注患者感受，避免因情绪紧张影响手术进行。

(5) 核对信息：责任护士再次核对患者的姓名、年龄、性别、手术部位及方式等。

2. 术中

(1) 空气净化消毒：空气层流净化系统循环净化，使手术间达到应有的空气净化级别与适宜的温湿度。

(2) 用物准备：将手术所需的无菌物品、手术器械包、精密器械、仪器设备、一次性介入耗材、药物备齐，避免术中发生特殊情况时反复出入手术间。

(3) 三方核对：由手术医生、器械护士共同核对患者的床号、姓名、性别、年龄（出生年月）、身份识别腕带、病历、手术名称、手术部位、药物等。

(4) 消毒铺单：显露穿刺部位，注意保护隐私，协助消毒铺巾、穿无菌手术衣，注意保暖。

(5) 手术体位摆放：协助患者取合适体位，双手自然放置于床沿两侧，置头架，保持呼吸道通畅，避免因憋闷影响检查结果，必要时可吸氧。注意患者的隐私保护和保暖。

(6) 病情观察与处置：正确连接心电监护仪，根据医嘱单正确执行医嘱；严密观察患者意识及生命体征；监测心率、心律、心电图波形，观察有无心律失常的发生，主动询问患者有无疼痛等不适症状；一旦发生病情变化，立即停止手术，配合医生进行抢救，直至解除危象。

(7) 术中配合：及时准确传递无菌物品和药品，协助医生穿脱无菌手术衣，严格执行无菌技术操作原则；配合医生完成置管工作。

(8) 对比剂不良反应的观察与处理：发现患者面色潮红、皮疹、恶心、呕吐、血压下降、呼吸困难甚至休克时应考虑过敏反应，护士应引起高度重视，遵医嘱及时处理和抢救。

3. 术后

(1) 保持引流管通畅，防止引流管扭曲、折叠、堵塞等，保证有效的引流。如病情允许，床头抬高 30°～50°，维持半卧位，利于引流。

(2) 加强对患者的巡视，若术后引流量很少或没有，应挤压引流管，扶患者坐起咳嗽，处理无效报告医生及时处理。

(3) 观察并记录引流液的颜色、性状及液量：当术后胸腔引流液量多（每小时＞100ml），呈鲜红色、有血凝块，患者出现烦躁不安，血压下降、脉搏增快、尿少等血容量不足的表现时，应考虑有活动性出血，并及时汇报医生处理。

(4) 妥善固定，保持管道密闭，避免引流管脱出。

(5) 定时巡视，密切观察引流管情况，发现问题及时处理。对患者及其家属详细讲解引流管的重要性和脱出的危险性及注意事项。

（6）处理意外事件：若引流管滑脱，及时消毒处理后，以凡士林纱布封闭伤口，并协助医生进一步处理；若引流瓶损坏或引流管从胸壁引流管与引流装置连接处脱落，立即用双钳夹闭胸壁引流管，并更换引流装置。如胸腔穿刺后出现引流管漏液、漏气情况，多为肺断面漏气，此时应保持引流管通畅，密切观察漏气情况及有无皮下气肿，及时报告医生处理。

（7）预防并发症

1）感染：主要见于引流不畅，引流时间过长引起伤口逆行感染；引流液反流入胸腔、腹腔、囊腔；未遵守无菌操作原则等。严格无菌操作，防止交叉感染；手术时应按规程操作，规范放置引流瓶；观察引流管的敷料有无渗血、渗液，如有污染或被分泌物渗湿，应及时更换；密切观察患者体温变化，一旦出现体温升高，胸、腹部及穿刺部位疼痛加剧等应及时报告医生，并予以处理。

2）出血：主要见于凝血功能障碍，凝血异常导致出血；手术操作损伤大血管及重要身体结构；病损部位或胸腹腔内压力过高导致出血；术前充分评估患者基础状态，规范手术操作，保护重要人体结构、器官、血管，术后密切观察患者生命体征、手术部位敷料有无渗透及引流情况，及时报告医生。

3）疼痛：主要见于患者疼痛耐受度低，引流管刺激，术后引流管牵拉切口；给予充分沟通，引流瓶悬挂位置合适，避免牵拉、拖拽，密切观察患者病情变化。

4）引流管脱落：常见于患者术后不耐受引流管，活动较快，引流管移位甚至脱落、疼痛表现；如出现引流管脱出，及时夹闭引流管，嘱患者减少活动，避免引流管牵拉。

5）休克：主要见于患者过度紧张，疼痛耐受差；药物过敏反应；急性心脑血管卒中；充分术前沟通，缓解患者紧张焦虑情绪；术前准备应充分，询问具体药物、食物及其他接触性物品过敏史，排查心脑血管疾病；密切观察患者术后病情变化。

（8）拔管的护理

1）拔管指征：如胸腔闭式引流管留置 48 ～ 72h 后，如果引流瓶中无气体逸出且引流液颜色变浅，24h 引流量少于 50ml，脓液少于 10ml；胸部 X 线显示肺复张良好无漏气，患者无呼吸困难或气促，即可考虑拔管。

2）拔管方法：当拔出胸腔引流管时，应协助医生拔管，嘱患者先深吸一口气，在深吸气末屏气，迅速拔管，并立即用凡士林纱布和厚敷料封闭胸壁伤口，包扎固定。

3）拔管后护理：拔管后 24h 内，应注意观察患者有无胸闷、呼吸困难、发绀、切口漏气、渗液、出血和皮下气肿等，如发现异常及时通知医生处理。

五、健康指导

1.术前

（1）指导患者术前 1d 晚沐浴，更换洁净病员服，进介入手术室前排尿、排便。

（2）指导患者配合医护人员执行操作前的核对身份信息，如科室、床号、姓名等。

（3）到达介入手术室后，请陪同家属在手术室门口止步，候诊区域等候并及时关注电子显示屏上的手术进程。

（4）嘱患者入手术室后在转运床上耐心等待，不要自行翻越或起身、下床随意走动，避免发生跌倒等意外事件。

（5）术前有任何不适请及时呼叫，医护人员也会经常巡视并满足需求。如需排尿、排便，请告知医护人员。

（6）如胸腔引流时，还需指导患者进行呼吸训练，即深吸一口气后屏住呼吸 $10 \sim 15s$ 后缓慢呼气，反复多次练习后，以配合术中造影时获得清晰的血管图像。

2. 术中

（1）介入手术床较窄，上台后请配合医护人员平卧正中位置，双手置于床侧边缘，不可自行移动，有需求及时告知医护人员，避免术中坠床或影响术者操作。

（2）指导患者根据医护人员指令做好相应的术中配合，如有任何不适，及时告知。

（3）术中不能随意活动四肢，如有任何需求，请及时告知医护人员协助。

3. 术后

（1）术后指导患者不要过度活动，避免引流管脱出，穿刺部位保持干燥，避免污染。

（2）指导患者术后当日予以流质饮食，逐步过渡到高蛋白、高维生素、清淡易消化饮食，避免粗糙、干硬和刺激性食物，至正常饮食。忌烟、酒，少饮咖啡、浓茶。

（3）根据患者自理能力指导患者活动，一般术后 $4 \sim 6h$ 即可下床活动，但避免出现腹压增高，避免剧烈运动。

（4）指导患者及其家属保持穿刺部位干燥，观察伤口有无渗血渗液、皮下血肿等，如果敷料处出现渗血渗液、卷边污染等，及时通知医护人员。

（5）指导患者严格遵医嘱使用药物，不可自行随意加减药物用量，以免影响疗效，同时还应注意药物不良反应，若出现不良反应及时停药并咨询医生。

（6）指导患者定期复查及随访，了解自身情况。

第二节　超声引导下经皮穿刺活检术的护理常规

一、概述

20 世纪 60 年代以来，随着 X 线机影像增强透视、实时超声和 CT 等医学影像系统的发展，用细针经皮穿刺病变器官或组织，取得细胞学或组织学标本，使做出细胞学、病理学诊断的方法得到迅速发展。经皮穿刺抽吸活检是一种简便、安全和有效的诊断手段，现已广泛应用于全身各个部位。影像引导下经皮穿刺活检术是临床上诊断肺部疾病的重要手段，具有定位准确、分辨率高、准确性高等优点。

二、护理评估

1. 术前　参考本章第一节超声引导下置管引流术的护理常规相关内容。

2. 术中　参考本章第一节超声引导下置管引流术的护理常规相关内容。

3. 术后　参考本章第一节超声引导下置管引流术的护理常规相关内容。

三、护理关键点

1. 术前　参考本章第一节超声引导下置管引流术的护理常规中护理关键点相关内容。

2. 术中　参考本章第一节超声引导下置管引流术的护理常规中护理关键点相关内容。

3. 术后　参考本章第一节超声引导下置管引流术的护理常规中护理关键点相关内容。

四、护理措施

1. 术前

（1）心理护理

1）建立良好的护患关系：对待患者礼貌温和，通过适当的沟通技巧取得患者信任，尊重其权利和人格，营造安全舒适的术前环境。

2）给予心理支持和疏导：鼓励患者表达感受并倾听其诉说，帮助宣泄恐惧、焦虑等不良情绪；必要时进行心理危机干预。

3）认知干预：帮助患者了解疾病、手术、用药的相关知识，耐心解释手术前准备的必要性，帮助其逐步掌握术后配合技巧及康复知识，提高其认知和应对能力。

（2）术前准备：进行全面评估，完善术前检查，如肝功能、肾功能、凝血功能、血常规、肺功能、心电图、CT、MRI 检查等。

（3）患者准备

1）给予手术部位皮肤准备，对于毛发多的部位给予备皮，术前 30min 给予患者下肢留置针开放输液通路，上肢留置静脉留置针，便于术中超声造影。

2）嘱患者更换病员服，上衣前后反穿，去掉任何饰品及活动的义齿；备好所需 CT 或 MRI 片，并填写介入交接单。

3）饮食护理：常规术前 2h 禁食。常规口服降压药物患者，可正常服用。

4）体位训练：屏气及呼吸功能锻炼，吸烟患者入院即戒烟，术前进行呼吸功能锻炼 3 次 / 天，每次 20min，练习腹式呼吸及缩唇呼吸；根据患者身体情况，在护士指导下坚持平地步行，每日步行 20 ～ 30min 提高术中穿刺针定位准确性；在保证机体需氧量的同时，尽量减少每分钟呼吸频率，在术中穿刺定位时不会因呼吸频率过快或呼吸幅度过大而导致穿刺针移位。

（4）根据医嘱必要时给予镇咳药物。

（5）备齐手术所需物品及药品，并核实无误，确保处于完好备用状态。

2. 术中　参考本章第一节超声引导下置管引流术的护理常规中护理措施相关内容。

3. 术后

（1）密切观察生命体征变化，如有异常及时通知医生并对症处理。

（2）术后疼痛与穿刺伤口和病灶吸收或与壁胸膜受刺激有关，对患者进行疼痛评估，遵医嘱处理。

（3）指导患者舒适体位，卧床休息，预防下肢深静脉血栓的发生。

（4）饮食以清淡易消化为主，如出现咯血、恶心、呕吐等不适应遵医嘱适当延长禁食时间。

（5）肺部穿刺活检术患者，密切观察患者咳嗽咳痰情况，如出现大咯血时及时将患者头偏向一侧，并进行呼吸道负压吸引，避免误吸和窒息的发生，积极抢救。

（6）给予心理支持和干预，帮助患者缓解术后不适，必要时进行心理危机干预。

（7）并发症观察与护理

1）气胸：如出现胸闷、气促、血氧饱和度下降等症状，伴有大汗、发绀、重度呼吸困难，考虑气胸可能。如气胸量 > 30%，立即抽取，并根据具体情况行胸腔闭式引流；若气胸量 < 30%，而患者无明显胸闷、喘憋等症状时，暂不予处理，可密切观察，一般 4 ~ 14d 完全自行吸收。嘱患者卧床休息，避免用力咳嗽和深呼吸，保持排便通畅，防止排便用力。

2）出血：主要表现为咯血、血胸、失血性休克和急性呼吸衰竭，其中咯血和血胸常见，应严密观察出血量及呼吸等情况。

3）感染：术后体温 38.5℃ 的患者，给予物理降温或吲哚美辛栓直肠给药。如体温持续不退，超过 39℃，应注意有无感染征象，必要时遵医嘱对症治疗。鼓励患者多饮水，出汗较多者及时更换衣服和床单，保持皮肤干燥，保证患者舒适。

五、健康指导

（1）指导患者补充营养，避免冰冷、辛辣、滚烫等刺激性的食物。

（2）保持良好的心态，注意休息，适当锻炼身体，增强抵抗力。

（3）注意保暖，避免呼吸道感染。

（4）鼓励患者戒烟、戒酒，避免暴露在污染的空气或多尘的环境中，以减少呼吸道刺激。

（5）遵医嘱定期随访。

第三节　超声引导下外科术前定位与评估的护理常规

一、概述

外科术前定位是指在进行外科手术之前，通过各种影像学检查或其他技术手段对患者的病灶或手术区域进行精确定位和标记的过程。此目的是为确保在手术过程中能够准确地找到目标组织或病变，并且最大限度地减少对周围正常组织的损伤。

二、护理评估

1. 定位前

（1）患者评估

1）核对患者的信息（姓名、性别、年龄、住院号、手术名称等），评估意识及生命体征，是否能平卧或者侧卧配合定位。

2）评估患者有无过敏史、家族史等。

3）评估患者手术部位皮肤有无破损、瘢痕等。

（2）环境评估：评估手术间内是否清洁干净，层流净化空气消毒是否开启，温湿度是否适宜。

（3）仪器设备药品耗材评估

1）超声设备及手术间内抢救仪器、抢救车是否呈备用状态。

2）物品是否准备齐全呈备用状态：定位使用的器械、一次性物品耗材及药品，并检查心电监护仪，氧气装置是否呈备用状态。物品准备清单：心电监护仪（备用）、吸氧装置（备用）、20ml 注射器 2 支、注射用六氟化硫微泡或注射用全氟丁烷微球 1 支、生理盐水 10ml 2 支。

2. 定位中

（1）手术医生、护士、技师再次核对患者信息（姓名、性别、年龄、住院号、手术名称等），进一步核实手术部位、手术方式、手术名称，对手术有疑问时，及时核查。

（2）评估患者的意识、生命体征，如有异常及时通知医生进行处理。

（3）注意有无对比剂过敏，评估不良反应类别与程度：主要按照 Shehadi 分类法评定，划分为重度变态反应、中度变态反应、轻度变态反应、非变态反应共四种。其中重度反应主要表现：面色苍白、心搏骤停、呼吸抑制、心律失常、血压降低、休克等；中度反应主要表现：呼吸困难、气促、胸闷等；轻度反应主要表现：皮肤瘙痒、皮疹、皮肤潮红等。

3. 定位后

（1）评估患者有无迟发的对比剂过敏。

（2）评估患者生命体征。

三、护理关键点

1. 定位前

（1）核对患者的信息（姓名、性别、年龄、住院号、手术名称等），评估意识及生命体征，是否能平卧或者侧卧配合定位。

（2）评估患者有无过敏史、家族史等。

（3）评估患者手术部位皮肤有无破损、瘢痕等。

2. 定位中

（1）协助患者取合适卧位。

（2）密切观察患者的意识、生命体征，如有异常及时通知医生，进行处理。

（3）协助患者取舒适体位，遵医嘱注射对比剂。

（4）在定位过程中观察患者的主诉及不适症状，并遵医嘱对症处理。

3. 定位后　继续密切观察患者病情变化，如有特殊情况应及时处理。

四、护理措施

1. 定位前

（1）核对信息：介入手术室护士再次核对患者的姓名、年龄、性别、手术部位及方式等。

（2）家属携带预约定位单、超声胶片及定位用药，推轮椅送患者至介入手术室，与介入手术室护士交接核对后填写介入登记单。

（3）定位前告知患者及其家属对比剂过敏风险并签署知情同意书。体表定位于手术当天或手术前一天进行，定位前，根据超声图像明确病变位置、大小、形态等，根据病变位置与患者外科手术体位确定所需体位。患者准备：患者贴身穿病员服，去除身上所有铁磁性物品，嘱定位过程中保持体位不动。

（4）按规范流程进行留置针穿刺，保证静脉通路通畅。

（5）心理护理：定位前应与患者充分沟通，避免因情绪紧张影响定位。

2. 定位中

（1）核对：由手术医生、技师、护士共同核对患者的床号、姓名、性别、年龄（出生年月）、身份识别腕带、病历、手术名称、手术部位、药物等。

（2）手术体位摆放：根据病灶定位位置，协助患者取舒适体位，并相对固定该体位，于超声扫描后在患者皮肤上用记号笔标记手术范围。

（3）定位中配合：密切观察患者的生命体征，包括脉搏、面色、呼吸等；观察患者是否有过敏反应。

3. 定位后

（1）定位结束后，医生标记好手术范围，待干。

（2）协助患者转运至轮椅上。患者无异常情况返回病房等待外科手术。

（3）观察患者意识、生命体征、有无胸闷、气急、心慌、出汗等不适。

（4）常见并发症及护理

1）低血糖：患者由于术前禁饮食及紧张焦虑情绪，容易发生低血糖，一般表现为心慌、出虚汗、手抖、乏力，甚至可能晕厥，这时须静脉滴注葡萄糖缓解低血糖症状。

2）对比剂过敏：轻度的过敏遵医嘱给予 5～10mg 地塞米松静脉注射，平卧、吸氧，患者病情经处理后得到控制。重度过敏患者，皮下注射肾上腺素 1mg，平卧、吸氧，转移到急救室静脉滴注生理盐水 500ml 联合多巴胺 100mg，葡萄糖氯化钠溶液 500ml 联合地塞米松 5mg。

五、健康指导

嘱患者勿擦除皮肤体表标记点，其他以外科术后护理为主。

第四节　超声引导下微波／射频消融的护理常规

一、概述

微波消融术一般是在 B 超、CT 或磁共振等影像设备引导下，将微波电极精准插入肿瘤内部，肿瘤组织在微波电场作用下局部温度迅速升高，达到有效治疗温度，一般为 70℃以上，肿瘤会发生完全凝固性坏死。微波消融治疗作为局部热消融技术，近年已被广泛应用于各种实体肿瘤，尤其是肝癌，微波消融治疗小肝癌的近期、远期效果，都可以与手术相媲美，属于兼具安全性和确切疗效的绿色治疗手段。

二、护理评估

1. 术前

（1）参考本章第一节超声引导下置管引流术的护理常规中护理评估相关内容。

（2）仪器设备药品耗材评估

1）B 超设备及手术间内抢救仪器、抢救车是否呈备用状态。

2）物品是否准备齐全呈备用状态：备好病历、术中使用的器械及耗材、一次性物品耗材及药品，并检查心电监护仪是否均呈备用状态。物品准备清单：心电监护仪、微波机器、一次性微波消融针、穿刺针、活检枪、酒精针；一次性无菌介入手术包、无菌敷贴；5ml 注射器 1 支、10ml 注射器 2 支、20ml 注射器 1 支；生理盐水 500ml 2 袋、盐酸利多卡因注射液 2 支、注射用全氟丁烷微球 / 注射用六氟化硫微泡 1～2 支、碘海醇注射液 1 支、磁显葡胺注射液 1 支，遵医嘱备用镇痛药物。

2. 术中　参考本章第一节超声引导下置管引流术的护理常规中护理评估相关内容。

3. 术后　参考本章第一节超声引导下置管引流术的护理常规中护理评估相关内容。

三、护理关键点

1. 术前　参考本章第一节超声引导下置管引流术的护理常规中护理关键点相关内容。

2. 术中　参考本章第一节超声引导下置管引流术的护理常规中护理关键点相关内容。

3. 术后

（1）拔除消融针后，按压穿刺处时间 > 10min，妥善包扎穿刺处伤口，观察病情，无异常后将安全护送返回病房。

（2）继续密切观察患者病情变化，如有特殊情况应及时处理。

（3）饮食管理：术后 1～2h 进食水，2h 后可进少量流质饮食、半流质饮食，注意补充营养，忌生冷刺激性食物。

（4）运动注意：术后需要卧床 12～24h，4h 后可适当活动，避免剧烈运动。

四、护理措施

1. 术前　参考本章第一节超声引导下置管引流术的护理常规中护理措施相关内容。

2. 术中

（1）参考本章第一节超声引导下置管引流术的护理常规相关内容。

（2）手术体位摆放：协助患者平卧于手术床上，仰卧位，双手自然放置于床沿两侧（或右手置于头顶），置头架，保持呼吸道通畅，吸氧。注意患者的隐私保护和保暖。

（3）消毒铺单：显露穿刺部位，注意保护隐私和保暖，协助消毒铺巾、穿无菌手术衣。

（4）术中配合：及时准确传递无菌物品和药品，协助医生穿脱无菌手术衣，严格执行无菌技术操作原则。对于术中咳嗽患者，尽量给予镇咳措施，必要时服用镇咳药物。

（5）病情观察与处置：准确连接心电监护仪，根据医嘱单正确执行医嘱；严密观察患者意识及生命体征；监测心率、心律、心电图波形，观察有无心律失常的发生，主动询问患者有无疼痛等不适症状；一旦发生病情变化，立即停止手术，配合医生进行抢救，直至解除危象。

（6）对比剂不良反应的观察与处理：发现患者面色潮红、皮疹、恶心、呕吐、血压下降、呼吸困难甚至休克时应考虑过敏反应，护士应引起高度重视，遵医嘱及时处理和抢救。

3. 术后

（1）术毕，按压穿刺点＞20min，指导患者卧床休息不要活动，避免穿刺点出血及血肿，无菌敷料包扎，观察穿刺处局部情况。如凝血功能差或穿刺误入动脉应适当延长按压时间。

（2）术后常规超声造影，无异常情况可推平车返回病房。

（3）清点所有物品及耗材，与医生进行核对，准确记录、收费及粘贴一次性介入耗材条形码。分类处置医疗废物，严格手卫生。

（4）护理文书：客观、真实、准确、及时、完整填写介入诊疗安全核查/转运交接单，如遇抢救、输血等突发情况时，完善临时医嘱本及危重患者护理记录单。

（5）并发症的护理

1）疼痛：轻中度一般无须治疗，一周左右自行消失。15%～25%的患者需给予镇痛药治疗。

2）发热：一般发热无须处理，当患者温度超过38.5℃时，及时告知主管医生，给予物理降温。如患者体温持续3d超过38.5℃，应及时告知医生，进行及时处理。

3）恶心：于麻醉后出现，多因治疗过程中给予镇痛药所致，及时告知医生进行对症处理。

4）肝功能异常：治疗后1～2d出现氨基转移酶升高时，及时通知医生给予保肝处理等。

5）出血：出血量少时密切观察生命体征，必要时进行DSA造影栓塞或外科手术止血。

6）血气胸：严重者可行胸腔闭式引流治疗。如果患者经过胸腔闭式引流仍然有气体漏出，可持续负压吸引、行胸膜固定术等。

7）胸腔积液：积液量少时可自行吸收，积液量多可放管引流。

8）咯血：非手术治疗无效时，可行介入栓塞治疗或开胸探查术。

五、健康指导

1. 术前　参考本章第一节超声引导下置管引流术的护理常规中健康指导相关内容。

2. 术中　参考本章第一节超声引导下置管引流术的护理常规中健康指导相关内容。

3. 术后

（1）术后指导患者颈部不要过度活动，避免穿刺点出血或血肿，穿刺部位保持干燥避免污染。

（2）指导患者术后当日给予流质饮食，逐步过渡到高蛋白质、高维生素、清淡易消化饮食，避免粗糙、干硬和刺激性食物到正常饮食。

（3）根据患者自理能力指导患者活动，一般术后4～6h即可下床活动，但避免出现腹压增高，避免剧烈运动等。

（4）指导患者及其家属观察伤口有无渗血渗液、皮下血肿等，如果敷料处出现渗血渗液、卷边污染等，及时通知医护人员。

（5）指导患者腹带加压4h，不可自行去除伤口敷料，伤口需保持1d清洁干燥，1d后等伤口结痂即可去除敷料贴。

（6）指导患者严格遵医嘱使用保肝药物，不可自行随意加减药物用量，以免影响疗效，同时还应注意药物不良反应，若出现不良反应及时停药并咨询医生。

（7）指导患者定期复查肝功能、磁共振检查及门诊随访。

第五节　超声引导下组织间粒子植入术的护理常规

一、概述

超声导向下组织间粒子植入术是根据治疗计划系统（TPS）制订治疗计划，在超声引导技术下，将放射性粒子植入肿瘤靶区，通过持续释放低能量 λ 射线，对肿瘤组织进行杀伤的一种治疗方法，属于近距离治疗的范畴。该技术具有微创、靶区剂量高和周围组织剂量快速跌落、对组织损伤小等特点。

二、护理评估

1. 术前

（1）患者评估：参考本章第一节超声引导下置管引流术的护理常规相关内容。

（2）环境评估：评估手术房间内是否清洁干净，层流净化空气消毒是否开启，温湿度是否适宜。

1）评估接受植入粒子源治疗的前列腺患者和胃肠道患者是否有专用便器或专用浴室和卫生间。评估患者或家庭成员发现患者体外的粒子源时，是否会应急处理。

2）评估临时控制区内物品，是否知道被污染物品按放射性废物如何处理。

3）评估科室是否可以及时建立登记制度并给患者提供一张信息卡。

（3）仪器设备药品耗材评估

1）评估超声机器及手术间内抢救仪器、抢救车是否呈备用状态，能否正常工作。

2）检测碘粒子密封子源数量、活度、消毒及抽检情况。

2. 术中、术后　参考本章第一节超声引导下置管引流术的护理常规相关内容。

三、护理关键点

1. 术前

（1）护士根据手术预约申请单与病历核对是否一致，核对患者信息（姓名、性别、年龄、住院号、手术名称等）。详细询问病史，进一步核实手术部位、手术方式、手术名称，对手术有疑问时，应及时与手术医生核对。

（2）对植入治疗的粒子源，植入前应至少抽取 10%（至少不能少于 3 颗）或全部（植入数 ≤ 5 颗）进行源活度的质量控制检测。消毒备用。

（3）向患者及其家属运用通俗易懂的语言讲解组织间粒子植入术的安全性和必要性，消除紧张情绪，使其以最佳的身心状态接受并配合此项手术。

（4）评估患者病情，完善相关检查结果，关注阳性指标，重点是肝肾功能和凝血功能检查，筛查有无手术禁忌证，确定患者是否需要镇静、吸氧等，严密观察病情变化。

（5）做好呼吸锻炼的宣教，以利于术中配合。

（6）做好介入手术室的安全教育，防止发生跌倒坠床等不良事件。

2. 术中

（1）密切观察患者的意识、生命体征，如有异常情况及时通知医生进行处理。

（2）熟练配合医生递送各类耗材，主动询问患者的主诉及不适症状，并遵医嘱对症处理。

（3）在穿刺、置入器械及粒子源过程中避免空气进入，防止发生气胸或空气栓塞等并发症；在安静状态、平稳呼吸时，进行穿刺。避免在咳嗽、抽搐时穿刺植入，以免影响手术治疗的准确性。穿刺过程中如发生咳嗽、体位改变等情况，应记录说明。

（4）医护人员做好自身的辐射安全防护。

3. 术后

（1）妥善包扎穿刺处伤口，观察病情，无异常后将由转运人员安全护送返回病房。

（2）继续密切观察患者病情变化，如有特殊应及时处理。

（3）做好术后患者及其家属辐射安全防护。

四、护理措施

1. 术前

（1）做好介入手术室的安全教育，防止发生跌倒坠床等不良事件。术前进行全面评估，完善术前检查，如肝功能、肾功能、凝血功能、血常规、肺功能及心电图和超声或 MRI 检查等。

（2）患者准备

1）术前给予患者手术部位皮肤备皮。术前 30min 开放静脉通路，备于术中使用；患者更换病员服，并去掉任何饰品及活动的义齿；备好所需 CT 或 MRI 片，并填写介入交接单。

2）根据医嘱术前给予止血、止吐和镇静等药物。

3）指导吸烟患者入院即戒烟，术前每日在护士指导下进行呼吸功能锻炼，3 次 / 天，每次 20min，为术中穿刺定位时不会因呼吸频率过快或呼吸幅度过大而导致穿刺针移位。

4）做好介入手术室的安全教育，防止发生跌倒坠床等不良事件。

（3）物品准备

1）准备穿刺针、植入装置、防护用的铅衣、铅围脖、铅手套、铅眼镜（要求无菌）、铅罐、放射线检测仪等。

2）对植入治疗的粒子源，植入前至少抽取 10%（至少不能少于 3 颗）或全部（植入数≤ 5 颗）进行源活度的质量控制检测。经高压灭菌后的碘 -125 子源消毒备用。

3）核实手术用各种物品、药品及器械、设备是否备齐，并核对无误。

4）安排在具有屏蔽放射线的手术间，备好放射性废物桶。

2. 术中

（1）术中护理：参考本章第一节超声引导下置管引流术的护理常规中护理措施相关内容。

（2）术中并发症的观察与处理：密切观察患者意识、生命体征，如有异常及时通知医生，遵医嘱及时处理和抢救。

（3）粒子源植入后应使用合适的影像方法，确认植入粒子源个数，建立粒子源使用登记。

（4）手术结束后应对手术区域使用剂量率仪进行检测，以排除粒子源在手术植入过程中遗漏的可能。拿出手术室的敷料等均应进行检测，防止粒子源粘连带出手术室。

3. 术后

（1）密切观察患者生命体征变化，如有异常及时通知医生并对症处理。

（2）注意观察伤口出血及肿胀情况。

（3）穿刺部位可有轻微疼痛，一般无须处理，对于疼痛严重者，可根据医嘱给予镇痛药物。

（4）术后常规 4～6h 饮食，口干者可以漱口或者行口内温水喷雾，4～6h 可进少量温水。无恶心、呕吐等不适可逐渐过渡至普通饮食并进易消化、清淡饮食。

（5）清点所有物品及耗材，与医生进行核对，正确记录、收费及粘贴一次性介入耗材条形码。分类处置医疗废物，严格手卫生。

（6）客观、真实、准确、及时、完整填写介入诊疗安全核查／转运交接单，如遇抢救、输血等突发情况时，完善临时医嘱本及危重患者护理记录单。

（7）心理护理：帮助患者缓解术后不适，必要时给予心理危机干预。

（8）并发症观察与护理

1）出血：多见于胸腹部穿刺，少量出血可自行停止。出血量较多者，穿刺途径可用明胶微粒栓塞，并使用止血药。

2）对于咯血者应将头偏向一侧，及时清理口腔内积血，必要时用吸痰管吸出，防止窒息。

3）气胸：严密观察者病情变化，如出现胸闷、气促、血氧饱和度下降等症状，伴有大汗、发绀、重度呼吸困难，考虑气胸可能，立即通知医生并协助处理。

4）感染：放射性粒子治疗为侵入性操作，存在感染可能，术中要严格执行无菌操作规程，注意观察穿刺处有无渗液、红肿、疼痛。

5）胸膜反应：连续咳嗽、头晕、出汗、面色苍白、心悸、脉细、四肢发凉、血压下降、胸部压迫感、虚脱甚至意识障碍等症状。须立即停止操作患者取平卧位，注意保暖，观察脉搏、血压、神志的变化。症状轻者，经休息或心理疏导即能自行缓解。对于出汗明显、血压低的患者，给予吸氧及补充液体。必要时肌内注射 1 ∶ 1000 肾上腺素 0.3～0.5ml，防止休克。

6）肺栓塞：患者主要表现为突然出现呼吸困难、胸痛、咳嗽、咯血并伴心率加快、发绀等症状。立即嘱患者绝对卧床休息，勿深呼吸，避免剧烈活动，严密观察生命体征，给予高流量吸氧，建立双静脉通路，遵医嘱应用抢救药物。

7）粒子脱出：由于手术部位表浅或剧烈活动及随着肿瘤的缩小有可能导致粒子脱出，告知患者及其家属如粒子脱出切勿徒手拿取，应立即通知医护人员，用镊子夹起，放于铅罐内保存，联系负责部门做妥善处理。

（9）放射防护

1）粒子植入术后置于单人间或统一病房管理，穿 0.25mm 铅当量铅衣或盖铅毯，使用铅屏风，病房内放置铅罐备用。

2）选择屏蔽防护、距离防护（距离 1m）和时间防护（6 个月内）的方法。禁止串门，避免孕妇和儿童探视患者。护理操作选择健侧或在床尾操作。

3）如有粒子脱落，应立即通知医护人员，不可自行处理。前列腺粒子植入患者备铁尿壶，收集尿液后纱布过滤，以发现和收集排出的粒子。

4）患者出院后要对病室环境用射线检测仪进行安全检测，以保证环境安全。

五、健康指导

1. 术前

（1）参考本章第一节超声引导下置管引流术的护理常规相关内容。

（2）术前检查过程中有任何不适请及时告知，医护人员会尽可能为患者调整较舒适的体位。

（3）指导患者进行呼吸训练，即平静呼吸时在呼气末屏住呼吸，反复多次练习后，以配合术中检查时获得清晰的图像。

2. 术中

（1）嘱患者配合医护人员取平卧或侧卧，不可自行活动，有需求及时告知医护人员。

（2）指导患者根据医护人员指令做好相应的术中配合，如有任何不适，及时告知。

（3）术中不能随意活动肢体，如有任何需求，请及时告知医护人员协助。

3. 术后

（1）建议屏蔽防护，穿铅衣，少去人群聚集场所，自觉远离陌生人群，待粒子衰变至安全剂量才可接触。植入粒子源患者，在植入 240d 后（除到医院复诊外），应尽量避免到公共场所活动。

（2）陪护者和探视者与患者长时间接触时，距离至少应保持 1m 远处。

（3）儿童和孕妇不得与患者同住一个房间。患者不能长时间接触或拥抱儿童。

（4）为保证放射性粒子植入体后不丢失，肺部或气管植入粒子源患者，在住院期间应戴口罩，以避免粒子源咳出丢失在周围环境。对前列腺植入粒子的患者，要求戴两周避孕套，以防粒子源随精液排出而丢失。为防止随尿液排出，在植入两周内，应使用容器接尿液，推荐对尿液用 4cm×4cm 的药用纱布过滤。如果出现植入粒子源流失到膀胱或尿道，用膀胱内镜收回粒子源，放入铅罐中储存。

（5）粒子源植入前列腺的患者治疗后数天内应避免性生活，2～3 周后才可过性生活，宜使用避孕套。植入粒子源后的前 4 个月，尤其是前两周内，日常生活中应与配偶保持60cm 距离。

（6）一旦发现粒子脱出，勿用手拿，应使用勺子或镊子夹起，放置于带盖的玻璃瓶或铅罐内，安全放置并及时与医院联系。

第六节 超声引导下经皮腹腔神经丛毁损术的护理常规

一、概述

腹腔神经丛毁损术（neurolytic celiac plexus block，NCPB）是指通过对腹腔神经丛所在部位注射神经破坏药物，阻断支配内脏的交感神经，从而有效缓解疼痛并减少镇痛药物使用带来的胃肠道反应等。尤其适用于胰腺源性的癌痛，目的不是消除疼痛，而是通过毁损来降低镇痛药物的使用量，从而减轻镇痛药物带来的不良反应，提高患者的生活质量。

二、护理评估

1. 术前

（1）患者评估：参考本章第一节超声引导下置管引流术的护理常规中护理评估相关内容。

（2）环境评估：参考本章第一节超声引导下置管引流术的护理常规中护理评估相关内容。

（3）仪器设备药品耗材评估

1）超声设备及手术间内抢救物品及抢救车是否呈备用状态。

2）物品是否准备齐全呈备用状态：备好病历、术中使用的器械及耗材、一次性物品耗材及药品，并检查心电监护仪、呼吸门控装置是否均呈备用状态。物品准备清单：中等型号柔性多功能线圈、心电监护仪、穿刺针 18G×15cm/18G×20cm 数支备用；无菌介入手术包、无菌纱布若干；5ml 注射器 2 支、10ml 注射器 4 支、20ml 注射器 2 支；生理盐水 500ml 2 瓶、盐酸利多卡因注射液数支、无水乙醇 20ml 2 支、注射用血凝酶 2U，遵医嘱备用镇痛药物。

2. 术中 参考本章第一节超声引导下置管引流术的护理常规中护理评估相关内容。

3. 术后 参考本章第一节超声引导下置管引流术的护理常规中护理评估相关内容。

三、护理关键点

1. 术前

（1）参考本章第一节超声引导下置管引流术的护理常规相关内容。

（2）让患者了解腹腔神经丛毁损术的意义、方法，可能出现的并发症、不良反应及处理措施等，减缓患者的焦虑情绪。

（3）评估患者病情，完善相关检查结果，关注阳性指标，重点是肝肾功能和凝血功能检查，筛查有无手术禁忌证，确定患者是否需要镇静、吸氧等，严密观察病情变化及疼痛情况。

（4）术前禁食 6～8h，安静休息 10～20min，排空大小便。

（5）术前 3～4h 应用镇痛药物或镇痛措施，以利于判断阻滞及毁损效果。

（6）术前建立静脉通路，尽量建立在不影响术者操作的肢体部。

（7）做好呼吸配合的宣教，即平静呼吸状态下，在呼气末屏住呼吸，屏气时间约 10s，以利于术中配合。

（8）做好介入手术室的安全教育，防止发生跌倒坠床等不良事件。

2. 术中 参考本章第一节超声引导下置管引流术的护理常规中护理关键点相关内容。

3. 术后

（1）拔除穿刺针后，按压穿刺点，加压包扎穿刺处，观察病情，无异常后将由转运人员安全护送返回病房。

（2）术后需继续心电监护 4～6h，持续观察血压、血氧饱和度及心率的变化。如有特殊应及时处理。

四、护理措施

1. 术前 参考本章第一节超声引导下置管引流术的护理常规中护理措施相关内容。

2. 术中

（1）空气净化消毒：空气层流净化系统循环净化，使手术间达到应有的空气净化级别与适宜的温湿度。

（2）用物准备：将手术所需的无菌物品、手术器械包、精密器械、仪器设备、一次性介入耗材、药物备齐，避免术中发生特殊情况时反复出入手术间。

（3）三方核对：由手术医生、麻醉医生、器械护士共同核对患者的床号、姓名、性别、年龄（出生年月）、身份识别腕带、病历、手术名称、手术部位、药物等。

（4）消毒铺单：显露穿刺部位，注意保护隐私，协助消毒铺巾、穿无菌手术衣，注意保暖。

（5）手术体位摆放：协助患者平卧于手术床上，仰卧位，双手自然放置于床沿两侧，置头架，保持呼吸道通畅，吸氧。注意患者的隐私保护和保暖。

（6）辐射防护：如联合碘 -125 粒子植入时，注意保护甲状腺、生殖腺、性腺等，予以铅衣遮挡，以防医源性射线伤害。医护人员穿铅衣、铅裙、戴铅围脖及铅帽进行手术。

（7）病情观察与处置和术中配合：及时准确传递无菌物品和药品，协助医生穿脱无菌手术衣，严格执行无菌技术操作原则。

3. 术后

（1）治疗结束，协助医生按压穿刺点，指导患者卧床休息，避免穿刺部位出血，无菌敷贴加压包扎，观察穿刺处局部情况。

（2）密切观察生命体征变化，并询问有无其他不适，以利于随时发现病情变化及时处理。

（3）清点所有物品及耗材，与医生进行核对，正确记录、收费及粘贴一次性介入耗材条形码。分类处置医疗废物，严格手卫生。

（4）护理文书：客观、真实、准确、及时、完整填写介入诊疗安全核查 / 转运交接单，如遇抢救、输血等突发情况时，完善临时医嘱本及危重患者护理记录单。

（5）并发症的护理

1）低血压：立即予以仰卧位、吸氧、加快补液，立即报告医生，遵医嘱用药。

2）消化道反应：部分患者会出现恶心、呕吐、腹泻腹痛等消化道症状，及时补充水分及电解质防止脱水，遵医嘱适当给予止泻药。

3）注意穿刺点情况，有无渗血、渗液、皮下血肿，并注意保持局部干燥。

五、健康指导

1. 术前 参考本章第一节超声引导下置管引流术的护理常规中健康指导相关内容。

2. 术中 参考本章第一节超声引导下置管引流术的护理常规中健康指导相关内容。

3. 术后

（1）指导患者术后患者卧床休息，避免出血或血肿，穿刺部位保持干燥避免污染。

（2）指导患者术后当日清淡易消化饮食。

（3）根据患者自理能力指导患者活动，一般术后 4 ～ 6h 可下床活动，以卧床休息为主。

（4）指导患者及其家属观察穿刺点有无渗血渗液、皮下血肿等，如果敷料处出现渗血渗液、卷边污染等，及时通知医护人员。

（5）指导患者不可自行去除伤口敷料，伤口需保持 3d 清洁干燥，3d 后等即可去除敷料贴。

（6）指导患者严格遵医嘱使用药物。

（7）定期复查。

参考文献

艾克白尔江·艾尼瓦尔，冯睿，冯家烜，等，2020. 胸腹主动脉瘤微创腔内治疗进展 [J]. 介入放射学杂志，29(1): 109-113.

北京医师协会门静脉高压专科医师分会，中国研究型医院学会肝病专业委员会门静脉高压学组，中国研究型医院学会肝病专业委员会，等，2021. 肝硬化门静脉高压症多学科诊治（基于肝静脉压力梯度）专家共识 [J]. 临床肝胆病杂志，37(9): 2037-2044.

曹晖，陈亚进，顾小萍，等，2021. 中国加速康复外科临床实践指南 (2021 版)[J]. 中国实用外科杂志，41(9): 961-992.

曹伟，沈越，马传荣，2021. 预见性护理有利于稳定恶性梗阻性黄疸患者经 PTCD 术后情绪及降低术后并发症 [J]. 基础医学与临床，41(2): 250-253.

陈栋樑，仲俊峰，黄兵，等，2021. 三叉神经痛颅外射频热凝舒适化治疗的流程与监护管理 [J]. 中华全科医学，19(1): 141-145.

陈剑，胡庆雷，孙彦春，等，2010. 脑胶质瘤术后超选介入化疗联合系统化疗的临床研究 [J]. 介入放射学杂志，19(10): 817-820.

陈敏华，梁萍，王金锐，2017. 中华介入超声学 [M]. 北京：人民卫生出版社.

陈秀梅，张靖，李燕，2022. 介入手术护理配合流程及评分标准 [M]. 北京：中华医学电子音像出版社.

陈泽芝，黄倍红，陈婉，等，2020. 老年尿毒症应用颈静脉长期导管行血液透析护理研究 [J]. 实用临床护理学电子杂志，5(38): 34.

崔倩，栗文娟，王梦，等，2022. 英国《16 岁以上的慢性疼痛（原发性和继发性）：所有慢性疼痛的评估和慢性原发性疼痛的管理》指南解读 [J]. 全科护理，20(8): 1039-1043.

戴学军，涂松杰，陈寿仁，等，2021. 复合手术在脊髓血管畸形治疗的应用价值 [J]. 中国微侵袭神经外科杂志，26(6): 268-269.

邓博，龚建安，刘永存，等，2014. 超声引导下定位导丝辅助在临床触诊阴性的乳腺病灶切除中的应用及意义 [J]. 中外医学研究，12(6): 13-14.

邓楚欣，陈美娇，曾翠翠，2022. SLEEP-MAD 模式护理策略在肝癌 TACE 介入治疗患者中的应用效果 [J]. 齐鲁护理杂志，28(8): 1-4.

董漪，桂莉，郑华光，等，2020. 2019 AHA/ASA 急性缺血性卒中早期管理指南全面解读（下）[J]. 中国卒中杂志，15(1): 63-74.

杜建生，孙全才，王瑞，等，2020. 低温等离子靶点射频消融联合胶原酶和臭氧治疗腰椎间盘突出症的疗效观察 [J]. 中国疼痛医学杂志，26(7): 553-556.

樊碧发，冯智英，顾柯，等，2021. 脊髓电刺激治疗慢性疼痛专家共识 [J]. 中国疼痛医学杂志，27 (6): 406-409.

方可薇，张莉，岳茜，等，2018. 磁共振介入在肝细胞癌治疗中的应用 [J]. 影像诊断与介入放射学，27(2): 147-150.

冯菊，邹红，刘成丽，等，2020. 静脉港植入术后预防常见并发症的护理对策 [J]. 实用医院临床杂志，17(5): 228-229.

付霜，曲丕盛，方军，等，2015. 连续膈肌脚后间隙阻滞治疗顽固性上腹部癌痛疗效观察 [J]. 中国康复医学杂志，30(3): 260-264.

高洁，2022. 磁共振成像对比剂钆喷酸葡胺不良反应和护理对策 [J]. 首都食品与医药，8(16): 96-98.

高兴莲，郭莉，何丽，等，2023. 术中获得性压力性损伤预防专家共识 [J]. 护理学杂志，38(1): 44-47.

龚翠平，2008. CT 引导下经皮穿刺肺活检术围手术期护理 [J]. 临床肺科杂志，13(8): 1090.

龚黎燕，金毅，2022. 盐酸美沙酮片剂用于慢性癌症疼痛治疗中国专家共识 [J]. 中国疼痛医学杂志，28(8): 563-568.

郭慧雯，张峰，肖江强，等，2022. 球囊导管闭塞下逆行性静脉栓塞术治疗胃静脉曲张破裂出血患者疗效分析 [J]. 实用肝脏病杂志，25(3): 407-410.

郭俊渊，2001. 现代腹部影像诊断学 [M]. 北京：科学出版社.

郭瑞，陈新，车子刚，等，2018. 钆喷酸葡胺对 1.5T 磁共振颅脑弥散加权像的影响 [J]. 中国 CT 和 MRI 杂志，16(12): 11-13, 163.

国际肝胆胰协会中国分会肝血管瘤专业委员会，2019. 肝血管瘤诊断和治疗多学科专家共识 (2019 版)[J]. 临床肝胆病杂志，35(09): 1928-1932

国家卫生健康委办公厅医政医管局，2021. 血管导管相关感染预防与控制指南 (2021 版)[J]. 中国感染控制杂志，20: 387-388.

国家卫生健康委高血压诊疗研究重点实验室学术委员会，骆秦，李南方，2021. 高血压患者中原发性醛固酮增多症检出、诊断和治疗的指导意见 [J]. 中华高血压杂志，29(6): 508-518.

国家心血管病中心，国家结构性心脏病介入质控中心，中华医学会心血管病学分会，等，2023. 经导管主动脉瓣置换术临床实践指南 (2023)[J]. 中华医学杂志，103(12): 886-900.

国家心血管病中心肺动脉高压专科联盟，国家心血管病专家委员会右心与肺血管病专业委员会，柳志红，等，2022. 肺血管病右心导管术操作指南 [J]. 中国循环杂志，37(12): 1186-1194.

韩雅玲，2016. 中国经皮冠状动脉介入治疗指南 (2016)[J]. 中华心血管病杂志，44(5): 382-400.

侯桂华，李明子，史震涛，等，2022. 心脏介入诊疗术中并发急性心脏压塞急救与护理专家共识 [J]. 中国介入心脏病学杂志，30 (9): 644-652.

侯桂华，陆云岚，2019. 心血管病护理及技术专业知识 [M]. 北京：北京大学医学出版社：57-61.

侯桂华，肖娟，王英，2021. 介入诊疗器材应用与护理 [M]. 北京：北京大学医学出版社.

胡效坤，彭丽静，刘士锋，等，2017. 靶区和剂量控制下 ^{125}I 粒子治疗颅内恶性肿瘤的再评价 [J]. 中华医学杂志，3(19): 1457-1462.

黄从新，张澍，黄德嘉，等，2018. 心房颤动：目前的认识和治疗的建议 -2018[J]. 中国心脏起搏与心电生理杂志，32(4): 315-368.

黄金，李乐之，2013. 常用临床护理技术操作并发症的预防及处理 [M]. 北京：人民卫生出版社.

贾宏玥，2019. 22 例胆管癌患者 PTCD 术后并发症的护理分析与处理 [J]. 继续医学教育，33(2): 130-132.

姜艳，郭维亚，齐一伟，等，2018. CT 引导下 Hook-wire 定位术在肺小结节患者中的临床应用及并发症发生因素分析 [J]. 大连医科大学学报，40(3): 224-229.

康复技术转化及促进会骨科加速康复专业委员会，2022. 骨科加速康复围手术期疼痛管理专家共识 (2020 版)[J]. 中华骨与关节外科杂志，15(10): 739-745.

李成利，2010. 磁共振导向微创诊疗学 [M]. 北京：人民卫生出版社.

李成利，武乐斌，2008. 磁共振介入诊疗学 [M]. 北京：中医古籍出版社.

李成利，武乐斌，宋吉清，等，2007. 开放式磁共振导引下腹腔神经丛阻滞毁损术的应用 [J]. 山东大学学报 (医学版)，45(3): 299-302.

李春民，任华亮，冷瑞，等，2020. 机械血栓清除联合药物球囊治疗下肢支架内再狭窄和动脉血栓形成 [J]. 中华普通外科杂志，35(5): 389-392.

李海燕，李帼英，2017. 心血管介入标准化护理管理手册 [M]. 2 版. 北京：科学出版社.

李健，王洲，殷延华，等，2015. 超声造影定量分析在肝内局灶性病变定性诊断中的应用价值 [J]. 实用医学影像杂志，16(3): 266-268.

李乐之，路潜，2021. 外科护理学 [M]. 7 版. 北京：人民卫生出版社.

李麟荪，徐阳，林汉英，2015. 介入护理学 [M]. 北京：人民卫生出版社.

李振家，武乐斌，2011. CT 导向微创诊疗学 [M]. 济南：山东大学出版社.

李中中，苏旭东，刘琳，等，2021. 颈动脉支架置入术后支架内再狭窄研究进展 [J]. 中国脑血管病杂志，18(10): 733-737.

林慧玲，陈月治，林燕，2020. 护理对策模式在全脑血管造影术患者中的应用 [J]. 齐鲁护理杂志，26(10): 114-116.

林瑛，肖海燕，周通纲，2020. 优质护理连续供给模式在大咯血行支气管动脉介入栓塞治疗患者中的应用 [J]. 齐鲁护理杂志，26(1): 103-105.

林颖，李碧霞，肖芳，2021. 集束化护理在颈动脉支架成形术后血压管理中的应用 [J]. 福建医药杂志，43(5): 144-145.

林玉婷，陈莉，2022. 冠状动脉钙化旋磨术的围手术期护理 [J]. 中文科技期刊数据库 (文摘版) 医药卫生，(6): 0079-0081.

刘春丽，李晓旭，刘腊根，等，2021. 5 例 ECG 定位上臂输液港置入术中异常情况分析及处理 [J]. 护理研究，35(21): 3939-3943.

刘剑芳，2021. 原发性肝癌肝动脉化疗栓塞术围术期心理干预及健康教育的应用效果 [J]. 河南外科学杂志，27(1): 93-95.

刘开才，周春泽，任伟，等，2019. 介入治疗透析导管贯穿血管一例 [J]. 中华放射学杂志，53(2): 152-153.

刘丽萍，李凯平，邓佳欣，等，2022. 周围血管血栓性疾病置管溶栓护理专家共识 [J]. 介入放射学杂志，31(11): 1045-1051.

刘锐，代成波，韩红星，等，2023. 经桡动脉或远端桡动脉入路行脑血管介入操作中国专家共识 [J]. 中国脑血管病杂志，20(1): 63-73.

刘霞，魏世荣，2020. 超声引导下粗针穿刺活检与常规超声检查诊断乳腺癌的效果比较 [J]. 实用临床医药杂志，24(11): 35-39.

刘新峰，孙文，朱武生，等，2015. 中国急性缺血性脑卒中早期血管内介入诊疗指南 [J]. 中华神经科杂志，51(9): 683-691.

刘源，李曦，张莉敏，等，2018. 足头向穿刺路径对近膈顶肝癌冷冻消融的临床应用 [J]. 介入放射学杂志，27(8): 775-779.

吕福群，向伟楚，白三莉，等，2022. 脑脊髓血管造影 4D 成像技术及其在脑脊髓血管病中的应用 [J]. 中国临床神经外科杂志，27(9): 721-725.

吕少诚，高沿航，王磊，等，2021. 肝硬化门静脉高压症多学科诊治 (基于肝静脉压力梯度) 专家共识 [J]. 临床肝胆病杂志，37(9): 2037-2044.

马丽，武伟，李婕，等，2020. CT 引导下肺肿瘤微创介入治疗围术期护理 [J]. 中国介入影像与治疗学，17(4): 251-253.

麦美芳，杨小月，欧春霞，等，2021. 超选择性肾动脉栓塞治疗医源性肾出血临床疗效的 Meta 分析 [J]. 中华介入放射学电子杂志，9(3): 319-325.

盟磁共振介入专业委员会，2018. 高场强磁共振导向经皮穿刺肺活检专家共识 [J]. 中华医学杂志，98: 3659-3665.

孟媛，肖雨，2020. 甲状腺细针穿刺"意义不能明确结节"恶性风险度研究进展 [J]. 广东医学，41(13): 1395-1398.

闵楠，耿直，王小山，等，2020. ^{125}I 粒籽植入术人员受照剂量模拟测量与分析 [J]. 中国辐射卫生，29(5): 496-499.

倪家骧，2012. 神经病理性疼痛的微创介入治疗 [J]. 中国康复医学杂志，27(7): 671-674.

聂晚频，2017. 肝静脉压力梯度测定与临床应用 [M]. 北京：人民卫生出版社.

亓培君，鹿皎，陈烨，等，2017. 周围型肺鳞癌及肺腺癌超声造影初步研究 [J]. 临床超声医学杂志，19(6): 375-378.

钱红继，周雪梅，王伶俐，等，2020. 冠状动脉介入术后病人口服水化方法预防造影剂肾病的最佳证据总结

[J]. 护理研究, 34(12): 2062-2067.

秦月兰, 郑淑梅, 刘雪莲, 2020. 影像护理学 [M]. 北京: 人民卫生出版社.

邱培, 陈桂枝, 谭小波, 2017. CT 引导经皮肺穿刺活体组织检查术效果及术后并发症的观察护理 [J]. 华西医学, 32(1): 73-76.

屈佳, 杨冬艳, 2016. 肝门区肝癌患者超声引导经皮穿刺 125 I 放射性粒子植入术 1 例报告及文献复习 [J]. 吉林大学学报 (医学版), 42(2): 366-369.

任翠龙, 刘晓华, 方进智, 2020. 超声造影引导下穿刺活检应用于肝占位性病变的临床价值 [J]. 影像研究与医学应用, 4(6): 38-40.

任长娟, 2020. CT 引导同轴定位活检针经皮肺穿刺活检术对孤立性肺结节诊断价值 [J]. CT 理论与应用研究, 29(3): 361-367.

施艳群, 胡杰贵, 刘平平, 等, 2016. CT 引导下肺穿刺活检术并发症分析及护理 [J]. 安徽医药, 20(6): 1211-1212.

苏琴, 潘道霞, 汪欢, 等, 2019. 下肢深静脉血栓患者静脉置管溶栓治疗的护理 [J]. 护理与康复, 18(1): 53-55.

孙悦华, 王玥, 贾子昌, 等, 2020. 脑高灌注高危因素患者行颈动脉支架成形术的护理 [J]. 中国微创外科杂志, 20(7): 670-672.

腾皋军, 王维, 2022. 介入放射学 [M]. 5 版. 北京: 人民卫生出版社.

万丽, 赵晴, 陈军, 等, 2020. 疼痛评估量表应用的中国专家共识 (2020 版)[J]. 中华疼痛学杂志, 16(3): 177-187.

王继涛, 祁小龙, 2021. 肝静脉压力梯度在肝硬化外科手术中的应用现状及前景 [J]. 中华消化外科杂志, 20(10): 1113-1116.

王俊杰, 2014. 影像引导组织间介入近距离治疗肿瘤概念的提出与实践 [J]. 中华放射医学与防护杂志, 34(11): 801-802.

王立学, 董鸿鹏, 白博锋, 等, 2020. CT 引导下经皮肺穿刺活检对不同大小肺结节的诊断效能及并发症相关因素分析 [J]. 放射学实践, 35(11): 1409-1414.

王平, 陶凡, 郑汉光, 2003. 腹腔神经丛阻滞用于晚期癌性腹痛的疗效观察 [J]. 中国疼痛医学杂志, 9(2): 117-118.

王拥军, 赵性泉, 王少石, 等, 2020. 中国卒中营养标准化管理专家共识 [J]. 中国卒中杂志, 15(6): 681-689.

魏颖恬, 肖越勇, 2018. 影像学引导肺癌冷冻消融治疗专家共识 2018 版 [J]. 中国介入影像与治疗学, 15 (5): 259-263.

吴斌, 肖越勇, 张肖, 等, 2010. 肝癌冷冻消融治疗中 CT 和 MRI 引导效果对照研究 [J]. 中华放射学杂志, 44(8): 856-862.

吴惠平, 付方雪, 2018. 现代临床护理常规 [M]. 北京: 人民卫生出版社.

吴洲鹏, 赵纪春, 马玉奎, 2020. CEAP 2020 分类更新版解读 [J]. 中国普外基础与临床杂志, 27(4): 419-422.

武翊纶, 张丹, 党露, 2018. 超声引导下经皮穿刺活检对鉴别肺部周围型肿块的应用价值 [J]. 陕西医学杂志, 47(2): 209-211, 218.

谢雨, 李杨, 杜平杰, 等, 2020. 甲状腺结节大小对超声引导下细针穿刺活检诊断效能的影响 [J]. 临床超声医学杂志, 22(4): 316-317.

邢春燕, 蔡小苹, 李美兰, 等, 2019. 带膜支架腔内修复术治疗 Stanford B 型主动脉夹层的围手术期护理 [J]. 世界最新医学信息文摘, 19(71): 352, 354.

修琳, 栗江霞, 王建红, 2022. 精细化护理在脑血管造影术后病人中的应用 [J]. 护理研究, 36(9): 1690-1692.

徐栋, 葛明华, 2020. 甲状腺肿瘤消融治疗 [M]. 北京: 人民卫生出版社.

徐航飞, 李鹏, 张月宁, 等, 2021. 肝静脉压力梯度测定在非肝硬化门脉高压中的应用价值分析 [J]. 临床内科杂志, 38(6): 426-427.

徐露露, 赵文胜, 朱国能, 等, 2021. 低温等离子射频消融联合臭氧消融术治疗颈椎间盘突出症临床研究 [J].

浙江中西医结合杂志, 31(11): 1040-1042.

徐树明, 宋利平, 2018. CT 引导经皮肺穿刺组织学联合细胞学检查的应用 [J]. 实用医学影像杂志, 19(5): 395-397.

徐阳, 王雪梅, 李玫, 2020. 急诊介入护理学 [M]. 北京：人民卫生出版社.

许江兰, 李文奇, 倪瑞, 2017. 超声引导下 125I 粒子植入治疗转移性浅表淋巴结癌 16 例临床观察 [J]. 内蒙古医学杂志, 49(1): 80-81.

许晓茜, 马健, 2021. 支气管动脉栓塞术治疗大咯血的介入护理研究 [J]. 中国医药指南, 19(27): 49-51.

许永楷, 赵波, 郝清智, 等, 2020. 四虫片预防下肢动脉硬化闭塞症外周动脉支架内再狭窄临床研究 [J]. 中国中西医结合杂志, 40(3): 300-303.

薛朝霞, 魏俊, 王祥瑞, 等, 2021. 脊神经后支相关性疼痛微创治疗技术中国疼痛科专家共识 (2021 版)[J]. 中华疼痛学杂志, 17(3): 228-238.

薛朝霞, 武百山, 杨桂姣, 等, 2022. 腰交感神经节阻滞疗法中国疼痛学专家共识 (2022 版)[J]. 中华疼痛学杂志, 18(5): 590-605.

闫艳, 潘静, 李杰, 2020. 植入式静脉输液港在肿瘤化疗患者中的应用效果 [J]. 中国医疗器械信息, 26(2): 147-149.

闫子光, 王健, 佟小强, 等, 2017. 血管腔内技术在腹腔脏器急性动脉出血中的应用 [J]. 中国介入影像与治疗学, 14(6): 331-334.

杨君, 曲路, 钟惠玲, 等, 2012. CT 引导下肺癌射频消融术的护理配合 [J]. 护理学杂志, 27(5): 46-47.

杨伟萍, 姚波, 韦长元, 等, 2012. 超声引导下 125I 放射性粒子植入治疗原发性肝癌的临床观察 [J]. 中华肿瘤防治杂志, 19(12): 928-930.

杨在英, 吴宝妹, 芮霞, 2012. CT 引导下经皮肺穿刺活检术后并发症的观察及护理 [J]. 护理与康复, 11(8): 742-743.

姚莉, 施长杲, 2016. CT 引导下经皮肺穿刺活检术及其并发症的护理 [J]. 安徽卫生职业技术学院学报, 15(1): 81-82, 84.

叶欣, 王忠敏, 2019. 肺部肿瘤消融治疗 [M]. 北京：人民卫生出版社.

尤黎明, 吴瑛, 2022. 内科护理学 [M]. 7 版. 北京：人民卫生出版社.

虞上宠, 吴剑, 胡曙光, 2015. 磁共振导航微创技术的研究进展 [J]. 北京生物医学工程, 34(5): 520-525.

袁惠, 2016. 经桡动脉冠脉造影及冠脉支架植入术的围术期护理 [J]. 微创医学, 11(5): 810-812.

翟博, 2017. 肝脏肿瘤局部消融治疗学 [M]. 上海：第二军医大学出版社.

张爱东, 丁金立, 李宏军, 2016. 磁共振增强检查中对比剂钆喷酸葡胺不良反应的护理 [J]. 中国数字医学, 11(8): 94-96.

张成超, 张宇, 张强, 等, 2020. 下肢动脉再通术后缺血再灌注损伤和骨筋膜室综合征的治疗 [J]. 中国临床医生杂志, 48(12): 1456-1459.

张道琴, 吕中伟, 2017. CT 引导下 125I 粒子植入治疗颈、纵隔淋巴结转移瘤的研究进展 [J]. 中华核医学与分子影像杂志, 37(11): 738-742.

张晗, 窦克非, 宋光远, 等, 2021. 血管内超声指导的零对比剂经皮冠状动脉介入治疗的安全性与有效性分析 [J]. 中国循环杂志, 36(11): 1065-1069.

张世珂, 2021. 椎动脉起始部狭窄支架置入后再狭窄影响因素研究及护理干预 [J]. 航空航天医学杂志, 32(7): 863-864.

张晓光, 郄文斌, 屠伟峰, 等, 2021. 围术期目标导向全程镇痛管理中国专家共识 (2021 版)[J]. 中华疼痛学杂志, 17(2): 119-125.

张峥, 毛燕君, 2022. 多学科团队护理模式在肺癌患者行 CT 引导下射频消融术围术期的应用效果 [J]. 解放军护理杂志, 39(2): 80-83.

张忠涛, 隋庆兰, 吴善良, 等, 2015. CT 引导下植入 125I 放射粒子治疗颈部淋巴结转移瘤的临床应用 [J]. 介入放射学杂志, 24(10): 881-884.

张自然，杨玲，冯倩倩，2020. 冠心病经皮冠状动脉内介入术的围术期护理方案及效果观察 [J]. 临床研究，28(2): 155-156.

仇月旻，2020. 经皮肝穿刺胆道引流围手术期护理体会 [J]. 实用临床护理学电子杂志，5(15): 135.

赵铁军，杜军武，黄竹，等，2010. 腹腔神经丛毁损术治疗晚期胰头癌疼痛 [J]. 腹部外科，23(4): 213-215.

赵艳艳，陈俭慰，叶向红，2021. 全脑血管造影术后穿刺口血肿的影响因素分析 [J]. 护理实践与研究，18(9): 1294-1297.

甄丽娟，张建伟，许软成，2020. 肝癌动脉介入栓塞和灌注化疗术后的优质护理分析 [J]. 黑龙江医药科学，43(1): 175-176.

郑欢，王茂莹，康仪，等，2022. 不同阿片类药物长时间储存于镇痛泵中的稳定性分析 [J]. 中国疼痛医学杂志，28(11): 873-875.

中国静脉介入联盟，中国医师协会介入医师分会外周血管介入专业委员会，2020. 下肢深静脉血栓形成介入治疗护理规范专家共识 [J]. 介入放射学杂志，29(6): 531-540.

中国抗癌协会肿瘤营养专业委员会，2021. 镇痛药物不良反应专家共识 [J]. 肿瘤代谢与营养电子杂志，8(2): 139-143.

中国老年医学学会急诊医学分会，中华医学会急诊医学分会卒中学组，中国卒中学会急救医学分会，2018. 急性缺血性脑卒中急诊急救中国专家共识 (2018 版)[J]. 中华急诊医学杂志，27(7): 721-728.

中国门静脉高压诊断与监测研究组 (CHESS)，中华医学会消化病学分会微创介入协作组，中国医师协会介入医师分会急诊介入专委会，等，2019. 中国肝静脉压力梯度临床应用专家共识 (2018 年版) [J]. 实用肝脏病杂志，22 (3): 321-332.

中国心脏重症主动脉内球囊反搏治疗专家委员会，2017. 主动脉内球囊反搏心脏外科围手术期应用共识 [J]. 中华医学杂志，97(28): 2168-2175.

中国研究型医院学会互联网医院分会，2022. 中国肿瘤微创治疗技术指南 [J]. 癌症进展，20 (18): 1838-1856.

中国医师协会超声医师分会，2017. 中国介入超声临床应用指南 [M]. 北京：人民卫生出版社 .

中国医师协会介入医师分会，中国研究型医院学会介入医学专委会，倪才方，等，2022. 介入诊疗围手术期抗生素使用专家共识 [J]. 介入放射学杂志，31(4): 319-327.

中国医师协会介入医师分会，中华医学会放射学分会介入专业委员会，中国静脉介入联盟，2020. 下腔静脉滤器置入术和取出术规范的专家共识 (第 2 版)[J]. 中华医学杂志，100(27): 2092-2101.

中国医师协会介入医师分会介入围手术专业委员会，2019. 介入护理实践指南 (2019 版)[M]. 南京：东南大学出版社 .

中国医师协会介入医师分会外周血管介入专业委员会，2021. 孤立性肠系膜上动脉夹层诊治专家共识 [J]. 中华放射学杂志，55(4): 352-358.

中国医师协会神经介入专业委员会，中国颅内动脉瘤计划研究组，张鸿祺，等，2021. 中国颅内破裂动脉瘤诊疗指南 2021[J]. 中国脑血管病杂志，18(8): 546-574.

中国医师协会疼痛科医师分会癌痛与安宁疗护专家组，中华医学会疼痛学分会癌痛学组，2023. 癌痛患者静脉自控镇痛中国专家共识 [J]. 中华医学杂志，103(11): 793-802.

中国医师协会心血管内科医师分会结构性心脏病专业委员会，张晓春，白元，等，2022. 简化式左心耳封堵术临床路径中国专家共识 (2022)[J]. 中华心脏与心律电子杂志，8(2): 65-80.

中国卒中学会组织，2019. 中国脑血管病临床管理指南 [M]. 北京：人民卫生出版社 .

中华医学会放射学分会护理工作组，徐寅，费晓燕，等，2022. 门静脉高压患者经颈静脉肝内门体分流术护理管理专家共识 [J]. 介入放射学杂志，31(2): 117-124.

中华医学会核医学分会，2020. 放射性 ^{125}I 粒子植入治疗恶性实体肿瘤技术质量管理核医学专家共识 (2019 年版)[J]. 中华核医学与分子影像杂志，11(40): 673-678.

中华医学会神经病学分会，中华医学会神经病学分会脑血管病学组，中华医学会神经病学分会神经血管介入协作组，2019. 中国蛛网膜下腔出血诊治指南 2019[J]. 中华神经科杂志，52(12): 1006-1021.

中华医学会神经病学分会，中华医学会神经病学分会神经血管介入协作组，2020. 中国缺血性脑血管病非急诊介入治疗术前评估专家共识 [J]. 中华内科杂志，59(4)：277-285.

中华医学会疼痛学分会，中国医师协会疼痛科医师分会，2022. 腰椎间盘胶原酶溶解术临床应用中国专家共识 [J]. 中国疼痛医学杂志，28(2)：81-85.

中华医学会疼痛学分会脊柱源性疼痛学组，2020. 腰椎间盘突出症诊疗中国疼痛专家共识 [J]. 中国疼痛医学杂志，26(1)：2-6.

中华医学会心电生理和起搏分会，中国医师协会心律学专业委员会，2023. 普通心脏起搏器和植入型心律转复除颤器手术操作规范中国专家共识 (2023)[J]. 中华心律失常学杂志，27(3)：188-224.

中华医学会心血管病学分会，中华心血管病杂志编辑委员会，于波，等，2023. 光学相干断层成像技术在冠心病介入诊疗中应用的中国专家共识 [J]. 中华心血管病杂志，51(2)：109-124.

《中国冠状动脉血流储备分数测定技术临床路径专家共识》专家组，2019. 中国冠状动脉血流储备分数测定技术临床路径专家共识 [J]. 中国介入心脏病学杂志，27(3)：121-133.

钟红珊，徐克，2019. 中国介入医学发展的亮点、痛点与焦点 [J]. 介入放射学杂志，28(5)：407-410.

周建军，郭成军，马克娟，等，2019. 6 例无导线起搏器植入患者的护理 [J]. 中华现代护理杂志，25(6)：781-783.

朱海云，程永德，2017. 介入放射学抑或介入医学 [J]. 介入放射学杂志，26(7)：577-578.

朱浩，华泽权，薛聪聪，等，2018. 经颌下 - 卵圆孔入路穿刺射频热凝治疗三叉神经痛 [J]. 中国临床神经外科杂志，23(7)：482-483，509.

Ahmed M, Brace CL, Lee FT Jr, et al, 2011. Principles of and advances in percutaneous ablation[J]. Radiology, 258(2): 351-369.

Dowell D, Ragan KR, Jones CM, et al, 2022. CDC clinical practice guideline for prescribing opioids for pain—United states[J]. MMWR Recomm Rep, 71(3): 1-95.

E1 Majdoub F, Simon T, Hoevels M, et al. 2011. Interstitialbrachytherapy using stereotaMRic implanted 15Iodine seeds for recurrent medulloblastoma[J]. Clin Oncol, 23: 532-537.

Edmonds KP, Saunders IM, Willeford A, et al, 2020. Emerging challenges to the safe and effective use of methadone for cancer-related pain in paediatric and adult patient populations[J]. Drugs, 80(2): 115-130.

Goethe E, LoPresti MA, Kan P, et al, 2020. The role of spinal angiography in the evaluation and treatment of pediatric spinal vascular pathology: a case series and systematic review[J]. Childs Nerv Syst, 36(2): 325-332.

Kahn T, Busse H, 2012. Interventional magnetic resonance imasins[M]. Springer-Vedag Berlin Heidelberg: 3-16.

Nicolau C, Mendes L, Ciríaco M, et al, 2022. Educational intervention in rehabilitation to improve functional capacity after hip arthroplasty: a scoping review[J]. J Pers Med, 12(5): 656.

Niyazi M, Siefert A, Schwarz SB, et al, 2011. Therapeutic options for recurrent malignant glioma[J]. Radiother Oncol, 98(1): 1-14.

Raja SN, Carr DB, Cohen M, et al, 2020. The revised International Association for the Study of Pain definition of pain: concepts, challenges, and compromises[J]. Pain, 161(9): 1976-1982.

Ruedinger KL, Schafer S, Speidel MA, et al, 2021. 4D-DSA: development and current neurovascular applications[J]. AJNR Am J Neuroradiol, 42(2): 214-220.

Sandoval-Garcia C, Yang P, Schubert T, et al, 2017. Comparison of the diagnostic utility of 4D-DSA with conventional 2D- and 3D-DSA in the diagnosis of cerebrovascular abnormalities[J]. AJNR Am J Neuroradiol, 38(4): 729-734.

Sayed D, Grider J, Strand N, et al, 2022. The American Society of Pain and Neuroscience (ASPN) evidence-based clinical guideline of interventional treatments for low back pain[J]. J Pain Res, 15: 3729-3832.

Wu ZY, Wu W, Tao C, et al, 2022. Balloon-occluded retrograde transvenous obliteration with lauromacrogol sclerosant foam for gastric varices[J]. J Interv Med, 5(3): 138-142.